# CONSEILS

# AUX FEMMES.

LA ROCHELLE, TYP. DE G. MARESCHAL.

# CONSEILS

## AUX

# FEMMES

OU SONT INDIQUÉS

Les moyens de conserver leur santé, leur force, leur fraîcheur, de se
préserver des maladies funestes aux jeunes filles et aux femmes de 40 à
55 ans, de se guérir des pâles couleurs, des flueurs blanches,
des scrofules, des difformités de la taille, des maladies de
la MATRICE, de celle des nerfs, de la poitrine, du
ventre, etc., etc.

PAR

B..., docteur en médecine à Paris.

CE LIVRE, QUI PEUT ÊTRE COMPRIS PAR TOUT LE MONDE,
EST TRÈS-UTILE A TOUTES LES FEMMES.

EN VENTE A PARIS, CHEZ COMON ET COMPAGNIE,
AU COMPTOIR DES IMPRIMEURS-UNIS, QUAI MALAQUAIS, 15.

1848

1849

# PRÉFACE.

En lisant avec soin le traité de la menstruation , publié par le médecin Dusourd , j'acquis la conviction que cet excellent ouvrage , mis à la portée des personnes étrangères à la médecine , pouvait rendre des services immenses à l'humanité. Encouragé par ce que dit l'auteur , en parlant des avantages que les femmes auraient de savoir dès la puberté comment doivent s'opérer les règles, les moyens de les préserver de tous dérangements , qui sont la cause de la plus grande partie des maladies des femmes, les soins d'hygiène qu'il faut prendre pendant la puberté , pendant qu'elles sont réglées , et pendant l'âge critique , je pris la résolution de faire ce travail. Pour y parvenir, je me mis à méditer ce livre avec l'attention la plus soutenue ; et après l'avoir comparé avec tous les écrits des auteurs anciens et modernes, et vérifié sur les malades une grande partie de ce que l'auteur avance , j'ai reconnu que cet ouvrage, qui fait faire un grand pas à la science, est bien supérieur à tout ce que l'on a écrit sur cette matière , et place l'auteur au premier rang des médecins observateurs les plus judicieux et des plus grands praticiens du siècle. Aussi, frappé de la justesse, de l'étendue et de l'excellence des préceptes qu'il déduit des observations, je copie textuellement ce qu'il a écrit. Je supprime toute la partie scientifique et les observations qui sont d'un grand prix pour la science et les médecins, et sont sans intérêt pour les personnes étrangères à l'art. Je change les termes employés en médecine, et les remplace par d'autres qui peuvent être compris par tout le monde.

De la description des maladies, j'ai conservé tout ce que les personnes du monde peuvent saisir, et du traitement, tout ce que les malades peuvent faire elles-mêmes.

J'indique les cas où elles ne peuvent pas, sans danger, diriger seules leur traitement, et ceux où il est urgent d'appeler de suite un médecin.

Je fixe l'attention des malades sur les maladies qui sont légères et faciles à guérir dès le commencement, et plus tard deviennent incurables.

J'éveille l'attention des femmes qui, languissant depuis longtemps ou depuis la puberté, peuvent sortir de ce mauvais état en faisant le traitement que l'auteur décrit.

Il indique aux femmes faibles, maigres, languissantes et privées du bonheur de devenir mères, ou bien ayant la douleur d'avoir des enfants infirmes ou contrefaits, le traitement et les soins nécessaires pour reprendre leur force, leur embonpoint et les mettre dans un état convenable pour devenir mères et avoir des enfants forts et bien portants : il fait connaître les moyens d'éviter les dangers de l'âge critique, de préserver les filles des pâles couleurs, des engorgements des glandes, des déviations de la taille, de la phthisie pulmonaire, de toutes les infirmités qui se déclarent chez les jeunes personnes, et de leur conserver l'élégance des formes, la force, la fraîcheur et la gaieté du caractère.

En suivant avec soin le traitement qu'il conseille, les filles faibles, chétives, scrofuleuses, contrefaites, se délivrent de ces infirmités, se redressent, prennent de la force, de la fraîcheur, de l'embonpoint ; les enfants des deux sexes se fortifient ; les vieillards débilités peuvent reprendre la force perdue avant l'âge par suite d'excès de veilles, etc. ; les femmes flétries depuis longtemps et présentant toute l'apparence d'une vieillesse prématurée, reprennent de la force, de la fraîcheur, et tout l'aspect de la jeunesse que les femmes de leur âge peuvent avoir.

Ainsi, en suivant les préceptes que le médecin Dusourd conseille, les femmes peuvent presque toujours entretenir la régularité des règles, conserver leur santé, leur force, leur fraîcheur, se préserver de la plus grande partie des maladies, ou les arrêter à leur début ; faire cesser dès leur commencement les fleurs blanches, et presque toutes les maladies chroniques de la matrice, malheureusement trop négligées ou inaperçues par les malades, faute d'attention ou de connaissances nécessaires, et sont la cause des polypes, des ulcères, des squirrhes, des cancers à la matrice, et de toutes ces horribles maladies qui se montrent plus particulièrement à l'âge critique.

Elles éviteront l'ennui et la répugnance que presque toutes les femmes, et surtout les jeunes personnes, éprouvent à confier à leurs médecins ces maladies, et à s'entretenir avec eux des choses qui peuvent affecter leur pudeur.

# PREMIÈRE PARTIE

# DE LA PUBERTÉ.

## CHAPITRE 1.er

Je désigne sous le nom de puberté, le travail qui s'opère dans tout l'ensemble de la jeune fille, et dont l'effet est de lui donner plus de force, d'animer plus particulièrement les organes sexuels, et de les unir d'action avec tout le reste du corps, pour qu'ils puissent opérer la reproduction.

Dans l'enfance, la matrice ne paraît avoir aucune influence sur le physique et le moral de la jeune personne et ne produit aucune sensation; mais à la puberté, elle se lie tellement d'action avec toutes les autres parties du corps, qu'une impression morale vive et subite, agréable ou pénible, la frayeur, la colère, le plaisir, la douleur, l'application des corps froids à la peau, suffisent pour faire cesser brusquement l'écoulement des règles, l'augmenter, produire de suite des pertes abondantes, l'avortement, etc.

L'âge auquel la puberté commence varie beaucoup chez les femmes, suivant leur tempérament, et suivant l'action plus ou moins précoce de la matrice. Avec la même taille, la même force, les apparences du même tempérament et dans les mêmes conditions, les femmes n'ont pas toutes les organes génitaux d'un égal volume, d'une égale énergie, et ceux-ci ne se développent pas toujours aussi dans une progression égale au reste du corps.

Chez quelques filles, les menstrues paraissent dès l'âge de huit, neuf, dix ans, quoique les autres organes conservent la faiblesse et le peu de volume qu'ils ont ordinairement à cet âge. Les hanches sont peu larges ; les seins ne bombent pas ; la poitrine est étroite ; la voix n'est pas changée ; la vulve et le vagin conservent le petit diamètre de leur constitution et de leur âge ; les cuisses et les jambes sont grêles ; mais les yeux sont animés ; la petite fille éprouve le trouble nerveux et une partie des sensations que ressentent les filles plus âgées. La vie génitale commence, dès ce moment, à animer les organes sexuels, dont l'accroissement interne est aussi plus précoce.

Chez ces filles l'utérus et les ovaires, plus promptement développés et souvent plus actifs, font paraître les règles, avant que les autres parties soient assez bien conformées pour qu'elles puissent devenir mères. Cette prompte apparition des menstrues n'empêche pas la femme d'acquérir une grande stature et une forte constitution.

Observation.—Les trois sœurs G..., toutes trois d'un tempérament bilieux, lymphatique et nerveux, ont été réglées régulièrement dès l'âge de huit ans. Ces filles sont restées faibles, chétives, petites, jusqu'à l'âge de quatorze ans. Alors leur taille s'est élancée ; leur corps a pris de la force, et ces femmes entièrement livrées aux travaux de la campagne étaient, à vingt ans, grandes, fortes et bien proportionnées.

Observation. — M^lle P... fut réglée régulièrement à dix ans. Son corps, petit, mince et à peau jaune, a pris ensuite de la taille et de la force au point que cette demoiselle était, à vingt ans, d'une haute stature, et pouvait rivaliser de force avec des hommes très-vigoureux. Si quelquefois les menstrues paraissent avant que la fille soit sortie de l'enfance, le plus souvent elles n'ont lieu que lorsque les parties génitales sont près d'arriver à leur entier développement. Il en est d'autres chez qui les menstrues se font longtemps attendre, après que ces organes sont arrivés à leurs dimensions naturelles. Les seins ont leur volume normal ; les hanches ont tous leurs diamètres; le corps a toute ou presque toute sa taille ; les membres sont bien développés : mais on n'aperçoit aucun trouble nerveux, aucun de ceux qui se montrent au moment où les menstrues vont commeucer.

L'âge auquel les filles commencent à être réglées varie beaucoup, suivant leurs constitutions, et suivant les climats qu'elles habitent. Elles sont plus précoces dans les pays chauds, et plus tardives dans les pays froids.

Les femmes d'une taille moyenne et un peu au-dessous, sont plus tôt réglées que les grandes. Il y a des femmes sanguines, nerveuses, d'une stature colossale et athlétique qui le sont fort tard.

L'âge commun de la première menstruation, en jugeant sur les faits recueillis en France, est de treize à quinze ans.

Les filles des villes et des campagnes qui sont d'une bonne constitution, bien nourries, se livrant à un exercice agréable et modéré, le sont en même temps. Elle est plus tardive chez celles soumises aux privations des choses utiles à la vie.

L'excitation des sens, en agissant sur l'imagination, pour produire des images fictives et lascives, les boissons, les aliments échauffants, font avancer la première apparition des règles. De même aussi, l'éducation religieuse, les professions solitaires exercées dans des endroits sombres, et pendant lesquelles les filles sont privées d'un léger exercice des membres inférieurs, retardent le moment de cette première évacuation.

Les scrofules, le scorbut, et toutes les maladies chroniques qui détériorent la constitution, m'ont paru retarder, arrêter même les progrès de la puberté, quand elles ont paru quelque temps avant l'époque à laquelle cette révolution devait avoir lieu.

L'hérédité paraît exercer une certaine influence sur l'époque de la première sortie des menstrues.

Sous les tropiques, les filles sont réglées dès l'âge de huit ou dix ans. En Russie, elles ne le sont que de seize à dix-neuf ans.

On trouve, dans nos climats même, des cas exceptionnels. Ainsi de petites filles ont été réglées à un, deux, trois ans. L'une l'était régulièrement à six ans ; une autre à cinq ans et demi.

Chez la plupart des petites filles prématurément réglées, il existait aussi, soit un accroissement des seins, de la vulve, soit des saignements au nez. Quelques-unes étaient réglées régulièrement, avec abondance, et conservaient une bonne santé ; chez d'autres, cet état paraissait accidentel et maladif. Si l'on trouve des petites filles réglées dès le berceau, on en trouve plus communément aussi qui ne le sont pas encore de dix-huit à vingt-deux ans, quoique sans indispositions, fraîches et bien constituées. Enfin il y en a qui, tout en conservant leur santé, ne le sont jamais.

On a prétendu qu'une menstruation précoce déterminait une vieillesse prématurée. Ceci peut trouver son application, relativement aux divers climats ; mais, dans nos contrées, j'ai recueilli un très-grand nombre de faits qui donnent des résultats contraires. En général les femmes qui, dans l'état de santé, sont réglées jeunes, sont plus actives, plus vives, bien souvent plus fortes, perdent plus et cessent d'être réglées plus tard que les autres.

Le travail de la puberté commence au moment où les organes de la génération se conforment et s'animent pour leur destination, et finit à celui où ils ont acquis toute leur force et le plein exercice de leurs fonctions, telles qu'elles doivent s'exécuter jusqu'au temps où elles cesseront naturellement. La puberté commence, ou se prépare, longtemps avant de se montrer par des signes visibles. On voit des filles de huit, neuf, dix ans, atteintes de pâles couleurs, guérir par le moyen du Sirop ferreux, et les signes de la puberté ne se montrer que trois, quatre, cinq ou six ans plus tard.

OBSERVATION.—M<sup>lle</sup> H...., grande, blonde et très-bien constituée, éprouve à neuf ans tous les symptômes de la chlorose, pâleur de la peau, décoloration des gencives, palpitation du cœur, etc. Cet état passe par l'emploi du sirop de protoxide de fer. La jeune fille redevient fraîche, colorée, et peut se livrer alors aux jeux sans être oppressée. A dix ans, elle se mouille; six semaines après, elle a la chlorose au plus haut degré : même traitement, même succès. Depuis cet âge jusqu'à celui de dix-sept ans, elle a eu huit rechutes, toutes ont été causées par l'immersion des pieds ou des mains dans l'eau froide, et chaque fois cette fille a été guérie par le même sirop. A dix-sept ans, elle avait acquis une belle taille, de la force, de l'embonpoint, de la fraîcheur : ses seins étaient bien développés, mais elle n'a été réglée qu'à dix-huit ans.

OBSERVATION.—M<sup>lle</sup> R.... présente, de dix à onze ans, tous les symptômes de la chlorose au plus haut degré. Pendant ce temps cette fille faible et maigre n'acquiert ni taille, ni force. A onze ans, elle prend le sirop de protoxide de fer : la chlorose passe, ensuite son corps s'élance, prend de la force, conserve sa fraîcheur, et les règles ne paraissent qu'à seize ans.

Plusieurs causes peuvent hâter la marche de la puberté, soit en stimulant les organes sexuels, soit en excitant la sensibilité générale.

Le travail de la puberté s'accompagne d'une suite de phénomènes annonçant que les organes sexuels vont exercer de nouvelles fonctions. Ces phénomènes, plus ou moins sensibles, suivant le tempérament des jeunes personnes, modifient toutes leurs sensations. Le corps prend de la taille et se forme ; les hanches s'écartent ; les fesses et les cuisses grossissent ; les membres s'arrondissent ; la poitrine s'élargit, s'évase ; les seins se dessinent ; l'auréole et le mamelon se soulèvent ensemble, et prennent une légère teinte rose bleuâtre. La voix change ; la peau s'éclaircit et s'anime; prend de la souplesse ; perd cet aspect rugueux et écailleux qu'elle a chez quelques filles ; la couleur jaune brune diminue ; les veines se prononcent. La matrice et les ovaires, jusque-là restés à un petit volume, acquièrent promptement leurs dimensions normales.

Les organes génitaux, en prenant de l'ampleur, s'animent d'une vie nouvelle, et déterminent une suite d'autres phénomènes. Les yeux, plus animés, ont une expression plus tendre, plus langoureuse. Les filles perdent l'enjouement, la turbulence et le laisser-aller de l'enfance ; prennent une retenue timide, incertaine. Elles éprouvent une succession d'émotions indiquant de nouvelles sensations, de nouveaux besoins mal définis, de nouveaux goûts, de nouveaux penchants encore mal assurés, et qui prennent ensuite une direction fixe et durable. Plus tard, les traits se dessinent mieux, prennent plus d'expression, les joues plus de coloris ; les seins grossissent, s'affermissent et présentent souvent des glandes engorgées ; le mamelon s'élève au-dessus de l'auréole ; la peau devient plus vivace, plus belle, plus chaude, plus moëlleuse ; la respiration est parfois saccadée, avec des intermittences ; le pouls est plus souple, plus large, plus plein. Il y a des palpitations du cœur augmentant moins par le mouvement que par les impressions morales. Il y en a de spontanées, sans impressions et sans mouvement. Le cœur bat quelquefois, et par moments, avec une force effrayante, et peu d'instants après il revient plus calme, mais il reste encore fort large pour le sujet. La sensibilité augmente, l'esprit s'exalte ; la jeune fille a des alternatives de tristesse et de gaieté, de sommeil et de veilles, de rougeur et de pâleur à la face. Il y a parfois des caprices et des goûts bizarres, de l'anxiété, du malaise général, des faiblesses, des nausées, des vomissements, le besoin d'être continuellement en mouvement, des frémissements, des impatiences dans les membres, de l'agitation, des bâillements, une toux sèche, aiguë ou rauque et par quintes, du resserrement à la gorge, de l'oppression avec ou sans chaleur à la poitrine,

une respiration courte et parfois saccadée, du gonflement et de la sensibilité au creux de l'estomac, du picotement, des élancements, de la sensibilité dans les seins,
des douleurs de côté, de la faiblesse des membres inférieurs, du dévoiement ou de la constipation, des envies
fréquentes d'uriner, de la chaleur, du prurit, du tiraillement à la vulve, avec ou sans boutons, de la tendance à
la tristesse, des envies de pleurer sans sujet, des soupirs :
elle a quelquefois des tintements d'oreille, des bouffées
de chaleur à la face, des goûts divers à la bouche, acides,
cuivreux, etc., de petits boutons, des démangeaisons à la
vulve, au front. Quelquefois il paraît des écoulements de
sang par l'anus, les gencives, les yeux, des crachements
de sang, une grande abondance de salive, des diarrhées,
des fluxions, des éruptions de diverses formes à la peau :
des fleurs blanches se montrent souvent dès le commencement de la puberté. Ordinairement elles coulent de
temps en temps, pendant plusieurs mois, avant le premier
écoulement des règles ; chez le plus grand nombre, elles
le précèdent et le suivent pendant un, deux ou trois jours.
Quelques filles les sentent couler presque continuellement, ce qui m'a paru plus rare ; chez beaucoup elles
continuent de se montrer avant et après les règles,
jusqu'à ce que ces dernières soient bien établies et
viennent régulièrement.

Les fleurs blanches, qui se montrent pendant la puberté
chez les filles où ce travail s'exécute bien, sont claires,
blanches, liquides ou quelquefois épaisses comme du
blanc d'œuf ; elles empèsent les linges sans les tacher.
Quand la matrice est surexcitée, ce que l'on observe plus
particulièrement sur les filles fort irritables, ou qui se
sont livrées aux veilles, à la fatigue ; sur les femmes
fortes, sanguines, sur celles dont la sensibilité est très-
exaltée, et sur certaines brunes, tristes, mélancoliques,
l'écoulement est verdâtre, liquide ; il imprime une couleur
jaune verdâtre au linge qu'il mouille ; il est fort souvent
accompagné de chaleurs, de cuissons, de démangeaisons
au vagin, à la vulve, de pesanteurs et de douleurs au bas

ventre, aux reins, aux aines. Cette chaleur n'est souvent que momentanée, elle est plus sensible au moment où le sang va couler : d'autres fois elle est continuelle, mais avec des augmentations momentanées.

On observe quelquefois aussi, et surtout au printemps, que ces filles deviennent lourdes, assoupies, qu'elles ont de la pesanteur et des tournements de tête, de l'engourdissement dans les membres ; leur figure est par moments rouge, injectée ; tout se dissipe à la suite d'un saignement au nez ou d'une perte. Quelques-unes ont un accès de fièvre qui dure de douze à trente-six heures et se termine par une grande sueur ou par une hémorragie nasale, une perte. Mais comme j'ai bien souvent observé ces divers phénomènes pendant la puberté, chez les jeunes gens des deux sexes, je ne les indique pas comme propres à la jeune fille.

Les hémorragies nasales sont les plus communes ; elles paraissent chez la plupart, longtemps avant les premières règles, et continuent fort souvent longtemps après ; elles ont lieu surtout au printemps, et quand les filles s'échauffent, ensuite elles s'éloignent, et cessent définitivement après vingt et quelques années.

Ces symptômes sont très-peu sensibles chez un grand nombre de filles, puisque sur douze cents femmes bien portantes soumises à mes recherches, prises également à la ville et à la campagne, et toutes assez intelligentes pour que je puisse compter sur la vérité de leurs réponses, trois cent trente-sept m'ont affirmé avoir été surprises par leurs règles, sans que les accidents concomitants fussent assez forts pour être remarqués par elles. Quatre cent sept ont éprouvé des troubles légers qui n'ont pas duré. Quatre cent cinquante-six ont ressenti des accidents plus vifs, et dont la force et la durée ont varié suivant les sujets.

Quel que soit le nombre des accidents, ils ne se montrent jamais tous ensemble chez la même personne ; ils présentent autant de graduations que de sujets, et continuent à des degrés différents, jusqu'à ce que les règles soient bien établies à leur état normal. Ces accidents ne sont pas continuels ; ils paraissent, ils augmentent, ils diminuent et disparaissent alternativement. On les voit quelquefois longtemps avant l'accomplissement de la puberté ; d'autres fois, bien peu de temps avant : mais dès leur apparition, ils produisent ou indiquent des changements qu'il faut surveiller ; car dans cet état, la poitrine, les glandes, les nerfs, le cerveau et les organes situés dans le bas-ventre, etc., peuvent facilement s'altérer. A cette époque dangereuse, plus particulièrement pour les filles faibles et nerveuses, ou bien atteintes de maladies anciennes à l'un de ces organes, le moindre accident influe pour toujours sur la constitution, le moral et l'existence de la jeune personne.

Au moment où le flux menstruel va paraître, les yeux sont humides, battus, fatigués, gonflés et souvent rouges. D'autres fois ils ont plus d'éclat, de brillant, d'expression ; les paupières, bouffies au-dessus du bord des cartilages supérieurs, se cernent d'une légère teinte bleue plus sensible à la paupière inférieure. Il y a des coliques quelquefois faibles, d'autres fois très-douloureuses, un sentiment de tortillement autour de l'ombilic, des douleurs sourdes ou aiguës, et des pesanteurs dans les reins, les cuisses, les aines. Le ventre gonfle et s'affaisse alternativement, parfois avec chaleur et douleur, ou donne la sensation d'une agitation à l'intérieur. La fille éprouve des démangeaisons, du tiraillement et de la chaleur à la vulve, plus sensibles par moments ; des envies fréquentes d'uriner, avec chaleur, cuisson en urinant, une chaleur passagère et du resserrement à la gorge, de la sensibilité et des battements au creux de l'estomac, de l'anxiété, de la toux, de l'oppression, des douleurs vagues ou sur un point fixe. La peau devient plus terne, plus rugueuse ; la figure pâlit, se bouffit légèrement ; les lèvres gonflent un peu ; les seins s'engorgent, durcissent, sont plus sensibles et plus douloureux au toucher ; le mamelon s'élève, se tuméfie, prend une couleur rose violet plus foncée ; la tête est pesante, souvent douloureuse. Il y a parfois des étourdissements, des envies de dormir; la poitrine s'agite par moments; la transpiration et l'haleine prennent de l'odeur; des lassitudes, des fatigues dans les membres, des frissons, de l'accélération du pouls, de la fièvre se font sentir.

Quand, à la suite d'un petit ou d'un grand nombre de ces signes, la nature atteint son but, le sang menstruel paraît quelquefois avec abondance, mais chez le plus grand nombre en petite quantité, et souvent au début il est plus clair : il devient plus rouge et plus épais le lendemain, reprend ses premiers caractères à la fin; ou, rouge vif dès le commencement, il finit de même. Quand le sang coule bien, les filles éprouvent souvent un sentiment de bien-être; le malaise, les douleurs, etc., cessent tous ou en partie, surtout si la perte a lieu d'une manière convenable. Ils sont plus persistants quand le sang sort difficilement et qu'il n'a pas sa quantité et ses qualités ordinaires. Chez quelques-unes de ces dernières, les accidents nerveux et les coliques se font sentir vivement pendant tout le temps que le sang coule, se représentent aux époques suivantes, et peuvent continuer ainsi fort longtemps, en variant à chaque fois de temps ou d'intensité, ou bien en se montrant toujours de la même manière.

Chez quelques filles, à partir de ce jour, les règles coulent rouges, en quantité suffisante et régulièrement tous les mois : mais plus souvent, la seconde évacuation n'a lieu que six semaines, deux mois, trois mois, six mois, et même plus longtemps après. D'autres fois, elles se rapprochent et reparaissent tous les dix, douze, quinze, dix-huit, vingt jours; chez quelques-unes, elles viennent régulièrement à une, deux ou trois époques, puis cessent pour quelque temps, ou deviennent irrégulières; elles se rapprochent, s'éloignent, se montrent tantôt fortes, tantôt faibles, après des espaces de temps inégaux. Il n'est aucune irrégularité qu'elles ne puissent affecter.

Chez quelques-unes, elles restent irrégulières jusqu'au mariage, la grossesse, etc. Quelques femmes, mais en

petit nombre, quoique bien portantes, sont irrégulièrement réglées toute la vie. Ordinairement, après des
variations plus ou moins nombreuses, les périodes se
régularisent dans le courant d'une année, les règles
coulent ensuite en quantité normale et à des époques fixes;
ce qui s'opère d'autant plus vite, que chaque écoulement
se fait avec plus de calme et de facilité. Chez les filles
réglées de très-bonne heure, il y a souvent de longues
interruptions qui, comme les irrégularités, ne présentent
pas beaucoup de danger chez les filles en bonne santé ;
mais celles atteintes de quelques maladies chroniques, de
scrofules, de rachitis, etc., etc., exigent la plus grande
attention et des soins bien dirigés.

Sur douze cents femmes bien portantes que j'ai prises
également à la ville et à la campagne, cinq cent cinquante
ont été réglées régulièrement dès la première apparition ;
chez cinq cent quatre-vingt-douze, les règles, irrégulières
d'abord, se sont régularisées dans l'espace de trois mois
à un an ; trente-huit n'ont été réglées régulièrement qu'à
la suite du mariage ou de l'accouchement ; chez vingt, les
menstrues n'ont jamais été bien régulières.

Quelques femmes, chez lesquelles les menstrues sont
toujours irrégulières, après avoir faiblement éprouvé,
ou bien après avoir vu cesser les accidents nerveux et
autres, conservent toute leur santé : c'est leur état normal.

Quand l'écoulement a lieu d'une manière convenable,
le sang est à sa sortie liquide, consistant et d'un beau
rouge. Quelquefois, sans perdre ses qualités, il paraît,
surtout le matin, moins rouge, moins épais, et mêlé de
quelques petits caillots, ce qui provient sans doute de ce
que la femme ayant resté couchée, le sang a séjourné
dans le vagin et s'y est en partie coagulé. Il coule en
quantité variable, suivant les diverses constitutions, pendant un temps de quatre à huit jours. Chez le plus grand
nombre, il est faible le premier jour, il augmente le second
jour, continue de la même manière le troisième et le quatrième, diminue le cinquième ou septième, et disparaît :
il revient encore pendant quelques heures et cesse. Le

sang ne coule pas uniformément, il sort par moments avec plus d'abondance. L'écoulement des règles ne suit pas toujours cette forme régulière, même chez les femmes très-bien portantes. Il peut sortir goutte à goutte et presque continuellement, ou bien couler plus fort pendant quelques heures ; puis diminuer ou cesser pour revenir de la même manière. Ces intervalles, très-courts chez les unes, très-longs chez les autres, n'ont pas lieu régulièrement chez la même personne; ils peuvent se répéter plusieurs fois dans les vingt-quatre heures.

Le sang menstruel de quelques femmes sort avec force dès les premières heures ; il diminue peu de temps après, pour se rapprocher de sa marche habituelle. Assez souvent il coule vite pendant deux ou trois jours, et cesse. Chez plusieurs, l'écoulement est plus fort au commencement ; chez d'autres, c'est à la fin. Les unes perdent avec abondance pendant sept ou huit jours, les autres en petite quantité pendant le même temps. Des femmes perdent d'une égale force pendant toute la période; il en est chez qui l'écoulement languit un jour, augmente l'autre, cesse quelquefois pendant quelques heures, même un jour, pour continuer ensuite ; il est des femmes qui, bien portantes, sont faiblement menstruées pendant deux ou trois jours, tandis que chez d'autres, chaque fois les règles ressemblent à des perles. La quantité du sang menstruel peut varier plusieurs fois dans les vingt-quatre heures. Chez les unes, il vient plus fort la nuit ou le matin; chez d'autres, c'est le jour. Les unes perdent plus au lit; d'autres debout. Celles qui sont nerveuses, délicates et sujettes aux coliques, se trouvent mieux et perdent plus facilement au lit. J'en ai vu qui cessaient de perdre pendant tout le temps qu'elles restaient couchées. Il y a des femmes qui perdent un ou deux jours à une période, et sept, huit, dix, onze jours à l'autre, avec beaucoup de variations dans la quantité du sang menstruel; en général les femmes ne perdent pas toujours également à chaque période, souvent elles perdent moins à une époque, plus à l'autre. Quelquefois elles alternent pendant un certain temps : l'écoulement, après avoir faibli pendant deux ou trois périodes, peut augmenter aux époques suivantes. Il y en a qui ne font que marquer une, deux ou trois heures, un jour, tout en conservant une bonne santé, ce qui m'a paru bien rare : car dans ce cas, le plus souvent la matrice n'est pas dans un bon état. Des femmes perdent huit, dix jours et même plus longtemps sans s'affaiblir. J'en ai vu beaucoup qui, tous les quinze jours, avaient leurs règles fortes et pendant cinq, six ou sept jours. Dans toutes ces variations, le sang évacué est toujours d'un beau rouge. Quand il y a décoloration de ce liquide, la menstruation est troublée : le changement de couleur est la marque la plus caractéristique de son état maladif.

Le travail de la digestion diminue ou fait cesser les menstrues pendant une ou deux heures. Toutes les impressions morales les font varier d'un instant à l'autre. Il en est de même du contact des corps froids. Il se présente infiniment de causes susceptibles de le faire augmenter ou diminuer, suivant les sujets, les saisons et d'autres circonstances. Les secousses physiques et morales, les veilles, les privations, les jeûnes, les grandes fatigues, la privation d'aliments excitants, les font diminuer : les excès, l'usage des boissons échauffantes, la danse, les promenades à cheval ou dans des voitures mal suspendues, et tout ce qui peut stimuler l'utérus, émouvoir les sens, peuvent les faire augmenter, quand les impressions ne sont pas assez fortes pour déterminer la contraction de la matrice, laquelle, dans ce cas, peut les supprimer.

Les menstrues sont ordinairement plus copieuses au printemps et en automne que pendant l'hiver et l'été. Quelques femmes cependant perdent plus en été, d'autres en hiver. La quantité du sang évacué varie suivant les constitutions. En général, abondant chez les femmes sanguines, vives; très-abondant chez les brunes ou blondes, fortes, sanguines, à chairs sèches et nerveuses; il l'est bien moins chez les femmes grosses, replètes et peu vives. Les femmes des villes, oisives et souvent excitées, perdent plus que les femmes des campagnes.

Quand la puberté s'accomplit bien, les formes se prononcent ; le corps prend toute la taille, la force, la fraîcheur, la grâce, la gaieté et l'intelligence que la nature lui avait dévolues ; les maladies anciennes guérissent. Si la fille a la peau fraîche, souple, et sans pâleur autour de la bouche et des ailes du nez, les lèvres et les gencives d'un beau rose, l'humeur gaie, point de palpitations du cœur pendant un léger exercice, on doit penser que l'écoulement menstruel est arrivé à son état normal.

Mais quand les efforts de la nature sont insuffisants et ne produisent qu'une puberté imparfaite, le corps reste faible, flétri et souvent affecté des accidents indiqués ci-dessus.

La croissance languit, s'arrête ; tout le corps porte l'empreinte de la souffrance ; les règles ne paraissent pas ou coulent en petite quantité et d'une mauvaise couleur. Quelquefois, à la suite de ces accidents, la fille se ranime ; la puberté s'établit mieux ; les menstrues coulent plus abondamment et plus rouges ; le corps se fortifie ; les nerfs se calment ; et la constitution devient forte et belle.

Quand la puberté se développe mal, difficilement, et que les règles ne paraissent pas, ou que le sang menstruel est en très-petite quantité, pâle, glaireux ou noir, il paraît des accidents nerveux ou diverses maladies, qui toutes peuvent devenir très-graves. Ces filles sont atteintes de maladies nerveuses les plus variées, deviennent tristes, mélancoliques, impatientes, fuyant les jeux et les plaisirs, cherchant la solitude pour se livrer à leurs pensées et à leurs goûts bizarres ; le sommeil est parfois troublé par des rêves effrayants ; la sensibilité s'exalte au point que la plus petite pression de la peau est douloureuse ; les odeurs les fatiguent ; il y a des crachottements avec un goût cuivreux ou acide à la bouche, des sifflements dans les oreilles, de la chaleur et du serrement à la gorge, à la poitrine, avec toux, des palpitations du cœur, du gonflement et de la sensibilité au creux de l'estomac, du tiraillement et du fourmillement dans les membres. La tête s'agite, la malade a souvent les idées les plus disparates, ou tombe dans l'apathie. Elle a des aversions sans causes raisonnables , des frayeurs pour des motifs fantastiques , des désirs pour certaines choses extraordinaires , des appétits dépravés qui les portent à manger de la cendre , de la terre , de l'ordure même, à respirer l'odeur des latrines. Ce penchant est tellement impérieux, qu'elles s'y livrent malgré la surveillance la plus active et la plus sévère. On observe , chez quelques-unes, des erreurs de la vue, de l'ouïe, du goût, qui font éprouver des sensations imaginaires. Il y a parfois aussi de l'agitation , de la loquacité pendant le sommeil, des palpitations de chairs, des soupirs, des bâillements , des faiblesses , des convulsions qui reviennent plusieurs fois, se régularisent et prennent toutes les formes de l'épilepsie, de la catalepsie : d'autres fois, ces accidents nerveux n'attaquent qu'une portion du corps et prennent la forme du tic douloureux, de la chorée.

Le travail infructueux de la puberté produit le plus souvent le pica, qui déprave l'esprit et les goûts, la chlorose et ses complications , et peut devenir la source de toutes les maladies chroniques. Il hâte la marche de celles existantes. Les scrofules se montrent sur divers points, tuent ou sillonnent la figure et la gorge de hideuses cicatrices. Le rachitis se montre et contourne rapidement la poitrine et la taille la plus svelte, la plus gracieuse, détruit l'avenir de la jeune personne, la joie et l'espérance des pauvres mères. Une ou plusieurs articulations gonflent, s'ulcèrent , et font périr dans le marasme , ou réduisent à l'impuissance un membre atrophié, et que l'on conserve au prix de plusieurs années de souffrances et d'immobilité dans son lit. Pendant, ou en l'absence de ces accidents , la phthisie pulmonaire se forme et grandit sourdement, accompagnée d'inflammation aux intestins , laquelle détourne l'attention du véritable foyer du mal , que l'on découvre ensuite, mais bien souvent trop tard, et qui ne laisse plus aux malheureuses mères que la douleur de voir ces chers enfants s'éteindre progressivement jusqu'au moment affreux qui va les séparer. Le nombre des filles de toutes les constitutions qui succombent par l'effet de ces maladies est très-grand. Cette époque est certainement la plus dangereuse pour les femmes faibles.

Quand la constitution épuisée, ou trop faible, manque de la force nécessaire pour opérer cette révolution, le corps, dans cet état d'affaissement, reste presque stationnaire, son développement n'a lieu qu'avec lenteur et fort imparfaitement. Les filles, après avoir été chétives pendant tout le temps que la nature a fixé pour la croissance, restent rabougries, sans pouvoir acquérir une santé durable qui leur permette de résister, sans secousses, aux impressions, même légères. L'esprit aigri par les souffrances, les déceptions de l'amour-propre et les privations que leur impose cet état, ajoute à leurs peines physiques des peines morales plus vives encore, et qui sont l'histoire de toute leur vie.

Chez ces jeunes filles, les scrofules débutent sous les deux formes suivantes : sous la première, le bout du nez gonfle; les lèvres se tuméfient; la figure devient bouffie, luisante, tendue; il paraît des boutons sur les yeux, des glandes au cou, sous la machoire, les pieds et les mains sont plus gorgés, d'un rouge bleuâtre et sans chaleur.

Sous l'autre forme, la figure et les glandes ne sont pas atteintes; les traits restent minces et délicats; la maladie commence par le gonflement des articulations; il paraît à la peau de petits engorgements durs, indolents, d'un rouge bleuâtre, se ramollissant au centre au bout d'un temps fort long, ou d'autres engorgements durs, arrondis ou bosselés, peu douloureux, siégeant au-dessous de la peau de la main ou d'autres parties; ensuite, dans l'une et dans l'autre, les scrofules, tout en conservant toujours ou longtemps au moins leur siége primitif, suivent leur marche progressive jusqu'à l'époque où la puberté s'étant mieux accomplie, la réaction générale qui s'opère alors, fait disparaître la maladie, si elle n'a pas été guérie par les secours de l'art, et surtout à l'aide du Sirop ferreux, qui paraît être le meilleur médicament que l'on puisse employer dans cette maladie, et le seul qui la combatte presque toujours avec succès.

Ce traitement est surtout indispensable quand tout le corps affaibli ne peut pas se fortifier assez pour opérer la puberté, ou quand la maladie prenant de l'activité ouvre de larges ulcères, gonfle les articulations, et va bientôt mutiler ces malheureux enfants, ou leur donner la mort.

Je ne ferai pas ici une description plus détaillée de ce genre de scrofule; j'en parlerai plus longuement à l'article chlorose, parce que, dans les deux cas, les scrofules et le rachitis affectent la même forme, la même marche, et guérissent par les mêmes moyens.

Le rachitis qui sévit dans ce cas, comme celui causé par la chlorose, porte plus spécialement son action sur la colonne du dos, qui forme le plus souvent des courbures sur les côtés, très rarement des courbures antérieures, plus rarement encore des courbures postérieures. La pose que prennent la tête et le cou, par suite de ces courbures du dos, a quelque chose de choquant à l'œil. Ce rachitis paraît être la cause la plus fréquente de ces déviations de la taille et des épaules que l'on trouve si fréquemment chez les femmes. C'est aussi le rachitis le plus facile à guérir, celui dont on fait disparaître même les traces, en le traitant dès le commencement de la maladie avec le Sirop ferreux.

*— Phthisie qui se montre à la puberté. —* La phthisie pulmonaire est, parmi ces accidents, l'un des plus fréquents et le plus redoutable. Toutes les femmes peuvent en être atteintes, quelle que soit leur constitution ; mais elle attaque de préférence celles qui sont scrofuleuses, ou qui déjà portent quelques maladies à la poitrine. Chez un grand nombre même il paraît d'abord de l'engorgement aux lèvres, au nez, aux glandes, aux articulations, etc.

Cette phthisie est causée par l'effort que la nature fait pour produire les règles, le sang ne se dirigeant pas vers la matrice pour en sortir, se porte sur les poumons, et finit par y former des abcès.

Mais cette phthisie sévit aussi sur des filles dont les lèvres rosées et la figure pleine et colorée semblent indiquer une bonne santé; elle surprend d'autant plus les parents, que depuis quelques mois, quelques-unes de ces jeunes personnes prenaient de la force et de l'embonpoint, et que d'autres avec une forte constitution et une poitrine large et bombée, paraissaient à l'abri de cette funeste maladie.

Dès le début de cette phthisie, le pouls est ordinairement roide et fréquent : il y a du malaise, de la chaleur, des frissons passagers, une fièvre très-faible le matin, augmentant un peu dans le courant du jour, et qui souvent est de suite accompagnée de soif, de rougeur à la langue, de diarrhée, de gonflement et de douleur au ventre. Ces accidents persistent quelque temps, et sont quelquefois accompagnés, dès leur invasion, d'une petite toux sèche ou grasse; plus souvent la toux ne paraît qu'après un temps assez long, avec une sensation de chaleur à la poitrine. Plus tard la fièvre augmente, l'oppression se manifeste, la toux est plus fréquente et parfois accompagnée de crachats sanguinolents ou de mucosités claires.

Les phthisies déterminées par une maladie ancienne et d'abord légère du poumon, ou par le vice scrofuleux, peuvent être prévenues en faisant cesser promptement la première cause, et en attaquant les scrofules avec le Sirop ferreux, qui joint à la propriété de les guérir celle de détruire la disposition qu'elles ont à se former, d'empêcher la naissance des abcès dans les poumons, et de les guérir quand ils sont arrivés même à la suppuration. J'espère qu'un jour, en étudiant mieux cette maladie, et en la traitant avec ce médicament, dont les bons effets procurent constamment du mieux dans cette funeste affection, on empêchera les quatre cinquièmes des phthisies de se développer chez les jeunes personnes qui, négligées, seraient atteintes de cette maladie. Je ne rap-

porterai pas ici, les observations contenues dans le premier article de l'ouvrage de M. Dusourd, où il discute
savamment la cause de cette maladie, examine attentivement sa marche, et montre sur le cadavre les divers
désordres qu'elle produit. Cette partie de l'ouvrage est
du plus grand intérêt pour les médecins et pour la science,
en dépeignant le triste tableau des désorganisations du
poumon, mais ne présente que dégoût aux personnes
étrangères à la médecine.

Pour donner une idée plus exacte de cette maladie et
mieux indiquer le moyen de la guérir, je citerai quelques
observations, où, consulté assez tôt, ce médecin a pu
guérir des jeunes personnes arrivées au terme de la
phthisie et où les médecins la regardaient comme incurable. Je les ai choisies parmi celles qui paraissaient les
plus caractérisées et sur lesquelles un succès inattendu,
a montré les merveilleux effets de ce traitement.

OBSERVATION.—M<sup>lle</sup> Brossard, du lieu de Chez-Richard,
commune d'Ecoyeux, canton de Saintes, âgée de seize
ans, d'une taille et d'une force moyenne, blonde, colorée,
issue de parents vigoureusement constitués, éprouve à
quinze ans divers symptômes indiquant le travail de la
puberté. Alors elle se mouille; ces symptômes cessent;
sa santé s'altère, la toux, l'oppression et la fièvre se
manifestent. Au bout de trois mois de la durée de ces
accidents, elle cracha du pus et bientôt mourut phthisique.
Sa sœur cadette, grande, forte, âgée de quatorze ans
et demi, avait les seins volumineux, la poitrine large et
très-bombée et sentait les signes annonçant les règles.
Elle reçut une pluie d'orage pendant qu'elle transpirait.
Bientôt sa santé s'altéra; ses couleurs se fanèrent; ses
chairs se ramollirent sans palpitation de cœur et sans
décoloration des lèvres. Elle eut des douleurs se faisant
sentir successivement sur diverses parties. Après vingt et
quelques jours de ces accidents, elle fut prise d'une toux
sèche et de crachement de sang, qui reparut à plusieurs
reprises dans les trois jours suivants; le crachement de
sang cessa : la toux devint plus vive; la fièvre se fit sentir

progressivement de plus en plus, la malade maigrit, perdit ses forces. Un mois après, les crachats étaient purulents. Je fus alors consulté : je prescrivis de suite le Sirop ferreux à la dose de deux cuillerées par jour dans trois cuillerées d'une solution de gomme adragant. L'état de la malade ne changea pas pendant les quinze premiers jours ; mais vingt jours après, la toux s'était ralentie ; les crachats n'étaient plus parsemés de pus ; la fièvre avait diminué ; la respiration était plus longue, plus facile. Un mois plus tard, la fièvre, la toux et l'oppression avaient cessé. Tous les accidents avaient disparu après trois mois de traitement. Pendant les dix mois suivants, elle prit du Sirop, huit ou dix jours chaque mois, le corps se fortifia et les menstrues parurent neuf mois après le commencement du traitement. Douze ans se sont écoulés depuis ; elle est mariée et mère de plusieurs enfants qu'elle a nourris, et n'a pas eu de rechutes.

Dans cette double observation, la sœur aînée sent, à quinze ans, les symptômes de la puberté; elle se mouille; les signes de la prochaine apparition du flux menstruel disparaissent, et la phthisie se manifeste.

Chez la sœur cadette, la puberté s'établissait régulièrement, quand elle fut troublée par le saisissement que détermina l'eau froide. Cette fille, fraîche et rosée, perdit sa fraîcheur; puis, une toux sèche et un crachement de sang indiquèrent que le sang se portait sur les poumons ; cette maladie fut négligée jusqu'au moment où la force de la fièvre, la grande maigreur et l'aspect des crachats excitèrent des craintes. Malgré l'état avancé de la maladie, le Sirop enraya sa marche, la guérit, et la puberté s'établit bien ensuite.

OBSERVATION. — M<sup>lle</sup> Bonet, du Douhet, canton de Saintes, âgée de dix-sept ans, très-brune, vive, petite, forte, ayant la poitrine large et bien bombée, présentait à seize ans tous les attributs de la puberté, sans avoir vu ses menstrues. Le cinq mars, pendant qu'elle éprouvait des coliques autour de l'ombilic et des douleurs dans le bas des reins, lesquelles, depuis trois mois, se faisaient sentir tous les quinze ou vingt jours , elle fut saisie d'une vive frayeur, à la suite de laquelle elle resta triste , abattue ; l'animé des yeux et de la peau diminuèrent, sans présenter les signes de la chlorose; ses chairs s'amollirent; elle sentait une anxiété qu'elle ne pouvait définir et des douleurs dans les membres et à la poitrine ; sa gorge et son embonpoint s'écoulèrent. Cet état continua jusqu'au dix mai. Alors, elle fut prise d'une toux sèche , vive , et d'un crachement de sang qui se renouvela plusieurs fois dans les huit jours suivants. Ensuite le crachement de sang ne reparut plus ; la toux continua; la peau s'échauffa; la fièvre fit des progrès ; la toux devint plus fréquente , plus forte, et la respiration plus courte. L'expectoration, d'abord petite et claire, devint purulente dans les premiers jours de juin. Les parents, effrayés, me firent consulter avec M. Balay , son médecin ordinaire.

Nous conseillâmes le Sirop ferreux qui fut pris à la dose de trois cuillerées par jour, unies à deux cuillerées d'une solution de gomme adragant. La maladie changea peu jusqu'au premier juillet : quinze jours après , la toux , la fièvre et l'oppression avaient diminué. À la fin de juillet , l'oppression et la fièvre ne se faisaient plus sentir, la toux était légère. Tout avait cessé vers le quinze août. Le traitement fut encore continué pendant deux mois et demi, durant lesquels les seins se relevèrent ; l'embonpoint reparut; les règles se montrèrent le trois septembre , et depuis huit ans sa santé s'est bien soutenue. Cette fille est mariée et mère de trois enfants qu'elle a nourris, sans que sa poitrine en ait reçu la plus faible atteinte.

Cette jeune personne présente à seize ans tous les attributs de la puberté, hors l'écoulement des menstrues. Elle éprouve au moment où les règles vont paraître une frayeur qui les arrête. La santé s'altère ; l'animé général s'éteint ; les chairs s'amollissent ; les poumons s'affectent; la maladie marche et n'est attaquée par le Sirop qu'après l'apparition des crachats purulents. Comme dans le cas précédent, la maladie semble rester stationnaire jusqu'au moment où toute l'économie , imprégnée de fer , a pu réagir, soit en mettant l'organisme dans des conditions plus favorables pour obtenir la résolution des tubercules et la guérison des ulcères, soit en ramenant l'utérus à son état normal, et faisant ainsi cesser les sympathies vicieuses qui devaient agir sur les poumons.

Dix ans après la guérison de cette maladie, cette femme mourut à la suite d'une quatrième couche. J'en fis l'autopsie. Les poumons, libres et sains, ne présentaient aucun tubercule. Au lobe supérieur du poumon droit, je trouvai deux cicatrices parfaitement semblables à celles dont parle Laennec dans son excellent traité de l'Auscultation. Le poumon gauche n'avait aucune cicatrice, et cependant nous y avions reconnu la présence de tubercules crus.

Je vis avec la plus vive satisfaction que l'affection tuberculeuse avait complètement cessé, et qu'ainsi ces maladies pouvaient être suivies d'une cure radicale et sans crainte de récidive.

OBSERVATION. — M<sup>lle</sup> Dinant, à Annepont, arrondissement de Saint-Jean d'Angély, grande, grosse, forte, est née d'une mère scrofuleuse et d'un père vigoureux. A seize ans, cette jeune personne a toute l'habitude du corps d'une fille pubère ; les seins sont bien conformés ; la carnation est belle, mais elle n'éprouve d'autres symptômes de la menstruation qu'un peu de colique et des pertes blanches paraissant de temps en temps depuis deux mois. Elle se mouilla dans les premiers jours d'avril ; l'écoulement blanc cessa. Du quinze au vingt mai, les glandes du cou s'engorgèrent, du côté droit ; la figure et les lèvres gonflèrent ; il parut à la joue gauche et à la paume de la main du même côté, une tumeur dure, indolente, légèrement bleuâtre, qui grandit lentement, sans douleur, et se ramollit au centre. Cet état se maintint jusqu'à la fin du mois. Alors il survint de l'oppression, de la toux avec expectoration glaireuse : la fièvre et la chaleur augmentèrent ; la maigreur se prononça. Le vingt-cinq août, les crachats du matin étaient purulents.

Quelques jours après, je fus appelé en consultation par M. Balais. Nous prescrivîmes de suite le Sirop ferreux le premier jour, à la dose de deux cuillerées étendues dans quatre cuillerées d'une solution de gomme adragant. La dose fut successivement augmentée jusqu'à trois cuillerées par jour. Les accidents augmentèrent encore jusqu'au quinze septembre, et semblèrent ensuite rester station- naires jusqu'au vingt-cinq : ensuite les crachats devinrent plus clairs; la toux, l'oppression et la fièvre diminuèrent; l'appétit s'améliora ; les forces revinrent ; la peau parais- sait plus vivace et moins flasque. Dans les derniers jours d'octobre, la fièvre, l'oppression, la toux, l'expectora- tion et les tumeurs scrofuleuses avaient cessé. Ce traite- ment lui rendit bientôt la force et de l'embonpoint. Les règles parurent dans le courant de janvier, et depuis lors sa santé s'est bien soutenue.

OBSERVATION.—M^lle Brunaud, de Saint-Romain, canton de Saujon, grande, brune, svelte, vive, sensible. A l'âge de quinze ans et demi, elle éprouva des douleurs, de la pesanteur dans les membres, dans les reins, des coliques à l'ombilic, de la chaleur, du prurit à la vulve et des saignements au nez très-fréquents, lesquels furent toujours suivis de soulagements. Elle eut alors de vifs chagrins. Vingt-cinq jours après, ces préludes des règles avaient cessé; la figure pâlit; son caractère agréable et doux devint triste, acariâtre ; le saignement au nez ne reparut plus; le creux de l'estomac était très-douloureux au toucher, et le ventre fort ballonné; les fonctions de l'estomac et des intestins s'exécutaient mal ; l'appétit était mauvais et peu soutenu. Après six semaines de cet état, on vit l'épine du dos s'incliner à gauche et former une courbe qui grandit rapidement ; le côté droit de la poitrine se bomba ; le gauche se rétrécit ; bientôt la ma- lade sentit de la douleur dans ce côté. La respiration s'em- barrassait pendant un faible exercice. Plus tard, la peau s'échauffa ; les paumes des mains étaient brûlantes. Le seize mars, sept mois après le commencement des premiers accidents, elle eut des quintes de toux suivies d'un crachement de sang, qui, dans les huit jours suivants, se renouvela trois fois. Ensuite la fièvre et la toux augmentèrent, et dix-sept jours après le crachement de sang, son médecin, M. Coulon, de Saujon, aperçut du pus dans les crachats. Je fus appelé le lendemain. Nous prescrivîmes le Sirop ferreux. Il fut commencé, le vingt-neuf avril, à la dose de deux cuillerées unies à quatre cuillerées d'une solution de gomme adragant, que la malade buvait par demi-cuillerée, répétées de temps en temps dans le courant du jour. Les accidents, après avoir augmenté progressivement pendant huit ou dix jours, restèrent stationnaires pendant huit jours encore. Du dix-huit au trente mai, la fièvre, l'oppression, la toux diminuèrent ; l'expectoration devint facile et claire. Au vingt-neuf juin, la fièvre et l'oppression avaient cessé ; la toux était rare et peu forte ; l'épine du dos s'était relevée ; la poitrine était moins contournée. Le vingt-cinq juillet, la poitrine n'était que légèrement inclinée, le côté gauche était bien moins creux ; le côté droit moins bombé. La santé se rétablit, et l'embonpoint, qui vint après, fit disparaître toute la difformité. Pendant les efforts répétés que faisait l'organisme pour accomplir la puberté, de vifs chagrins vinrent enrayer sa marche, et firent cesser les saignements au nez : bientôt cette fille s'affaiblit, la poitrine se contourna et les poumons s'ulcérèrent. La malade prit alors le Sirop ferreux, qui triompha de la courbure vertébrale et de la phthisie, rendue au terme où généralement les médecins les regardent comme incurables.

OBSERVATION. — M^lle R..., grande, forte, brune, d'un caractère irascible, née de parents très-vigoureux, a perdu deux sœurs de phthisie pulmonaire. A seize ans, cette fille, dont la gorge était bien développée, sentait, depuis trois mois, et tous les vingt-trois à vingt-cinq jours, du malaise, de l'agitation nerveuse, des coliques à l'ombilic, des douleurs dans les reins, et des chaleurs à la vulve, accompagnés d'un léger écoulement blanc, quand elle eut de vifs chagrins qui l'obligèrent à se renfermer chez elle.

Les phénomènes dont nous venons de parler, et qui indiquaient l'approche des règles, ne se présentèrent plus. Cet état dura trois mois; ensuite la fièvre s'alluma; une toux sèche se fit entendre, surtout le soir et la nuit; la toux devint plus forte, l'oppression se fit sentir; la fièvre augmenta. Cette fille, ennuyée de la vie, refusait avec opiniâtreté tout traitement. Les accidents augmentèrent de plus en plus; l'expectoration, presque nulle d'abord, devint purulente. Six jours après, ses parents, aidés de ses amis et du curé, parvinrent à la faire consentir à suivre un traitement. Elle prit le Sirop seul le premier jour, dix novembre, à la dose d'une cuillerée, en deux fois; le second jour, deux cuillerées; le quatrième jour, trois cuillerées, qu'elle prenait, à doses fractionnées, dans le courant des vingt-quatre heures. Après dix ou douze jours de son usage, les forces se relevèrent un peu; l'appétit revint; la diarrhée cessa. Dans les premiers jours de décembre, la fièvre, l'oppression, la toux et l'expectoration diminuèrent. Cette dernière disparut du vingt au vingt-cinq décembre. Vers le quinze janvier la fièvre s'éteignit; la toux et l'oppression persistèrent encore pendant quelque temps; puis la santé se rétablit complètement. L'embonpoint, les forces, la fraîcheur, et bientôt après l'apparition des menstrues vinrent confirmer sa parfaite guérison.

Cette demoiselle, bien conformée, éprouvait, à des époques presque régulières, un effort menstruel bien prononcé, suivi seulement d'un léger écoulement blanc et pendant lequel la santé paraissait fort bonne; mais les chagrins firent cesser l'effort qui s'opérait pour faire couler les règles; les poumons s'affectèrent, s'ulcérèrent : le Sirop ferreux releva les forces; donna de l'appétit; fit cesser successivement la diarrhée, l'expectoration, la fièvre, l'oppression, la toux, malgré la disposition que cette fille avait pour cette maladie, comme le faisait penser la mort de ses deux sœurs aînées, victimes de phthisies pulmonaires, qui s'étaient développées absolument avec les mêmes symptômes, à l'âge de dix-sept à dix-huit ans.

OBSERVATION. — M<sup>lle</sup> Raudet, demeurant à Rétaud, canton de Gemozac, âgée de seize ans, grande, bien proportionnée, à la poitrine large, bien effacée, les seins saillants, les membres assez charnus et mous. Cette fille éprouve, à la fin de mai, des coliques, des pesanteurs et de la chaleur dans les reins ; les seins s'engorgent; les nerfs s'agitent ; il paraît un écoulement blanc violacé, avec gonflement, chaleur et cuissons à la vulve. Ces phénomènes disparaissent après cinq ou six jours de durée ; reviennent sept semaines plus tard et se terminent par un saignement au nez qui, quoique modéré, fut arrêté par de l'eau que l'on jeta sur la figure de la malade. Quelques jours après, elle était plus faible, plus lourde, plus triste, plus impatiente, avec des douleurs aux tempes et dans diverses parties du corps ; mais bientôt le bout et les ailes du nez gonflèrent, devinrent tendus, luisants, sans beaucoup de douleur; les deux yeux présentèrent de petits ulcères ; les glandes situées sous la machoire s'engorgèrent. La maladie continua lentement sa marche pendant trois mois, malgré l'emploi régulier de l'huile de foie de morue : les glandes fondirent, s'ulcérèrent. L'ulcère parut se cicatriser ; mais bientôt la malade sentit de la difficulté à respirer et une toux sèche avec un peu de fièvre le soir. Quelques jours après, à la suite d'une quinte de toux, elle cracha du sang très-rouge et bouillonnant, pendant plusieurs heures. La toux et les autres accidents indiqués ci-dessus augmentèrent. Dix-sept jours plus tard, elle crachait du pus. Quatre jours après, je fus consulté.

Le premier juillet, nous prescrivîmes le Sirop ferreux, à la quantité de trois cuillerées par jour, que l'on porta successivement à celle de quatre le dixième jour, et toujours à doses fractionnées. La maladie parut rester stationnaire jusqu'au vingt-cinq ou vingt-six juillet, mais ensuite les accidents diminuèrent, d'abord lentement, puis rapidement. Les conjonctives, les glandes sous-maxillaires, se dégorgèrent; la cicatrice marcha rapidement ; la fièvre, la toux et les crachats diminuèrent; les sucurs disparurent ; les forces se relevèrent ; la toux , la fièvre et les crachats finirent, peu à peu, du vingt au trente août. Le quinze octobre, l'ulcère du cou était cicatrisé ; les glandes avaient disparu ; les yeux étaient sans rougeur ; le nez avait repris sa forme, et les règles parurent un mois après. Depuis cinq ans cette demoiselle a pris beaucoup de force , de fraîcheur , et les menstrues ont toujours coulé régulièrement.

Comme on le voit , je ne parle ici que des maladies chroniques. Ces maladies, dont la forme est assez régulière, se développent insensiblement et ne sont aperçues par les parents , qu'après avoir acquis beaucoup de gravité. Il est donc essentiel que les femmes puissent les reconnaître , dès leur commencement , pour les traiter le plustôt possible, et savoir aussi le traitement le plus convenable pour les guérir ; car elles peuvent se traiter ellesmêmes , sans avoir à craindre le moindre accident, en suivant les préceptes que je vais indiquer. Elles peuvent ainsi se soustraire à la peine qu'elles ont de confier ces maladies à leur médecin ; ce qui les engage bien souvent à le consulter trop tard.

Je ne parlerai pas des maladies aiguës qui débutent avec fièvre, chaleur et douleurs vives , lesquelles peuvent attaquer les jeunes personnes. Ici le traitement est si varié et subordonné à tant de circonstances et de complications, que le médecin seul peut l'indiquer ; il faut même se hâter de demander ses conseils , car les maladies aiguës de ces jeunes filles marchent avec une effrayante rapidité.

## CHAPITRE II.

*Des moyens à prendre pour prévenir ou guérir les maladies produites par le dérangement ou l'imparfait accomplissement de la puberté.*

Les soins à donner aux filles pendant que la puberté s'établit , sont une des tâches les plus difficiles et les plus délicates que les mères aient à remplir. Il est important de surveiller fort attentivement tout ce qui se passe chez ces jeunes personnes pendant cette révolution. Il faut beaucoup d'attention et de patience pour bien connaître leur état, vu la difficulté qu'elles ont à s'en rendre compte, et la répugnance qu'elles éprouvent à en parler.

Quand la puberté s'établit convenablement, la jeune personne acquiert toute la taille, la force, la grâce, l'intelligence et la perfection de caractère que la nature lui avait dévolues. Mais si la puberté s'exécute mal, ou n'arrive pas à son but, la pauvre fille, loin d'acquérir de la grâce et de la taille, se contourne, se flétrit, et languit souvent toute la vie; triste et mélancolique, elle sent douloureusement tout ce qu'elle éprouve; son caractère, aigri par les souffrances et les déceptions de l'amour-propre, devient désagréable pour les personnes qui l'entourent. Ce moment, le plus important pour les jeunes filles, exige d'autant plus toute la sollicitude des mères, qu'elles peuvent le plus souvent les soustraire aux tristes effets d'une mauvaise puberté, et les diriger de manière à conserver la force, la fraîcheur, les charmes de l'esprit et du corps, en suivant les préceptes que je vais indiquer.

Ces soins doivent s'étendre au physique et au moral : pour le moral, il faut qu'elles surveillent avec indulgence, et sans cesse, les nouvelles sensations, les nouvelles idées et les nouveaux penchants de leurs jeunes filles, si faciles à s'émouvoir, à cet âge où tout est espérance et illusions; pour mieux en juger, revenir souvent sur leur première jeunesse. Il faut, sans avoir l'air de les pénétrer, ni de trop les blâmer, capter leur confiance, devenir leurs amies, leurs confidentes; sentir avec elles ce qu'elles éprouvent; saisir toutes les occasions favorables de leur citer, dans les conversations familières et amicales, des exemples qui puissent les faire réfléchir et les mettre en garde contre les suites et les effets des idées auxquelles leur imagination s'abandonne, et donner ainsi une bonne direction à tout ce qui germe dans leur esprit : ce que l'on n'obtient jamais par les conseils secs et la sévérité. L'expérience acquise par ce qu'elles ont vu ou senti, peut seule agir fortement sur elles. En soignant ainsi le moral, on prépare leur bonheur, et l'on préserve le physique de toutes les secousses que les passions exaltées ou déréglées lui donnent.

Quand la fraîcheur de la peau, le brillant des cheveux, la couleur rose des lèvres, le développement et la fermeté des chairs, la bonne exécution des fonctions, indiquent que la fille est en bonne santé, et que la nature n'est entravée par rien dans sa marche vers la puberté, tout se borne aux soins d'hygiène que je vais indiquer : Faire un exercice modéré dans un air pur ; varier un peu les travaux de l'esprit et du corps ; éviter les longues contentions de l'esprit, les secousses morales fortes, les contrariétés, la tristesse, les longues veilles souvent répétées, les privations, la position très-longtemps assise, le séjour dans un endroit humide, de toucher de l'eau froide, d'avoir froid aux pieds, de se refroidir quand le corps est échauffé ; il faut des vêtements chauds, de la distraction, suivre son régime habituel, en surveillant ce qui se passe, sans s'en laisser imposer par les agitations qui tiennent au développement régulier de la puberté.

Quand les symptômes nerveux sont légers, la jeune fille doit se préserver de toutes les causes pouvant agiter les nerfs et gêner le travail qui s'opère. Quand ils sont violents, ils indiquent que tous les organes, et plus particulièrement l'utérus, sont dans un état d'agitation qui ne leur permet pas de bien exécuter leurs fonctions. Il faut alors les calmer, surtout la matrice, à l'aide des calmants appropriés à cet état, et plus particulièrement choisis dans ceux que je vais indiquer.

Quand la jeune personne est faible, délicate, qu'elle a les chairs molles et ne présente aucune inflammation, même légère, je donne le laudanum à la dose de quatre ou huit gouttes sur du sucre. Quand elle est forte, qu'elle a les chairs fermes, et que tout chez elle annonce beaucoup d'énergie, je prescris de préférence l'extrait aqueux d'opium, soit à l'état sec, soit en solution, à la dose d'un à trois centigrammes.

La malade peut répéter ces doses deux fois dans les vingt-quatre heures. On donne aussi des infusions de fleur de safran à la dose d'un à quatre grammes dans deux cents grammes d'eau, que l'on prend dans les vingt-quatre heures; des décoctions de feuilles de laitue, de fleurs d'oranger, de fleurs de tilleul, de feuilles d'armoise, dont la malade peut boire une tasse, deux ou trois fois par jour; le sirop diacode, à la dose de huit à douze grammes mis avec deux grammes de sirop d'éther, qui doivent être pris en deux ou plusieurs fois dans les vingt-quatre heures; un amandé fait dans les proportions suivantes : eau, un litre; laitue, une poignée; faites bouillir, passez et ajoutez gomme arabique, douze grammes; amandes douces bien pilées, vingt-quatre, et du sucre; passez encore et ajoutez sirop diacode, huit grammes; amandé que l'on continue pendant un certain temps, et dont on peut augmenter ou diminuer la quantité de sirop diacode, suivant que les nerfs sont plus ou moins agités.

Quand il existe en même temps de la chaleur, soit aux intestins, soit à l'utérus, à la vessie, au vagin, etc., je prescris aussi des bouillons de veau avec de la laitue, des bains de siége, des lavements avec les décoctions de mauves, de graines de lin, un régime adoucissant. Quand la jeune personne a des coliques qui ne sont pas calmées par les linges très-chauds appliqués sur le ventre, et les préparations que je viens d'indiquer, elle doit prendre de l'acétate d'ammoniaque liquide, à la dose de dix à trente gouttes que l'on met dans un demi-verre d'eau sucrée, qu'elle avale pendant qu'elle souffre, dose qu'elle peut récidiver deux ou trois fois dans les vingt-quatre heures. Si les accidents nerveux sont accompagnés de roideur, de crampes, de tremblements, de tension dans les membres, de tiraillements à la vulve, dans les aines, dans les reins, de resserrement à la gorge, à la poitrine, ou dans le ventre, je prescris des bains de siége tièdes ou des bains généraux, des bains de vapeur dirigés sur le bassin et les cuisses, ainsi que les moyens calmants indiqués plus haut.

Quand la figure est rouge, la tête lourde et les veines gorgées, qu'il y a de la pesanteur et de la chaleur au vagin, à la vulve, dans les reins, les cuisses, que le ventre est chaud et douloureux, surtout le bas-ventre, il est utile de placer des sangsues à la vulve, ou en dedans des cuisses : on en proportionnera le nombre à la force du sujet.

Mais si les veines sont gorgées, la respiration gênée, la tête lourde et embarrassée, les lèvres et la peau rouges et injectées, sans agitations nerveuses et sans chaleur à l'utérus, il faut faire prendre des bains de pieds sinapisés, placer en dedans des cuisses, et le plus haut possible, des cataplasmes poudrés avec de la farine de moutarde. On doit les laisser en place durant une heure, et les renouveler pendant plusieurs jours consécutifs, en les changeant chaque fois de lieu. Quand ces moyens sont insuffisants, on fait à la vulve une application de sangsues, proportionnée à la force du sujet. On ne doit les renouveler que quand les accidents se présentent de nouveau. Il faut toujours éviter les grandes évacuations sanguines par les sangsues et plus encore par les saignées, qui, bien souvent, nuisent au développement de la puberté.

Quand la malade sent de la douleur et de la chaleur au bas-ventre, dans les reins, les aines, au vagin, à la vulve, avec ou sans écoulement blanc, jaune, verdâtre, etc., il faut des bains de siége, se laver et se faire des injections avec de l'eau de mauve et de ciguë, et recourir de suite aux sangsues à la vulve, sans placer aux cuisses la moutarde qui tend à gorger ces parties. Mais il faut toujours bien observer que les premières règles sont souvent précédées ou accompagnées d'une chaleur ou d'un trouble nerveux qu'il faut respecter.

Les fleurs blanches qui se montrent dès le commencement de la puberté méritent beaucoup d'attention, pour les empêcher de continuer après son accomplissement. Lorsqu'elles coulent en petite quantité, qu'elles ne parais-

sent que parfois et à des distances éloignées ou rapprochées, elles sont le résultat d'un travail de l'utérus, se
préparant à faire couler les règles. Quand la marche de
ce travail est régulière, on ne doit y rien faire, dans la
crainte de nuire aux efforts que cet organe fait pour arriver
à son but. Si les fleurs blanches augmentent ou se prolongent, que l'écoulement tache le linge en jaune verdâtre,
que la malade, bien portante d'ailleurs, éprouve à la
vulve, au vagin, au bas-ventre, dans les reins et les
aines, de la chaleur vive et de la pesanteur, de l'inflammation, il faut employer les bains de siége faits avec de
l'eau de mauve; bains que l'on répète et que l'on prolonge d'autant plus que la maladie est plus forte; placer
sur le bas-ventre et sur le périnée des cataplasmes faits
avec la farine de lin; se laver souvent avec de l'eau tiède,
et si la douleur est vive, faire deux ou trois fois par jour
dans le vagin des injections avec la décoction de feuilles
de ciguë et de têtes de pavots, suivant cette formule :
dans un litre d'eau, mettez une poignée de feuilles de
ciguë, deux têtes de pavots cassées et dont on a enlevé
la graine ; faites bouillir pendant demi-heure ; passez et
dissolvez-y quatre grammes de gomme adragant. Quand
la douleur et la chaleur sont très-vives et qu'il y a des accidents nerveux, j'y fais ajouter de deux à dix centigrammes d'extrait aqueux d'opium, et fais placer à la
vulve des sangsues, dont le nombre, sans être grand,
doit être proportionné à la force de la malade. J'ai vu
souvent cette application suivie de l'apparition du sang
menstruel et de la cessation ou de la diminution des
fleurs blanches.

Quand la puberté est complète, si les fleurs blanches
continuent avec de la chaleur, il faut continuer les bains
tièdes, les injections, les lavements émollients, les
boissons adoucissantes. Si, la chaleur passée, l'écoulement continue liquide et sans tacher le linge, il faut
employer le Sirop de protoxide de fer; si la puberté
s'opère difficilement et lentement, si la fille est faible,
languissante ; qu'elle n'éprouve ni chaleur, ni douleurs

dans les reins ; que l'écoulement empèse le linge , sans lui donner de couleur; s'il y a mollesse des chairs, pâleur de la peau, langueurs d'estomac, sans rougeur à la langue, sans une forte soif, ni diarrhée , il faut employer le Sirop de protoxide de fer , le meilleur tonique dans ce cas : il fortifie et favorise le travail de la puberté.

Quand , avec ou sans accidents nerveux, le sang se porte tout-à-coup sur un organe essentiel, il faut se hâter de le rappeler vers l'utérus en plaçant, à la partie interne des cuisses et le plus haut possible, des cataplasmes faits avec la mie de pain et le vinaigre. On peut les poudrer très-légèrement avec la farine de moutarde et les laisser en place une ou deux heures au plus. Il faut les renouveler une ou deux fois par jour, en les changeant à chaque fois de place : ce qui ne doit pas empêcher de traiter la maladie de l'organe affecté par tous les moyens indiqués contre elle.

Quand le travail de la puberté se trouve arrêté par la faiblesse , le Sirop ferreux seul peut relever les forces de tout le corps, au point qu'elles puissent opérer l'évacuation des règles.

Quand les scrofules paraissent pendant ou avant le travail de la puberté , qu'elles soient le résultat de ce travail , ou qu'elles en soient indépendantes , il faut se hâter de les attaquer avec le Sirop ferreux. Il faut que ce médicament soit continué à doses assez élevées pendant au moins six ou huit mois.

Dans le rachitis ou les déviations de la taille , si communes chez ces filles , le Sirop ferreux est le seul moyen dont l'expérience ait constaté les bons effets. Il fait constamment cesser les progrès de la gibbosité dans l'espace d'un à trois mois , et finit même souvent par détruire la difformité, quand elle est récente.

Quand le travail de la puberté s'opère bien , il faut éviter la suppression du léger écoulement blanc et sans douleur qui précède et suit les menstrues.

Si ces fleurs blanches sont accompagnées de chaleurs , de cuissons au vagin , de gonflement à la vulve , d'envies fréquentes d'uriner, de pesanteurs et de douleurs aux cuisses, aux aines, au périnée, aux reins, au bas-ventre, il faut que les malades boivent une tisane faite avec de l'orge perlé, du chiendent, et de la doucette velue ; qu'elles suivent un régime sévère, s'abstiennent de vin, de liqueurs, de café, etc.; qu'elles prennent des bouillons rafraîchissants, des bains de siége une ou deux fois par jour ; et si l'irritation est trop vive, il faut placer des sangsues à la vulve, et faire dans le vagin des injections avec une décoction de tête de pavot, à la dose d'une ou deux têtes pour cinq cents grammes d'eau, dans laquelle on fera fondre quatre grammes de gomme adragant.

Pour traiter les fleurs blanches sans douleur, et qui paraissent tenir à la faiblesse, on ne doit employer que le Sirop ferreux, que l'on prend à la dose de trois à quatre cuillerées par jour.

La phthisie qui sévit au moment de la puberté, paraît être déterminée plus particulièrement par les causes suivantes : 1° par une inflammation ancienne fixée sur les poumons, et attirant sur eux le sang qui devait se porter à la matrice ; 2° la naissance des scrofules et leur extension aux poumons ; 3° la faiblesse de la matrice qui, ne pouvant pas opérer les menstrues, oblige le sang à se porter sur les poumons ; 4° la langueur de tous les organes, qui les dispose à se désorganiser. Dans le premier cas, il faut appliquer des vésicatoires aux cuisses, dans l'intention de changer la direction du sang et de le ramener à l'utérus ; faire prendre à la malade des boissons gommeuses ; appliquer plusieurs fois, et à quelques jours d'intervalle, deux ou trois sangsues à la vulve, et diriger après ou avant, sur cette partie, des bains de vapeur faits avec la décoction d'armoise, de safran, de matricaire, d'absynthe, de rhue ; faire boire soir et matin une tasse d'infusion d'armoise et de safran, et lui faire avaler, matin et soir, une pilule, selon cette prescription : aloès, deux grammes; myrrhe, deux grammes; essence de sabine, douze gouttes ; essence de rhue, seize gouttes; faites dix-huit pilules. Ainsi, aux approches de la puberté, il

est très-utile d'examiner l'état de la poitrine des jeunes
filles, et de faire cesser les légères maladies qui s'y présentent. Quand la malade languit par la faiblesse de la
constitution, il faut la fortifier à l'aide du Sirop ferreux,
qui certainement est le meilleur tonique, je dirai même le
seul convenable à l'état de ces jeunes filles. En les fortifiant, on favorise le développement de la puberté, et l'on
arrête ainsi la désorganisation des poumons et celle des
autres organes.

Si la phthisie tient à l'extension des scrofules se montrant d'abord à l'extérieur, c'est contre ces dernières que
doit être dirigé le principal traitement. Le Sirop ferreux
n'irritant pas les poumons, est la seule préparation fer-
reuse qui puisse convenir dans ces deux cas.

Quand la déviation de la colonne vertébrale, en con-
tournant les côtes, rétrécit la poitrine, comprime les
poumons et les irrite, il faut s'empresser de traiter le
rachitis par le moyen du Sirop ferreux, qui, comme dans
tous les autres cas de phthisie où je viens de l'indiquer,
réussit parfaitement, quand cette maladie n'est pas trop
avancée ; mais quand les tubercules ulcérés et fondus
donnent d'abondants crachats de pus, le succès est loin
d'être aussi sûr : chez quelques sujets, les ulcères se ferment ; chez le plus grand nombre, les forces s'éteignent,
avant que le médicament puisse agir. Mais cette maladie
peut être prévenue par l'emploi de ce sirop pris dès le
début de quelques-uns de ces accidents.

Des filles ayant acquis la force, la taille qu'elles doivent
avoir, et le développement normal des organes génitaux
et accessoires, ne voient point arriver leurs règles. Chez
quelques-unes, la santé ne paraît point en souffrir ; elles
n'éprouvent ni coliques, ni maux de reins, ni pesanteurs
dans les cuisses, dans les jambes, ni maux de tête, ni
oppression, et ne sont sujettes à aucun écoulement, ou
irritation qui puisse y suppléer. Cet état ne présentant
aucune maladie n'exige aucun moyen curatif.

Beaucoup de ces filles éprouvent tous les mois, ou à
des époques plus ou moins éloignées, des écoulements de

sang par l'anus, les yeux, la bouche, les gencives, le nez. ou de tout autre point , des crachements de sang , des écoulements muqueux par le nez, des diarrhées , des fleurs blanches, diverses éruptions, des sueurs abondantes , etc. ; écoulements qui suffisent pour que la santé se maintienne , semblent remplacer les règles et peuvent continuer ainsi toute la vie.

Ces cas doivent être considérés comme des déviations de la menstruation, et je renvoie à cet article pour en traiter plus longuement.

Des filles présentant tous les attributs de la puberté , attendent inutilement leurs règles, et ressentent des lourdeurs à la tête , dans les membres , des rougeurs à la figure, de l'assoupissement, du gonflement au bas-ventre, un malaise général , de l'oppression. Ces accidents augmentent pendant quelques jours à certaines époques, et cessent ou diminuent beaucoup pour revenir ensuite. J'ai plus particulièrement observé ce cas chez les filles sanguines. Il tient à la trop grande quantité du sang. Le soulagement que j'ai presque constamment obtenu par des applications de sangsues mises à la vulve , dans le moment où les accidents étaient les plus prononcés, et que j'ai fait répéter à plusieurs époques successives , m'ont confirmé dans cette opinion. Quelques-unes de ces femmes , sensibles , vives , ont des coliques plus fortes , elles ont moins de lourdeur dans le bassin , plus de tiraillements dans les aines , dans les cuisses , du gonflement au creux de l'estomac , des accidents nerveux à la tête , à la poitrine , des envies fréquentes d'uriner ou des rétentions d'urine , de la tristesse , une exaltation de toutes les sensations , etc. Les accidents de ces femmes cèdent facilement à l'emploi de bains de siége ou généraux tièdes prolongés , à la suite desquels on fait des frictions à l'intérieur des cuisses et sur le bas-ventre avec de l'huile d'olive tiède, seule ou camphrée. Quelques-unes sont trop faibles ou s'affaiblissent trop pour que la menstruation puisse s'opérer , ou tombent dans un état de chlorose , maladie dont je parlerai plus tard. Chez d'autres , cette faiblesse , après avoir persisté plus ou moins de temps , est suivie ou bien accompagnée d'une maladie chronique, soit aux poumons , soit à toute autre partie. Il faut se hâter de fortifier la malade à l'aide du Sirop ferreux , et de ramener le sang à l'utérus , à l'aide des applications irritantes aux cuisses , des bains de vapeur, etc.

Quand les filles éprouvent tous les symptômes accompagnant les règles , et qu'ils reviennent à des époques périodiques avec pesanteur et tiraillement au périnée, au bas-ventre , à la vulve , sans apparition du sang , il faut s'assurer si la vulve n'est pas bouchée par une membrane. Ces symptômes peuvent se représenter à des époques régulières , et pendant bien longtemps sans qu'il en résulte d'accidents graves. La fille éprouve un sentiment de tension et de pesanteur au périnée , quelquefois du ténesme, des coliques ; le ventre gonfle. Les douleurs au ventre sont plus marquées à chaque fois, et vont successivement en augmentant , à mesure que les périodes se répètent. En palpant le bas-ventre , on y sent une tumeur dure, indolente, ou peu sensible. En examinant la vulve , on la trouve bouchée par la membrane hymen qui, tendue et bombée, présente de la résistance ou de la fluctuation. Cet état peut durer plusieurs années et la tumeur acquérir un volume énorme.

# DEUXIÈME PARTIE

# MANIÈRE

## DONT S'OPERE LA MENSTRUATION

### DEPUIS

## LA PUBERTÉ JUSQU'A LA MÉNOPAUSE.

## CHAPITRE 1.er

### 1re SECTION.

Quand la puberté s'est accomplie, et que les règles sont arrivées à leur état normal, quelques femmes présentent à chaque période un certain nombre des phénomènes qu'elles ont éprouvés avant et pendant leurs premières pertes menstruelles. Beaucoup de femmes bien portantes et bien réglées, ont toujours leurs règles précédées et suivies d'un écoulement blanchâtre qui dure un, deux ou trois jours, puis disparaît complètement pour revenir à l'époque suivante. Chez quelques femmes il augmente quand l'écoulement rouge diminue, et diminue quand le sang augmente. Ce petit écoulement, qui précède ou suit pendant un, deux ou trois jours, la sortie des règles, est habituellement blanc ou jaunâtre et sans âcreur chez les femmes jouissant d'une bonne santé. Chez celles qui portent un principe virulent, qui se livrent à des excès, aux veilles, qui font usage d'une nourriture très-échauffante; chez celles qui sont sujettes aux dartres et aux boutons pustuleux, ou qui sont dans un mauvais état de santé, l'écoulement est souvent plus liquide, moins lié, plus verdâtre, plus âcre, d'une mauvaise odeur et provoque des démangeaisons, des cuissons et même des excoriations à la vulve et au vagin. Les femmes sentent dans ce conduit une sensation de chaleur incommode qui diminue par le lavage. Cet écoulement, quoique habituellement doux, peut, à la suite de veilles, de fatigues, de commotions morales ou d'une cause inconnue, devenir, pendant quelques jours, âcre, irriter la vulve, et s'accompagner de chaleurs au vagin, à la vulve, de pesanteurs dans les reins, les aines. La plupart des femmes présentent un plus ou moins grand nombre des accidents suivants : douleurs de tête nerveuses, pesanteur dans les reins, dans les aines, dans les cuisses, dans les jambes, flatuosités, coliques avec la sensation d'un tortillement à l'ombilic, bouche mauvaise, pâteuse, nausées, éructations, douleurs au bas-ventre, pincements, resserrements, crampes à l'estomac, changement dans les appétits qui sont parfois singuliers, bizarres, digestions difficiles, etc. Il y a chez quelques-unes de l'altération, du gonflement à la face, des urines abondantes, une douleur fixe ou erratique, se renouvelant à chaque période surtout dans l'un des deux côtés, un malaise général; les yeux humides et abattus ont les paupières supérieures légèrement bouffies; les paupières inférieures sont faiblement bleuâtres; les femmes sont moins gaies, plus irascibles; elles ont des bâillements, de la somnolence ou de l'insomnie, des frissons passagers et parfois un mouvement de fièvre au début. L'haleine et la transpiration prennent de l'odeur, surtout chez les femmes rousses et celles de couleur; la peau devient plus rugueuse, plus terne, moins fraîche; les lèvres se tuméfient; les seins gonflent, s'engorgent, sont plus sensibles; elles y ressentent des picotements, des élancements, du tortillement au mamelon. Il y a parfois de la chaleur et du prurit à la vulve, des boutons à la figure. Quelques-unes ont une augmentation de sensibilité, de susceptibilité, une alternative de tristesse et de gaieté exagérée, des goûts bizarres, des envies de toute espèce, des caprices singuliers, une tristesse extrême, des envies de pleurer, des rêves effrayants, des suffocations; sont plus actives ou plus apathiques; s'abandonnent sans motifs raisonnables à la frayeur, à la colère; deviennent plus bruyantes, plus tracassières. Ces femmes, emportées par une impulsion irrésistible, sont à plaindre, ne doivent pas être contrariées et méritent d'autant plus les soins et les égards des personnes qui les entourent, que peu de gens peuvent apprécier leur état; il faut même l'avoir senti, pour bien en juger.

Quand le sang paraît et coule convenablement, les coliques, les pesanteurs et les douleurs de reins cessent chez quelques-unes; chez d'autres, elles continuent pendant tout le temps, en variant d'intensité; beaucoup ne les éprouvent que parfois dans le cours d'une période, ou à des périodes éloignées; enfin il en est qui, plus heureuses, ne sentent rien, et ne s'aperçoivent de la menstruation qu'à l'aspect du sang. Le nombre des femmes fatiguées par des symptômes locaux ou généraux est bien plus grand que celui de celles qui n'en éprouvent pas : ils attaquent les cinq sixièmes des femmes. Quand le sang a cessé de couler, il ne reste plus que de l'abattement, de la faiblesse, qui se dissipent plus ou moins promptement ainsi que les autres symptômes.

L'intervalle des périodes menstruelles n'est pas le même chez toutes les femmes; il varie suivant leur tempérament, leur constitution et leur genre de vie. Chez les unes, il est de vingt-six jours; chez d'autres, de vingt-huit, de vingt-neuf, de trente et même de trente-et-un jours. On trouve beaucoup de femmes qui voient tous les quinze jours : elles perdent en général beaucoup plus et longtemps, tout en conservant leur force et leur santé.

Le sang des règles à l'état normal est à sa sortie rouge, épais ou liquide; quelquefois, et surtout le matin, il est mêlé de caillots : chez quelques femmes, il est plus liquide et moins rouge en commençant, plus brun et plus noirâtre à la fin.

Il a une odeur qui diffère un peu sur chaque femme : habituellement il est doux et n'irrite pas ; mais quelquefois il acquiert une âcreté assez forte pour produire des démangeaisons, des cuissons, des rougeurs, des boutons à la vulve ; ces accidents n'ont pas lieu à toutes les périodes ; souvent ils ne ne se montrent pas avec la même force dans le cours de la même période. Les menstrues des femmes dartreuses, à sang âcre, de celles qui sont fortement échauffées par les marches, le travail, les veilles, les aliments excitants, le café, les liqueurs, les passions vives, les colères, l'abus du coït, sont fort irritantes. Aussi les lois de Moïse défendaient de communiquer avec les femmes pendant qu'elles avaient leurs menstrues. Ces accidents sont plus à craindre, quand le sang menstruel est plus changé de couleur et de consistance; comme il arrive le plus souvent, quand la menstruation est altérée.

Il coule pendant une période de cinq à sept jours, et en quantité qui varie selon la saison, la constitution et l'âge des femmes. La quantité du sang évacué pendant chaque période, diffère tellement, suivant les constitutions, qu'il me paraît impossible de prendre un terme moyen. Quand une femme, dans les premiers temps de la menstruation, perd en quantité égale pendant douze à quinze périodes consécutives, en conservant sa fraîcheur, son embonpoint, sa force et sa gaieté, que les lèvres et les gencives sont roses, qu'il n'y a pas de palpitation de cœur pendant un léger exercice, elle est convenablement réglée, et cette quantité doit servir de terme de comparaison pour le reste de la vie, à part les variations dépendant de l'âge et des autres causes.

Si la femme éprouve quelques symptômes de chlorose, elle ne perd pas assez ou trop. Si le sang n'a pas sa consistance et sa couleur normales, les menstrues sont trop faibles, quelquefois trop fortes, ce que l'on observe bien plus rarement. Si la femme, tout en conservant l'intégrité de ses autres fonctions, maigrit et reste très-faible pendant et après chaque époque menstruelle, elle perd trop.

En général, les femmes perdent plus, de vingt-deux à trente-deux ans, qu'avant et après. Quelques femmes voient diminuer leurs règles à partir de trente-cinq ans. Les menstrues sont aussi plus abondantes au printemps et en automne, moins fortes en été et en hiver. Quelques femmes perdent moins en été, et d'autres en hiver. Ces variations sont bien plus sensibles chez les femmes nerveuses et délicates que chez les femmes robustes et peu sensibles.

Il y a des femmes chez lesquelles le sang menstruel paraît abondamment pendant deux ou trois jours et disparaît ensuite. Chez d'autres il coule lentement et en petite quantité, quoique l'écoulement dure huit jours : dans ces deux cas, les femmes annoncent par leur santé que leurs menstrues sont à l'état normal.

Les femmes des campagnes, quoique généralement plus fortes que celles des villes, perdent habituellement moins. Leur nourriture peu succulente, leur continuel exercice, leurs grandes transpirations suppléent à la quantité des pertes qu'éprouvent les femmes des villes. Celles-ci, plus oisives, sont presque continuellement assises sur des siéges chauds, ont les jambes, les cuisses et la vulve réchauffées par des chauffe-pieds ; leur peu d'exercice, l'excitation plus fréquente des sens, y portent plus le sang.

Si les femmes bien réglées sont moins souvent malades que les hommes et résistent mieux aux changements de climats, aux maladies pestilentielles et aux épidémies de tous genres, celles qui le sont mal en sont plus promptement frappées et périssent plus vite.

Quelques femmes perdent plus pendant la nuit dans des lits chauds, d'autres perdent moins la nuit. J'en ai vu qui ne perdaient pas, tant qu'elles étaient couchées. Mais en général elles perdent plus debout et pendant un temps tempéré. Ordinairement elles souffrent moins au lit quand cette évacuation est accompagnée de douleurs vives dans les reins, dans les côtés, dans les parties, de coliques et de tortillements autour de l'ombilic. Il est une infinité de choses qui paraissent fort innocentes et qui cependant font varier les règles de chaque femme ; les garnitures souvent les diminuent ou les suppriment. Les frictions, le chatouillement au ventre, à la vulve, aux cuisses, faits par les garnitures ou tout autre corps, les font varier. Pour perdre convenablement, les unes ont besoin d'une certaine chaleur, d'autres d'un peu de fraîcheur.

Il y a un certain nombre de femmes, et particulièrement celles des campagnes, qui perdent moins quand elles se livrent à des travaux qui les exposent à de grandes transpirations. Quelques-unes ne sont convenablement réglées que quand elles font un exercice modéré, et le sont moins pendant qu'elles se livrent à de grandes fatigues, ou bien au repos absolu. L'exercice pris avec modération favorise l'écoulement menstruel. Les forts exercices, pris vivement pendant la chaleur, l'augmentent quelquefois tout-à-coup. Les grandes fatigues le diminuent. La satisfaction facilite son cours. Les trop vifs plaisirs ordinairement les augmentent, quelquefois les diminuent et même les suppriment, ce qui est rare. Chez d'autres, le travail, en les échauffant, augmente beaucoup l'écoulement. J'ai vu souvent des femmes qui perdaient habituellement peu, avoir des règles très-abondantes quand elles se livraient fortement aux travaux des fauches et des moissons.

Les accidents nerveux modifient l'écoulement menstruel. J'ai vu plusieurs fois les règles cesser pendant une attaque de nerfs, même fort longue, et reparaître quand elle était finie.

Un préjugé populaire, qui se maintient depuis bien des siècles, est que la lune influe sur le temps et l'époque de la menstruation. Mais une observation soutenue prouve que cette influence est bien faible, si toutefois elle existe. Les femmes ne sont pas plus abondamment, ni plus spécialement réglées à l'une des diverses phases de cet astre. J'ai questionné un bien grand nombre de femmes réglées, les unes tous les trente jours et les autres tous les vingt-six jours, et qui, dans l'espace d'un à deux ans, ont été réglées pendant chacun des jours lunaires : elles n'ont pas observé la moindre différence.

On voit des femmes chez qui le sang se dirige en même temps sur la matrice et sur un autre point. J'en ai vu qui crachaient un peu de sang chaque fois qu'elles avaient leurs règles ; d'autres éprouvaient en même temps des crachements de sang, des pissements de sang, un flux hémorroïdal, des taches à la peau, des éruptions pustuleuses, des transpirations abondantes, de la diarrhée, etc. Ces accidents disparaissent ensuite sans laisser de traces sur l'organe où ils avaient eu lieu. Quand ces écoulements étaient abondants, ordinairement ils diminuaient les règles, quand ils n'étaient pas produits par un échauffement passager.

Beaucoup de filles ont des saignements au nez fréquents et très-copieux, qui paraissent au moment des menstrues, mais plus souvent peu de jours avant ou après ; habituellement ils diminuent la quantité des règles, surtout quand ils viennent deux, trois ou quatre jours avant, et qu'ils sont très-abondants ; mais pour l'ordinaire la durée de l'écoulement menstruel est la même. Quand les hémorragies s'opèrent au moment où les menstrues vont commencer, ou pendant leur cours, et qu'elles ne sont pas habituelles, souvent alors le sang menstruel est plus abondant. Dans ce cas, la grande quantité du sang évacué est souvent le résultat d'échauffement, suite de fatigues ou d'excès, etc.

Les changements d'habitation, de régime, de travaux, de nourriture, d'habitudes, font constamment varier plus ou moins les règles. Ainsi pendant la diète prolongée et la faiblesse des convalescences, les femmes perdent moins ; tandis que celles qui se gorgent d'aliments échauffants, de café, de punch, de truffes, perdent plus. L'habitude de l'ivresse m'a paru diminuer les menstrues au bout d'un certain temps. Les demoiselles sorties de la campagne ou de petites localités, et mises en pension dans les grandes villes , les paysannes élevées et réglées à la campagne en s'y livrant aux travaux habituels., et venant ensuite habiter les grandes villes, éprouvent pendant les deux premières années de leur séjour, de grands changements dans la menstruation , dont les causes paraissent être la différence dans le travail, la nourriture et les habitudes, la température, les vêtements, la nostalgie, et puis cette disposition particulière de l'organisation conformée au pays natal ou que l'on habite depuis les premières années , et que l'on ne laisse pas toujours impunément.

Les jeunes filles qui commencent la vie religieuse , éprouvent très souvent une diminution ou une suppression pendant la première année ; puis peu à peu les menstrues reviennent à leur état normal ; d'autres fois elles restent longtemps irrégulières , ou continuent à couler toujours en plus petite quantité. Le séjour dans les hôpitaux diminue ou supprime les règles. Le séjour des villes a quelquefois rétabli la menstruation de quelques femmes sorties de la campagne où elles se livraient à de trop rudes travaux.

Le mariage rend les menstrues de quelques femmes plus copieuses ; chez d'autres, il en diminue la quantité, il les régularise. J'ai plusieurs fois observé des cas où il les supprimait. Quelquefois elles deviennent plus abondantes , plus régulières , plus faciles ; d'autres fois aussi elles restent plus irrégulières, plus douloureuses. L'abus des plaisirs augmente les règles.

Habituellement les femmes enceintes ne sont pas réglées ; cependant il y en a qui voient pendant les premiers mois de la grossesse , mais bien rarement au-delà de cinq ou six mois ; elles perdent moins qu'avant la gestation. Quelques médecins en ont vu qui l'étaient pendant tout le temps.

Les femmes qui ne nourrissent pas , sentent revenir leurs règles de cinq semaines à deux mois après l'accouchement ; chez quelques-unes, il devance ce temps. Celles qui perdent beaucoup pendant l'accouchement et après, ne voient souvent qu'au bout de deux à trois mois. Ce premier écoulement menstruel est quelquefois plus fort, d'autres fois plus faible qu'à l'état normal.

Les règles ne paraissent ordinairement pas pendant que les femmes nourrissent ; mais il y a de nombreuses exceptions ; beaucoup perdent pendant l'allaitement, le plus grand nombre après quelques mois, d'autres pendant tout le temps ; mais, en général, en plus petite quantité et moins régulièrement qu'après le sevrage.

Les couches, et les blessures surtout, amènent souvent de grands changements dans la menstruation. A leur suite quelques femmes perdent plus ; mais beaucoup perdent moins. L'écoulement alors paraît plus difficile, plus irrégulier, plus douloureux, ou se dérange. Chez d'autres, les menstrues se régularisent, deviennent plus faciles, plus abondantes. Une grande perte à la suite des couches laisse, après le retour apparent des forces, une faiblesse qui fait diminuer beaucoup les règles pendant un certain temps, et quelquefois pendant toute la vie. Chez d'autres, il y a toujours une disposition aux pertes. Elles reparaissent sous l'influence du plus faible agent et entretiennent la faiblesse de la malade.

Il y a des femmes qui, jouissant d'une bonne santé, perdent à des époques fort éloignées et ne sont réglées que toutes les six semaines, deux mois, trois mois, six mois et même tous les ans. La quantité du sang évacué à chaque période est rarement régulière ; elle est quelquefois faible et d'autres fois plus considérable. Des femmes perdent à des époques irrégulières, qui s'éloignent ou se rapprochent sans cause apparente. La quantité et même la qualité du sang évacué, varient beaucoup à chaque fois.

Il est des femmes qui ne sont jamais réglées, tout en conservant une bonne santé.

Quelques femmes n'ont été réglées qu'après plusieurs couches.

Observation. — Je connais trois exemples de filles, de quatorze à seize ans, devenues mères avant d'avoir vu leurs règles ; mais chez toutes elles ont paru depuis.

Observation. — J'ai vu trois femmes qui, sans être réglées, ont eu des enfants bien portants et les ont nourris.

Observation. — Je connais cinq femmes qui n'ont jamais été réglées, tout en ayant tous les autres attributs de la puberté ; elles sont rouges, fraîches et animées ; quatre se sont mariées de dix-neuf à vingt-six ans et n'ont pas eu d'enfants. Trois ont souvent des maux de gorge qui cessent de suite après la saignée.

Les femmes sont averties qu'elles doivent avoir leurs règles par une infinité de remarques, qui varient sur chaque individu. Quelques-unes ont des douleurs locales précédant chaque période et passant avec elle ; d'autres ont des gonflements, des taches, des plaques, des boutons, des éruptions vésiculaires à la figure, aux parties, des lassitudes, des faiblesses, des chaleurs à la face, du picotement, du gonflement, de la douleur, du tiraillement dans les seins, de la somnolence, et tant d'autres signes que les femmes remarquent, et qui sont pour elles un avant-coureur certain. Le pouls s'accélère à l'approche des règles. Cependant beaucoup de femmes n'éprouvent rien de ce qui précède.

## 2ᵉ SECTION.

*Soins à prendre pour éviter les dangers de la menstruation.*

Les femmes, après avoir soigneusement observé tout ce qui peut être utile ou nuire à la sortie de leurs règles, doivent régler leur conduite sur les connaissances qu'elles en ont acquises ; mais outre les choses agissant plus particulièrement sur chacune d'elles, pour troubler cette fonction, elles doivent éviter, quatre jours avant l'écoulement des règles, pendant tout le temps, et durant trois jours après, toutes les impressions morales vives, que leur état leur fait sentir plus vivement encore, les trop fortes contentions d'esprit, d'avoir froid, de boire des boissons froides pendant que le corps est échauffé, de s'asseoir sur des corps froids , d'appuyer les pieds sur des briques , le pavé , la terre fraîche , et surtout de toucher de l'eau froide. Il faut se tenir chaudement , se servir d'eau tiède pour tous les soins de propreté, prendre un exercice modéré , rechercher les distractions gaies. Les femmes chez qui ces causes agissent pendant tout le temps de l'intervalle des périodes menstruelles , doivent observer ces soins en tout temps.

Les habitudes prises dès l'enfance rendent les femmes moins susceptibles à l'action de ces agents : telles sont les baigneuses , les blanchisseuses , les habitantes des bords des rivières ou de la mer , lesquelles sont souvent dans l'eau pour la pêche des coquillages , etc. Les effets de l'eau froide sont d'autant plus sensibles , que les femmes y sont moins habituées. Cependant l'habitude ne les préserve pas toujours. Ainsi plusieurs femmes livrées à ces professions , et les femmes qui , pendant six mois de l'année , marchent pieds nus sur la terre fraîche qu'elles labourent, et dans la boue, ont bien souvent la chlorose ; et presque toujours cette maladie provient de ce qu'elles ont eu les cuisses ou les jambes mouillées par une pluie froide pendant qu'elles avaient chaud, ou pendant qu'elles étaient dans leur temps de susceptibilité.

Quand les règles se suppriment, se dérangent, s'altèrent, elles constituent des états maladifs dont je traiterai dans des articles spéciaux.

## CHAPITRE II.

*Diminution des menstrues tenant à l'état constitutionnel , naturel ou acquis.*

Ici , je traiterai seulement de la diminution des règles, produite par un changement de régime, de profession , de climat , d'habitudes , par les couches répétées , les grandes pertes de sang, les longs chagrins , ou toute autre cause dont l'effet, en agissant sur tout le corps , l'affaiblit.

Chez beaucoup de femmes, à la suite d'une ou de plusieurs de ces diverses causes, le sang menstruel, tout en venant à des périodes régulières et conservant sa couleur et ses autres qualités, coule en moins grande quantité, ou moins longtemps à chaque période, et continue de la même manière jusqu'à l'âge critique. Quelques femmes perdent moins pendant le mariage quand elles ont été épuisées par l'allaitement; d'autres, sans causes appréciables, perdent moins après vingt-cinq, trente, trente-cinq ans, et dans ces cas les femmes conservent leur santé. Des femmes, après avoir fait de grandes pertes de sang par le nez, les hémorroïdes, des plaies, ou par l'utérus, à la suite de couches, des blessures, ou de toute autre cause, restent toujours faibles, et perdent habituellement peu. Quand, après avoir suivi toujours un régime très-nutritif et stimulant, elles sont réduites à des aliments peu nourrissants, et sont privées de vin, de café, de liqueurs, etc., auxquels elles étaient habituées depuis longtemps, la plupart des femmes perdent de leur vivacité, de leur force, deviennent plus molles, et sont réglées moins fort qu'avant. Dans ces deux cas, le sang est un peu plus liquide, mais du reste il conserve son état normal. Quelques personnes, en prenant de l'obésité, perdent moins; d'autres, en devenant plus nerveuses, perdent moins de sang, et sa sortie est souvent plus douloureuse.

Les diarrhées, les sueurs, les pertes blanches, ou d'autres écoulements anormaux devenus habituels, affaiblissent et diminuent beaucoup la quantité du sang menstruel. Quelques-unes voient les périodes menstruelles s'éloigner, sans que le flux menstruel augmente de quantité, et quoiqu'il conserve sa couleur et sa consistance. Les règles viennent d'une manière régulière ou irrégulière, toutes les six semaines, deux mois, trois mois, et même plus longtemps; quelques-unes perdent moins à une époque; à la suivante, le sang coule en quantité normale; ensuite cette intermittence continue au même degré chez les unes, mais chez le plus grand nombre, à la période la plus forte, le produit menstruel diminue progressivement, et après trois, quatre ou cinq mois, il est réduit au niveau de l'autre ; les règles persistent ensuite à cette faible quantité.

Les écoulements de sang qui s'établissent d'une manière régulière par le nez, les hémorroïdes, ou sur tout autre point, font diminuer les règles : l'inaction, le séjour dans des lieux bas, humides, mal aérés, et surtout privés des rayons solaires, les affaiblissent. Ces femmes, pâles comme les plantes privées de lumière, perdent peu, et leur sang est moins épais, moins rouge ; toutes leurs fonctions languissent ; quelques-unes cependant perdent beaucoup plus ; ce qui tient alors à la faiblesse générale et à celle de l'utérus ; car en prenant du Sirop de protoxide de fer, la perte diminue à mesure que les forces se relèvent, et après leur retour complet les règles reprennent leur état normal.

Le genre de vie que suivent les religieuses diminue beaucoup les menstrues au bout d'un certain temps. Dans les premiers temps elles se dérangent, sont douloureuses, irrégulières ; puis ensuite elles se régularisent. Cette diminution des menstrues fait que souvent le sang se porte sur la poitrine ou sur d'autres organes : aussi ces femmes sont plus sujettes à la phthisie pulmonaire et à diverses autres maladies.

Dans tous les cas que je viens de signaler, la diminution des menstrues tenant à l'état général, c'est contre lui qu'il faut diriger le traitement ; détruire la cause, quand c'est possible ; fortifier le corps, quand il est affaibli, en suivant un régime plus nourrissant ; faire cesser avec beaucoup de prudence les écoulements qui paraissent être la cause de cette diminution.

Toujours ici, le médecin doit agir avec la plus grande circonspection, et respecter ce nouvel ordre des diverses fonctions, quand il est compatible avec la santé.

# CHAPITRE III.

*Diminution des menstrues tenant à l'état maladif*
*des organes sexuels.*

Dans les cas qui font l'objet de l'article précédent, le sang menstruel a toujours sa couleur rouge et ses qualités normales. Dans les diminutions dont je vais parler, le produit des règles change toujours plus ou moins de consistance et de couleur. Tout annonce que la matrice souffre.

L'utérus, plus que les autres parties, ressent tout ce qui se passe chez les femmes et bien souvent est troublé par tout ce qui peut les agiter. Cet organe alors laisse couler trop, ou bien plus souvent pas assez d'un sang qui n'a plus ses qualités normales. L'économie languit, et diverses maladies se montrent.

Des causes très-multipliées exposent journellement les femmes à la diminution ou à la suppression des menstrues; surtout celles qui y sont tellement disposées que la plus petite secousse la détermine.

Les causes les plus fréquentes sont les impressions morales vives et subites, la colère, les chagrins longs et concentrés, les coups, les chutes, les contrariétés répétées, la haine, la jalousie, la frayeur, la fatigue, le changement de vie, d'habitudes, la suppression de sueurs habituelles, la guérison de dartres ou autres maladies de la peau, les indigestions, l'emploi des garnitures, le refroidissement du corps pendant qu'il est échauffé, le contact des corps froids et humides, même au travers des vêtements; l'immersion des pieds ou des mains dans l'eau froide. Cette dernière cause est une des plus actives et des plus fréquentes. Cette susceptibilité des femmes se maintient habituellement pendant trois jours avant, trois jours après et pendant tout le temps que les règles coulent; il en est même chez lesquelles elle se maintient toujours.

Quelques femmes peuvent impunément toucher l'eau froide en tout temps; mais chez les neuf dixièmes les règles en sont plus ou moins troublées , et ce dérangement est d'autant plus marqué , que l'impression a lieu plus près du moment où le sang paraît ou doit paraître. Après avoir mis les pieds ou les mains dans l'eau froide , elles ressentent , le jour et plus encore le lendemain , des frissons passagers , du malaise , une espèce de frémissement , la sensation d'un fluide qui , des extrémités , se rend au cœur. Cet état dure de six à trente-six heures , puis passe ou s'aggrave , et fait place à divers accidents.

On trouve des femmes qui perdent beaucoup sous l'action de causes qui font cesser les règles chez les autres. Ainsi quelques femmes perdent beaucoup plus , quand elles se mettent les pieds dans l'eau froide ; mais l'augmentation du sang menstruel montre que la matrice en est affectée. La plupart de ces femmes , après avoir perdu copieusement pendant quelques heures, voient leurs règles diminuer ou cesser complètement. Souvent aussi à l'époque suivante le sang menstruel paraît en petite quantité et de mauvaise couleur.

Je me suis assuré que les quatorze quinzièmes des suppressions , ou des diminutions , arrivées aux femmes de campagne , et les trois cinquièmes de celles des femmes des villes, tiennent à ce qu'elles ont touché de l'eau froide, ou que leur chemise , humide de sueurs , s'est refroidie sur elles. Les filles surtout , jusqu'à l'âge de vingt-trois ans , en sont plus facilement affectées.

L'augmentation de la sensibilité survenue sans commotions , ou bien à la suite de secousses physiques ou morales , augmente , prolonge , diminue ou supprime les règles , et , dans ce cas , l'écoulement varie plusieurs fois en force et en qualité , même pendant le cours d'une période.

Quand la puberté s'est accomplie , des femmes chez qui ce travail s'est opéré lentement par la faiblesse de leur constitution , par la présence d'une maladie chronique , ou des scrofules , de l'épilepsie , si la cause persiste , la diminution , et par suite la suppression des menstrues , ont

une grande disposition à s'opérer, sans autre cause déterminante sensible.

Des femmes fortes , d'une bonne constitution , ne se
plaignant de rien , dont tous les organes paraissent à
l'état normal , et chez qui la puberté s'est facilement et
bien développée, ont aussi une telle disposition à la diminution et à la suppression des menstrues , qu'elle s'opère
sans cause apparente ou sous l'influence de la plus légère,
et sans que ces femmes jouissent d'une sensibilité bien
exquise. Chez ces deux genres de femmes, la maladie
commence et marche lentement et passe presque toujours
à la chlorose.

Enfin il est une disposition héréditaire que j'ai souvent
observée dans certaines familles , laquelle , après avoir
existé chez les mères ,  e présente aussi chez presque
toutes les filles. J'ai connu des familles dont les mères
avaient éprouvé des diminutions ou suppressions pour le
plus léger accident , et dont les filles avaient toutes la
même susceptibilité.

Quelques femmes , à la suite d'une impression morale
ou physique, ont leurs règles, progressivement, de moins
en moins fort à chaque période , tout en coulant pendant
tout le temps ordinaire ; mais bien plus souvent la durée
de l'écoulement se raccourcit en même temps ; il dure un
jour, deux jours, rarement plus.

Le sang conserve quelquefois sa couleur rouge pendant
les premiers temps ; mais le plus souvent il perd de suite
de ses qualités. Ces changements s'opèrent toujours au
bout d'un certain temps. À mesure que la quantité du
sang menstruel diminue, il pâlit ou noircit , devient plus
liquide ou plus poisseux , d'un rouge briqueté comme de
la lie de vin gris.

Quand la cause persiste ou qu'elle a fait une impression
profonde, les règles, après avoir beaucoup diminué, sont
remplacées , à chaque époque , par un léger écoulement
d'un liquide roussàtre , jaunâtre , blanchâtre ; et chez
quelques femmes, il finit par se supprimer complètement :
mais bien souvent il persiste très-longtemps , et même

tout le temps que la femme doit être réglée. La santé de la malade s'altère progressivement, de plus en plus, à mesure que les menstrues diminuent, et qu'elles perdent leur caractère habituel. Ces changements sont bien plus sensibles au commencement de la maladie.

Pendant la première, la deuxième, et même la troisième année qui suivent le dérangement des règles, les maladies de nerfs, la chlorose, la phthisie pulmonaire, le rachitis, les fleurs blanches, les inflammations chroniques, les engorgements de toute espèce se déclarent. Quand la maladie dure trois ou quatre ans sans produire ces complications, le corps semble s'y habituer, mais la femme reste dans un état de chétiverie qui persiste ou s'aggrave lentement. On voit assez ordinairement, au printemps et en automne, une augmentation des accidents qui diminuent dans l'hiver et dans l'été. Ces femmes, d'un pâle jaune ou plombé, faibles, tristes, maigres ou bouflies, abattues ou très-irritables, toujours souffrantes, deviennent rarement enceintes, se blessent pour la moindre cause, quoiqu'elles se portent mieux pendant la grossesse ; les suites de l'accouchement sont ordinairement plus dangereuses ; leurs enfants sont le plus souvent débiles, rachitiques, scrofuleux. L'âge de la ménopause est plus dangereux chez ces femmes. Leur matrice est affectée de maladies chroniques qui peuvent produire les polypes, le squirrhe, le cancer, les ulcères du col, et tout ce cortège d'affreuses maladies qui terminent leur existence dans d'horribles douleurs.

Ce mauvais état des menstrues, et la chétiverie qui en résulte ou s'y trouve liée, est pris le plus souvent pour un changement de la constitution, auquel on n'oppose pas ou peu de remèdes, et pourtant il est presque toujours guérissable, en le traitant par les moyens que je vais indiquer : ici, M. Dusourd cite des observations fort intéressantes, choisies dans sa pratique.

OBSERVATION. — M^{me} M...., brune, d'une taille et d'une force moyennes, très-sensible, eut ses règles à quatorze ans et sans accidents ; elles coulèrent abondamment et très-régulièrement jusqu'à vingt-six ans. Mariée à vingt ans, elle avait eu trois couches heureuses, elle avait nourri ses enfants pendant un an chacun. A la veille d'avoir ses règles, cette dame eut une vive frayeur qui retarda les menstrues pendant cinq jours ; elles vinrent alors moins rouges et bien moins abondamment. Depuis cette époque, elles n'ont plus paru que pendant deux jours, au lieu de six pendant lesquels elles coulaient d'abord. Le sang a progressivement diminué de couleur et de quantité, et six mois plus tard cette dame a pâli, maigri ; sa sensibilité s'est augmentée ; les digestions sont devenues difficiles et accompagnées d'éructations continuelles ; elle avait des langueurs, des défaillances d'estomac et une légère perte blanche continuelle ; la figure était pâle sans avoir la couleur jaune, verte, des chlorotiques ; les lèvres et la langue étaient encore un peu vermeilles, mais elle était très-faible ; elle sentait dans les jambes des douleurs très-vives et plus fortes la nuit. Cet état existait depuis quatre ans quand je fus consulté ; cette femme, alors âgée de trente ans, était pâle, très-maigre, très-faible, sans cesse atteinte de douleurs ; l'appétit était irrégulier ; les digestions étaient très-difficiles ; les selles étaient très-rares et la peau sèche et molle. M. Balais, son médecin ordinaire, à qui je dois les premiers détails de cette observation, et moi, nous prescrivîmes le Sirop de protoxide de fer à la dose de trois cuillerées par jour. Bientôt l'appétit revint ; les forces se relevèrent ; la peau devint plus vivace et plus belle ; l'embonpoint se rétablit ; les douleurs cessèrent ; le sang menstruel devint plus rouge et plus consistant. A la troisième époque depuis le traitement, il fut tout aussi rouge et tout aussi copieux qu'avant la maladie. Depuis six ans il n'a pas subi de variation et la santé s'est bien soutenue. Le traitement a duré quarante jours, et les six mois suivants, la malade a pris du Sirop pendant huit jours chaque mois.

OBSERVATION. — M<sup>me</sup> C..., blonde, bien constituée, d'une taille au-dessus de la moyenne, vive, active et d'une humeur très-gaie, fut réglée à treize ans et demi. Les règles coulèrent régulièrement et abondamment jusqu'à vingt-trois ans : mariée à dix-neuf, elle devint mère à vingt ans ; à vingt-trois ans, elle perdit son mari qu'elle aimait beaucoup. Depuis lors, elle resta fort triste ; sa fraîcheur passa ; la maigreur se prononça progressivement ; toute la peau se flétrit, devint sèche, mollasse : l'appétit diminua beaucoup ; les digestions étaient difficiles et accompagnées de chaleurs et de rougeurs à la face, de pesanteurs à la tête, de lourdeurs dans tous les membres et de coliques sourdes. La transpiration prit une odeur d'aigre. Le sang qui coulait pendant six jours et fort rouge, avait pâli, ne paraissait plus que pendant un jour, avec des coliques très-fortes, des nausées, et des douleurs de tête.

Cette dame, âgée de vingt-sept ans, souffrait depuis trois ans, quand elle me consulta. Je prescrivis de suite le Sirop ferreux, à la dose de trois cuillerées par jour, et pour fortifier encore les nerfs, elle prit matin et soir une infusion de feuilles d'oranger et de racine de valériane, faite comme il suit : eau, un demi-litre ; feuilles d'oranger, sept ; racine de valériane, de six à sept grammes, avec sucre Q. S. Huit jours après l'appétit s'améliora ; les digestions s'exécutèrent mieux ; les forces augmentèrent ; la peau devint plus vivace, plus belle, plus douce ; l'embonpoint reparut ; l'humeur fut plus gaie, plus facile, et deux mois après, cette dame avait repris son premier état. Le sang menstruel était plus rouge, plus consistant : à la troisième période, il augmenta ; à la quatrième, il coula pendant six jours et continua de même aux époques suivantes : la valériane fut continuée pendant deux mois, et le Sirop pendant quatre mois à la même dose ; les trois mois suivants, elle le prit pendant dix jours chaque mois, et depuis cette époque, il y a six ans, la santé de cette dame s'est très-bien soutenue ; elle s'est remariée il y a deux ans ; elle est accouchée heureusement d'un enfant bien portant.

OBSERVATION. — M<sup>lle</sup> D..., âgée de trente-six ans, d'une constitution délicate, fut réglée à quinze ans, avec divers accidents. Ses règles ne se régularisèrent qu'à dix-sept ans : ensuite, jusqu'à vingt-trois ans, elles coulèrent régulièrement et abondamment pendant cinq ou six jours. A cet âge, au mois de février, cinq jours avant l'arrivée de ses menstrues, elle fut mouillée par une pluie froide. Sept jours après, les règles vinrent, mais pâles et pendant un jour seulement, avec des coliques, du malaise, de la somnolence, de la lourdeur et des douleurs très-vives dans les cuisses et dans les jambes. Cet état a persisté jusqu'à l'âge de trente-six ans. Dans la première année la santé s'altéra beaucoup ; la seconde année les accidents diminuèrent et restèrent depuis dans l'état suivant : peau pâle, terne, yeux abattus et cernés d'un cercle bleuâtre, lèvres et gencives légèrement colorées, corps et membres maigris, mous, flasques et faibles, appétit variable, digestion difficile, affaissement complet des seins ; le creux de l'estomac sensible et gonflé, avec langueurs, défaillances. Depuis longtemps on n'opposait plus de remèdes à cet état que l'on regardait comme habituel. Cette demoiselle m'ayant consulté pour sa nièce, me consulta pour elle-même. Je lui prescrivis le Sirop de protoxide de fer à la dose de trois cuillerées par jour. D'abord l'appétit et les digestions s'améliorèrent ; les forces, la fraîcheur, l'embonpoint revinrent ; les seins se relevèrent ensuite. Pendant les trois périodes suivantes, le sang menstruel, sans être plus abondant, parut plus rouge, plus épais ; les coliques et autres douleurs qui l'accompagnaient cessèrent. A la quatrième époque le sang menstruel coula quatre jours ; à la cinquième, cinq, et aux époques suivantes il continua le même temps, sans être accompagné de douleurs ni de coliques. Le Sirop fut pris pendant cinq mois consécutifs. Pendant les sept mois suivants la malade en prit dix jours chaque mois. Depuis quatre ans sa santé s'est parfaitement soutenue comme dans sa jeunesse.

Observation. — M$^{me}$ O...., petite, très-vive, fort brune, bien constituée, fut réglée à douze ans et demi, avec des accidents nerveux; les accidents cessèrent et les règles étaient régularisées à quatorze ans et demi. Depuis ce moment, jusqu'à l'âge de vingt-deux ans, la menstruation s'opéra d'une manière fort régulière. Alors, et au deuxième jour de ses règles, elle eut une très-vive frayeur. Les menstrues se supprimèrent. Les accidents qui en résultèrent furent calmés par les bains, les calmants et les boissons adoucissantes; mais à l'époque suivante, le sang menstruel, fort décoloré, coula lentement et parut pendant deux jours seulement, diminua pendant six mois, et ne parut plus après que pendant un jour. Cette femme, très-vive, très-alerte, fut progressivement plus lente, plus apathique, plus faible, et la peau devint grosse, pâle, mollasse et flétrie : la graisse s'écoula, les membres diminuèrent beaucoup de volume et de fermeté; les seins s'effacèrent; la poitrine se courba, parut se rétrécir; les épaules s'élevèrent et le corps prit toute l'apparence de la caducité. L'appétit était fort irrégulier, et le plus souvent les digestions étaient laborieuses. Voilà l'état dans lequel cette dame se trouvait depuis huit ans. Elle avait alors près de trente-deux ans et n'avait pas eu de grossesse. Cette dame, devenue triste, acariâtre et fatiguée de l'existence, languissait dans une espèce d'apathie, sans chercher les moyens d'en sortir; quand son mari me pria de lui donner des soins. Je prescrivis le Sirop de protoxide de fer, à la dose de deux cuillerées les deux premiers jours et de trois cuillerées les jours suivants. Pendant douze jours, le Sirop ne semblait produire aucun effet; mais, quelques jours après, l'appétit augmenta; les digestions se firent mieux: la peau prit d'abord plus de fraîcheur et de coloris, et plus tard devint douce et moelleuse; les forces augmentèrent; les chairs s'affermirent; l'activité et la gaieté revinrent, et cette femme reprit son premier état de santé. Le sang menstruel rougit d'abord, puis augmenta successivement aux quatre périodes suivantes. Le Sirop fut continué sans interruption pendant quatre mois; les quatre mois suivants elle en prit huit jours chaque mois. Le huitième mois elle devint enceinte, eut une couche heureuse, nourrit son enfant, et sa santé s'est bien soutenue depuis.

OBSERVATION. — M<sup>lle</sup> D.... s'est bien portée jusqu'à l'âge de quinze ans. Sa poitrine large, sa figure animée, colorée, ses membres nerveux, ronds et bien développés, semblaient annoncer une forte et belle constitution. A quinze ans, les règles parurent abondamment et sans le moindre accident. Vingt-deux jours plus tard, après avoir beaucoup couru, elle reçut une pluie d'orage qui la mouilla jusqu'à la peau. Les règles ne coulèrent que deux mois après; et pendant un jour seulement, le sang sortit en petite quantité, clair et très peu coloré avec des douleurs dans les reins, le bas-ventre et dans les cuisses. Depuis ce moment jusqu'à l'âge de vingt-huit ans, les règles ont paru régulièrement tous les mois pendant un seul jour, et toujours avec des coliques, des douleurs dans le ventre, les reins et les cuisses. Le sang menstruel s'est successivement décoloré de plus en plus au point de ressembler à de la lavure de viande peu fraîche. La croissance s'est arrêtée; la poitrine large et bombée s'est affaissée; les épaules se sont rapprochées en devant, éloignées et élevées en arrière; les membres déjà fermes et gros se sont ramollis; la peau vivace et belle est devenue grosse, pâle, mollasse et sèche. L'habitude du corps est restée faible et souffrante. Cette pauvre fille qui, selon les apparences, était disposée à devenir une forte et belle femme, a gardé cet état de langueur jusqu'à vingt-huit ans. Alors elle vint me consulter; je prescrivis le Sirop de protoxide de fer à la dose de trois cuillerées par jour, un régime fortifiant, un léger exercice. Au bout de dix jours, les maux d'estomac n'étaient presque plus sensibles; les mains, les pieds et la figure étaient légèrement bouffis; les cuisses et la tête étaient lourdes; mais dix jours plus tard, ces accidents avaient disparu; l'appétit était bon, les digestions faciles, la peau plus souple et plus vivace, la figure plus animée. Bientôt après elle se fortifia; ses membres grossirent; la poitrine se releva; les joues se colorèrent; les lèvres rougirent, les seins bombèrent;

l'embonpoint se manifesta, et , quatre mois après , cette demoiselle était plus forte qu'elle n'avait jamais été. Le Sirop fut continué sans interruption pendant cinq mois. Les sept mois suivants elle en prit dix jours chaque mois.

OBSERVATION. — M^{lle} M...., âgée de trente ans, brune, grande, maigre , vive , irascible , fut réglée à treize ans. Les règles , d'abord irrégulières, précédées et accompagnées de divers accidents nerveux , se régularisèrent après quatorze ans, et s'opérèrent ensuite tous les vingt-huit jours , sans douleurs et régulièrement pendant six à huit jours , jusqu'à vingt-deux ans. Trois jours avant d'avoir ses règles, elle fut prise d'une violente colère qui lui donna plusieurs mouvements convulsifs, de la fièvre , des douleurs. La fièvre se calma ; les douleurs persistèrent; six jours après , les règles parurent quelques heures et cessèrent aussitôt ; elle sentit dans tout le côté gauche une agitation convulsive, qui prit la forme de chorée, occupant le bras, la jambe et presque tout le côté gauche, revenant par crises pendant lesquelles elle pouvait difficilement se tenir debout. Depuis ce moment, les règles sont revenues régulièrement tous les mois , pendant un jour seulement; le sang était en très-petite quantité, fort peu coloré, gluant; le corps s'affaiblit, maigrit, s'affaissa , se courba sur le devant ; la peau était rugueuse, sèche et d'un pâle jaune ocre ; les lèvres restaient colorées ; il existait une espèce d'apathie et de tristesse profonde produite par le chagrin de n'avoir pu guérir , après avoir employé pendant deux ans tous les remèdes anti-spasmodiques.

La maladie durait depuis huit ans quand je fus consulté. Je prescrivis le Sirop de protoxide de fer , à la dose de trois cuillerées par jour. Pendant dix-huit à vingt jours , la malade n'éprouva d'autres soulagements qu'une augmentation d'appétit avec des digestions plus faciles. Le sommeil , ordinairement interrompu par des rêves très-fatigants, fut plus calme. Du trente au quarante-cinquième jour les forces augmentèrent; l'esprit se calma; les yeux s'animèrent; la peau s'éclaircit, devint plus chaude, plus souple, plus douce; le corps se releva. Le quarante-sixième jour elle eut ses règles qui, sans être plus copieuses, étaient beaucoup plus rouges. Le mois suivant, la malade prit plus de force et d'embonpoint. La chorée diminua d'abord à la jambe, puis au bras; les règles suivantes furent d'un beau rouge et durèrent trois jours; ensuite la santé s'améliora de plus en plus; la chorée cessa, d'abord dans la jambe au bout de quatre mois et demi, et dans le bras au bout de cinq mois. M^{lle} B... prit le Sirop ferreux pendant six mois sans interruption, et pendant huit mois ensuite elle en prit huit ou dix jours par mois. M^{lle} B... n'a pas eu de rechutes ni la moindre atteinte de cette chorée, qui menaçait sans cesse de la faire tomber, et ne lui permettait pas de porter des objets avec la main gauche. Seize ans se sont écoulés depuis sa guérison.

OBSERVATION. — M^{lle} T..., d'une taille moyenne, assez bien constituée, cheveux châtains, colorée, régulièrement réglée depuis l'âge de quinze ans et demi, après avoir perdu ses parents, entra au couvent à l'âge de vingt-deux ans. Son nouveau genre de vie, où le travail était remplacé par des occupations très-sédentaires, et les abstinences, les jeûnes, les veilles, dérangèrent bientôt sa santé : l'appétit diminua; les digestions devinrent lentes, difficiles. La fraîcheur passa; les chairs s'amollirent; elle était plus faible, plus lente, plus apathique; ses yeux perdirent de leur expression et de leur vivacité. Les règles diminuèrent progressivement de couleur et de quantité, et s'accompagnèrent de douleurs à l'ombilic, au bas-ventre et dans les reins, de nausées, de vomissements. Bientôt ces vomissements se répétèrent souvent, quand elle prenait des aliments, même légers. Enfin elle finit par vomir tout ce qu'elle prenait, excepté la décoction de mie de pain, qui, quelquefois même, était vomie. Cet état durait depuis deux ans, quand je fus consulté. La figure et toute la peau étaient d'un pâle terne, les lèvres d'un rose bleuâtre; ses chairs étaient flasques sans être très-maigres. Elle conservait encore un peu de force , quoique les jambes fussent légèrement enflées. Chaque mois, elle perdait, un jour seulement, un sang qui tachait la chemise comme la viande peu fraîche tache le linge qui la couvre. Je prescrivis le Sirop de protoxide de fer à la dose d'une cuillerée à café par jour. Elle augmenta chaque jour d'une cuillerée à café jusqu'à celle de deux cuillerées ordinaires par jour. Les deux premiers jours , le Sirop produisit des nausées qui ne se répétèrent plus les jours suivants. Au bout de quatorze jours , l'appétit revint : elle supporta, sans fatigues à l'estomac, des bouillons gras ou maigres. Après vingt jours, elle mangea du pain, de la viande. Dix jours plus tard , elle digérait tous les aliments qui lui plaisaient : ensuite les forces se relevèrent; sa peau s'anima : ses joues se colorèrent , et sa santé s'est bien soutenue depuis cinq ans. Ses règles sont revenues à l'état normal.

# CHAPITRE IV.

### De la suppression des menstrues.

Je distingue deux espèces de suppressions : l'une s'opère lentement, graduellement ; les maladies qui en résultent prennent une forme chronique; l'autre a lieu subitement, les accidents qui la suivent se montrent bien plus vite , suivent le plus souvent une marche aiguë. Ces deux genres de suppressions, que l'on peut appeler, l'une, aiguë , et l'autre, chronique , ont des résultats bien différents, sont accompagnés d'une série d'accidents qui diffèrent dans les deux cas , et nécessitent un traitement quelquefois tout opposé : ce qui m'oblige de les ranger dans deux articles séparés.

## 1<sup>re</sup> SECTION.

### Des suppressions chroniques.

Les suppressions chroniques ne sont qu'un degré de plus que les diminutions dont je viens de parler. Elles résultent des mêmes causes , produisent les mêmes effets:

la suppression succède souvent à la diminution , elles exigent le même traitement. A la suite de l'une ou de plusieurs des causes indiquées plus haut , chez quelques femmes l'écoulement perd tout-à-coup de sa force et se réduit à un suintement rouge ou roussâtre , qui bientôt cesse, ou diminue encore jusqu'à la fin de la période ; ou bien il ne fait plus que marquer très-légèrement une ou deux fois par jour. Chez plusieurs, l'écoulement ne revient pas à l'époque suivante. Chez les autres , il reparaît en petite quantité , qui diminue progressivement chaque mois et disparaît complètement après avoir reparu deux , trois, quatre, cinq ou six fois. Quelquefois la cause est immédiatement suivie d'une perte momentanément plus grande, qui s'arrête peu de temps après pour ne plus reparaître. C'est ce que l'on voit surtout chez quelques-unes de celles qui se mettent les pieds ou les mains dans l'eau froide , ou qui sont soumises à une secousse morale. D'autres fois, les règles reparaissent encore à deux ou trois époques consécutives , en diminuant à chaque fois , et cessent ou font place à un écoulement plus blanc , jaunâtre , grisâtre.

Les règles se suppriment aussi sous l'action de causes agissant lentement et continuellement. Les chagrins prolongés diminuent les règles , et les suppriment après un temps plus ou moins long , suivant la susceptibilité des femmes. Les contrariétés souvent répétées , produisent quelquefois le même effet. La même marche décroissante , terminée par la suppression , a souvent lieu chez des femmes renfermées dans des endroits humides , sombres , dans les hôpitaux , dans les couvents , et surtout pendant les premières années de la vie claustrale ; chez les femmes habituées à se gorger d'aliments très-nutritifs , et qui sont réduites à un régime affaiblissant, ou supportent de grandes privations ; chez celles atteintes de maladies chroniques, qui minent sourdement tout le corps, ou de grands écoulements, de diarrhées continuelles. Il existe une infinité d'autres causes particulières à chaque individu, qui peuvent arrêter les menstrues.

Les fleurs blanches, si communes dans les villes, sont une des causes très-fréquentes des suppressions chroniques des règles. Il arrive souvent aussi que la diminution des menstrues fait naître les fleurs blanches ; ces pertes blanches qui commencent à l'état chronique, affaiblissent les femmes et altèrent de plus en plus les menstrues qui diminuent à mesure que l'écoulement augmente et que le sujet s'affaiblit. Ces fleurs blanches peuvent se mêler en grande proportion dans le produit menstruel ou le remplacer totalement. Elles portent plus spécialement leur action sur l'estomac ; les malades y sentent des langueurs, des défaillances, du tiraillement, une espèce de vide ; les digestions sont lentes et difficiles ; l'appétit diminue ; les nerfs sont aussi plus ou moins affectés ; les femmes deviennent plus tristes, plus faibles, plus apathiques, plus frileuses, plus sensibles, plus irritables ; la peau est pâle, molle et froide. Après un certain temps, les yeux se creusent, se cernent ; la figure est pâle et tirée ; les seins s'affaissent ; la peau prend une odeur d'aigre ou fade ; les chairs sont maigres, molles et flasques ; la malade sent à l'estomac des défaillances, des tiraillements accompagnés du besoin de prendre souvent quelque nourriture ; la faiblesse augmente ; l'exercice est pénible ; la fatigue, les impressions même légères agitent les nerfs. Quand la femme est épuisée par les fleurs blanches, qui détériorent bien plus la constitution que les grandes pertes sanguines, la figure pâle et plombée, les yeux éteints et cernés d'un cercle noirâtre, la peau froide, molle et d'une odeur aigre, l'affaissement de tous les traits, la faiblesse, la maigreur, la tristesse, l'apathie et la diminution des facultés intellectuelles, viennent témoigner jusqu'à quel point, dans ce cas, cet écoulement peut affaiblir, combien il est utile d'y remédier et de fortifier tout le corps, pour obtenir les menstrues qui ne peuvent revenir sans cela. L'expérience prouve combien il est pressant de faire cesser cet état de la matrice, qui, sous cette influence, peut être frappée d'ulcères, de cancers, de polypes, de tumeurs fibreuses, etc., etc.

Les grandes pertes de sang, quelle que soit leur origine, suppriment souvent les menstrues.

Quand la suppression s'opère lentement et n'est complète que longtemps après qu'elle a commencé, les inflammations vives ont rarement lieu. Il paraît des accidents nerveux très-variés, que l'on observe le plus souvent pendant les premières ou les dernières années du temps que la femme est réglée ; des irritations chroniques, principalement aux poumons sur les jeunes filles ; des engorgements au ventre chez les femmes de trente et quelques années, ainsi que des amas de vents dans le ventre, dans l'utérus, ou de l'eau s'accumulant lentement dans la matrice et simulant la grossesse ; des maladies chroniques fort diverses peuvent affecter les différentes parties du ventre.

Ordinairement, et sans la présence des maladies précédentes, la fraîcheur passe, la peau sèche, jaunit, se durcit, se ride, devient terreuse, écailleuse, et présente souvent des éruptions sous formes de boutons, de plaques, de croûtes. Il se manifeste quelquefois de la gêne à respirer, de la toux, des palpitations de cœur, des érysipèles, des fluxions, des gonflements mous à la figure, aux mains, aux jambes, aux paupières, au cou, à la poitrine, et quelquefois aux jambes ; la vue, l'ouïe, le cerveau, s'affectent aussi. Enfin cet état peut devenir la source de toutes les maladies, mais le plus souvent il produit les scrofules, les rachitis, la chlorose et ses complications.

Je ne ferai pas ici la description, ni même l'énumération des diverses maladies aiguës ou chroniques qui peuvent en être la suite et qui ne peuvent être bien traitées que par un médecin. Je parlerai seulement, dans des articles particuliers, de la chlorose, du rachitis et des scrofules résultant de la diminution, ou de la suppression des menstrues, parce que ces maladies prennent une marche assez constante, et qu'elles nécessitent un traitement particulier, que les malades pourront diriger elles-mêmes.

4*

Quand cet état dure longtemps sans produire d'accidents graves, le corps semble s'y habituer. Les plus forts accidents diminuent, mais la malade reste maigre, chétive, souvent affectée d'accidents passagers. La figure, terne, pâle et ridée, porte l'empreinte d'une vieillesse prématurée.

A la suite d'une diminution ou d'une suppression chronique des menstrues, un petit nombre de femmes, en conservant la rougeur des lèvres et des gencives, sentent des douleurs, surtout à la figure, à la poitrine, dans les reins, les côtés, les cuisses, les jambes, et une foule d'accidents qui, chez la même personne, changent journellement de siége, de forme, de marche.

J'ai souvent observé des diminutions ou des suppressions qui tenaient à une inflammation fixée sur les intestins et surtout sur l'estomac. Cette inflammation, quoique légère et souvent ignorée, agit sur l'utérus. La malade, sans avoir de fièvre continue, a parfois quelques mouvements de fièvre passagers, et du malaise dans diverses parties du corps. Elle maigrit en conservant la couleur rouge des joues, des lèvres et des gencives. Quand les menstrues ne font que diminuer, le sang menstruel est rouge et vermeil. Elles ont souvent des palpitations de cœur déterminées par la plus légère impression morale, elles les sentent moins par suite d'un fort exercice, le creux de l'estomac est très-sensible, gonflé ; la malade y ressent de la chaleur, une douleur plus forte par moments ou pendant quelques instants. Cette douleur, vive pendant que l'estomac est vide, cesse pendant le repas, augmente une heure après ; elle est quelquefois accompagnée de soif vive, d'autres fois il n'y en a pas. La plupart ont de temps en temps des coliques, de la diarrhée, qui continuent pendant un ou plusieurs jours et souvent alternent avec la constipation. Les nerfs s'agitent, surtout chez les femmes nerveuses, et divers accidents s'ajoutent à ceux que je viens d'indiquer.

Quand il y a seulement diminution, l'écoulement est souvent accompagné, précédé ou suivi de coliques, de tranchées, de mal de reins, au bas-ventre, aux aines, au périnée, de douleurs lancinantes dans les cuisses, dans les seins.

Les inflammations chroniques qui causent cette diminution, sont ordinairement peu fortes et ne cèdent pas par l'emploi des sangsues ou des saignées. Je combats celles de l'estomac et des intestins, en mettant la malade à l'usage, longtemps prolongé, d'une solution de gomme adragant, à la dose de quinze centigrammes par trente grammes d'eau; si cette boisson et la diète blanche ne suffisent pas pour la faire disparaître, je prescris la pommade stibiée sur le creux de l'estomac; on la continue pendant un certain temps. Après la cessation de l'inflammation, les menstrues reviennent ordinairement à leur état normal. Je favorise leur retour par des bains de pieds sinapisés, des cataplasmes irritants placés en dedans des cuisses. Avec le retour des menstrues, disparaissent les autres accidents. Quelquefois les femmes restent plus sensibles et plus disposées aux dérangements des règles.

Quelques femmes conservent après des couches ou des blessures, de la douleur, de la chaleur, de la pesanteur au vagin, du gonflement et de la sensibilité dans le bas-ventre. L'écoulement menstruel diminue, et quelquefois même se supprime pour toujours, chez des femmes de trente et quelques années. Quelques-unes de ces femmes conservent une santé passable, et n'ont aucun symptôme de chlorose, mais elles éprouvent habituellement et à des degrés variés, jusqu'à l'époque où les règles devaient cesser, de la sensibilité au ventre, qui devient plus gros, plus ballonné, des douleurs et des pesanteurs dans les reins, les fesses, les cuisses, des bouffées de chaleur qui montent souvent à la figure; la tête est souvent lourde; il y a parfois des palpitations de cœur sans être provoquées par le mouvement. Dans ce cas, comme dans tous ceux de suppressions, il existe presque toujours une augmentation des accidents, répondant au temps où les règles devraient paraître. J'ai bien observé que cette augmentation momentanée était d'autant plus faible que l'on était plus éloigné du moment de la suppression. Quand cette dernière dure plus de trois ou quatre ans, que la femme est faible ou atteinte de maladie chronique, on ne distingue plus cette augmentation. La guérison de cette suppression est difficile, elle ne peut avoir lieu qu'après un traitement bien longtemps soutenu, un bon régime, l'abstinence de tout excès, et une observation stricte de l'hygiène.

J'ai plusieurs fois observé des femmes qui n'avaient eu ni couches ni blessures, et dont la suppression paraissait tenir à l'engorgement de la matrice. Cet organe était plus abaissé ; son col était plus chaud, plus sensible ; dans ce cas, je prescris les bains, les injections émollientes ; je me sers aussi avec avantage des injections dans le vagin, faites avec la décoction de ciguë verte. Il peut exister dans cet état des variations qui nécessitent l'avis d'un médecin habile.

J'ai quelquefois observé des suppressions, ou des diminutions considérables des menstrues, déterminées par une vive chaleur au vagin et au col de l'utérus, sans gonflement. La vulve est rouge, chaude, avec des démangeaisons très-incommodes : elle est quelquefois sèche, d'autres fois couverte d'un enduit jaunâtre, verdâtre ; ces femmes ont de vifs désirs, qui s'augmentent encore par les frictions, que les démangeaisons les obligent de faire. Les nerfs s'irritent, l'imagination se monte et les pousse à la recherche de sensations vives. Chez le plus grand nombre les fonctions s'altèrent ; la malade devient maigre, chétive, et souvent cette irritation finit par déterminer, au col de l'utérus, des ulcères très-difficiles à guérir, ou des pertes jaune verdâtre, très-âcres.

OBSERVATION. — Deux femmes m'ont dit qu'elles ne savaient pas ce qui pouvait avoir fait naître cette maladie : trois disaient avoir eu des dartres que l'on avait fait guérir avec des pommades, peu de temps avant le début des accidents. Chez une autre, l'irritation à la vulve parut aussitôt le cessation d'un mal de gorge qui durait depuis six ans. Ces inflammations sont ordinairement longues et difficiles à faire passer, et quand elles ont duré plusieurs années, elles sont quelquefois incurables. Pour guérir cette maladie, il faut rechercher la cause avec le plus grand soin. En outre des moyens urgents pour faire cesser la cause première, je prescrivais contre l'irritation le repos, des bains entiers prolongés et souvent répétés, des embrocations continuelles sur le bas-ventre, soit avec l'huile d'olive, soit avec le baume tranquille, des injections dans le vagin répétées plusieurs fois le jour et faites avec une décoction de ciguë verte, dans laquelle on dissolvait cinq centigrammes d'extrait aqueux d'opium pour trois injections, ou bien avec une solution de gomme adragant, dans laquelle on dissolvait aussi la même quantité d'extrait aqueux d'opium. Ce traitement doit être continué long-temps et jusque même à l'apparition du flux menstruel à l'état normal; car ces maladies ont beaucoup de tendances aux récidives. Elle est bien souvent entretenue par un principe dartreux, virulent. Quand cette inflammation est le résultat d'une répercussion, je cherche à ramener la maladie à son siége primitif, par la moutarde ou les vésicatoires placés sur ce lieu, et je combats le principe dartreux ou virulent par tous les moyens indiqués contre ces maladies.

La diminution et la suppression sont quelquefois produites par l'extrême sensibilité des nerfs et de la matrice en particulier, soit à la suite de fortes impressions morales, d'une perte ou de saignées trop copieuses.

Cet état, dans lequel la matrice et les autres organes sont affectés d'une excessive sensibilité, difficile à bien saisir, exige toute l'attention d'un médecin ayant une longue expérience. Je ne puis rapporter ici les faits précieux cités par M. Dusourd, dans son livre que tout le monde peut lire avec beaucoup de fruit.

## 2ᵉ SECTION.

### *De la suppression prompte des menstrues, et suivie des maladies à l'état aigu.*

Les règles peuvent se supprimer tout-à-coup, sous l'influence d'une des causes indiquées plus haut : le refroidissement du corps pendant qu'il est réchauffé, le contact de l'eau froide, une impression morale qui frappe instantanément et vivement les femmes pendant qu'elles ont leurs règles.

Ces femmes éprouvent de suite un plus ou moins grand nombre des symptômes suivants : frissons passagers, sensation d'une goutte d'eau qui, des extrémités, se rend au cœur; sensations de froid et de chaleur qui se succèdent momentanément; malaise, somnolence, pesanteurs et douleurs à la tête, au creux de l'estomac, au bas-ventre, douleurs lancinantes dans les flancs; douleurs et pesanteurs dans les reins, les aines, les cuisses, les jambes; la sensation d'un gonflement à la vulve; envies fréquentes d'uriner; palpitations du cœur, douleurs, anxiétés vers cet organe, coliques vers l'ombilic, agitation des nerfs, délire, convulsions partielles ou générales, aberrations de la vue, épilepsie, apoplexie, étourdissements, toux sèche et convulsive, soupirs, oppressions, douleurs par tout le corps, et surtout aux articulations, avec ou sans gonflement; peau sèche. Cet état augmente ou persiste encore pendant un ou deux jours.

J'ai vu plusieurs fois ces accidents diminuer ensuite, et disparaître sans traitement, surtout à la suite d'un saignement au nez, d'un flux hémorroïdal abondant, d'un crachement de sang, d'une forte diarrhée, de sueurs abondantes, d'un érysipèle, d'un mal de gorge, d'un gonflement à une ou plusieurs articulations, etc.

Le plus souvent, j'ai vu la fièvre s'allumer, le bas-ventre devenir douloureux et gonflé, la douleur augmenter à la tête, dans les reins, les cuisses, les jambes, les articulations. Alors se présentaient diverses maladies dont je ne parlerai pas, parce qu'elles peuvent se multiplier à l'infini, et que le médecin seul peut les connaître et les traiter avec avantage.

Les accidents qui suivent la suppression ne marchent pas toujours aussi vite, et ne se présentent pas constamment avec cette gravité. Chez quelques femmes fortes, sanguines, vives, brunes ou blondes, et qui perdent beaucoup, la suppression est suivie de douleurs et d'embarras à la tête, d'assoupissement; les membres sont pesants; le ventre, gonflé, devient sensible, avec coliques et pesanteurs dans les reins, sans fièvre; mais cet état ne continue pas. Il paraît quelques évacuations sanguines, quelques inflammations aiguës ou chroniques, ou la chlorose remplace l'état que je viens d'indiquer, et l'on voit chez ces femmes rouges les veines grosses et saillantes diminuer peu à peu; la peau, perdre son coloris, son éclat, et ces femmes fortes, vives, enjouées, devenir faibles, tristes, et leur vie sembler s'éteindre lentement.

OBSERVATION. — M<sup>lle</sup> B..., brune, vive, d'une taille moyenne, réglée à quinze ans sans accidents, l'a toujours été régulièrement depuis. Le deuxième jour de ses règles, elle est frappée de terreur à la vue d'un animal qui la poursuit. Les règles se suppriment. Quatre heures après, le bas-ventre se ballonne et fait éprouver des coliques très-vives. Le creux de l'estomac douloureux et gonflé bat avec force; la poitrine se resserre, la malade suffoque par moments; des mouvements convulsifs des membres se montrent ensuite et paraissent alterner avec le resserrement de la poitrine. La malade dit que la vulve semble se retirer en dedans; elle a des émissions très-fréquentes d'urines claires. Je prescrivis l'extrait aqueux d'opium à la dose de deux centigrammes le matin et autant le soir; une infusion d'armoise, et de soixante centigrammes de safran, à prendre dans la journée; un bain de vapeur dirigé vers la vulve à laquelle j'avais fait placer, avant, six sangsues. Le soir, les accidents nerveux cessèrent et les règles reparurent le lendemain. Pendant tout le mois elle eut toujours du malaise, des tiraillements, des bâillements, des frémissements dans les membres , de la sensibilité au creux de l'estomac ; les règles coulèrent bien à la période suivante et tous les accidents cessèrent.

### 3ᵉ SECTION.

*Traitement des suppressions promptes et suivies d'accidents à l'état aigu.*

Quand la suppression est subite, pendant le temps que dure le malaise général, on obtient presque constamment une diminution et bien souvent la cessation de tous les accidents , en plaçant à la vulve des sangsues dont le nombre doit être proportionné à la force de la malade, et à la durée que les règles devaient encore avoir , en prenant des bains de siége , ou des bains de vapeur dirigés sur la vulve et le bassin. Ces moyens conviennent plus particulièrement dans les suppressions déterminées par le contact des corps froids, suivies d'une inflammation commençante ou développée de la matrice ou d'autres parties. Quand des circonstances s'opposaient à l'application des sangsues , ou des ventouses scarifiées , je pratiquais au pied une saignée de deux cents à deux cent cinquante grammes, sur les sujets forts.

Quand cet état était compliqué d'accidents nerveux , je prescrivais des lavements faits avec la décoction d'une ou deux têtes de pavots, dans cinq cents grammes d'eau, où l'on dissolvait cinq grammes de gomme adragant. On les prenait à la dose de cent grammes. On les répétait quatre ou cinq fois par jour. Quand les accidents nerveux étaient plus intenses , j'y faisais dissoudre de deux à cinq centigrammes d'extrait aqueux d'opium. On faisait aussi trois ou quatre injections dans le vagin avec cette solution.

Quand il existait beaucoup de chaleur et de douleur à la matrice et à la vessie, des envies fréquentes d'uriner, et des cuissons en urinant , des douleurs dans les reins , les aines , les cuisses, je prescrivais des sangsues à la vulve, et trois ou quatre fois par jour de petits lavements faits

avec cent vingt-cinq à cent cinquante grammes d'une décoction de mauves ou de graines de lin, des bains de siége.
La malade, en sortant du bain, était frictionnée pendant
cinq minutes à l'intérieur des cuisses et au bas-ventre avec
un tampon de linge imbibé d'huile d'olive tiède. Le linge
qui venait de servir à la friction était ensuite étendu sur
le bas-ventre, ou bien je faisais couvrir tout le ventre avec
un léger cataplasme de farine de lin, ou des flanelles im-
bibées de décoction de mauves ou de graines de lin, lesquelles sont moins lourdes. On les pressait avant de les
appliquer dans la crainte de mouiller le lit. Quand la
chaleur de la matrice et de la vessie était très-forte, je
faisais dissoudre un gramme de camphre dans chaque
dix grammes d'huile qui devrait servir aux frictions.

Si les nerfs sont agités sans douleur, ni chaleur à
l'utérus, il faut recourir aux préparations que je vais indiquer, et qui paraissent les mieux convenir surtout à cet
état. Ce sont les infusions de safran à la dose de deux
grammes, que l'on fait infuser pendant deux heures dans
cent cinquante grammes d'eau bouillante, et que la malade
prend ensuite en deux fois, à cinq heures de distance l'une
de l'autre. On peut réitérer cette infusion pendant deux
ou trois jours de suite; une décoction de feuilles d'armoise et d'oranger, dont la malade peut prendre deux ou
trois tasses par jour; le sirop diacode, à la dose de quinze
grammes, mêlé avec de quatre à huit grammes de sirop
d'éther qu'elle prend en une ou deux fois dans les vingt-
quatre heures. Quand elle a beaucoup de soif, elle doit
boire une décoction de feuilles de laitue et de doucette
velue (*Valerianella eriocarpa*) faite avec une poignée de
chaque dans un litre d'eau, que l'on fait bouillir pendant
vingt minutes, et dans laquelle on met, au moment de la
boire, une cuillerée de sirop d'orgeat par verre de tisane.

Si la malade n'éprouve ni chaleur ni douleur à la vulve,
à la vessie, à la matrice et à l'anus; s'il n'existe pas de
sensibilité, ni de gonflement au bas-ventre, lorsqu'il se
manifeste de l'embarras à la tête, à la gorge, à la poitrine,
de l'abattement, de la pesanteur générale, on fait appli-

quer un petit nombre de sangsues à la vulve, et quand elles sont tombées on place à la partie interne des cuisses, et le plus haut possible, des cataplasmes poudrés avec la farine de moutarde, qu'il faut laisser en place pendant une demi-heure. On peut les répéter deux fois dans les vingt-quatre heures, en les changeant à chaque fois de place. Les femmes nerveuses qui ne peuvent pas soutenir la douleur de la moutarde, emploient des cataplasmes faits avec la mie de pain et le vinaigre, et les laissent en place de six à douze heures.

Lorsque le malaise général est suivi ou remplacé par des maux de tête, d'estomac, un crachement de sang, ou par une inflammation siégeant à la poitrine, à la gorge, au creux de l'estomac, à la tête, il faut de suite consulter un médecin.

J'ai bien souvent observé que les suppressions produites par des secousses morales étaient suivies promptement d'accidents plus douloureux. Il se manifeste des douleurs vives à la matrice, à la vessie, des coliques et des tranchées très-fortes avec ou sans ballonnement du ventre, des douleurs à l'estomac, des nausées, des vomissements répétés, de la toux, de l'oppression, des palpitations du cœur, des douleurs de tête vives, des convulsions, du délire. Dans cet état, quelques sangsues à la vulve, les bains de siége ou entiers longtemps continués, de petites injections avec la décoction de ciguë, sont très-avantageuses, ainsi que celles faites avec une solution d'extrait aqueux d'opium. On prescrit avec succès l'union de ces deux médicaments dans la même injection, les petits lavements faits avec la décoction de graines de lin, de mauves et de têtes de pavots, des embrocations sur le bas-ventre et à l'intérieur des cuisses avec le baume tranquille, une infusion de feuilles d'oranger, de feuilles de laitue, un mélange fait avec trente grammes de sirop diacode, soixante grammes de sirop de fleurs d'oranger, huit grammes de sirop d'éther, dont la malade prend de demi-heure en demi-heure une cuillerée à café jusqu'à la diminution de la douleur. Quand les coliques sont très-vives , on obtient du soulagement avec cent cinquante grammes de décoction de laitue , dans lesquels on met quatre grammes d'acétate d'ammoniaque , et que l'on prend par cuillerées dans l'espace de vingt-quatre à trente heures. On peut remplacer la potion que j'indique par cinq ou six gouttes de laudanum , que l'on prend sur du sucre et que l'on peut répéter deux ou trois fois par jour quand la douleur se maintient , ou bien de quinze à vingt grammes de sirop diacode que l'on prend dans les vingt-quatre heures.

Dans les mêmes circonstances , j'ai retiré des avantages des infusions d'armoise , de fleurs de soucis , et même d'une infusion légère de rhue en lavement.

Quand la matrice ou la vessie étaient atteintes d'inflammation ou d'une très-grande sensibilité , on frictionnait le bas-ventre , avec de l'huile d'olive tiède , dans laquelle on avait dissous quatre grammes de camphre pour trente-deux grammes d'huile.

Quand les accidents qui suivent la suppression , n'ont été ni prévenus , ni arrêtés par l'effet de ces moyens , le trouble général diminue ; un ou plusieurs organes s'affectent. La maladie secondaire devient souvent alors la plus grave , suivant l'importance de la partie ou des parties affectées, et nécessite un traitement prompt que je ne puis indiquer ici , parce qu'il ne peut être prescrit par un médecin, qu'après avoir bien examiné l'état de la malade.

## 4ᵉ SECTION.

*Traitement des diminutions et des suppressions accidentelles des menstrues , lesquelles se sont opérées lentement , et sont suivies de maladies à l'état chronique.*

Je réunis le traitement des deux divisions de cette maladie dans le même article , parce que les mêmes causes produisent l'une ou l'autre , suivant leur plus ou moins d'action, et que le même traitement convient dans la plus grande partie de ces deux cas

Dans les premiers temps de la suppression, la maladie guérit quelquefois par le seul secours de la nature ; les règles se rétablissent, les accidents cessent ; la fraîcheur et la force reviennent ; mais après trois ou quatre ans d'existence de la maladie, l'organisme est tout-à-fait impuissant pour s'en débarrasser sans le secours de l'art, elle dure jusqu'au tour d'âge et rend cette époque bien dangereuse.

Quand les diminutions ou les suppressions des menstrues s'opèrent d'une manière lente et graduée, que le produit de la menstruation a perdu de sa couleur, ou quand les accidents paraissent entretenus par la faiblesse, on emploie le Sirop ferreux à la dose de trois ou quatre cuillerées par jour.

Quand il existe quelques inflammations chroniques, après avoir fait cesser les principaux accidents de la maladie chronique, et tout en la combattant par tous les moyens possibles, le Sirop de protoxide de fer est encore l'unique médicament que l'on puisse employer contre la suppression ; c'est la seule préparation qui n'irrite pas les organes, et fait cesser presque constamment la maladie.

Quand la suppression est la suite de la faiblesse de la constitution, des scrofules, des maladies de nerfs, et autres maladies chroniques, etc., c'est contre la cause qu'il faut diriger le traitement. La faiblesse de la constitution, les scrofules, sont très-avantageusement combattues par le Sirop ferreux.

Quand les maladies de nerfs ont précédé la puberté et paraissent être la cause de son retard ou de son imparfait développement, il faut employer en même temps les calmants et le Sirop ferreux ; mais quand les nerfs sont malades, à la suite de la suppression, on peut employer seulement le Sirop ferreux, car l'expérience a montré que très-ordinairement ces névroses cessent avec leur cause. Au reste, je reviendrai sur le traitement de ces maladies quand elles compliquent la chlorose.

Quand la suppression produit la chlorose, le rachitis, les scrofules, la phthisie, le pica, les fleurs blanches, ces maladies se montrent par une suite de symptômes , et prennent une marche que j'indiquerai dans un article spécial pour chacune d'elles.

Le Sirop ferreux , dont on peut graduer les doses, suivant les forces de la malade et la durée de la maladie , doit être continué sans interruption jusqu'à ce que les règles aient coulé d'une manière convenable pendant deux périodes consécutives. Dans les maladies anciennes , où le corps s'est conformé à leur existence, il faut le continuer fort longtemps pour empêcher les rechutes qui , bien souvent , ont lieu sans cette précaution. Ce Sirop fortifie la constitution, augmente l'activité de toutes les fonctions, donne de l'appétit et facilite les digestions , donne de l'embonpoint, empêche ou fait cesser les engorgements glandulaires , les boutons et les efflorescences à la peau , etc. , etc.

Quand le Sirop ferreux a remonté les forces de tout le corps, que tous les organes exécutent bien leurs fonctions, et que la matrice ne laisse pas couler les règles, on prescrit des cataplasmes sinapisés que l'on met en dedans des cuisses , que l'on laisse en place pendant une ou deux heures , et que l'on renouvelle tous les jours , en les changeant de place à chaque fois ; des frictions en dedans des cuisses avec l'essence et les huiles ou les teintures de rhue , de sabine , de cantharides ; des lavements d'assa fœtida , à la dose de deux à huit grammes , dissous , à l'aide d'un jaune d'œuf, dans cent vingt-cinq grammes d'eau ; l'aloès en pilules , à la dose de dix centigrammes matin et soir. On peut employer une solution de gomme adragant contenant de deux à quatre gouttes d'huile essentielle de rhue ou de sabine , et que l'on prend moitié le matin et moitié le soir , à deux heures de distance des repas ; pour tisane , une décoction d'armoise à la dose d'un verre matin et soir.

Quand la suppression est suivie d'hémorragies supplémentaires et revenant à des époques fixes ou irrégulières , de diarrhées , ou d'autres écoulements qui tempèrent les accidents de la suppression , et paraissent remplacer les règles, on peut considérer cet état comme une déviation des règles ; aussi je renvoie à cet article pour en traiter.

Les suppressions déterminées par de longs chagrins, un amour contrarié et toutes les affections morales tristes, agissant continuellement, sont plus graves, plus difficiles à traiter et bien plus rebelles aux divers traitements. Les forces reviennent plus lentement : les organes reprennent avec peine leur premier état. Le Sirop ferreux fortifie, ranime, mais il faut faire cesser la cause qui toujours agit dans le même sens, et si l'on ne peut y remédier, faire diversion par d'autres impressions : des occupations agréables, des voyages, etc.

La phthisie pulmonaire est souvent la suite des suppressions à l'état chronique ; mais comme dans ces cas il s'y mêle toujours un peu de chlorose ; que la phthisie marche de la même manière, et que ces accidents sont les mêmes que dans celles qui sont la suite de la chlorose, je renvoie à ce dernier article pour en parler.

Pour combattre les fleurs blanches produites par le dérangement des règles, il faut faire cesser la cause, sans la destruction de laquelle le traitement est infructueux. Si la leucorrhée persiste ensuite, il faut la traiter comme je vais le dire. Quand les fleurs blanches, après s'être prolongées de plus en plus après chaque période, remplissent tout ou presque tout leur intervalle, en affaiblissant beaucoup la malade, il faut recourir à l'emploi du Sirop de protoxide de fer, et quand les forces sont remontées, que l'appétit est bon, que la digestion s'opère bien, que la peau reprend de l'éclat et du coloris, que l'évacuation menstruelle est d'un beau rouge, si les fleurs blanches ne diminuent pas, il faut alors employer les toniques astringents à l'intérieur et en injections dans le vagin.

Mais si la maladie, passée à l'état chronique, dure depuis plusieurs années, le corps s'est conformé à la présence de cet écoulement, et sa suppression brusque peut être la cause d'un grand nombre d'accidents : j'en ai vu beaucoup d'exemples. Dans ce cas, avant de recourir aux astringents, il faut ouvrir un cautère.

Mais, je le répète, les astringents ne doivent être employés que lorsque la personne a repris une partie de ses forces ou que les moyens employés dans ce but ont échoué. Ils doivent être administrés dans l'intervalle des périodes menstruelles. On les cessera trois jours avant, et on ne les reprendra que trois jours après les menstrues ; la malade devra boire, en même temps, une tisane ou une potion astringente. Voilà la formule qui m'a le mieux réussi :

Eau, trois cent soixante-quinze grammes ; cachou, de quatre à huit grammes ; ratanhia en poudre, seize grammes. Faites bouillir, passez, ajoutez sirop simple ou de vinaigre, vingt grammes ; gomme adragant, trois grammes ; à prendre six ou huit cuillerées par jour.

Injection : Ratanhia en poudre, trente grammes ; écorce de chêne, trente grammes ; eau, un litre. Faites bouillir, passez et dissolvez dix centigrammes d'extrait aqueux d'opium et quatre grammes de gomme adragant. On fait quatre injections par jour : chaque injection doit être de la valeur d'un demi-verre. La femme doit la prendre couchée, le siége plus élevé que la poitrine, et garder cette position pendant quatre ou cinq minutes, en appuyant un tampon de linge sur la vulve pour empêcher l'injection de sortir. J'ai plusieurs fois obtenu des succès à l'aide d'injections avec l'acétate de plomb et l'opium, dans la proportion de trois à quatre gouttes d'acétate de plomb et de quatre gouttes de laudanum pour trente-deux grammes d'eau ; avec celles faites avec la teinture de mars tartarisée, unie à dix fois son poids d'eau ; avec celle de sulfate de zinc à la quantité de soixante à quatre-vingts centigrammes, et de laudanum de quinze à trente gouttes pour cent vingt-cinq grammes d'eau. Le Sirop de protoxide de fer en injection m'a bien souvent réussi. Il n'irrite pas et paraît être un très-bon astringent. Les tisanes faites avec l'ortie blanche, le marrube noir, m'ont paru fort utiles pour assurer l'effet de ces moyens.

Quand les fleurs blanches, après avoir été produites par le dérangement de la menstruation, continuent ensuite, entretenues par un principe virulent, c'est contre lui qu'il faut diriger les moyens curatifs. Quand l'écoulement est entretenu par une inflammation chronique survenue à la suite de couches, de blessures, il faut attaquer cette irritation par tous les moyens convenables, moyens que le médecin seul peut indiquer.

## CHAPITRE V.

### *De la trop grande quantité du sang menstruel.*
### *( Ménorragie. )*

#### 1re. SECTION.

Dans cet article, je ne parlerai que des femmes chez lesquelles le flux menstruel est ordinairement trop abondant, ce qui paraît tenir à leur constitution primitive ou modifiée, à l'excessive sensibilité de l'utérus, ou à sa faiblesse. Dans l'article *Perte*, je parlerai de celles qui, parfois, ont, à l'époque menstruelle, des pertes plus ou moins fortes.

La trop grande ou la trop petite quantité du sang évacué pendant chaque période de la menstruation, est toujours relative à la personne; une quantité de sang étant donnée, serait trop forte pour l'une et trop faible pour l'autre. Il y a des femmes qui perdent toujours abondamment, en conservant une bonne santé, de la force, de la fraîcheur et de l'embonpoint; c'est leur état normal. D'autres perdent peu et jouissent aussi d'une bonne santé. C'est en comparant l'état habituel des menstrues depuis la puberté, et surtout en examinant bien tout ce que le sujet éprouve avant, pendant et après la période, que l'on peut juger si la perte est trop forte ou trop faible.

Chez quelques-unes de ces femmes, les règles reparaissent régulièrement tous les mois et pendant la période ordinaire de cinq à sept jours; mais elles perdent en grande quantité du sang vermeil. Chez d'autres, les règles se montrent également tous les mois, mais elles coulent avec force pendant huit, dix ou douze jours. D'autres ont leurs règles tous les douze, quinze, dix-huit, vingt, vingt-cinq jours, et perdent abondamment pendant trois, quatre, cinq, six ou sept jours. On est tout étonné de la quantité de sang que ces femmes peuvent perdre sans en être très-affaiblies.

La quantité de sang qu'elles rendent à chaque période varie beaucoup. Ces femmes, pour la plupart vives, sensibles, irritables, sont souvent dans un état d'agitation qui modifie beaucoup la force de l'écoulement. Quelques-unes perdent plus de la moitié du temps. L'écoulement s'opère largement pendant quelques instants, quelques heures, s'arrête ou diminue, reprend ensuite; quelquefois il s'arrête six, douze, dix-huit, vingt-quatre heures, pour reprendre avec plus d'activité, sans cause apparente. Il y en a qui sont si longtemps et si abondamment réglées, qu'elles s'affaiblissent progressivement, et que le peu de temps qui s'écoule entre chaque période, ne suffit pas pour régénérer le sang perdu. Le trop d'abondance des menstrues affaiblit les femmes, les maigrit; les seins s'effacent, la poitrine se courbe, la peau pâlit, sans prendre la teinte jaune, verdâtre, des chlorotiques; la figure s'allonge, se tire, s'affaisse; les femmes deviennent plus faibles, plus sensibles, plus irritables, souvent aussi plus tristes; après chaque perte menstruelle, elles restent plus faibles pendant quelques jours; ensuite les forces se relèvent peu à peu jusqu'à la perte suivante. Chez quelques filles, cette forte évacuation se manifeste dès les premiers écoulements menstruels, puis diminue à mesure que les époques se régularisent. Chez d'autres, les menstrues se maintiennent à ce degré de force; ce sont ordinairement des femmes vives, irascibles, à chairs sèches, dures. Elles maigrissent d'abord, puis s'affaiblissent. Le plus souvent les nerfs s'agitent, elles ont des attaques de nerfs, ou restent dans une faiblesse et une susceptibilité nerveuse très-grande.

Quelques-unes sont constamment maigres, sans que les nerfs s'émeuvent, ni s'affaiblissent, quoiqu'elles soient très-vives et fort actives. Elles sont en général fortes, ont les chairs fermes, les passions vives et le caractère énergique.

Il y en a qui sont d'abord ou qui deviennent faibles, lentes, apathiques, ce qui paraît bien plus sensible pendant la période et les huit jours qui la suivent. La pâleur, la mollesse du corps et des membres, la faiblesse d'action de tout le corps, font penser que la matrice partage le même état, surtout quand il ne s'y manifeste aucune chaleur. Quelques-unes y joignent une faiblesse des nerfs telle que la plus légère impression physique ou morale suscite des larmes, des soupirs et divers autres symptômes nerveux.

Bien des femmes ne voient augmenter leurs règles qu'après des blessures ou des couches. Quelques-unes n'en sont affectées qu'après un changement de climat, d'habitudes, de régime : j'ai vu des femmes du Nord perdre très-fort, quand elles venaient habiter notre climat. Quelques femmes perdent beaucoup trop après le mariage. Tout ce qui modifie la constitution des femmes influe beaucoup sur la menstruation.

## 2ᵉ SECTION.

*Traitement qu'il faut employer pour ramener à leur état normal les menstrues trop copieuses.*

Il est fort utile que les femmes connaissent de bonne heure tout ce qui peut troubler les menstrues, dont le dérangement est la cause de la plus grande partie de leurs maladies, de la perte de leur fraîcheur, du changement de leur constitution, de leur caractère, de leurs goûts, et l'origine des fleurs blanches et de presque toutes les affections de la matrice. Leur ignorance sur ce point, la répugnance invincible que quelques-unes ont à en parler, et surtout à révéler les choses qui peuvent affecter leur pudeur ; l'espèce d'anxiété dans laquelle sont surtout les jeunes personnes en parlant à leur médecin, les engagent à garder le silence sur leur état, jusqu'au moment où souvent il est fort difficile à guérir, et quelquefois incurable. Dans cette conviction, j'ai mis cet ouvrage à leur portée : en le consultant avec soin, les femmes pourront se préserver d'une grande partie de ces maladies, les arrêter à leur début, ou les faire traiter à temps. Il a de plus l'avantage de fixer la conduite hygiénique qu'elles doivent suivre, et de détruire beaucoup de préjugés et d'erreurs nuisibles à leur santé.

La trop grande quantité du sang menstruel tient à beaucoup de causes différentes. Après avoir soigneusement examiné quelle est celle qui la détermine, les premiers soins doivent être dirigés contre l'agent provocateur. Quand il a cessé d'agir, et que la perte continue par la force de l'habitude, on prescrit les moyens qui peuvent l'enrayer ; mais cette cause n'est pas toujours facile à saisir, et pour la combattre, il faut toute l'attention d'un médecin exercé.

Quand la perte a lieu chez une femme rouge et très-sanguine, elle doit fixer peu l'attention, tant qu'elle n'affaiblit pas la constitution.

Quand elle paraît à la puberté, tous les soins se bornent à la modérer légèrement, par le repos et la cessation de tout ce qui peut exciter les sens, et surtout l'utérus, à fuir toutes les commotions morales. Quand les nerfs sont agités, la malade doit prendre le sirop diacode, à la dose de huit grammes chaque jour. Quand elle tient à la faiblesse, je prescris le Sirop ferreux. Le plus ordinairement, à l'aide de ce moyen, chez les jeunes filles, les menstrues diminuent à mesure qu'elles se régularisent, ou bien quelques mois ou une année après.

La matrice peut être atteinte d'une inflammation ; ce que l'on observe à la puberté, sur des filles très-sanguines, sur celles chez qui l'utérus a été surexcité par la fatigue, les excès, les veilles, les aliments excitants, les habitudes vicieuses, la présence de dartres, d'un virus, etc. A la suite de couches, de blessures, il persiste quelquefois très-longtemps une inflammation chronique à l'utérus, laquelle augmente beaucoup ou diminue les règles.

Quand, dans le cours de la vie utérine, l'excès des menstrues est produit par une inflammation indiquée par une chaleur habituelle et de la pesanteur au bas-ventre, au rectum, au vagin, avec une envie fréquente d'uriner, souvent cette inflammation finit par se calmer par suite de la perte, à mesure que la malade s'affaiblit, et les menstrues reviennent à leur état normal.

Quand elle tient à une inflammation chronique de la matrice, survenue à la suite des couches, cette inflammation se maintient malgré l'affaiblissement de la constitution, comme j'en ai vu plusieurs exemples. Dans ces divers cas, je prescris huit jours avant, et pendant l'écoulement, de faire trois fois par jour des injections avec une décoction de têtes de pavots, dans cent vingt-cinq grammes d'eau, où on dissout quatre grammes de gomme adragant; des frictions sur le bas-ventre et à l'intérieur des cuisses, faites avec l'huile d'olive tiède, seule ou dans laquelle on a mis deux grammes de camphre pour trente grammes d'huile. Quand la chaleur et la douleur sont plus vives, je pratique une légère saignée du bras cinq ou six jours avant l'époque menstruelle, je prescris des boissons émulsionnées avec des pépins des cucurbitacées, une nourriture douce et composée de fécules et de viandes blanches; je fais supprimer toutes les boissons et aliments stimulants, tous rapprochements, et tout ce qui peut exciter l'utérus, les chauffe-pieds, les longues courses à pied, l'équitation, les siéges trop chauds, les longues veilles, la danse, les courses en voiture, l'usage du café, des liqueurs, des truffes, des artichauts, du céleri, etc; la malade doit prendre des vêtements aisés et légers. Ces moyens, continués pendant trois ou quatre mois, m'ont suffi souvent pour ramener les règles à leur état normal.

Quand les nerfs sont fort irrités, que la malade sent du tiraillement à la vulve avec des coliques habituelles, de la sensibilité au ventre, des envies fréquentes d'uriner, avec émission d'une urine abondante, limpide et sans couleur, du serrement et des battements à l'estomac, j'emploie, pendant les huit jours qui précèdent, et tout le temps que dure l'écoulement, les amandés faits avec la décoction de laitue et une tête de pavot; des injections dans le vagin avec une solution d'extrait aqueux d'opium, à la dose de cinq à dix centigrammes dans deux cent cinquante grammes d'eau, dans laquelle on fait aussi dissoudre de six à huit grammes de gomme adragant; des frictions sur le bas-ventre et à l'intérieur des cuisses avec l'huile d'olive camphrée, ou le baume tranquille; en même temps, je fais prendre tous les soirs, trois heures après le repas, une pilule contenant d'un à trois centigrammes d'extrait aqueux d'opium, et cinq centigrammes d'extrait de nymphœa. Il ne faut jamais remplacer l'extrait aqueux par le laudanum, qui est loin de produire un aussi bon effet. Dans l'intervalle des règles, la malade prend des bains entiers, fait des injections avec la décoction de feuilles de ciguë et les coques de pavot; des tisanes d'orge, de chiendent, de laitue, de pourpier et d'amandes douces; suit le même régime et les mêmes soins hygiéniques que dans le cas précédent.

Quand l'excès de menstrues tient à la faiblesse, indiquée par la couleur moins rouge du sang, qu'il est plus liquide, plus glaireux, presque noirâtre, par l'absence de chaleur vers l'utérus ou la vessie, par la faiblesse générale, je prescris un exercice modéré, une nourriture succulente et fortifiante, au repas du vin rouge coupé avec de l'eau, une tisane faite avec la chicorée sauvage, le cresson et la racine de valériane, à la dose de deux à trois racines coupées pour un demi-litre d'eau, que la malade doit boire dans un jour, le Sirop de protoxide de fer aux doses ordinaires, et dans ce cas j'ai vu constamment ce Sirop tempérer beaucoup l'écoulement.

Sur des filles fortes, vives, sanguines, dont la peau, les lèvres et les gencives étaient très-colorées, dont le sang était d'un rouge vif, j'ai vu presque constamment le

Sirop de protoxide de fer modérer l'écoulement menstruel et le ramener à son état normal.

OBSERVATION. — M^lle D..., âgée de dix-sept ans, petite, forte, brune, très-vive, a les membres bien développés, les chairs fermes, les veines saillantes, la peau vivace et très-fraîche, les lèvres d'un beau rouge. Ses règles coulaient régulièrement et abondamment depuis l'âge de quinze ans. A dix-sept ans, elle avait presque continuellement une perte qui s'activait sous l'influence de la fatigue et des impressions morales. Cette perte, qui durait depuis plus de deux mois, avait maigri la malade sans lui faire perdre de sa vivacité. Je prescrivis le Sirop de protoxide de fer. Huit jours après, la perte diminua, cessa promptement, et les règles revinrent à leur état normal; trois mois après la perte reparut, cessa par le même moyen continué pendant six semaines, et n'est plus revenue.

## CHAPITRE VI.

### *Des Pertes.*

#### 1^re SECTION.

Pour resserrer mon sujet dans les limites que je me suis tracées, je ne parlerai que des pertes qui paraissent aux époques menstruelles, et de celles qui tiennent d'une manière directe ou indirecte aux dérangements de la menstruation. Celles qui se montrent à la suite de couches, de blessures pendant la grossesse, ou qui sont dues à la présence d'ulcères, de polypes, présentent tant de difficultés et un danger si pressant qu'il est utile d'appeler de suite un médecin. Dans l'article précédent, les pertes utérines reviennent périodiquement et constamment; dans celui-ci, elles ne paraissent que momentanément et sont plus fortes.

Les causes qui font couler les règles trop abondamment, produisent souvent aussi les pertes. On les observe quelquefois à la puberté; mais elles sont bien plus communes dans les dernières années pendant lesquelles la femme est réglée. Elles méritent beaucoup d'attention ; car souvent elles sont salutaires et critiques, comme il arrive aux approches et pendant le travail de la ménopause.

A la puberté, les pertes viennent quelquefois à la suite du retard d'un saignement au nez habituel, ou bien elles alternent avec lui ; le plus souvent elles paraissent après un violent exercice pendant la chaleur, la danse, les veilles, les excès de boissons et d'aliments stimulants. Ces écoulements sont produits par la surabondance du sang que beaucoup de jeunes personnes ont à cet âge , comme le témoignent la pesanteur, l'engourdissement, la somnolence qui les précèdent ; elles ont la même cause que les saignements au nez considérables que ces filles ont quand elles s'échauffent et surtout au printemps ; aussi ces pertes sont presque toujours suivies d'abord de bien-être. Il est une autre espèce de perte qui tient à l'effort qui s'opère à la puberté. A la première, à la deuxième, à la troisième, ou même quatrième sortie des menstrues , le sang vient tout-à-coup en pertes , qui souvent se renouvellent deux ou trois fois, mais à des distances éloignées. Après une, deux ou trois récidives , la menstruation se régularise : ces dernières pertes moins rouges , plus séreuses , affaiblissent beaucoup les jeunes filles et les pâlissent.

Ces deux genres de pertes sont peu dangereux. On doit les respecter toutes les fois qu'elles n'affaiblissent pas trop le sujet. J'ai vu plusieurs fois des accidents bien graves suivre leur suppression.

OBSERVATION. — Une demoiselle de dix-sept ans , très-forte, sanguine et bien effacée, éprouve à la seconde apparition de ses menstrues , une perte très-grande : la décoction de ratanhia à l'intérieur, et des linges imbibés d'eau vinaigrée placés sur le bas-ventre, la font cesser tout-à-coup ; mais deux jours après , elle est prise d'une toux accompagnée de crachats sanglants ; la toux persista, la jeune personne s'affaiblit, pâlit, devint chlorotique, et mourut de phthisie six mois après. Si l'espace me le permettait ; je pourrais citer plusieurs autres faits où les suppressions de ces pertes ont été suivies d'accidents funestes.

Chez beaucoup de femmes , la ménopause prélude par des pertes considérables , se montrant sans cause apparente. Le plus souvent elles sont précédées d'un retard plus ou moins long, et reparaissent à des époques plus ou moins éloignées, avec ou non suppression des menstrues. Le plus souvent , quand les menstrues ont cessé pendant une , deux ou trois époques , il paraît tout-à-coup une perte dont la durée varie beaucoup , passe , pour revenir après deux, trois, quatre, cinq, six mois, et reparaît ensuite, une ou plusieurs fois, à des distances plus ou moins éloignées. Ces pertes sont généralement d'une plus longue durée que les autres. Le sang qui s'écoule est rouge, liquide, il sort quelquefois par caillots. Sa sortie peut être accompagnée de coliques, de tranchées, de tiraillements et de pesanteurs au bas-ventre , dans les reins, les aines, les cuisses. Ces pertes , quoique très-abondantes , affaiblissent moins que les autres. Nous y reviendrons à l'article ménopause.

Chez les jeunes femmes, les pertes sont souvent la suite d'un violent exercice , de veilles , d'excès , d'aliments échauffants, de liqueurs fortes et de toutes les causes qui, dans leur première jeunesse , provoquaient des saignements au nez ; de même que chez ces dernières, elles sont salutaires, pourvu qu'elles ne soient ni trop fortes ni trop prolongées.

J'ai vu plusieurs fois des hémorroïdes très-douloureuses déterminer des pertes.

Un violent exercice, par un temps très-chaud, peut les exciter aussi.

Observation. — Une fille de vingt ans, forte et sanguine, vit ses règles s'arrêter en lavant du linge à la rivière. Elle pâlit et s'affaiblit : cinquante-six jours après, elle travailla beaucoup , pendant toute une journée très-chaude, à mettre du foin sur une charrette. Le soir elle eut une forte perte qui dura toute la nuit et s'arrêta le lendemain ; les forces se relevèrent promptement , et les règles revinrent ensuite aux époques régulières. J'ai plus souvent observé ces genres de pertes dans les mois de mai et de juin.

OBSERVATION. — J'ai vu des femmes chez qui la perte et le saignement au nez se montraient communément ensemble, ou séparément, quand elles se livraient à de violents exercices pendant les chaleurs.

Les femmes très-vives, fort sanguines, et qui perdent beaucoup, sont sujettes à ces hémorragies. J'ai soigné plusieurs familles dont les femmes paraissaient, depuis plus de deux générations, très-disposées aux pertes. Ce qui m'a fait penser que cette disposition peut se transmettre par l'hérédité.

Quand les pertes ont lieu de vingt à quarante ans, outre les causes précédentes, il en existe beaucoup d'autres, parmi lesquelles les affections morales sont les plus fréquentes et les plus actives.

J'ai vu des femmes dont la menstruation marchait régulièrement, avoir de suite une perte foudroyante, au moment où elles éprouvaient une forte et subite commotion morale, de la frayeur, de la colère, de la douleur. Cette perte, très-abondante en peu d'instants, chez quelques-unes, cessait promptement pour ne plus reparaître que sous l'influence d'une nouvelle secousse; chez d'autres, elle diminuait peu à peu, reparaissait à plusieurs reprises en diminuant de force, et cessait définitivement. Ces dernières pertes, sans être plus dangereuses que les précédentes, laissaient beaucoup de faiblesse, qui passait assez promptement. Lorsque la cause persiste, ou qu'elle a fortement agité l'utérus, la perte continue en petite quantité, et redouble de temps en temps sous l'influence de la moindre agitation ou du plus faible mouvement. Chez quelques-unes elle cesse, mais reparaît pour la plus petite commotion.

OBSERVATION. — M$^{me}$ F..., âgée de vingt-quatre ans, d'un tempérament sanguin, douée d'une bonne constitution, d'une imagination exaltée et d'une sensibilité exquise, entend les cris d'un enfant au moment où la diligence passe devant sa porte ; elle croit son fils écrasé : à l'instant même le sang ruisselle sur le parquet. Les secousses morales lui font quelquefois jaillir des pertes et des crachements de sang , dans l'intervalle des périodes menstruelles.

OBSERVATION. — Une femme de trente ans éprouve , à la fin de ses menstrues, une violente colère, qui, de suite, est suivie d'une forte perte, laquelle cesse sous l'action de quarante-cinq grammes de sirop diacode, dans cent vingt-cinq grammes d'une forte infusion de feuilles d'oranger , prise froide.

OBSERVATION. — Une demoiselle de vingt-et-un ans reçoit, le troisième jour de ses règles , une nouvelle qui lui donne la plus vive joie : quelques minutes après le sang ruisselle sous elle.

OBSERVATION. — Une jeune personne très-vivement amoureuse d'un jeune homme auquel ses parents la refusaient, devint triste, sombre et, dix jours après, fut prise d'une perte qui continua deux mois sans que l'on pût l'arrêter. Les parents effrayés en voyant dépérir leur fille, et craignant de la perdre, consentirent au mariage. Dès le lendemain de leur consentement, la perte s'arrêta, ensuite les forces remontèrent promptement.

C'est dans cette catégorie que l'on peut classer un genre de pertes que j'ai plus particulièrement rencontré sur des femmes ayant eu des blessures ou des couches , même plusieurs années avant. A la suite d'accidents , ou d'une commotion morale et avant d'avoir beaucoup perdu, tout le corps de ces femmes devient de suite pâle comme la cire blanche. Le pouls est dur , serré , vibrant et sans fréquence ; il conserve le même caractère en diminuant de volume , quand les forces baissent. Elles sont le plus souvent dans un état d'immobilité , parfois interrompue par de très-légères secousses générales. La lumière et le bruit les incommodent ; souvent aussi, elles ne peuvent ni parler ni proférer aucune plainte ; aucune sérosité ne sort par la vulve ; mais à des moments plus ou moins rapprochés , et à la suite d'une petite tranchée , il sort de la vulve un caillot piriforme, dur, élastique, rouge, brun ou marron, et dont le petit diamètre a de trois à cinq centimètres.

On trouve souvent une autre espèce de perte plus particulière aux femmes chlorotiques. Ces femmes, à l'époque menstruelle, perdent abondamment une sérosité roussâtre, grisâtre, noirâtre, et qui tache les linges, comme ceux dans lesquels on a mis un morceau de viande de bœuf peu frais. Ces pertes affaiblissent beaucoup ; elles durent souvent huit à dix jours, et reparaissent tous les quinze, dix-huit, vingt, vingt-cinq jours.

Souvent, sans cause apparente ou appréciable, il vient, au moment ou immédiatement après les règles, des pertes abondantes. Ou le sang sort avec impétuosité pendant un temps prolongé, ou la perte plus modérée se prolonge au-delà du temps ordinaire de la période. Quelquefois l'écoulement a lieu d'un manière uniforme et continue ; mais, le plus souvent, en continuant toujours un peu, il redouble par moments avec beaucoup de force. D'autres fois, la perte est abondante pendant deux, trois, quatre, six, huit heures, un jour, deux jours ; ensuite cesse complètement et reparaît au bout de cinq, dix, douze heures, un jour, deux jours et même plus. Le plus souvent, le sang est rouge et épais, au moins au début de la perte, et devient plus liquide, moins rouge et quelquefois plus noir à mesure qu'elle se prolonge.

Des femmes perdent en quantité médiocre, mais presque continuellement. La perte redouble plusieurs fois dans les vingt-quatre heures ; d'autres fois, elle cesse pendant un, deux ou trois jours, puis reparaît ; les femmes la sentent couler sans beaucoup de coliques, quelquefois sans la moindre douleur ; mais elle est souvent accompagnée de frissons, de secousses nerveuses, d'une fièvre passagère, de défaillances ; elle pâlit, affaibit beaucoup les femmes, et a beaucoup de tendance à la récidive. Après avoir disparu pendant huit, dix, quinze, vingt jours par suite d'un traitement bien dirigé, elle revient tout-à-coup sous l'influence d'une cause légère.

Dans ce dernier cas, quoique le sang continue à sortir rouge et liquide, la matrice tombe dans une faiblesse, dont on ne peut la retirer qu'à l'aide des toniques, mais surtout du Sirop ferreux.

Des femmes perdent presque continuellement sans secousses, sans coliques, un sang noir et séreux. Cet écoulement augmente avec l'exercice, et semble diminuer pendant que la malade est couchée. La femme est faible; le pouls est petit et mou; la figure est terne, abattue, sans être aussi pâle que dans le cas précédent. Toutes les fonctions languissent, et tout annonce que la matrice est dans un état de faiblesse que l'on fait cesser en prenant du Sirop de protoxide de fer.

Dans tous ces genres de pertes, quand l'écoulement continue, les forces se perdent; le pouls devient petit et mou, la figure est pâle et bouffie; les vaisseaux réduits à un petit volume laissent aux membres une pâleur extrême; mais ces vaisseaux paraissent toujours roses au travers d'une peau fine. La sensibilité s'exalte, et les malades supportent difficilement la plus légère impression. Elles se fanent d'autant plus vite, et les accidents se succèdent avec d'autant plus de rapidité, que les pertes sont plus fortes.

Si la perte augmente de plus en plus, la faiblesse devient si grande que la malade ne peut plus se lever, ni se mouvoir sans avoir des syncopes, et succombe, vide de sang, si l'on ne parvient pas à l'arrêter. D'autres fois, la perte moins abondante n'enlève pas aussi vite tout le sang; mais la malade pâlit, maigrit, s'affaisse; elle ne peut pas supporter la moindre impression, qui suscite de l'agitation, des larmes et fait contracter les traits; le sommeil est troublé par des rêves fatigants. La malade, affaiblie, ne peut plus soutenir son attention un certain temps; le bruit l'agite. Le sang évacué n'est plus qu'un liquide rougeâtre. La malade s'affaiblit au point de ne pouvoir plus se mouvoir, ni même relever la tête sans se trouver mal, et une petite convulsion vient finir la vie.

## 2ᵉ SECTION.

### *Traitement des Pertes.*

Il faut rechercher très-soigneusement la cause première de la maladie, tout ce qui peut la déterminer, l'augmenter ou l'entretenir ; et c'est contre cette cause que doit être dirigé le principal traitement. Quand le sang vient continuellement, qu'il est rouge, soit qu'il sorte en caillots ou liquide, il faut ici suivre le traitement indiqué dans la trop grande abondance des menstrues. Quand les femmes perdent presque continuellement, sans chaleur, sans secousses, sans coliques, un sang noir et séreux, que la malade est très-faible, on prescrit le Sirop de protoxide de fer.

Les pertes très-abondantes d'un sang liquide et décoloré, et que l'on observe chez les femmes chlorotiques, tiennent à la faiblesse générale et à celle de la matrice ; chez ces femmes le sang sort quelquefois des gencives ou d'autres parties. Ces hémorragies cessent constamment par l'emploi du Sirop de protoxide de fer.

Les pertes qui précèdent le tour d'âge exigent beaucoup de réserve dans le traitement ; tant qu'elles ne sont pas très-fortes, on doit ne leur opposer que des moyens hygiéniques, car leur suppression est souvent la cause d'accidents graves.

# CHAPITRE VII.

### *Dysménorrhée.*

## 1ʳᵉ SECTION.

Je désigne sous ce nom l'écoulement difficile et douloureux des règles, accompagné de coliques, de maux de reins, de douleurs dans le ventre, à l'estomac, d'une exaltation de la sensibilité. Chez beaucoup de femmes, ces phénomènes se présentent quelquefois à un faible degré ou sont habituels, mais ne sont pas assez douloureux pour déranger les autres fonctions, et ne donnent que du malaise. Mais quand ces accidents sont portés plus loin et deviennent très-douloureux, insupportables, ils constituent la maladie dont je vais parler.

Cette maladie est fort commune, surtout dans les villes parmi les femmes très-sanguines, vives. Elle peut se montrer avec les premières règles, cesser quand elles sont bien régularisées, ou continuer bien plus longtemps, et même pendant tout le temps que la femme est réglée. Le plus souvent c'est pendant le cours de ce temps que les douleurs commencent. Quelques femmes en sont atteintes sans cause apparente, ou bien à la suite d'accidents, de maladie, du mariage, de couches, de blessures. Beaucoup ne les éprouvent que pendant une ou plusieurs périodes consécutives, ou bien à des époques éloignées. Chez les unes, elles sont fréquemment intermittentes ; chez d'autres, elles sont presque continuelles, sourdes ou aiguës. Elles se font souvent sentir aux préludes de la ménopause, et quelquefois en sont le premier symptôme. La douleur se fixe dans les reins, le bas-ventre, les flancs, le ventre, surtout vers l'ombilic, au creux de l'estomac. Elle peut affecter toutes ces parties ensemble ou successivement, ou l'une d'elles spécialement, et agiter les nerfs.

Les douleurs se déclarent un, deux ou trois jours avant l'apparition des règles, ou bien au moment même de l'écoulement, ou dans le cours de sa période. Ces douleurs augmentent quelquefois graduellement ; d'autres fois elles arrivent tout-à-coup à leur plus haut degré d'intensité, passent ou diminuent avec l'apparition du sang, continuent pendant une partie ou tout le temps qu'il coule. Le sang menstruel peut être en petite ou en grande quantité. Il est bien rare qu'il coule régulièrement pendant tout le cours de la période, il augmente par moments ; dans d'autres, il diminue. Sa couleur peut aussi changer plusieurs fois dans le courant du jour.

Les femmes désignent sous le nom de coliques, les douleurs qu'elles ressentent dans le ventre, le petit bassin , les reins , les aines. Ces coliques sont parfois légères , d'autres fois fortes. Quelquefois elles sont accompagnées de la sortie de caillots et diminuent après leur expulsion. Quand elles sont très-fortes , elles peuvent être accompagnées de la sensation d'un poids portant sur le périnée , le siége , d'un corps qui remplit le passage, de tiraillements dans les côtés. La malade marche difficilement. Ces symptômes cessent avec la cause.

J'ai plusieurs fois observé que les douleurs après une longue durée , avaient entretenu dans l'utérus un engorgement qui dégénérait en squirre. Mais aussi, j'ai plus souvent constaté que ces douleurs qui se faisaient sentir depuis bien longtemps , guérissaient par un traitement méthodique , sans laisser aucune trace , même après avoir duré la plus grande partie de la vie utérine. Il est fort essentiel de les traiter le plus longtemps possible avant la ménopause.

Quand les douleurs résultent de l'excès de la sensibilité, elles se font sentir plus généralement ; sont plus aiguës ; redoublent par moments. Le creux de l'estomac est douloureux, gonflé : il y a souvent des vomissements se répétant par l'injection du plus léger liquide. Des élancements, des pincements très-douloureux se font sentir dans les mamelles légèrement tuméfiées , à la tête, dans les membres. Il y a des maux de tête , des vertiges , des bourdonnements d'oreille, des palpitations de cœur plus vives par moments, des étouffements, des mouvements convulsifs, des faiblesses, des douleurs névralgiques sur diverses parties, du changement dans les goûts, les appétits.

La dysménorrhée tient quelquefois à l'organisation de la femme ; mais bien plus souvent aux diverses modifications de la sensibilité que la matrice a subies, par suite des impressions auxquelles elle a été soumise.

## 2<sup>e</sup> SECTION.

### *Traitement de la Dysménorrhée.*

Quand les douleurs sont vives, on doit prendre des bains de siége ou des bains entiers quelques jours avant le moment des règles, et au moment de la douleur on fait sur le bas-ventre des frictions avec l'huile d'olive ou le baume tranquille camphrés ; dans les proportions de quatre grammes de camphre pour trente-deux grammes d'huile, des lavements huileux ou opiacés, à la quantité d'un à trois centigrammes d'extrait aqueux d'opium pour cent grammes de décoction de graines de lin. Si le sang ne coule pas, la malade doit prendre des bains de siége, des bains de vapeur dirigés sur la vulve, les cuisses, se couvrir le ventre après la friction, avec du coton en rame, pour y entretenir une chaleur douce et forte.

Quand le sang coule trop fort, il faut s'abstenir des bains de siége, des bains de vapeur et de corps chauds sur le ventre ; mais on fait faire sur le bas-ventre, des frictions huileuses et camphrées, garder le repos, une position horizontale dans le lit, légèrement couvert l'hiver, et sur un canapé l'été. La malade doit se couvrir peu ; éviter toutes les impressions morales ; ne prendre aucune boisson, ni aliments stimulants ; boire une tisane d'orge, de chiendent et de laitue édulcorée avec le sirop d'orgeat. Ces moyens, exécutés soigneusement pendant plusieurs périodes consécutives, finissent par calmer l'excès de sensibilité de la matrice. Cet organe, revenant à son état normal, exécute cette fonction avec calme et plus convenablement.

Si les douleurs ne sont pas très-aiguës, si la malade ne sent pas de vive chaleur à la matrice, elle place des linges très-chauds sur le ventre ; elle boit du vin chaud à la canelle, de l'acétate d'ammoniaque à la dose de dix à quarante gouttes dans un demi-verre d'eau sucrée, des infusions chaudes de mélisse, d'armoise, d'absynthe. Le sang coule plus abondamment : sa consistance et sa couleur sont plus belles, et les douleurs cessent avec l'augmentation de l'écoulement.

Chez les femmes vives, très-irritables, et chez celles dont la maladie est la suite de secousses morales, de chagrins prolongés, des excès des plaisirs, du café, des liqueurs, les opiacés sont les préparations qui sont les plus avantageuses: le laudanum en lavement, à la dose de cinq à dix gouttes; l'extrait aqueux d'opium, à la dose de deux à quatre centigrammes; le sirop diacode, à celle de deux à huit grammes, dose prise toujours avec précaution, des bains de siége ou généraux tièdes, des embrocations huileuses, simples ou camphrées, sur le ventre et le haut des cuisses, faites avec l'huile d'olive ou le baume tranquille, seuls ou camphrés; des applications de laine très-chaude sur le ventre; des infusions d'armoise, de safran, de feuilles d'oranger, de fleurs de tilleul, de racine de grande valériane, de nymphœa, des lavements avec l'assa fœtida à la dose de deux à six grammes dissous dans un jaune d'œuf.

Quand cette maladie est la suite de couches, de blessures, elle tient ordinairement à l'irritation chronique de l'utérus. On trouve le plus souvent, par le toucher, le col plus gros, plus chaud, plus dur, plus sensible. Cette irritation de la matrice s'y maintient hors le temps des menstrues et le plus souvent est accompagnée de chaleurs sensibles au bas-ventre, au vagin, à la vulve, dans les reins; des sensations de lourdeur, de tiraillement dans cette partie; de faiblesse, de sensibilité au creux de l'estomac; de bouffées de chaleur qui montent à la face, passent rapidement et sont remplacées par une légère moiteur. C'est contre cette cause qu'il faut diriger le traitement. Il faut se hâter de combattre cet engorgement, car il peut être suivi de maladies bien plus graves, de fleurs blanches, de polypes, de squirres, etc.; il est très-difficile, dans la plupart de ces cas, de bien apprécier juste l'état du corps et du col de l'utérus, et de s'assurer si l'engorgement que l'on y trouve est susceptible ou non de guérison. Malgré l'examen le plus attentif, et trois ou quatre fois répété, de grands maîtres se sont plusieurs fois trompés, et après avoir pronostiqué des suites fâcheuses, ils ont vu ces engorgements se résoudre par le temps et à l'aide de moyens doux. M. Dusourd a vu plusieurs de ces engorgements du col, considérables et donnant par leur consistance, leur disposition et leur durée, les craintes les plus sérieuses, se dissiper sans y laisser de fortes et même une seule trace de leur passage.

Pour combattre cette maladie, je prescris un régime adoucissant, du repos, l'abstinence du vin, du café, des liqueurs et de tous les aliments stimulants, des lectures érotiques, des chaufferettes, de la marche, de l'équitation, et de tout ce qui peut stimuler l'organe et agiter les nerfs, de prendre des lavements émollients, des bains entiers. La malade fait des injections avec les décoctions de mauves, de ciguë, de têtes de pavots, des embrocations avec l'huile d'olive pure sur le ventre. Quand la maladie, après avoir diminué, reste stationnaire, je conseille un cautère sur la cuisse, chaque jour trois ou quatre injections avec la décoction de ciguë fraîche, et de boire matin et soir une cuillerée de sirop de seigle ergoté. Quand les règles diminuent, il faut mettre aux cuisses, et vers la fin de la période, des sangsues dont le nombre doit être proportionné à la force de la malade. Ces irritations cessent à la suite de ce traitement continué longtemps.

Quand la maladie est produite par la chlorose, il faut traiter cette dernière maladie. La dysménorrhée est sujette à tant de variations, que les malades peuvent difficilement les traiter elles-mêmes, et qu'il est très-prudent de consulter un médecin fort expérimenté. M. Dusourd cite ici plusieurs observations fort intéressantes.

## CHAPITRE VIII.

### Des Déviations des menstrues.

#### 1re SECTION.

Je divise les déviations des menstrues en deux classes. Dans la première, je range celles qui sont accidentelles, momentanées, produites par des commotions morales ou physiques qui suppriment tout-à-coup les règles et déterminent des saignements au nez, des crachements de sang, un flux hémorroïdal, ou bien tout autre évacuation. Ces hémorragies, en suppléant momentanément les menstrues, empêchent souvent les accidents secondaires de la suppression de se développer, ou les arrêtent quand ils ont lieu pendant leur cours. Les plus communes, chez les jeunes personnes, ont lieu par le nez. Quelquefois le saignement au nez paraît sans symptômes précurseurs ; mais souvent aussi la tête est lourde, embarrassée, les yeux sont rouges, gonflés, le front, le nez et la lèvre supérieure sont plus chauds. Ces phénomènes se dissipent avec l'écoulement. Ces hémorragies nasales sont parfois très-copieuses, surtout chez les jeunes filles réglées pour la première, deuxième, troisième ou quatrième fois. Elles peuvent affaiblir tellement le sujet, que les règles ne paraissent que trois mois, six mois et même une année après. Elles peuvent même donner la mort.

Quelquefois les hémorragies par le nez précèdent, accompagnent ou suivent la période menstruelle. Quand ils s'opèrent en même temps que les menstrues, l'hémorragie nasale supplée à la quantité du sang menstruel. Quelquefois ces hémorragies dépendent de la trop grande quantité du sang qui se montre chez les jeunes filles pendant et après la puberté. Chez quelques-unes, et surtout quand elles s'échauffent, ces deux écoulements sont l'un et l'autre fort abondants, sans affaiblir beaucoup le sujet.

OBSERVATION. — M^lle C..., âgée de vingt-deux ans, quoique bien réglée depuis l'âge de quatorze ans, a souvent et surtout au printemps, ou quand elle se fatigue à la chaleur, un saignement au nez qui se présente pendant la menstruation, et malgré que l'hémorragie nasale soit abondante, les menstrues sont constamment plus fortes dans ce moment. Je pourrais citer un grand nombre de faits semblables. Les saignements au nez par déviation n'affectent pas toujours la même régularité.

OBSERVATION. — Une fille de vingt-et-un ans, bien réglée depuis l'âge de quinze ans, fut mouillée par une pluie très-froide. Les règles s'arrêtèrent, mais bientôt parut un saignement au nez abondant, qui revint tous les sept ou huit jours pendant deux ans, durant lesquelles cette fille a joui d'une parfaite santé. Alors cette hémorragie cessa et fut remplacée par une hémoptysie avec toux plus forte quand le crachement de sang était longtemps à revenir. Ceux-ci s'éloignèrent peu à peu, et ne revinrent plus qu'à de grandes distances : tant que le crachement de sang survint de temps en temps, la santé se soutint ; quand les accès s'éloignèrent, la toux et l'oppression augmentèrent. Depuis lors, il y avait deux ans, elle était chlorotique, fort oppressée, toussait et crachait beaucoup Elle avait de la faiblesse, du malaise, des frissons passagers ; l'appétit était mauvais, irrégulier. Il y a deux ans, elle prit, pendant trois semaines, du Sirop de protoxide de fer, qui, dit-elle, améliora beaucoup son état. Le vingt avril, elle prit le même Sirop, et le continua trois mois. La chlorose, la toux et l'oppression ont cessé. Les menstrues ont paru le vingt-cinq juillet. Le vingt-deux août, elles étaient plus fortes encore et sans être accompagnées de toux. La santé s'est fortifiée et la déviation n'a plus reparu.

Après les saignements au nez, viennent pour la fréquence les crachements de sang ; ces hémorragies sont plus graves chez les filles nouvellement réglées, que chez les femmes de trente ans et au-dessus. Elles affectent bien rarement les poumons de ces dernières. Il est fort commun de voir des femmes qui, pendant leurs règles, rendent de temps en temps des crachats rouillés ou très-rouges, surtout à la suite de quintes de toux, ou quand elles se livrent à un exercice plus fort qu'à l'ordinaire.

OBSERVATION. —-La femme Ch..., âgée de trente-huit ans, a, depuis l'âge de vingt-deux ans, de la toux et de l'oppression qui toujours augmentent quand elle se fatigue. Chaque fois qu'elle prend un peu plus d'exercice pendant les menstrues, elle crache du sang : ce qui n'arrive pas dans l'intervalle des époques menstruelles. Quelquefois le crachement de sang vient tout-à-coup et sans être annoncé par aucun symptôme ; d'autres fois il est accompagné ou précédé d'un léger frisson, de froid aux extrémités, d'oppression, de chaleur à la poitrine, d'une toux sèche, d'un prurit à la gorge, d'un goût de sang. Ces phénomènes cessent ordinairement avec l'écoulement, et les poumons reprennent le libre exercice de leurs fonctions, comme si la maladie n'eût pas existé. Le sang évacué est rouge, liquide, écumeux. Chez les filles nouvellement pubères, et chez celles dont les menstrues ne sont pas bien régularisées, la toux, l'oppression et la chaleur à la poitrine persistent quelquefois, et il peut s'y fixer une inflammation chronique fort dangereuse, à cet âge, si fertile en phthisie, et dont les progrès marchent avec tant de rapidité. Aussi faut-il toujours surveiller leur poitrine, se hâter de détruire l'irritation qui s'y trouve, et ramener vers l'utérus le sang qui se dirige sur les poumons, en plaçant, en dedans des cuisses, des cataplasmes sinapisés, et quelques sangsues à la vulve, mises toujours pendant le temps où les règles devraient paraître. Quand elles coulent, mais trop faiblement, on pose les sangsues au moment où elles finissent, et les sinapismes pendant et après l'écoulement du sang menstruel. Quand la jeune fille est très-nerveuse, et surtout quand la suppression est le résultat d'une commotion morale, elle doit prendre des bains de siége et des bains de vapeur dirigés sur la vulve et le petit bassin ; faire une légère application de sangsues à la vulve, avant ou après le bain ; boire une décoction de feuilles d'oranger, d'armoise, des infusions de safran, à la dose de soixante-quinze à quatre-vingts centigrammes, dans deux cent cinquante grammes d'eau, qu'elle prend en deux fois dans le courant du jour, et pendant tout le temps où les menstrues devraient paraître. Elle peut recourir aux opiacés, si les nerfs sont trop malades. Dans ce cas, ces derniers moyens réunis conviennent mieux que les sinapismes pour ramener le flux menstruel, car plusieurs de ces femmes ne peuvent pas supporter la moutarde sans que leurs nerfs en soient agités.

J'ai vu plusieurs fois un ulcère, une plaie, fournir du sang à l'époque menstruelle et remplacer les menstrues, sans que rien parût y avoir donné lieu. La plaie plus rouge laissait couler le sang par petites gouttelettes.

A la suite d'une suppression prompte, il paraît quelquefois une diarrhée, des vomissements répétés, un rhume de cerveau, un écoulement de salive, de grandes sueurs, une angine, un mal aux yeux, un érysipèle. Ces accidents, qui sont ordinairement isolés, mais dont quelques-uns peuvent être réunis, calment ou préviennent les accidents de la suppression, persistent pendant un, deux, trois, quatre, cinq ou six jours malgré tous les traitements employés, et passent spontanément, sans affecter l'organe sur lequel ils ont eu lieu. Si la suppression continue, il arrive souvent que les accidents se renouvellent à l'époque suivante et peuvent revenir périodiquement jusqu'à la ménopause. Il est même rare de rencontrer des femmes qui, n'étant pas réglées, ne sont pas soumises de temps à autre à quelques évacuations ou quelques irritations passagères et périodiques.

Quelques femmes, tout en conservant leur force et leur fraîcheur, ont une déviation des menstrues qui commence à la puberté et continue tout le temps qu'elles doivent être soumises à la menstruation. Il se fait, sur la peau ou sur tout autre point, une exhalation de sang, qui reparaît périodiquement tous les mois et remplace en partie ou totalement les règles. Pendant que l'écoulement a lieu, l'état général de la femme est absolument le même que celui de celles qui sont dans leurs règles. Quelques-unes de ces femmes conçoivent, accouchent d'enfants bien portants et les nourrissent.

OBSERVATION. — M^{me} veuve Ducoin, demeurant à Saintes, d'un tempérament lymphatique et nerveux, d'une assez bonne constitution, n'a jamais été réglée par l'utérus. A quinze ans elle vit paraître à la face interne de l'index gauche une plaque d'un rouge violacé, qui bientôt gonfla, se boursoufla, rougit et laissa transsuder, dans l'espace de quatre jours, de cent à cent vingt-cinq grammes d'un sang rouge, vermeil, et se coagulant fort difficilement. Les quatre jours écoulés, cette plaque se flétrit, s'affaissa au niveau de la peau, et reprit sa couleur rouge violacée. Le mois suivant, la plaque se gonfla de nouveau et laissa couler la même quantité de sang : ce même écoulement s'est représenté régulièrement tous les mois jusqu'à quarante-cinq ans. Cette dame fut mariée à vingt-deux ans ; elle eut deux filles bien portantes, mais les règles ne parurent pas. A quarante-cinq ans, cet écoulement se supprima ; deux mois après, cette dame s'affaiblit, devint pâle, lente, triste, s'infiltra et mourut hydropique, cinq mois après la suppression.

OBSERVATION. — On cite deux femmes qui furent réglées seulement par la bouche. Toutes deux eurent des enfants et la déviation continua tout de même ; lors de la ménopause, l'une d'elles périt hydropique, et l'autre devint rachitique.

Quelques femmes ont des déviations qui ne reviennent qu'à des époques irrégulières ; chez d'autres l'écoulement n'a pas toujours lieu par le même endroit. J'en ai vu quelques-unes durer un certain temps, cesser ensuite, ou bien être remplacées par une autre évacuation, d'autres changer de siége à chaque fois.

Les menstrues ne sont pas remplacées seulement par un écoulement sanguin ; elles le sont aussi par d'autres évacuations.

OBSERVATION. —M^{me} G..., de Saintes, a tous les mois et à la même époque, une diarrhée qui dure cinq jours, pendant laquelle sa figure présente le même état que celui des femmes qui sont dans leurs menstrues.

OBSERVATION. — M^{me} D..., de Juic, canton de Saint-Jean, bien portante sans être réglée, avait régulièrement tous les mois derrière l'oreille droite, une sueur très-fétide, qui coulait sans cesse pendant cinq ou six jours, disparaissait ensuite sans laisser aucun changement à la peau, et revenait le mois suivant. Pendant que la sueur sortait, la peau paraissait dans cet endroit, plus épaisse, plus spongieuse.

OBSERVATION. — M^{me} B..., fortement réglée tous les mois durant six ou sept jours, se mouilla pendant qu'elle avait ses menstrues : elles ne reparurent plus que pendant deux jours et en faible quantité ; mais, dès-lors, elle eut à chaque fois une sueur très-abondante qui durait quatre ou cinq jours.

OBSERVATION. — La fille B..., âgée de vingt-six ans, eut une suppression à dix-huit ans. Depuis ce temps, elle a tous les mois, à la même époque, une angine gutturale qui dure quatre ou cinq jours et passe après que cette fille a craché deux ou trois cuillerées de sang.

Ces déviations ne s'opèrent pas seulement par les évacuations, mais aussi par des inflammations qui reviennent périodiquement au moment ordinaire des menstrues, et cessent complètement dans l'intervalle.

OBSERVATION. — Une femme de trente-deux ans, bien réglée jusqu'à vingt-huit ans, reçoit alors un bouillard au deuxième jour de ses règles ; elles se suppriment. Vingt-huit jours après, elles reparaissent pendant un jour seulement avec une angine toussillaire qui dure quatre jours, et passe ensuite. Les règles persistent ainsi jusqu'à trente-deux ans, et l'angine toussillaire les accompagne constamment. Cette angine se terminait toujours par résolution ; mais comme elle n'était jamais bien complète, les toussilles avaient successivement acquis un très-gros volume, et devinrent gênantes au point qu'on fut obligé d'en exciser une partie. Une application de six sangsues à la vulve, faite avant l'apparition des menstrues et des cataplasmes sinapisés placés en dedans des cuisses, aussitôt la chute des sangsues, ramenèrent l'écoulement menstruel à son état normal. Pour maintenir l'effet de ces moyens, on les récidiva aux trois époques suivantes, et, depuis, l'angine n'a plus reparu.

## 2ᵉ SECTION.

### Du traitement des Déviations.

Peu de cas exigent plus de soin et un examen plus attentif avant de commencer le traitement.

Pour traiter les personnes atteintes de déviations, le premier but que l'on doit se proposer est de rappeler les menstrues à leur état normal, quand c'est possible. Si l'on arrête l'écoulement avant d'avoir rempli cette première indication, le premier danger de cette pratique est que la partie où siège l'écoulement s'engorge, comme l'expérience l'a démontré. Le second est que l'écoulement supprimé se représente sur un autre point, peut-être plus utile à la vie. Ces deux écueils doivent toujours être le point de mire du médecin.

OBSERVATION. — Une fille de dix-neuf ans avait, depuis l'âge de treize ans, un crachement de sang revenant tous les mois pendant deux ou trois jours. Quarante-huit heures avant, elle avait de la fièvre, de l'oppression et peu de toux. Aussitôt le crachement de sang terminé, la santé revenait, et cette fille pouvait se livrer à ses travaux habituels. Il y a cinq mois, un médecin lui fit une saignée de bras : le sang n'a plus reparu, mais la santé s'est altérée. Elle est très-oppressée et sent des douleurs à la poitrine.

Quand la déviation est récente, accidentelle, si les organes génitaux ne sont pas malades, je fais appliquer des cataplasmes sinapisés en dedans des cuisses ; on les laisse en place pendant une ou deux heures ; on les répète deux fois par jour, en les changeant de place à chaque fois. Je fais placer à la vulve un petit nombre de sangsues, que l'on réitère deux ou trois fois dans le cours de la période. On frictionne le bas-ventre avec la teinture de rhue, de sabine. La malade boit, matin et soir, une tasse d'une infusion comme il suit :

Dans un demi-litre d'eau, mettez : feuilles d'armoise, une poignée ; feuilles et tiges de rhue, une forte pincée ; safran, 60 centigrammes ; faites bouillir pendant dix minutes, laissez infuser pendant une heure.

Dans ces cas aussi, on prescrit de petits lavements faits avec la décoction d'armoise et de rhue , des frictions sèches sur les cuisses et les jambes avec des laines chaudes et dures, et, quand les nerfs sont agités ou sont sujets à l'être , du sirop diacode , à la dose de seize grammes dans une infusion d'armoise , de feuilles d'oranger et d'un gramme de safran.

Quand l'un des organes génitaux est le siége d'une irritation ou d'une maladie chronique, je combats ces dernières maladies avant de passer au traitement que je viens d'indiquer. Si les nerfs paraissent surexcités , il faut les calmer le plus possible , ne commencer le traitement qu'après y être parvenu, et le conduire avec beaucoup de prudence.

Quand l'écoulement menstruel est rétabli, les accidents secondaires cessent habituellement d'eux-mêmes.

Tous les moyens que je viens d'énumérer doivent toujours être employés aux époques où les menstrues paraissaient, peu de temps avant qu'elles fussent supprimées. Les déviations qui se montrent depuis longtemps sont plus difficiles à guérir, plus faciles à récidiver, et nécessitent que le traitement soit continué pendant un certain nombre de périodes consécutives.

Le traitement des déviations régularisées depuis longtemps ou depuis la puberté, demande beaucoup d'attention et de réserve. Lorsque les règles n'ont pas paru et sont remplacées par un écoulement sanguin qui se montre régulièrement depuis la puberté ; quand le sang ne sort pas du poumon, de l'estomac ou de la vessie, et surtout si l'écoulement s'opère par une partie peu nécessaire à la vie , il faut le respecter tant que l'hémorragie n'est pas assez abondante pour épuiser la malade.

Celles par le nez et la bouche ne présentent pas de danger quand elles ne sont pas trop copieuses.

Le crachement de sang peut se répéter bien longtemps, sans amener de grands désordres dans les poumons , mais souvent il est la cause déterminante de la phthisie , surtout quand il est arrêté par suite d'un accident ou d'une saignée. L'expérience nous apprend que la suppression de cette hémorragie laisse presque toujours de l'embarras dans les poumons , de l'oppression , de la toux, du malaise.

Après avoir employé sans résultat les moyens indiqués pour obtenir l'évacuation menstruelle , il faut observer attentivement les soins d'hygiène capables d'empêcher la suppression de cet écoulement et les accidents indiqués plus haut. Comme chaque femme a sa sensibilité particulière, indépendamment de ce que l'on sait être susceptible d'affecter tout le monde , chacune doit éviter soigneusement ce qui peut agir particulièrement sur elle.

Les déviations et les hémorragies supplémentaires par les hémorroïdes sont fort communes. Elles peuvent être trop ou pas assez abondantes , mais cette hémorragie est si naturelle, et si voisine de l'utérus, qu'il est fort prudent de la respecter , quand elle est modérée. Elle a par elle-même un caractère de périodicité , et paraît tellement utile que la suppression des hémorroïdes , chez l'homme et chez la femme, est souvent la cause de maladies graves.

Beaucoup de femmes ont des hémorroïdes dont le flux paraît en même temps que les règles , et ce flux hémorroïdal ne peut se déranger sans que la santé s'altère , même quand les règles deviennent plus abondantes.

# TROISIÈME PARTIE

# DE LA MÉNOPAUSE.

### (AGE CRITIQUE.)

## CHAPITRE I<sup>er</sup>.

Quand l'âge où les règles vont cesser s'approche, il s'opère dans tout le corps de nouveaux mouvements qui sont les préludes ordinaires des changements qui vont avoir lieu. Comme à la puberté, il s'opère un travail, pour que toute l'économie reprenne son équilibre détruit par l'affaiblissement de l'un de ses rouages et puisse ouvrir de nouveaux couloirs, susceptibles de remplacer celui qui vient de se fermer. Mais ce nouvel ordre de choses ne peut pas s'établir brusquement. Chaque organe, pour s'y conformer, demande un temps assez long, pendant lequel ses fonctions peuvent être plus ou moins troublées.

La durée de ce travail, qui commence dès la première apparition de quelques-uns des symptômes indiqués plus bas et finit quand tout est rentré dans un ordre complet, constitue le temps de l'âge critique. (Ménopause.) Ainsi ce mot présente à mon esprit tout le travail qui s'opère à la cessation des règles ; comme le mot puberté désigne celui qui s'exécute quand la menstruation s'établit. Ces deux révolutions, les plus dangereuses de la vie des femmes, sont plus ou moins orageuses.

Les femmes , après avoir été réglées pendant un temps qui varie suivant leur constitution et les climats qu'elles habitent , cessent ordinairement de l'être , en France et dans les climats tempérés de l'Europe , entre quarante-cinq et cinquante ans. Quelques femmes sentent les préludes du tour d'âge , dès trente-sept , trente-huit, trente-neuf, quarante ans. Quelques-unes , sans causes appréciables, ne voient plus à trente-huit, trente-neuf, quarante ans. Un certain nombre d'autres sont encore bien réglées à cinquante-quatre, cinquante-cinq ans.

Bien des circonstances et des accidents peuvent faire cesser les menstrues longtemps avant le terme ordinaire. Beaucoup cessent d'être réglées à l'âge de trente-cinq , trente-six ans , à la suite de couches , de blessures , de grandes pertes, de suppression accidentelle.

Au nombre des femmes réglées bien tard, je ne compte pas celles dont les menstrues , après avoir cessé pendant cinq , six , huit ou dix ans , voient tout-à-coup reparaître leurs règles après soixante ans, quelquefois régulièrement ou en petite quantité pendant plusieurs mois , et même pendant plus d'une année.

Autrefois on pensait que le temps de la vie utérine était de trente ans , et l'on croyait que plus une femme était réglée jeune et plus tôt elle cessait de l'être. Cette observation est vraie , quand on la considère relativement aux divers climats ; mais elle est tout-à-fait contraire à l'expérience, quand on l'examine dans une seule localité.

Dans les pays chauds , les femmes sont pubères très-jeunes, et jeunes encore elles cessent d'avoir l'heureux privilége de devenir mères. C'est tout le contraire dans les pays froids.

Les femmes vives , sanguines , brunes , ou blondes foncées, d'une taille moyenne et au-dessus , à l'œil vif , aux membres forts et peu graisseux , aux mouvements agiles et prompts, perdent plus que les autres, sont réglées dès l'âge de dix, onze, douze, treize ans , et beaucoup le sont encore après cinquante ans. Les femmes lymphatiques , sans énergie , sans vivacité , replètes , à membres mous, gros et sans force , sont réglées très tard et cessent de l'être plus tôt que les autres.

Hors ces deux catégories, on voit bien des femmes qui, réglées à dix, onze, douze ans , l'étaient après cinquante ans. D'un autre côté , j'en ai vu bien d'autres , dont les règles avaient paru à dix-sept, dix-huit ans, et qui cessaient de voir dès l'âge de quarante, quarante-et-un, quarante-deux ans , tout en conservant une bonne santé et sans qu'aucun accident ou circonstance ait pu faire devancer la ménopause.

Dans la comparaison de douze cents femmes prises dans la ville et dans ses environs , se trouvant dans une position peu différente , après avoir éloigné celles dont des accidents avaient fait devancer la ménopause, M. Dusourd a trouvé pour résultat que , plus une femme était réglée jeune, et plus elle continuait de l'être dans un âge avancé ; que les femmes longtemps menstruées perdaient aussi plus à chaque période que les autres; que généralement les effets de la ménopause n'étaient pas plus graves chez les unes que chez les autres; mais que les pertes qui paraissaient fréquemment au début de la ménopause, étaient bien plus communes et plus abondantes chez les femmes sanguines et nerveuses ; et que les secousses morales de ces femmes rendaient la ménopause plus orageuse.

Les menstrues peuvent cesser, brusquement et sans troubles, d'une époque à l'autre, et sans que les femmes en soient prévenues par aucun symptôme ; mais le plus souvent il paraît avant un plus ou moins grand nombre des accidents dont je vais parler. Ces accidents se font sentir cinq, six mois, un, deux ou trois ans, et même plus , avant la disparition des règles, continuent un , deux ou trois ans après, et jusqu'à ce que l'équilibre se soit rétabli.

Ces accidents présentent autant de variétés et de degrés de force que d'individus, et changent souvent plusieurs fois chez la même personne.

Ces femmes ont des pesanteurs à la tête, dans les reins, les cuisses, les jambes, de la chaleur, de la sensibilité , du ballonnement, de la tension au ventre , la sensation d'un poids au creux de l'estomac et dans le ventre , des rapports aigres , des dérangements, de la digestion, de la diarrhée, revenant de temps en temps, des vomissements de glaires aigres, des goûts divers à la bouche, des tournements de tête , des migraines, des éblouissements , des vertiges, des tintements d'oreille , de l'irritation ou du serrement à la gorge, des palpitations ; des crampes , du resserrement au cœur , de l'oppression qui se fait sentir parfois avec plus de force, un malaise général, des agitations des nerfs de force variable et plus ou moins multipliées, des mouvements de fièvre passagers, des bouffées de chaleur qui, d'instants en instants , montent à la tête, durent moins d'une minute , et sont de suite remplacées par une légère moiteur à la figure et au cou, des sueurs abondantes, continuelles ou passagères, de petites inflammations à la peau se présentant surtout à la figure. Chez beaucoup , le nez, le front deviennent plus rouges, plus injectés; des gonflements érysipélateux , qui se présentent plus particulièrement à la tête et au cou. Ces accidents, sur lesquels nous reviendrons en parlant des diverses parties qu'ils affectent, sont très-marqués chez les unes , chez les autres sont peu sensibles , ou ne paraissent que par moments et à des distances éloignées.

Les premiers accidents qui se présentent du côté de l'utérus sont les diminutions des menstrues , leurs irrégularités, les retards, les dysménorrhées, les hémorragies, les pertes. Chez quelques femmes , les règles diminuent progressivement à chaque période et finissent enfin; chez d'autres, les périodes s'éloignent peu à peu et cessent, sans produire, dans ces deux cas, de grands troubles.

Ces diminutions se montrent quelquefois peu de temps ou bien longtemps avant la cessation des règles; d'autres fois , après avoir diminué pendant quelque temps , elles reviennent à leur état normal; chez quelques-unes, elles sont faibles à une époque, plus fortes à l'autre.

Les retards que les femmes éprouvent, diffèrent beaucoup sur chacune. Sans cause apparente, leurs menstrues retardent de dix , quinze jours, un mois, deux mois, trois mois et plus ; puis elles cessent, ou reprennent à couler régulièrement : elles peuvent avoir de nouveaux retards qui cessent encore ou se répètent, s'allongent, se racourcissent, et les règles deviennent irrégulières. Après des retards , les menstrues viennent chez les unes plus abondamment ; chez d'autres, elles coulent moins , et sont moins rouges , plus liquides, plus séreuses.

Les irrégularités sont plus communes chez les femmes sanguines, très-vives, et chez celles qui sont délicates , très-nerveuses. Elles sont souvent la suite d'affections morales ; elles affectent mille manières différentes.

Les règles s'éloignent et paraissent au bout de six semaines , deux mois, à des intervalles inégaux ; d'autres fois elles se rapprochent et coulent à douze , quinze, dixhuit , vingt-cinq jours de distance. Elles sont tantôt fortes. tantôt faibles. L'irrégularité peut accompagner, précéder, ou suivre les pertes. Quelquefois les règles , après avoir varié pendant plusieurs mois, reprennent leur marche régulière pendant quelque temps , puis varient de nouveau.

Chez quelques femmes , les menstrues deviennent douloureuses , avec augmentation ou diminution du sang menstruel, dont la couleur peut aussi changer. Cette dysménorrhée se montre à chaque période, ou de temps à autre seulement. Ces évacuations sont parfois très-douloureuses , et sont souvent précédées, accompagnées, ou suivies d'un écoulement blanc, jaune, avec ou sans chaleur et prurit au vagin , à la vulve, envie fréquente d'uriner , avec cuissons en urinant , douleurs et pesanteurs dans les reins et le bas-ventre.

*De la Ménorragie.* — Les règles sont trop copieuses à chaque époque, ou bien elles augmentent à une ou plusieurs époques consécutives ; d'autres fois elles augmentent tout-à-coup à des époques éloignées , et peuvent dégénérer en pertes.

Ces hémorragies sont fort communes aux approches de la ménopause, surtout chez les femmes qui perdent habituellement beaucoup et celles qui sont très-irritables ou soumises à diverses secousses morales. Elles viennent à l'époque menstruelle, et se reproduisent pendant un ou plusieurs mois consécutifs, ou à des distances plus éloignées. Elles peuvent continuer pendant quelques heures, un, deux, trois, cinq, six, huit jours, et même bien plus longtemps. Le sang est liquide ou cailleboté ; il est plus liquide, plus séreux, chez celles légèrement atteintes de chlorose.

Ces ménorragies sont souvent accompagnées de coliques, de tranchées, de maux de reins. Quand ces hémorragies ne sont pas trop fréquentes, que le sang est de belle couleur, qu'elles n'affaiblissent pas trop la malade, qu'elle ressent au contraire un sentiment de bien-être, que les maux de tête, les lourdeurs qu'elle éprouvait avant, cessent, la perte paraît être critique et salutaire ; mais quand elle est trop fréquente, trop prolongée, trop copieuse, elle peut jeter les malades dans une grande faiblesse.

Ces pertes paraissent souvent tout-à-coup, pendant la meilleure santé et sans aucun prélude. Elles sont faibles ou très-fortes, et durent plus ou moins longtemps. Quelquefois elles viennent brusquement et avec force pendant quelques heures, un jour, deux jours et plus, laissent couler une grande quantité de sang, à la suite de quoi les règles ne reparaissent plus. Chez quelques femmes ces pertes ne reviennent pas, mais le plus souvent elles se répètent à des distances plus ou moins éloignées, six semaines, deux mois, trois mois, six mois, un an et plus. Ensuite elles cessent définitivement.

Quelques femmes sentent couler le sang sans souffrir. Chez d'autres, l'écoulement s'accompagne de coliques, de chaleurs, de pesanteurs, de tiraillements dans les aines, le petit bassin, et les reins, de la sensation d'un poids au périnée, d'un cercle douloureux aux reins, aux hanches, d'ardeurs d'urine. Les pertes peuvent durer très-longtemps. On en voit continuer pendant huit, dix, quinze jours, un, deux, trois mois, et même deux ou trois ans.

Le sang coule presque continuellement, ou les moments d'arrêt sont courts. L'hémorragie redouble par moments : souvent aussi la couleur et la qualité du sang varient ; le plus ordinairement il est liquide ; mais chez quelques-unes il tombe par caillebottes, surtout le matin.

Après ces longues pertes, le plus souvent les règles ne reparaissent plus. Chez un certain nombre de femmes, ces hémorragies sont accompagnées ou suivies d'un écoulement jaune ou blanc, plus ou moins âcre. Cet écoulement blanc, ou jaune, finit par céder à la fin de la ménopause, si la matrice n'est pas atteinte de maladie chronique. Chez les femmes débilitées et chez les chlorotiques, le sang est très-liquide et peu coloré. Des femmes fortes et sanguines peuvent avoir des pertes très-fluides, mais dans ce cas le sang est étendu dans beaucoup de fleurs blanches. Ces pertes affaiblissent les femmes, surtout quand elles viennent tout-à-coup et copieusement ; mais la faiblesse n'est pas proportionnelle au sang perdu, et les forces se relèvent assez promptement.

Les pertes continues des femmes fortes et sanguines les affaiblissent peu, bien que leur quantité soit quelquefois très-considérable ; mais quand elles sont débilitées ou chlorotiques, les pertes noires, rousses, jaunâtres, qu'elles éprouvent presque continuellement et sans douleur, les jettent progressivement dans une faiblesse extrême et une espèce de cachexie dont elles ne peuvent plus se relever si l'on attend trop tard. Leur figure pâle et bouffie, la flascidité générale des chairs, l'enflure des extrémités ou de tout le corps, font pressentir une fin prochaine, si l'on ne se hâte d'arrêter la perte par l'usage des moyens appropriés et surtout du Sirop ferreux. Les femmes fortes, sanguines et bien constituées, peuvent aussi passer à cet état de faiblesse, par suite de pertes trop fortes ou trop longtemps prolongées, et y rester fort longtemps avant que les forces puissent se relever.

Les pertes se montrent quelquefois longtemps avant le temps ordinaire de la ménopause, et sont suivies de la cessation complète des règles ; ce que l'on voit quelquefois à la suite de celles qui se montrent un mois, six semaines, deux mois, après l'accouchement. Mais le plus ordinairement elles paraissent à la suite de chutes, d'accidents, de commotions morales, surtout la frayeur, la colère.

Les écoulements blancs suivent assez souvent les pertes et s'y mêlent au point de changer leur couleur; mais quelquefois on les voit paraître seuls et venir tout-à-coup très-abondamment, simuler la marche des pertes sanguines, durer peu ou quelques jours, des mois, des années, cesser complètement et reparaître une ou plusieurs fois, changer de couleur, devenir plus ou moins âcres  Cet écoulement est souvent accompagné de coliques, de chaleurs, de douleurs lancinantes à l'utérus, de pesanteurs, de gonflement à son col. Quand ils se suppriment, la malade a quelquefois des coliques très-vives, lancinantes, un engorgement plus grand du corps et du col de la matrice qui peuvent inspirer des craintes au médecin attentif. Mais ensuite les douleurs et l'écoulement passent avec la ménopause, et viennent rassurer la malade et le médecin.

Celles qui tiennent aux légions organiques sont l'un des signes d'une maladie bien plus grave.

Si les pertes sont accompagnées ou précédées des fleurs blanches, jaunes, verdâtres, rosacées, grisâtres, noirâtres, âcres, fétides, de chaleurs, de douleurs dans les reins, dans l'un des côtés, sous le pubis, d'un poids sur le périnée, sur le rectum, d'une sensation d'embarras dans le petit bassin, de difficulté d'uriner, d'aller à la selle; si les pertes, après s'être montrées à de grands intervalles, se rapprochent et finissent par être continuelles ou bien être occasionnées par une légère fatigue; si la malade a des nausées, des envies de vomir souvent répétées; si la maigreur et l'anéantissement des forces sont plus grands que la perte du sang pourrait le faire penser; si les pertes, après avoir cessé, sont remplacées par un écoulement fétide, ou même par un liquide aqueux très-abondant et sans fétidité, l'on doit vivement craindre une altération organique; il faut se hâter de s'en assurer par le toucher; car si le cancer, après avoir envahi tout l'utérus, est incurable, il est un grand nombre d'ulcères qui produisent les mêmes phénomènes, et sont curables quand on les traite à temps.

Les accidents dont je viens de faire l'énumération ne se présentent jamais tous ensemble. Il suffit de la présence d'un ou de plusieurs pour que les femmes y donnent toute leur attention et s'éclairent sur leur état : trop souvent les cancers à l'utérus se forment chez des femmes en apparence de la meilleure santé, et dont la fraîcheur et l'embonpoint doivent éloigner toutes craintes.

Des écarts de régime, l'emploi de certaines substances, des habitudes vicieuses, des manœuvres funestes, soit en pressant ou en titillant l'organe, peuvent faire naître et entretenir des ulcères au col de l'utérus. On voit plusieurs femmes, affectées d'énormes ulcères, guérir à l'aide d'injections émollientes et opiacées, après avoir fait cesser la cause, et les avoir averties du danger où les mettait leur fâcheuse habitude.

Quelques femmes cessent d'être réglées plusieurs années avant le terme ordinaire de la ménopause. A la suite d'une frayeur, d'une colère, de froid, d'un violent chagrin, de l'immersion dans l'eau froide, de saignées copieuses, d'une maladie, de chutes, de coups, d'accidents, ou de grands écoulements muqueux, les règles se suppriment et ne reparaissent plus. Chez un certain nombre, la santé se soutient. Plusieurs restent languissantes pendant six mois, une, deux ou trois années, puis la santé se rétablit.

Le plus grand nombre éprouve de temps en temps quelques accidents qui peuvent se répéter tous les mois, tous les deux mois, etc., jusqu'après l'époque de la ménopause, dont plusieurs phénomènes se maintiennent aussi pendant fort longtemps.

Les hémorragies utérines et hémorroïdales ne sont pas les seules qui se montrent aux environs de la ménopause. Les saignements au nez, les crachements de sang, ont souvent lieu, et suivent la même marche que les pertes.

Les hémorragies nasales, si fréquentes dans la jeunesse, sont rares à l'âge de retour. Elles semblent avoir fait place aux flux hémorroïdaux. On en voit qui sortent goutte à goutte, se renouvellent souvent, et sont accompagnées de pesanteurs, de douleurs et de tournements de tête. D'autres fournissent beaucoup de sang et durent peu.

Les fleurs blanches qui se montrent à la ménopause sont souvent critiques ; ordinairement elles ne sont pas continuelles ; elles paraissent, soit aux époques ordinaires où coulaient les menstrues, soit à des distances éloignées. Elles sont presque toujours accompagnées de quelques-uns des autres phénomènes accompagnant la ménopause. Leur consistance et leur couleur diffère sur chaque femme. Chez les unes, blanches comme du lait, épaisses ou liquides ; chez d'autres, gommeuses, claires ou liquides comme de l'eau et très-abondantes. Tous ces écoulements doivent être respectés. Les femmes doivent même éviter tout ce qui pourrait produire leur suppression ; car l'expérience prouve que les autres accidents s'accroissent quand elles cessent, ou qu'il s'en montre de nouveaux. Ces écoulements sont aussi quelquefois produits par une inflammation du vagin, et du col de l'utérus. Il est utile de calmer ces irritations à l'aide de bains de siége et de lavages fréquents.

Il est une espèce d'écoulement fort commun au retour d'âge, et qui souvent continue longtemps après : il est la suite de couches, de blessures. L'irritation qui le produit, après être restée faible et cachée pendant la vie utérine, s'aggrave à la ménopause. Chez quelques-unes, elle cesse après la ménopause. Chez un grand nombre, elle persiste bien longtemps après. Ces femmes ont le bas-ventre plus gros, plus sensible, plus chaud ; elles sentent dans les reins, les aines, le périnée, les cuisses, de la pesanteur, du tiraillement, des élancements, du malaise. Elles ont des pesanteurs, des tournements de tête, des bouffées de chaleur qui montent à la face, des rougeurs à la figure. Ces écoulements sont en général peu copieux, jaunâtres, verdâtres et accompagnés d'une chaleur habituelle à la vulve. Cette maladie est d'autant plus difficile à combattre qu'il est souvent fort difficile aussi de bien reconnaître l'état où se trouve l'utérus, soit que la maladie dure depuis bien longtemps ou qu'elle soit entretenue par d'autres principes morbifiques. Les femmes affectées de l'un de ces divers états de l'utérus doivent s'entourer de tous les soins de l'hygiène, suivre un régime doux, et mener une vie calme, pour empêcher l'utérus de se désorganiser.

Divers phénomènes se présentent à la tête : douleurs, pesanteurs, tournements de tête avec injection des yeux, migraines, éblouissements, vertiges, tintements d'oreille, somnolence ou insomnie, feux, rougeurs montant souvent à la face, des boutons au front, aux joues, dont la peau s'épaissit, grossit. Il s'y manifeste souvent des érysipèles aigus ou chroniques, revenant plusieurs fois et affectant de la périodicité, se montrant avec force, ou légèrement et pendant peu de temps.

Chez quelques-unes, la vue se charge, se couvre d'une brume épaisse, s'affaiblit pendant quelque temps, puis revient, ou reste plus faible, ou bien des brumes, des nuages, des bluettes, des corps voltigeants et dont l'aspect les fatigue, passent momentanément sur les yeux.

C'est l'époque la plus ordinaire où la couperose se manifeste au front, au nez, aux joues. Les femmes ont à la bouche des goûts aigres, cuivreux, etc. La gorge est souvent irritée légèrement et longtemps, avec la sensation d'un resserrement. Il paraît des angines toussillaires ou pharyngiennes, qui se répètent à des époques plus ou moins éloignées et prennent quelquefois de la périodicité. Des palpitations de cœur se manifestent sans cause, ou bien à la plus légère impression, au plus faible mouvement. Ces pulsations varient de force, de fréquence, sont parfois intermittentes. Il y a des crampes, du resserrement à la poitrine avec oppression, qui se fait sentir parfois avec plus de force, augmente par le mouvement ou par les impressions morales, diminue ou cesse, et reparaît quelque temps après.

Du tiraillement, des élancements, beaucoup de sensibilité se font sentir au sein. Chez quelques femmes, ils s'affermissent, durcissent, prennent du volume, comme chez les femmes enceintes. M. Dusourd a toujours vu cette ampleur des seins coïncider avec la suppression complète et le gonflement progressif du ventre qui, plusieurs fois, a fait croire à la grossesse, et quand le ventre s'affaissait, les seins revenaient complètement à leur état normal.

OBSERVATION. — Une dame de quarante-deux ans, forte et bien portante, cessa d'avoir ses règles, elle sentit de l'anxiété, du malaise; deux mois après, les seins et le ventre grossissent; cinq mois plus tard, les seins et le ventre étaient plus gros que ceux d'une femme enceinte de huit mois. Quelques jours après, en se baissant vivement, elle se sentit inondée par un liquide séreux, le ventre s'affaissa, et bientôt ensuite les seins se flétrirent, et revinrent à l'état où ils étaient avant.

Le creux de l'estomac est plus sensible, souvent plus gonflé; on y sent des battements, ou la sensation d'un poids, d'un resserrement qui gêne la respiration. Il y a des aigreurs, des éructations, des nausées, des vomissements fréquents d'une grande quantité de glaires; la bouche se remplit d'eau. Les divers états dans lesquels peut se trouver l'estomac pendant l'âge critique, sont si nombreux que je n'en ferai pas ici la description.

Le ventre se ballonne, se tuméfie plus dans certains temps du jour, diminue dans les autres : quelques femmes ont des coliques, de la diarrhée, des éruptions de vents considérables, des douleurs dans les flancs, les reins, le dos, des dérangements dans les digestions : elles éprouvent quelquefois à la vessie de la pesanteur, de la chaleur, des envies fréquentes d'uriner.

On observe quelquefois aux pieds, aux mains, aux articulations de légers engorgements douloureux simulant le rhumatisme goutteux.

La peau est atteinte de démangeaisons, de boutons, de plaques rouges, de diverses éruptions vésiculeuses, dartreuses, de chaleur âcre, d'une sensibilité exagérée de froid à une partie, des chaleurs vives et passagères plus sensibles à la tête et au cou, avec froid continuel aux jambes et aux pieds, de sueurs abondantes venant tout à coup et sans mouvement. D'autres les éprouvent au plus léger exercice. Ces sueurs momentanées chez les unes, presque continuelles chez les autres, peuvent durer plusieurs années. Quand elles cessent momentanément, la malade éprouve pour l'ordinaire de la sécheresse, de la chaleur à la peau, de la lourdeur, de la faiblesse générale, de la somnolence. Ces sueurs n'affaiblissent pas les femmes, et ne les empêchent pas d'engraisser.

Les maladies nerveuses jouent un des plus grands rôles dans les accidents de la ménopause. Il est bien peu de femmes qui franchissent les temps critiques sans en être atteintes. Les femmes vives, sensibles et fort irritables, n'en sont jamais complètement exemptes. Ces affections se présentent sous des formes tellement multipliées, et elles changent même si souvent chez la même personne, que je n'entreprendrai pas d'en faire la description, d'autant moins que parmi les symptômes que je viens d'indiquer, beaucoup sont produits par l'agitation des nerfs. Des femmes deviennent alors tristes, mélancoliques, ont par moments une gaîté folle, à la suite de laquelle elles restent pensives, rêveuses. Quelques-unes ont un délire passager et s'attachant à certaines choses seulement. Elles ont aussi des insomnies, des rêves fatigants, des réveils en sursaut, une espèce de saisissement qui prend au premier sommeil et réveille ou fatigue sans réveiller, du malaise général, des impatiences dans les membres et dans diverses parties du corps, des accès de fièvre passagers.

Les accidents du tour d'âge varient beaucoup pour la durée et les degrés de force chez les diverses femmes. On en voit d'assez heureuses pour n'éprouver que bien peu de ces accidents. Les règles, après avoir coulé régulièrement, ne reparaissent plus, et les femmes sentent à peine ce changement, mais c'est rare. Le plus grand nombre ressentent plus ou moins quelques-uns des phé-

nomènes dont je viens de parler; ils ne se présentent
jamais tous ensemble; chacune n'est affectée que d'un
certain nombre, parmi lesquels l'un d'eux domine presque toujours; ils sont très-faibles chez les unes, très-
forts chez d'autres; leur durée est aussi très-variable; ils
peuvent persister quelques mois, ou bien cinq, six, sept,
huit ans, plus légers au début et à la fin; ils varient souvent d'intensité pendant le temps de la ménopause; ils
peuvent se calmer pendant quelque temps, cesser, revenir, et présenter ces alternatives pendant plusieurs
années. Ces phénomènes ne commencent et ne cessent
pas tout-à-coup; ils augmentent et diminuent progressivement, tout en ayant de temps en temps des augmentations momentanées. Les symptômes nerveux et les bouffées de chaleur qui montent à la figure, commencent les
premiers et continuent le plus longtemps.

Quelques femmes, sans avoir que très-peu des accidents indiqués plus haut, s'affaissent, maigrissent, pâlissent ou jaunissent, et restent languissantes pendant une,
deux, ou trois années, sans présenter aucune maladie
locale bien distincte. Ensuite les forces remontent peu à
peu, et la constitution reprend son état habituel; quelques autres restent toujours languissantes.

Quand les menstrues cessent de bonne heure à la suite
de couches, de blessures ou de pertes, plusieurs de ces
femmes conservent leur santé : d'autres sentent des accidents jusqu'après l'époque ordinaire du retour d'âge.
Dans ce dernier cas, le ventre est habituellement plus
sensible, plus ballonné ; des bouffées de chaleur suivies
de moiteur montent plus souvent à la figure. Quelques-
unes ont des fleurs blanches plus ou moins fortes, plus ou
moins âcres, ayant lieu continuellement ou par moments;
d'autres n'ont à la vulve et au vagin, qu'une sécheresse
brûlante. Des femmes moins heureuses les conservent
bien longtemps.

Quelques observateurs ont avancé que la ménopause
était plus orageuse chez les femmes dont le flux menstruel
s'était établi plus difficilement. L'expérience ne l'a pas

confirmé; on voit cette révolution difficile et très-fâcheuse chez des femmes dont les menstrues s'étaient opérées sans le plus petit accident , et s'étaient régularisées dès leur première apparition. D'autres femmes , dont la puberté avait été fort orageuse, franchissaient, sans s'en apercevoir, le temps de la ménopause ; mais celles dont la menstruation est restée faible, languissante, irrégulière, d'une mauvaise couleur, douloureuse ; celles dont la matrice est restée malade à la suite de couches , de blessures ou de divers accidents, et qui sont languissantes, ou qui se sont livrées aux excès de tous genres, celles dont les nerfs ont été excités par les veilles et les impressions continuelles auxquelles se livrent les femmes riches ; chez elles, la ménopause est toujours plus dangereuse. Le mauvais état dans lequel se trouvent depuis longtemps les organes sexuels les prédispose aux maladies qui se montrent plus particulièrement à cette époque, les ulcères, les polypes, les squirres, le cancer, etc.

Il ne faut cependant pas que les femmes s'effraient d'une irritation chronique comme étant le prélude certain d'un squirre , d'un cancer , d'ulcères incurables , ou de toute autre désorganisation. On a plusieurs fois remarqué que des écoulements âcres, accompagnés de chaleur, de douleurs brûlantes et lancinantes , de gonflements et même de duretés s'étendant uniformément au col de l'utérus , et d'ulcérations au museau de tanche , de douleur dans toute la région du bassin , guérissaient sans laisser aucun engorgement qui puisse faire redouter le cancer, même après avoir duré plusieurs années.

Ces ulcères sont loin d'avoir tous la même gravité. Quelques-uns sont mortels , il en est beaucoup d'autres qui durent bien des années sans compromettre l'existence des femmes , ou qui guérissent spontanément. Combien d'autres, entretenus par le virus syphilitique, un principe dartreux, ou d'autres agents morbifiques, guérissent par le traitement dirigé contre leur cause.

Les ulcères , les cancers à l'utérus , et les écoulements de toute espèce, si communs dans les grandes villes, sont fort rares chez nos paysannes , tandis que les cancers au sein sont très-communs. Cette différence tient-elle au régime ? au genre d'exercice ? à ce que les femmes des campagnes excitent moins les organes sexuels ? que leur imagination, moins exaltée, se porte, le plus souvent, sur les besoins matériels de la vie ? que leur transpiration est plus abondante ? que leur sang est plus pur, est moins mélangé de principes morbifiques et virulents que chez les femmes des villes ?

Les observateurs ont remarqué que la ménopause et surtout l'état de langueur et de souffrance dans lesquelles ont vécu les femmes mal réglées, les disposaient beaucoup à cette maladie. La matrice dans ce cas étant toujours l'organe le plus affecté , doit être plus qu'aucun autre le lieu d'élection du cancer. Depuis quelques années l'on a remarqué qu'à Paris les squirres de l'utérus étaient plus nombreux que ceux du sein et des autres parties réunies. Les veilles, les excès de tout genre, la propagation de virus , la manœuvre criminelle et dangereuse des avortements forcés, etc., doivent être les principales causes de cette maladie, dans cette grande ville.

Tout ce que je viens de dire sur les ulcères réputés cancéreux, repose sur une masse de faits que je ne peux pas publier ici. J'ai déjà trop sorti de la ligne que me suis tracée, entraîné malgré moi par le désir de faire connaître aux femmes qu'elles ne doivent pas désespérer, et négliger un traitement qui peut les conserver à leur famille.

La ménopause est rarement accompagnée d'accidents funestes chez les femmes bien constituées , et qui ne portent aucune maladie chronique ; il n'en est pas de même chez les autres. A cette époque , les maladies qui sommeillaient depuis longtemps se réveillent et prennent de l'activité ; des femmes qui, dans la jeunesse , avaient eu quelques symptômes de phthisie, les sentent quelquefois revenir à la ménopause.

Chez quelques femmes ces maladies passent avec la ménopause. Celles depuis longtemps chlorotiques et dans un état habituel de langueur, de faiblesse, de pâleur, reprennent ordinairement alors plus de force, et quand elles ont franchi cette passe difficile , elles se rétablissent : leur fraîcheur, leur force , leur embonpoint indiquent une santé dont elles n'avaient pas joui depuis longtemps et bien supérieure à celle qu'elles avaient pendant la vie utérine. Aussi les dangers de l'âge critique dépendent de l'état où se trouvent quelques organes au moment où la ménopause commence. Presque toutes les maladies que l'on observe pendant son cours , sont l'augmentation rapide de légères affections restées inaperçues ou stationnaires jusqu'alors.

Les accidents de la ménopause sont bien plus légers chez les femmes fortes , bien constituées, dont la menstruation a toujours été bien régulière, les accouchements naturels et sans suites fâcheuses, qui n'ont pas eu de blessures , surtout chez celles qui se livrent à l'exercice au grand air, et sont soumises à une transpiration habituelle ; ils sont plus fréquents et plus graves chez les femmes oisives , nerveuses , dont la transpiration et les autres couloirs fonctionnent lentement, faiblement, et ne peuvent suppléer à la perte de l'écoulement menstruel ; chez celles qui se sont livrées aux excès de tous genres , aux veilles , et celles qui surexcitent habituellement les organes génitaux , ou bien ont eu plusieurs blessures , et conservent à l'utérus une irritation, suite de ces avortements, ou restent longtemps assises sur des siéges chauds, lesquels entretiennent vers la matrice une fluxion habituelle.

## CHAPITRE II.

*Soins que les femmes ont à prendre quand elles arrivent et sont à la ménopause.*

Les soins que les femmes ont à prendre pour franchir heureusement l'âge critique, ne se bornent pas au temps de la ménopause. Longtemps avant elles doivent se tenir

en garde contre les effets de cette révolution et s'y préparer; elles doivent surtout combattre d'avance toutes les
maladies chroniques, auxquelles même elles se sont habituées, et qui restent stationnaires : elles prendront de
l'activité lors de la ménopause. Il faut exciter le moins
possible l'action et la sensibilité des nerfs, éviter les
écarts de régime, les excès de tous les genres, tout ce
qui peut surexciter les organes, et l'utérus en particulier,
et les maintenir dans un état de chaleur voisin de l'inflammation, au moment où tous ces mêmes organes vont
éprouver un dérangement nécessaire par le nouvel ordre
qui va s'établir dans leurs fonctions. Quand ils sont
échauffés ou surexcités, ils ont plus de dispositions à contracter des maladies. C'est surtout l'utérus qui doit fixer
l'attention, et dont les maladies chroniques peuvent
amener la désorganisation. Dans les villes plus particulièrement, il est bien peu de femmes qui, par suites de
couches, de blessures, de catarrhe de l'utérus et du vagin,
d'excès, de position toujours assise, de l'usage des
chauffe-pieds, d'habitudes nuisibles, d'affections herpé-
tiques, virulentes, de pertes, de dérangements de la menstruation, de fleurs blanches et autres écoulements anciens
ou habituels, aient l'utérus dans l'état normal. Cet organe
continuellement mis en jeu par tout ce qui peut agiter les
femmes, participe toujours plus ou moins aux diverses
maladies dont les autres organes sont atteints.

Les femmes doivent fixer leur attention sur tout ce qui
peut être un sujet de souffrances et d'incommodités, et
le faire cesser par tous les moyens possibles avant l'âge
critique, dans la crainte qu'il gêne le cours de la ménopause. Celles surtout qui sont vives, irritables, faibles,
fatiguées, épuisées, languissantes, sujettes aux maladies,
élevées dans la mollesse, doivent, aux approches de cette
révolution, prendre un genre de vie plus calme, renoncer
aux excès, aux longues veilles, à tous les ébranlements
nerveux produits par la musique, les spectacles et les
vives sensations. Les chagrins ont une influence bien
fâcheuse sur les femmes de quarante ans.

Les maladies et autres accidents du tour d'âge sont bien communs dans les villes et rares à la campagne. Dans les villes encore, les femmes de toutes les classes n'en sont pas également atteintes. L'expérience montre que dans les grandes villes, et surtout à Paris, les jeunes ouvrières, dites grisettes, y sont les plus sujettes; puis les femmes de la classe riche; puis les femmes des marchands, des artisans aisés. Je ne parle pas de la classe tout-à-fait misérable, dont les femmes, soumises à tant de privations et à tant de causes morbifiques, sont souvent dans l'impossibilité de se donner des soins, et périssent victimes de leur fâcheuse position quand elles ne vont pas aux hôpitaux.

Les femmes des campagnes, même les plus malheureuses, sont loin de sentir autant les accidents du tour d'âge que les femmes les plus privilégiées des villes.

Frappé de la différence considérable que l'on remarque dans le nombre et la nature des maladies dont sont atteintes les femmes des diverses classes de la société, M. Dusourd a soigneusement recherché d'où venait cette différence, et quels avantages la pratique pouvait retirer de cette étude. Sa clientèle, se trouvant étendue dans les villes et dans la campagne, lui a permis de faire cette comparaison sur une grande échelle.

Les grisettes des grandes villes, et plus particulièrement de Paris, passent, en grande partie, leur jeunesse entre le travail, les jouissances et les excès de tous les genres, sont fort souvent atteintes de diverses maladies virulentes, que presque toujours elles traitent incomplètement. Un très-grand nombre sont mères; plusieurs se sont livrées à des manœuvres criminelles. Lassées de cette vie dissolue, beaucoup se marient. Un grand nombre des unes et des autres traînent, dans la misère et les privations, le reste de leur vie malheureuse. Cette conduite, dans laquelle les organes sexuels sont presque continuellement excités et toute l'économie fatiguée par les excès et les restes de diverses maladies, est bien la cause de la multiplicité des squirres, des polypes, et des affections utérines de tout genre que l'on observe chez elles.

Les femmes des classes riches des villes ont des émotions très-multipliées, font des excès et des écarts de régime nombreux ; leur imagination, plus active, s'occupe bien plus des jouissances de la vie. Leurs nerfs, plus excités par l'éducation qu'on leur donne, par la lecture, la musique, les réunions, et les rêves enivrants de l'imagination exaltée, pendant lesquels les sensations sont tenues longtemps dans une sensibilité exagérée, les aliments plus excitants, les longues veilles, le séjour dans un lieu clos, l'oisiveté, qui ralentit l'action de tout l'organisme et des couloirs naturels, sont autant de causes qui militent contre elles.

La mollesse, l'affaiblissement de toute l'organisation, jointe à l'exaltation plus grande de toutes les sensations, sont bien probablement la cause de la fréquence de ces maladies chez les femmes aisées. Si leur vie est plus pleine, plus sentie, tout l'organisme est plus agité, moins énergique et plus sujet aux accidents du tour d'âge.

Les femmes des marchands et artisans des villes passent leur vie dans le travail modéré et les soins de leur ménage. Leurs plaisirs peu communs sont rarement accompagnés de veilles prolongées ; leur imagination, concentrée sur leurs affaires et leur famille, exalte moins leurs sensations. Leur vie plus régulière et plus laborieuse entretient leurs forces et leurs sécrétions ; plus soumises aux variations de température, elles en sont moins affectées, et malgré leur séjour plus constant dans les miasmes des villes, et leur habitation plus habituelle au rez-de-chaussée, pendant leur ménopause elles sont bien moins sujettes à ces maladies que les femmes riches, oisives et lancées dans les plaisirs du monde.

Les femmes des campagnes ont une nourriture moins succulente, se livrent à des travaux qui sont accompagnés d'une transpiration habituelle et favorisent le jeu, l'action et la force des organes. Leur imagination, peu cultivée, se concentre sur les besoins matériels de la vie, et donne peu de temps aux rêves enivrants suscités par les passions. Leurs nerfs, moins aiguisés par les lectures, la musique, les tableaux et les conversations délirantes, n'ont pas cette délicatesse de perception qui produit des sensations si vives et si bien senties. Tous leurs sens, comme celui du goût, ne sont émus que par de grossiers agents, et leurs émotions passent sans remuer l'âme de ces vibrations si douces ou si douloureuses que ressentent les femmes amollies et sensibilisées par l'éducation et la vie du grand monde.

Si les femmes des villes, lancées dans le tourbillon du monde, sentent arriver avec de vifs regrets le temps de la ménopause, la perte de leurs charmes et la chute de cette illusion qui prolonge le bonheur des femmes du moyen âge, ces regrets si douloureux pour beaucoup de femmes, la gêne et les moyens qu'elles emploient pour fasciner les yeux, pour obtenir encore quelques regards et quelques attentions, sont des causes de maladies inconnues aux paysannes. Celles-ci, jeunes et fières de leur fraîcheur, cherchent à séduire; mais, mariées et mères, tout change. Leurs enfants et leurs travaux absorbent tous leurs moments, fixent tous leurs désirs et leur amour-propre. La fraîcheur, l'élégance des formes qui résistent si peu aux travaux exercés à l'ardeur d'un soleil brûlant, aux charges et aux soucis de la maternité, leur donnent peu de regrets, parce que les campagnards en général font rarement attention à ces avantages, ne leur demandent que de la santé, pour élever leurs enfants et les aider à faire produire et augmenter les terrains qu'ils possèdent. Ces deux buts absorbent toutes leurs pensées, tous leurs désirs. Ces femmes ne regardent la menstruation que comme une incommodité, dont elles désirent se débarrasser le plus tôt possible, sans s'inquiéter si c'est une marque de vieillesse. La ménopause chez elles passe souvent inaperçue, ou bien est peu douloureuse, rarement accompagnée d'accidents, excepté des pertes de sang qui sont fort communes, ainsi que les flux hémorroïdaux chez celles ayant eu beaucoup de grossesses, et les éruptions dartreuses à la vulve et au corps. Elles n'ont que très-rarement des écoulements blancs ou jaunes verdâtres, des polypes, des squirres, des ulcères à l'utérus, et cependant ces femmes qui, dans leurs couches, ne sont assistées que par des matrones dénuées de toutes connaissances, ont très-fréquemment des prolapsus de la matrice, le ventre fort gros et souvent douloureux.

Les paysannes, malgré leur peu de soins de propreté, leur mauvaise nourriture et leurs travaux, doivent leur privilége d'avoir la ménopause peu fâcheuse, à leurs fortes transpirations, à leurs sécrétions mieux entretenues, à l'activité de la circulation soutenue par un continuel exercice, à la plus grande tranquillité des nerfs, à l'habitude de soutenir les diverses variations de température. Dans la seconde catégorie, les femmes joignent le travail, l'exercice, à la vie molle et soignée des villes, et malgré leur habitation dans la partie basse et humide des maisons, elles ont bien moins d'accidents, à la ménopause, que les femmes des classes riches. Chez celles-ci, la ménopause est plus orageuse, malgré les soins dont elles sont entourées, leur séjour dans des appartements hauts et bien aérés, leur bonne nourriture, leurs vêtements plus chauds, et tous les moyens qu'elles ont de se soustraire à l'action des intempéries de l'air; mais leur peu d'exercice et leur séjour dans des appartements tièdes entretiennent leur faiblesse. Leur circulation, leur transpiration et toutes les autres sécrétions languissent, et ne peuvent pas suppléer à l'évacuation menstruelle. Les muscles dans un état de repos ne font aucune diversion à leur avantage.

Ces considérations, sur lesquelles je viens d'insister pour indiquer ce que nous montre l'expérience, et combien les femmes peuvent retirer d'avantages, en modifiant leur conduite sur ces données, prouvent que le travail, l'exercice, le calme de l'esprit et des passions, et tout ce qui peut faire diversion aux impressions morales fortes, fortifier les nerfs et le corps, sont les meilleurs moyens pour passer la ménopause le plus heureusement possible. Les femmes dont la jeunesse s'est passée dans la mollesse, l'oisiveté du corps, l'activité soutenue de l'imagination, l'excitation continuelle des nerfs, devenues par suite d'une sensibilité très-exquise , doivent éviter les secousses morales, se créer un nouveau genre de vie , des occupations agréables qui puissent distraire et fortifier les nerfs, ranimer la circulation, les sécrétions, et ouvrir une large voie pour remplacer l'évacuation supprimée. Il faut prendre une nourriture saine , s'abstenir de toutes les liqueurs et les substances excitantes. L'exercice à pied est plus avantageux que celui pris en voiture. Ces seuls moyens hygiéniques sont bien souvent parvenus à calmer les accidents de la ménopause dont les débuts étaient fort orageux.

Quand la cessation des menstrues a lieu sans accidents, ou bien qu'ils sont légers, les femmes, en suivant ce que je viens d'indiquer , doivent se borner à suivre tout ce qui peut déranger la nature du but qu'elle doit atteindre , se modérer dans leurs passions , leurs travaux, leurs veilles , se couvrir chaudement.

Quand il existe quelques inflammations aiguës ou chroniques, quel que soit leur siége , il faut se hâter de les combattre par tous les moyens convenables, surtout celles à la poitrine et à l'utérus. Il faut de suite appeler un médecin; les personnes étrangères à l'art , ne pouvant pas bien apprécier et traiter ce genre de maladie.

Si les nerfs sont plus agités qu'ils doivent l'être, il faut en rechercher la cause. L'exaltation de la sensibilité, des habitudes nuisibles, des affections morales, des maladies à l'estomac ou à tous autres organes , peuvent produire et entretenir des accidents nerveux. Il faut faire cesser leur cause pour les guérir. Après avoir rempli les premières conditions, si leur maladie continue par la force de l'habitude , ou si elle est le résultat de commotions morales, de la trop grande tension et la grande sensibilité des nerfs , il est utile d'employer d'abord les infusions de feuilles d'oranger, de laitue, de pourpier; puis les préparations opiacées, surtout l'extrait aqueux d'opium, que l'on donne à la dose d'un centigramme matin et soir, seul ou joint à l'extrait de grande valériane , quand il y a faiblesse générale ; dose que l'on peut augmenter ou diminuer suivant le degré de la maladie et la force de la malade , ainsi que des amandés faits avec la décoction de laitue ou de têtes de pavots.

Quand la sensibilité de la matrice est fort exaltée on a recours aux bains de siége , aux injections faites avec les décoctions de feuilles de ciguë , aux frictions pratiquées sur le bas-ventre et les cuisses avec du linge imbibé d'huile d'olive tiède seule , ou dans laquelle on a dissous quatre grammes de camphre pour trente-deux grammes d'huile. On prescrit chaque jour une ou deux pilules contenant chacune d'un à deux centigrammes d'extrait aqueux d'opium et de cinq à dix centigrammes d'extrait de nymphea. Si cet état est accompagné d'un gonflement des hémorroïdes et paraît déterminé par lui, je fais placer un certain nombre de sangsues au pourtour de l'anus.

Si l'agitation des nerfs tient à leur trop grande sensibilité chez une femme fort sanguine , je pratique d'abord une saignée légère , et je prescris ensuite les bains entiers, les amandés, les décoctions de laitue, les émulsions, avec les pépins des cucurbitacées , l'extrait aqueux d'opium , aux doses indiquées plus hant. Quand les femmes sont débilitées et que les intestins contiennent beaucoup de gaz , je conseille les infusions de camomille , de menthe , d'absynthe , de citronelle , d'armoise ; et en pilules, le musc , l'oxide de zinc , l'assa fœtida , l'éther sulfurique en sirop, le castoreum par gouttes ; et si j'emploie l'opium , je me trouve mieux , dans ce cas , du laudanum liquide à la dose de cinq à six gouttes par jour.

Une des incommodités les plus communes des femmes de cet âge , sont les constipations opiniâtres : elles entretiennent du malaise , des pesanteurs à la tête , de l'embarras dans les digestions, des chaleurs et des pesanteurs dans les reins, et sont souvent la cause des accidents nerveux. Avec cette complication, les préparations d'opium ne conviennent pas , car elles ont toutes l'inconvénient de constiper, quand on en prolonge l'emploi. Pour détruire cet effet, il faut de temps en temps prendre des lavements purgatifs ou d'eau de savon. J'unis les laxatifs ou les lavements purgatifs aux préparations calmantes. Chez les personnes dont la fibre est très-irritable, je prescris l'huile de ricin à la dose de trente-cinq à cinquante grammes, avec l'eau de laitue et le sirop d'orgeat. On les répète de temps en temps. Quand la malade est moins irritable, j'emploie le sulfate de magnésie ou de soude dissous dans l'eau à la dose de trente-et-un grammes de sel pour cinq cents grammes d'eau; on doit en prendre un ou deux verres le matin pour obtenir une ou deux selles.

Si la malade est assoupie avec vertiges, pesanteurs, lourdeurs à la tête, rougeurs continuelles à la face, injection des yeux, ou commencement du saignement au nez, je pratique une légère saignée et prescris ensuite des bains de pied sinapisés, que l'on prend pendant plusieurs jours de suite.

Quand, dans les premiers temps de la ménopause, les menstrues diminuent, deviennent irrégulières, plus difficiles, plus douloureuses, après avoir prescrit le régime et tous les moyens hygiéniques convenables, le médecin doit rester simple spectateur attentif de ce qui se passe. Seulement, si les douleurs de la dysménorrhée sont trop vives, il doit les calmer à l'aide de l'extrait aqueux d'opium à la dose d'un à deux centigrammes par jour, de l'acétate d'ammoniaque à la dose de vingt à trente gouttes dans un verre d'eau sucrée, des linges chauds, des frictions huileuses sur le ventre, et même des bains entiers.

Si les pertes sont modérées, ou si, quoique considérables, elles n'affaiblissent pas trop la malade, après s'être assuré que la matrice n'est atteinte d'aucun engorgement ni d'ulcères, il faut les respecter. Le plus souvent, elles sont un effort salutaire de l'organisme.

Les pertes très-fortes, même après avoir bien affaibli la malade, doivent être attaquées avec beaucoup de réserve et de prudence, surtout chez les femmes sujettes aux crachements de sang, ou dont quelques organes souffrent.

Les écoulements blancs qui ne paraissent que pendant certains temps et sont accompagnés de peu de chaleur et de pesanteur dans les reins et le bassin, sont le plus souvent critiques, comme les pertes, et doivent être respectés. Ceux qui se prolongent sans chaleur et douleurs vives, affaiblissent la malade et jettent l'estomac surtout dans une grande faiblesse, une grande langueur : ils doivent être alors combattus par une nourriture fortifiante, l'emploi du Sirop de protoxide de fer à la dose de deux à quatre cuillerées par jour, l'exercice, les distractions et des vêtements chauds. On peut prendre aussi la décoction d'orties blanches, bue à deux heures de distance du Sirop de protoxide de fer. Les écoulements blancs-jaunes ou verdâtres, accompagnés de chaleurs, douleurs, pesanteurs dans les reins et le bas-ventre, de tiraillements dans les aines, d'envies fréquentes d'uriner, de cuissons en urinant, d'excoriations à la vulve, de faiblesse dans les cuisses, tiennent à l'inflammation catarrhale plus vive de l'utérus ou du vagin, et doivent être combattus par les bains de siége, les injections avec une solution concentrée de gomme adragant, dans une décoction de têtes de pavot, des onctions sur le bas-ventre, faites avec de l'huile d'olive tiède ; pour tisane, une décoction d'orge perlé, de chiendent, d'une forte quantité de doucette velue verte (valerianella eriocarpa) et de quelques amandes écrasées ; une nourriture légère, la cessation complète, et jusqu'à parfaite guérison, de toute nourriture excitante, d'union conjugale, de courses à cheval, et de tout ce qui peut exciter les organes génitaux.

Les démangeaisons, les boutons, les gonflements, les éruptions de toutes espèces se faisant à la vulve, sont adoucis ou diminués par les bains de siége, les lotions répétées avec les décoctions de racines de carottes, de patience ; mais il est très-dangereux de les détruire avec les pommades ; presque toujours, quand ces préparations les font passer, des irritations se présentent à la poitrine, à la gorge ou au mamelon, et souvent alors deviennent beaucoup plus graves.

Ces petites inflammations paraissent critiques. Après la ménopause le plus grand nombre passent , les autres persistent pendant le reste de la vie , et ne peuvent être guéries qu'après avoir placé le cautère à la cuisse. Quand elles ne sont pas incommodes , il est prudent de n'y rien faire, en les rendant plus supportables par de grands soins de propreté.

Les érysipèles qui se montrent à la face et dans d'autres parties, exigent le même traitement que les autres érysipèles. Quand ils sont légers , ils doivent être abandonnés à eux-mêmes. Les diverses éruptions qui sortent à la peau pendant la ménopause, sont presque toujours critiques et ne doivent être traités qu'après cette révolution , quand ils persistent après elle. Les gonflements douloureux des articulations cessent facilement et sans danger, après que l'on a mis des sangsues en nombre très-modéré.

Les gonflements que l'on observe aux jambes, passent après la ménopause chez les femmes dont la santé se fortifie; mais ils persistent chez celles qui restent faibles , languissantes. Cet état de langueur qui se montre après la ménopause, le plus souvent n'est pas le résultat de cette révolution , mais du mauvais état de quelques organes , auxquels il faut promptement remédier.

# QUATRIÈME PARTIE.

# DE LA CHLOROSE.

## CHAPITRE I<sup>er</sup>.

*Causes de la Chlorose.* — J'ai vu la chlorose se montrer assez fréquemment sans cause apparente; mais dans les neuf dixièmes des cas, elle m'a paru déterminée par le refroidissement subit du corps, ou par l'immersion des pieds ou des mains dans l'eau froide, pendant, ou peu de temps avant, ou après l'écoulement menstruel. Les impressions morales, vives et subites, les chagrins, les veilles, les fatigues, la produisent aussi. Toutes ces causes ont pour premier effet de déranger, diminuer, ou supprimer les règles, et la chlorose vient ensuite.

*Division de la chlorose en trois degrés.* — Je divise la chlorose en trois degrés, basés sur sa plus ou moins grande force ou gravité. Ces divisions sont utiles, non-seulement pour en faciliter la description, mais encore pour mieux spécifier la manière dont il faut diriger le traitement, suivant que les malades sont plus ou moins affectées.

Les descriptions que je fais de ces divers degrés de la chlorose, sont prises, pour le premier, dans le commencement de la maladie; pour le second, lorsqu'elle se montre avec tous ses symptômes les plus tranchés; pour le troisième, au temps où l'organisation ne pouvant plus réagir

succombe sous le poids de la maladie et périt progressivement.

*Symptômes.* — 1ᵉʳ Degré. — Légère pâleur uniforme
de la langue, des lèvres, des gencives et du pourtour
des ailes du nez ; le reste de la peau, quoique moins frais
et moins coloré, change peu. La figure se tache quelquefois comme chez les femmes enceintes, ou se garnit de
boutons ; légère bouffissure, aux paupières supérieures ;
yeux humides, battus ou brillants ; paupières inférieures
légèrement bleuâtres ; légers tiraillements aux seins, qui
deviennent plus sensibles et se ramollissent. Le creux de
l'estomac est douloureux à la pression et gonflé ; le ventre
gronde ; les jambes sont lourdes, fatiguées et souvent
douloureuses ; les chairs deviennent plus flasques, plus
molles et maigrissent. Dans le repos, le pouls ne bat ni
plus fort, ni plus souvent qu'à l'état normal. Mais souvent
les malades, surtout celles qui sont fort sensibles, ont des
palpitations de cœur sans faire de mouvement durant la
nuit ou le jour. En marchant lentement sur un terrain uni,
les pulsations du cœur redoublent peu ; mais en marchant
vite, ou bien en montant une côte, un escalier, la respiration est plus gênée, et les pulsations sont bien plus
fortes qu'avant la maladie. Ce symptôme est un des plus
caractéristiques de cette maladie et se présente toujours.
L'appétit est irrégulier, fantasque ; les digestions sont
difficiles, se dérangent facilement ; la diarrhée ou la constipation ont souvent lieu, quelquefois alternent. Souvent
la malade est altérée, assez souvent aussi elle a des langueurs d'estomac, des défaillances, des maux d'estomac
les plus variés, des nausées, des rapports, des aversions
pour certaines choses qui, peu de temps avant, flattaient
son goût. La malade est impatiente, ennuyée. Elle sent
un malaise général, une diminution des forces. Le sang
menstruel, si la fille est réglée, a perdu de sa quantité et
de sa couleur ; il est noir, rougeâtre, ou très-liquide et
peu coloré, d'un rouge terne. Les règles durent moins
longtemps. Ce changement de couleur du sang menstruel
est le symptôme le plus sûr et le plus constant de la mala-

die. Les nerfs s'agitent autant, bien souvent plus que dans le second degré de la maladie ; il fait éprouver du resserrement à la poitrine, revenant par accès avec ou sans toux, qui, dans ce cas, est sèche, sifflante et par quintes. La toux peut exister seule, et sans resserrement de la poitrine. Des douleurs les plus variées se font souvent sentir, et siégent plus particulièrement à l'un des côtés de la tête, de la face, sur les flancs, sur la poitrine et sur les jambes ; la même malade ne présente presque jamais tous les symptômes réunis.

2ᵉ Degré. — La peau est d'un pâle verdâtre, couleur de feuille morte, d'un aspect de demi transparence, plus sèche, moins douce et moins chaude qu'à l'état normal. Les sourcils et les cheveux ont perdu de leur brillant et de leur couleur. L'œil est triste, humide, sans éclat, sans vivacité. Les paupières et surtout les supérieures sont bouffies, et souvent d'une très-légère teinte bleue plus sensible à la paupière inférieure. Les lèvres, les gencives, la langue, sont décolorées. La langue et les gencives sont remarquables par leur lisse et leur uniforme pâleur ; ce symptôme existe dans le cas même où la figure est encore colorée. Il en est de même de la couleur pâle jaune-verdâtre du pourtour des ailes du nez et des lèvres. Elle a lieu constamment et jure quelquefois avec la couleur rouge des pommettes. Les seins se flétrissent ; le creux de l'estomac légèrement gonflé est plus sensible à la pression. Le ventre gronde presque continuellement. Les battements du cœur sont forts, fréquents et tumultueux. Ceux des côtés de la gorge sont très-visibles à l'œil, même pendant le repos. Quand la malade marche vite ou monte un escalier, l'oppression et les battements du cœur augmentent de force et de vitesse, au point de la suffoquer. Il existe souvent une petite toux sèche, par secousses et insensible à la malade. Les jambes lourdes et faibles semblent s'enfoncer dans le sol pendant la marche ; elles enflent autour des malléoles ; les veines diminuent beaucoup de volume, et paraissent au travers de la transparence de la peau d'un rouge vineux.

La jeune fille est faible, triste, rêveuse, plus sensible, plus impatiente, aimant la solitude, se repaissant d'idées tristes et mélancoliques qui souvent la font pleurer sans sujet apparent. Elle a par instants des faiblesses, des défaillances; l'appétit diminue et parfois se pervertit. Il y a tendance à l'assoupissement pendant le repos. La nuit, le sommeil est souvent agité. Le sang est fort peu coloré dans les chloroses avancées. Répandu sur un linge blanc, il prend une couleur de brique. La suppression des règles n'existe pas toujours chez les chlorotiques ; la plupart perdent en petite quantité; mais il y a constamment un changement de couleur et de consistance dans le sang des règles. Il prend un aspect différent suivant les individus et change souvent plusieurs fois chez la même personne ; il est pâle, glaireux, roussâtre, semblable à la lie de vin blanc, puriforme, poisseux, demi-noir, strié, d'un gris-jaunâtre, verdâtre. Il paraît un jour, deux jours, quelquefois trois, mais rarement plus; parfois inodore, il a souvent une odeur désagréable.

Pour l'ordinaire, l'écoulement s'opère ainsi, mais il arrive quelquefois qu'il est très-abondant, continue plus longtemps qu'à l'état normal, et revient bien plus souvent. Il est plus liquide, moins glaireux, et de la couleur que je viens d'indiquer.

Au 3e Degré de la maladie, la peau est d'un pâle jaune, plus mate, plus terreuse, plus écailleuse; les yeux sont abattus, pâles et ternes; les traits sont bouffis, le pouls est très-faible, très-fréquent, redouble par le mouvement, prend de la fréquence sans beaucoup d'ampleur et l'oppression devient très-grande, tout le corps enfle; les jambes et les cuisses très-gonflées se couvrent de petites taches rouges-vineuses. La faiblesse augmente graduellement et devient telle que les mouvements sont impossibles ; le pouls faible, petit, fréquent, mais toujours tumultueux et légèrement irrégulier dans la force de ses pulsations, s'affaibit encore et se réduit à un léger frémissement presque insensible, qui continue pendant quelque temps et disparaît. La poitrine s'embarrasse, et la mort vient, lentement et sans convulsion, finir cette série d'accidents. Les facultés intellectuelles se conservent jusqu'à la fin. Je ne citerai pas d'observations de chlorose au premier et au second degré ; les cas sont si communs ! Mais les cas de chlorose au dernier degré sont plus rares, exigent des soins plus prompts, plus attentifs, ce qui m'engage à en citer ici quelques faits.

OBSERVATION.—M<sup>lle</sup> M..., âgée de dix-huit ans, blonde, sanguine, d'une force et d'une taille moyennes, réglée régulièrement depuis l'âge de quinze ans, se mouilla le bas des jambes dans une rosée froide du mois de mars. Les règles se supprimèrent. Aussitôt après, elle eut des coliques, des maux de tête, des douleurs dans les articulations ; le quatrième jour, elle fut saignée à la jambe. Les menstrues ne coulèrent pas à l'époque suivante. Dans les premiers jours de mai, la chlorose parut et fit de rapides progrès. Au mois de juillet, les jambes, puis les cuisses s'infiltrèrent ; bientôt ce gonflement gagna tout le corps. Cet état persista deux mois, et la malade s'éteignit sans agitation. Ses facultés intellectuelles se conservèrent jusqu'à la fin.

Cette observation m'a été donnée par le médecin de la malade, M. Coulon, de Saujon.

OBSERVATION. — La fille F..., de la Renardière, âgée de vingt-deux ans, brune, forte et bien réglée depuis l'âge de quatorze ans et demi, entra dans une église très-froide pendant qu'elle avait chaud et qu'elle avait ses menstrues : saisie par le froid, elle trembla beaucoup et se trouva mal. Ses règles cessèrent de couler. Six semaines après, elle était chlorotique. Cette maladie fit des progrès et fut accompagnée pendant les quatre premiers mois d'attaques de nerfs, qui diminuèrent à mesure que la chlorose prit de l'intensité, et cessèrent enfin au bout de neuf mois. Deux mois après, la malade avait les jambes, les cuisses et les bras infiltrés ; le ventre était plein d'eau ; la malade, très-faible, presque toujours couchée, avait beaucoup de répugnance à se mouvoir, et le moindre mouvement était accompagné d'une très-forte oppression.

La peau, grosse, molle, d'un pâle jaune terne et flasque, était sèche , rugueuse et froide. Elle mangeait peu ; les digestions étaient lentes et difficiles. Dans une consultation avec M. Reddon , son médecin habituel , nous prescrivîmes le Sirop de protoxide de fer, d'abord à la dose d'une cuillerée à café, matin et soir. Elle l'augmenta progressivement pendant six jours jusqu'à la quantité de deux cuillerées à bouche , prises à doses fractionnées dans le courant du jour. Dix jours plus tard , elle en prit trois cuillerées par vingt-quatre heures. D'abord, l'appétit s'améliora ; le pouls se releva peu à peu. L'infiltration diminua depuis le quinzième jour et disparut complètement le trente-sixième. La peau devint plus douce, plus serrée, puis s'anima , et resta longtemps encore un peu jaune et tachée. La guérison fut complète après deux mois et demi de traitement. Les règles reparurent comme avant la maladie , et malgré que cette fille eût repris ses travaux habituels. Elle continua le Sirop huit jours chaque mois, pendant les quatre mois suivants.

Quand la maladie est passée depuis longtemps à l'état chronique et habituel, soit au premier ou second degré , la peau perd cet aspect de demi transparence , et prend une couleur d'un blanc jaune mat. Elle est grosse, molle, flasque et ridée. Les paupières cessent d'être bouffies et conservent une légère teinte bleuâtre. Les traits se flétrissent ; les lèvres se colorent un peu : les seins s'effacent : la poitrine se rétrécit et se courbe ; les yeux s'enfoncent , et tout porte l'empreinte d'une vieillesse prématurée. Les palpitations du cœur ne sont pas aussi fortes en marchant ; les battements artériels ne sont plus aussi sensibles à la tête ; les jambes , quoique faibles , n'éprouvent pas cette fatigue, cette lourdeur, que ressentent les femmes récemment chlorotiques. La constitution, affaiblie, s'est conformée à ce nouvel état , qui ne cesse plus par les seuls secours de la nature , mais qui guérit constamment par l'emploi du Sirop de protoxide de fer, quelle que soit son ancienneté. Cette maladie , après avoir duré fort longtemps , dispose l'utérus à produire des fleurs blanches , des polypes, des fongosités de toutes espèces, le squirre, des ulcérations du col , etc.

*Marche et progrès de la chlorose.* — Chez plusieurs filles, la maladie se borne aux symptômes suivants : légère pâleur des lèvres, des gencives , de la langue et du pourtour des ailes du nez, qui , chez quelques femmes , contraste avec la rougeur des joues ; pesanteur des jambes ; palpitations du cœur en marchant vite ; faible diminution des règles avec changement de leur couleur. Ces symptômes de la chlorose, au premier degré, se dissipent quelquefois dans l'espace de deux ou trois mois, surtout chez les jeunes filles. Ils se maintiennent plus longtemps sur les femmes du moyen âge.

J'ai vu beaucoup de femmes de trente-cinq à quarante-cinq ans, qui s'en trouvaient atteintes depuis la puberté. Après être passée à l'état chronique , cette chlorose éprouve moins de variations que celle au second degré , si la malade ne fait aucune chose pour l'aggraver. Mais quand les femmes touchent de l'eau froide, il y a toujours plus de malaise durant les deux, trois ou quatre jours qui suivent le moment où elles se sont mouillé les jambes ou les bras. Elles sont plus sensibles aux diverses variations de température. Leur état de malaise s'accompagne de douleurs, de faiblesse , de troubles nerveux, de quelques mouvements fébriles revenant souvent à la suite d'un peu de fatigue ou d'impressions morales.

Quand la maladie devient chronique , habituelle, les accidents diminuent. Il n'y a plus de bouffissure aux paupières; la peau est toujours un peu terne, jaune, terreuse, sans être pâle , si ce n'est autour des ailes du nez ; les lèvres et les gencives ont repris de la rougeur , mais les chairs ont pour l'ordinaire moins de fermeté. Un très-grand nombre de femmes en sont faiblement et constamment atteintes depuis la puberté , et rapportent à d'autres causes l'indisposition que cette maladie leur fait ressentir.

Sur un certain nombre de filles ou de femmes, les accidents augmentent lentement pendant deux, trois, quatre ou cinq mois ; chez d'autres , la maladie prend rapidement beaucoup d'intensité dans l'espace de trois à six semaines  Parvenue au second degré , le plus ordinairement la chlorose s'y maintenant longtemps avec de petites augmentations momentanées, une augmentation au printemps et en automne, et une amélioration en hiver et en été. Malgré leur faiblesse et leur susceptibilité au froid , ces malades sont constamment mieux en hiver. Quelques-unes même prennent , pendant cette saison , de la force et une apparence de bonne santé, mais, aux mois de mars, avril et mai, la chlorose augmente et diminue de nouveau vers novembre et décembre. Cette recrudescence est d'autant plus marquée, que la maladie est plus nouvelle. Elle est moins sensible quand la chlorose dure depuis dix ou douze ans.

Elle peut guérir par les seuls efforts de la nature , se maintenir au même état, ou bien augmenter progressivement et passer au troisième degré. Dès les commencements , quand la maladie guérit seule , les accidents se dissipent promptement. La malade est moins sujette aux récidives, pourvu toutefois qu'elle n'ait aucun trouble des règles. Quand la chlorose se maintient plus de deux ou trois ans, elle passe à l'état chronique. Alors elle ne conserve pas l'intensité qu'elle avait d'abord. Elle ne s'accompagne plus autant d'accidents , ni de complications graves. Les augmentations ne sont plus aussi marquées aux divers changements de saisons. La malade reste dans un état de chétiverie constant, et la maladie persiste tout le temps que la femme doit être réglée. Les efforts de la nature ne suffisent pas seuls pour la guérir ; mais on peut toujours y parvenir en prenant assez longtemps du Sirop ferreux.

Quand la chlorose acquiert promptement beaucoup d'intensité, il existe plus de faiblesse ; elle est plus sujette à passer au troisième degré , et l'affaissement est plus rapide ; mais le plus souvent la chlorose y passe lentement. Pendant ce dernier état les forces vitales paraissent s'anéantir ; la nature ne peut plus réagir. Cet état dure souvent fort longtemps sans éteindre la malade. Avec cette gravité de la chlorose, la maladie ne peut pas guérir sans les secours de l'art. Dans les premiers temps de ce troisième degré, on peut encore assez facilement la guérir, en employant le Sirop ferreux que l'on commence par deux cuillerées à café par jour, et que l'on augmente ensuite graduellement. Dans les derniers temps, elle est bien souvent incurable.

On pense généralement que le mariage fait cesser la chlorose. Cet effet a lieu quelquefois ; mais le plus souvent après, cette maladie augmente ou reste stationnaire.

Sur soixante femmes mariées pendant qu'elles avaient la chlorose, sept ont guéri dans le cours de l'un des trois premiers mois qui ont suivi le mariage. Vingt-sept sont restées dans le même état pendant au moins une année. Chez vingt-six, la chlorose a fait des progrès dès le premier ou second mois. Parmi ces dernières, neuf étaient affectées de chlorose chronique restée stationnaire depuis plusieurs années. Aussitôt après le mariage, ces maladies se sont aggravées.

Les chlorotiques, surtout celles au second degré, deviennent rarement enceintes, et sont très-susceptibles de se blesser. J'ai soigné bien des femmes chlorotiques qui, mariées depuis plusieurs années, n'avaient pas eu de grossesse, et qui sont devenues enceintes aussitôt la guérison de la chlorose. Cependant, j'en ai vu plusieurs devenir grosses, porter à terme et nourrir. Les symptômes de la maladie commençaient à diminuer vers la fin du troisième mois.

OBSERVATION. — M$^{me}$ B..., âgée de vingt-six ans, d'une taille moyenne, d'un tempérament nerveux et sanguin, présentait, depuis l'âge de dix-huit ans, tous les signes de la chlorose, et tous les mois avait un léger écoulement d'un gris rougeâtre. Quand je fus consulté, cette dame, mariée à vingt-et-un ans, s'était blessée quatre fois aux termes de quatre à cinq mois. Je lui prescrivis le Sirop de protoxide de fer, dont elle fit usage pendant deux mois et demi, durant lesquels elle prit un coloris et une force qu'elle n'avait pas encore eus. Les derniers jours, les règles coulèrent rouges et pendant six jours. Aussitôt après, elle devint enceinte, eut une grossesse heureuse, et accoucha d'un enfant vigoureux. Cette chlorose, que le mariage n'avait pas guérie, paraît bien être la cause de ces quatre blessures.

OBSERVATION. — M^{me} D...., âgée de vingt-six ans, d'une taille et d'une force moyennes, chlorotique depuis l'âge de dix-sept ans, très-nerveuse, se maria à vingt ans. Elle eut deux enfants, un garçon et une fille, qui tous deux sont d'une pâleur chlorotique, ont les chairs très-molles, et sont couverts d'ulcères scrofuleux, que l'on combat avec avantage avec les préparations de fer, mais qui reparaissent cinq ou six mois après que ces jeunes gens cessent d'en faire usage.

A l'âge de vingt-cinq ans, après avoir été traitée depuis longtemps et sans avantage par diverses substances, cette dame me fit appeler. Voilà l'état où elle se trouvait : pâleur extrême des lèvres et de la peau, maigreur bien prononcée, gonflement mou des jambes, des cuisses et faiblesse telle qu'elle ne pouvait pas marcher, ni même se tenir debout, palpitations et oppression extrême au moindre mouvement, toux sèche. Tous les mois elle voyait un jour seulement ses règles d'un jaune violacé.

Mise à l'usage du Sirop ferreux, les forces revinrent, l'appétit augmenta. Dix-huit jours après, elle parcourut 1,500 mètres, et quinze jours plus tard elle montait librement l'escalier. Ses règles ont coulé rouges et fortes, et depuis sept ans son état de santé se soutient ; elle a une fille de quatre ans, qui, rouge, forte et vive, ne présente aucun symptôme de scrofules.

Pour faire connaître les effets de la chlorose sur la grossesse, la délivrance, ses suites, l'état des enfants, et pour éviter de rapporter un certain nombre de faits, je fais ici le tableau synoptique de cinquante-deux femmes devenues enceintes pendant qu'elles avaient la chlorose.

*(Voir le tableau au verso.)*

SUR 52 FEMMES DEVENUES ENCEINTES PENDANT LA CHLOROSE.

10 — Se sont blessées du deuxième au sixième mois.

4 Sont restées longtemps très-faibles, chétive[s] et souvent affectées d'accès de fièvre. La chlorose a continué.
2 Ont eu des pertes assez fortes d'un sang p[eu] chargé de fibrine et sont restées faibles. La chlorose a persisté.
1 Est morte d'une métrite chronique un mo[is] après la délivrance.
3 N'ont pas eu d'autres accidents et so[nt] restées chlorotiques.

33 — Se portaient mieux pendant la grossesse à partir du troisième au quatrième mois. Dix-neuf ont pris de l'embonpoint.

2 Sont accouchées d'enfants morts et la chl[o]rose a continué.
2 Ont eu à la suite des irritations chroniqu[es] fort longues, dont elles ont guéri ainsi q[ue] de la chlorose.
24 Sont accouchées sans accidents.
3 Ont eu divers accidents nerveux.
2 Ont eu des pertes.
3 Étaient énormément infiltrées.

9 — Ont souffert pendant la grossesse.

1 Atteinte d'hydropisie utérine. — Mort de [la] femme et de l'enfant.
1 De convulsions se répétant sans la moind[re] impression. — Couche heureuse; n'a [pu] nourrir. — Guérison de la chlorose et de [la] maladie des nerfs. — L'enfant était ass[ez] fort.
2 De maux d'estomac, avec vomissements. Amaigrissement. — Diarrhée. — Faibless[e] — L'une est morte avant d'accoucher. et l'autre trois jours après; enfant mort.
1 De maux d'estomac, nausées, amaigriss[e]ment, couche heureuse, retour des forc[es] par l'emploi du fer. — N'a pu nourrir l'e[n]fant qui s'est fortifié. — Guérison de [la] chlorose.
1 Est morte de pertes survenues quelqu[es] jours après la délivrance. — L'enfant e[st] mort à l'âge de quatre jours.
La plupart de ces femmes avaient les jamb[es] infiltrées.

14 Ont eu de deux à six couches et sont restées
   chlorotiques, dans l'intervalle. — Trois d'entre
   elles sont devenues rachitiques.
 8 Ont été guéries de la chlorose dès la première
   couche et se sont fortifiées.
 3 Ont été guéries de la chlorose après la première
   couche, mais les menstrues sont restées irrégulières et avec dysménorrhée.
 4 Ont été guéries momentanément de la chlorose,
   mais cette maladie a récidivé, six mois après la
   couche ou l'allaitement.


 1 Est accouchée heureusement d'un enfant assez volumineux. — N'a pas pu nourrir par faiblesse. —
   La chlorose a continué.
 1 Est restée longtemps très-faible et atteinte de
   fièvre lente à la suite des couches. — Guérison
   de la maladie. — La chlorose a persisté. — L'enfant est mort âgé de dix jours.
 1 Est morte d'une péritonite chronique. — L'enfant
   a survécu.

16 Ont pu nourrir pen-
   dant une année au
   moins. Dix d'entre
   elles ont pris de l'embonpoint. Les autres
   ont maigri.
 4 N'ont pu continuer à
   nourrir par la mort
   des enfants.
 7 N'ont pas nourri par
   faiblesse ou défaut de
   lait.
 2 Par des raisons parti-
   culières indépendan-
   tes de la santé.

En consultant ce tableau, il est facile de voir l'effet très-fâcheux que la chlorose exerce sur les fonctions utérines; ou, pour mieux dire, que, dans cette maladie, l'utérus est dans un état pathologique influant sur l'enfant.

La proportion des blessures, des maladies venant à la suite de couches, des femmes affaiblies, de celles qui succombent, des enfants morts, faibles ou malades, est très-considérable; cette influence m'a paru la cause la plus grande de la faiblesse des constitutions, des scrofules, du rachitis, etc. Le nombre des femmes atteintes de la chlorose au premier degré est énorme; et, dans certaines localités, il dépasse la moitié des femmes de quatorze à quarante-cinq ans. C'est là certainement la cause la plus puissante de l'affaiblissement progressif de la race humaine. On trouve dans le monde un certain nombre de femmes qui ne sont bien portantes que pendant la grossesse; elles sont chlorotiques. La maladie cesse pendant la grossesse et revient après.

La chlorose se montre le plus souvent aux environs de la puberté ou peu de temps après. Elle paraît fréquemment avant cette époque. Elle peut affecter les petites filles, longtemps avant le temps fixé pour l'accomplissement de la puberté. J'ai vu beaucoup de filles de huit, neuf, dix, onze, douze, treize ans qui, sans être plus développées qu'on l'est ordinairement à cet âge, présentaient tous les symptômes de la chlorose, ont été guéries par le Sirop ferreux, et n'ont été réglées que deux, trois, quatre, cinq, six ans plus tard. Chez ces petites filles, la chlorose arrête beaucoup le développement du corps, rétrécit la poitrine, contourne la colonne vertébrale, provoque la formation des scrofules, de la phthisie, et sans un traitement fait à temps convenable, la pauvre fille reste faible et rabougrie. Mais si l'on traite la chlorose chaque fois qu'elle se montre avec intensité, le développement du corps continue à s'exécuter, et la fille peut acquérir une forte constitution.

Observation. — M<sup>lle</sup> P..., de Saintes, âgée de vingt-et-un ans, forte et bien constituée, était, à dix ans, faible, délicate ; elle réunissait tous les symptômes de la chlorose au second degré, compliquée d'une fièvre intermittente qui, depuis six mois, résistait au sulfate de quinine, pris sous toutes les formes. Je prescrivis le Sirop de protoxide de fer pendant un mois ; les forces se relevèrent ; la pâleur et les palpitations de cœur cessèrent ensuite. Douze grains de quinine administrés en deux jours arrêtèrent la fièvre déjà très-affaiblie. Son état de santé se soutint pendant trois mois, au bout desquels la chlorose revint graduellement, et bientôt après la fièvre intermittente. Le Sirop fut repris et suivi du même succès. Depuis ce moment la chlorose a reparu tous les ans, accompagnée des mêmes accidents, dans les mois d'avril ou mai, et toujours le Sirop ferreux a fait cesser la maladie. Cette fille, devenue fortement constituée, a vu ses menstrues pour la première fois à l'âge de dix-sept ans. Depuis leur apparition, la même susceptibilité existe toujours. Pour peu qu'elle se mouille, ses menstrues s'altèrent et la chlorose reparaît.

OBSERVATION. — Mlle M...., mince, assez forte, très-vive, fut chlorotique à l'âge de onze ans. Traitée par le Sirop de protoxide de fer, elle devint rose, bien portante, et ne fut réglée qu'à quinze ans et demi.

OBSERVATION. — Mlle S...., grande, forte, bien constituée et d'un beau tempérament sanguin, était chlorotique à neuf ans. Tous les accidents cessèrent par l'usage du Sirop de protoxide de fer, et reparurent constamment tous les trois ou quatre mois après qu'elle avait cessé d'en prendre. Elle le reprit chaque fois et jusqu'à quinze ans. Depuis, elle est devenue grande, forte, fraîche, avec les seins bien développés. La santé s'est soutenue et les règles n'ont paru qu'à dix-sept ans. Cette personne, mariée depuis quatre ans, est mère de trois enfants très-forts.

Chez la plupart de ces filles, la chlorose avait lieu sans cause apparente, et la disposition aux récidives était tellement forte, qu'elle reparaissait bien souvent quelques mois après la guérison, surtout quand elles plongeaient les pieds ou les mains dans l'eau froide.

On trouve un grand nombre de filles plus âgées , ou des femmes , chez lesquelles la chlorose se montre sans cause apparente , et qui sont tellement disposées à contracter cette maladie , qu'elles en sont atteintes tous les ans dans les mois d'avril ou de mai.

Quand la chlorose a guéri sans traitement , le sujet conserve encore une disposition à contracter de nouveau cette maladie ; mais après les guérisons obtenues par les secours de l'art , il existe toujours une grande tendance aux rechutes. La rechute est d'autant plus à craindre , que la maladie a duré plus longtemps , ou bien a plus récidivé. Quand la chlorose à l'état chronique a duré longtemps , elle a tellement modifié tout l'organisme qu'il est toujours disposé à s'en affecter de nouveau , tant que le traitement n'a pas été continué assez de temps pour soutenir les forces et son équilibre jusqu'à ce qu'il ait pris une pose ferme et durable.

La chlorose habituelle et chronique depuis longtemps , peut augmenter tout-à-coup par suite d'une nouvelle cause, et devenir fort grave.

OBSERVATION. — M^lle G...., âgée de vingt-huit ans , née de parents bien constitués , d'une taille et d'une constitution moyennes, ayant la peau jaune et les cheveux noirs , était réglée régulièrement depuis l'âge de quinze ans, elle perdait pendant deux jours seulement un sang poisseux et décoloré. Elle est restée chlorotique depuis la puberté. Au mois d'avril 1844, elle se mouilla deux jours après ses menstrues , celles-ci ne reparurent plus. Dans le courant de mai , la chlorose augmenta beaucoup. Les jambes , les cuisses et les bras gonflèrent , le ventre se remplit d'eau , et cette fille mourut quelques jours après.

# CHAPITRE II.

## *Complications de la Chlorose.*

Les pâles couleurs font naître un grand nombre de maladies, dont plusieurs peuvent devenir bien plus graves qu'elles. Elles attaquent les nerfs, les vaisseaux, troublent la circulation, produisent des engorgements de toute espèce, l'hydropisie, etc. Je parlerai plus particulièrement des accidents nerveux, des inflammations, des scrofules, du rachitis et de la phthisie.

*Accidents nerveux.* — Les accidents nerveux se montrent habituellement dès le commencement de la chlorose. Ils sont d'autant plus forts que cette maladie fait plus de progrès, et que le sujet est plus sensible. Ils cessent ordinairement en partie quand cette maladie est très-avancée, et ils peuvent se présenter à tout âge, dans les premiers temps comme chez celles où la chlorose est passée à l'état chronique. Ces affections nerveuses sont on ne peut plus variées et peuvent prendre toutes les formes; les plus communes, dans ce cas, sont les névralgies, les cardialgies, l'hystérie.

Les névralgies ou douleurs vives sont un des symptômes les plus fréquents de la chlorose, et quelquefois les seuls qui se présentent au premier coup d'œil. Elles ont un caractère particulier, qui doit fixer l'attention, celui de changer souvent de lieu; elles attaquent la tête, l'estomac, la poitrine, les flancs, les jambes; passent d'un côté à l'autre, de la tête à l'estomac, dans les membres; reviennent au même point; prennent pendant quelque temps de la fixité; puis deviennent irrégulières. A la tête, elles affectent plus particulièrement le sinciput, les tempes, les sourcils, les joues, plus ordinairement d'un seul côté, ou passent plusieurs fois de droite à gauche et de gauche à droite. Au corps, elles siégent au creux de l'estomac, aux flancs, au dos, aux seins, aux membres. Les jambes sont souvent affectées.

Les gastralgies (maux d'estomac) sont aussi fort communes. Quand elles se montrent avec des langueurs, des faiblesses, des défaillances de l'estomac, elles peuvent être le produit des fleurs blanches.

Les sensations qu'elles font éprouver au creux de l'estomac sont celles d'un vide, d'un besoin de manger, d'un poids, de tiraillement, de resserrement, de pincements, de chaleur, d'une sensation douloureuse toute particulière qui se porte aux côtés, au devant de la poitrine, au dos, avec oppression, soupirs, bâillements. Le creux de l'estomac est par instants gonflé, très-sensible ou douloureux au toucher. Chez beaucoup, l'appétit se soutient. Chez d'autres, et surtout après une certaine longueur de la maladie, la faim cesse aussitôt qu'elles commencent à manger. On en trouve dont le besoin se fait sentir de nouveau peu de temps après le repas, et ce besoin se manifeste quelquefois si souvent qu'elles sont obligées de prendre de temps en temps quelque chose.

Des désordres infiniment variés chez les divers individus, et chez la même personne, revêtent aussi toutes les formes de l'hystérie, que je ne décrirai pas ici. Je les énumère en grande partie, à l'article Puberté.

Le trouble nerveux des chlorotiques peut prendre la forme de chorée, d'épilepsie, de tic douloureux, de catalepsie, d'hémiplégie, de paralysie, de faiblesse de l'ouïe, convulsions des yeux, de la figure, de la langue, etc., etc.

Observation. — La fille B..., âgée de dix-sept ans, forte et livrée aux travaux de la campagne, entendit près d'elle un coup de fusil : ses règles, qu'elle avait alors, cessèrent de couler, puis elle eut des convulsions revenant de temps en temps au premier sommeil. Le mois suivant les règles ne parurent pas, les crises nerveuses revinrent et la chlorose se montra le troisième mois. Tout le temps que cette fille devait avoir ses règles, elle sentit dans le bras et la jambe des secousses qui menaçaient de la faire tomber ; elles passèrent pour revenir le mois suivant ; un mois plus tard, elles étaient continuelles.

Je vis alors la malade et lui prescrivis le Sirop ferreux. La peau et les muqueuses se colorèrent, l'appétit et les forces revinrent, les crises diminuèrent progressivement. Après deux mois et demi, les règles parurent, et, vingt-cinq jours après, la chorée était totalement passée ; mais le Sirop fut encore continué dix jours chaque mois, pendant six mois consécutifs.

OBSERVATION. — M$^{me}$ B .., âgée de trente ans, brune et bien constituée, était bien réglée depuis l'âge de quatorze ans et demi. Elle avait eu trois couches, et avait nourri ses trois enfants. Au mois de mars 1829, en passant près d'un fossé, ses pieds glissèrent dans l'eau. Ses règles, qui coulaient depuis un jour seulement, s'arrêtèrent, et deux mois après elle était chlorotique au second degré. Au mois de juillet, elle vint me consulter, et me confia qu'elle était fort triste et tourmentée du désir de tuer ses enfants ; que n'ayant pas eu de chagrin, elle ne savait à quoi rapporter cette affreuse manie ; mais qu'elle ne l'avait que depuis qu'elle était pâle et faible. Pensant que la chlorose était la cause de cette aliénation, je prescrivis le Sirop ferreux, qui fut pris à la dose de trois cuillerées par jour. Dès le dixième jour, la gaîté et l'appétit revinrent ; les digestions furent plus faciles et moins accompagnées de flatuosités. Quinze jours plus tard, ses idées sombres avaient totalement cessé, et cette dame avait repris son premier état. Le mois suivant, les règles coulèrent comme autrefois, et depuis seize ans cette maladie n'est pas revenue, malgré que cette dame ait eu bien des chagrins.

OBSERVATION. — J'ai soigné trois filles, âgées, une de quatorze, une de quinze, et une autre de dix-sept ans. Chlorotiques sans avoir été menstruées, elles étaient atteintes de la danse de Saint-Weith. Chez la première, la maladie datait d'un mois, se bornait à la jambe et à la cuisse gauche, et n'avait pas été traitée. Chez les deux autres, elle durait depuis plusieurs mois, affectait tout un côté du corps, avait été combattue sans avantage par tous les anti-spasmodiques. Toutes trois cessèrent avec la chlorose, par le seul secours du Sirop de protoxide de fer.

Observation. — Deux sœurs, âgées, l'une de vingt ans, et l'autre de dix-sept ; la première, chlorotique depuis trois ans, souffrait, depuis neuf mois, d'une névralgie faciale, contre laquelle on avait employé, sans aucun avantage, presque tous les moyens préconisés contre cette maladie. La plus jeune, chlorotique depuis six mois, éprouvait la même névralgie depuis vingt-deux jours. Ces filles commencèrent à prendre le Sirop ferreux le 10 mai ; le 1er juillet, les chloroses et les névralgies avaient cessé.

Observation. — Une fille de seize ans, chlorotique depuis six mois, sentait depuis trois mois, toutes les dix ou douze minutes et pendant la veille seulement, un mouvement convulsif régulier de la tête, du cou et de la poitrine, qui lui faisait rendre des sons semblables à l'aboiement d'un petit chien. Pendant le sommeil elle avait de temps en temps des secousses. Je prescrivis le Sirop de protoxide de fer le 7 mai 1838 ; le 16 juin suivant la névrose et les pâles couleurs avaient entièrement cessé.

Ces névroses cessent quelquefois tout-à-coup, mais pour l'ordinaire lentement après la guérison de la chlorose. Chez quelques femmes elles ont une grande tendance à la récidive. Chez d'autres il reste continuellement un peu d'agitation, plus sensible la nuit, et surtout au premier sommeil. Les convulsions, les névralgies, passent quelquefois facilement, d'autrefois moins vite. La chorée, la catalepsie, l'espèce de paralysie que l'on observe dans ce cas, sont plus longtemps à guérir.

L'épilepsie la plus redoutable de toutes, cesse quelquefois et d'autant plus vite qu'elle est moins ancienne ; mais après avoir duré de douze à dix-huit mois, elle peut persister toute la vie, malgré le retour complet des menstrues à leur état normal.

Observation. — J'ai traité onze femmes devenues épileptiques pendant qu'elles avaient la chlorose ; chez cinq seulement l'épilepsie a disparu peu de temps après la guérison de la première maladie par l'emploi du Sirop ferreux ; chez les six autres elle a continué.

OBSERVATION. — J'ai vu cinq jeunes chlorotiques chez qui la vue s'affaiblit progressivement , au point qu'elles distinguaient peu les petits corps , et quand elles fixaient longtemps un objet , elles cessaient de l'apercevoir jusqu'à ce qu'ayant fermé les paupières pendant un moment, l'œil eût repris plus de force pendant le repos. Toutes ont été guéries en prenant du Sirop de protoxide de fer.

OBSERVATION. — Une fille de dix-huit ans , d'une bonne constitution , chlorotique depuis le mois de juin 1831 , cessa de voir après le coucher du soleil , et trois mois après devint aveugle dans les premiers jours de mai 1836. Elle reçut sans avantages les soins d'un médecin habile , pendant tous les mois de mai et juin suivants. Je fus ensuite consulté par son médecin. Nous prescrivîmes le Sirop ferreux le 27 juillet. Dix-huit jours après , la malade commençait à distinguer quelques objets le matin. Un mois plus tard , les deux maladies avaient totalement cessé.

OBSERVATION. — Une fille de vingt ans , grande et fortement constituée , chlorotique depuis quinze mois , atteinte d'héméralopie depuis trois mois , fut frappée d'amaurose dans les premiers jours de mai 1836. Mise à l'usage du Sirop ferreux le 16 juin , elle fut complètement guérie le 10 août.

OBSERVATION. — Chez une fille de vingt ans , forte et chlorotique , après avoir eu la vue troublée par des brumes, des nuages, des cercles superposés, devint aveugle ; elle a guéri par l'action du Sirop ferreux , pris pendant trois mois passés.

*Des irritations chroniques compliquant la chlorose.* — Des irritations chroniques viennent souvent compliquer la chlorose. Elles peuvent siéger sur les muqueuses, la peau, les glandes, les vaisseaux. Chez quelques-unes, ces irritations sont continuelles, chez d'autres elles redoublent à certaines époques fixes , et remplacent imparfaitement l'écoulement menstruel. Aussi, chez ces femmes, la chlorose est moins forte.

La leucorrhée ( fleurs blanches ), produite par la chlorose, est fort commune à la ville et rare à la campagne; le plus souvent, elle débute à l'état chronique ; quelquefois cependant elle commence par une vive chaleur à l'utérus, au vagin, à la vulve. Ordinairement cette maladie diminue promptement, mais elle peut persister toujours au même état, et durer aussi longtemps que la chlorose. Chez quelques-unes, elle redouble au moment où les règles devraient paraître.

Les fleurs blanches des chlorotiques sont pour l'ordinaire très-liquides, peu glaireuses, d'un blanc jaunâtre. Cette leucorrhée passe ordinairement en même temps que la chlorose, quand elle n'est pas très-ancienne ; quand elle existe depuis plusieurs années, elle continue après la chlorose et guérit difficilement.

Observation. — J'ai vu des fluxions à la figure et surtout aux mâchoires, revenant à des époques, les unes régulières, les autres irrégulières, et qui disparurent sans retour après la guérison de la chlorose.

Observation. — J'ai soigné cinq chlorotiques affectées d'inflammations aux yeux, qui paraissaient avoir quelques exacerbations à certaines époques irrégulières. Ces maladies, après avoir résisté à divers traitements, guérirent avec la chlorose par le seul moyen du Sirop ferreux.

Observation. — Une fille, chlorotique depuis deux ans, portait depuis quinze mois, au bout du nez, un engorgement dur, sans beaucoup de rougeur, très-peu sensible à la pression, et contre lequel on avait employé successivement, et sans avantage, l'iode, le mercure, les résolutifs. Cet engorgement se dissipa spontanément, peu de temps après la guérison de la chlorose, obtenue avec le Sirop ferreux.

Observation. — D'autres femmes avaient, pendant la chlorose, des plaques dartreuses, des taches à la peau ; des plaques jaunes et terreuses à la figure, des boutons, qui toutes disparurent après la guérison de la chlorose par le Sirop ferreux.

OBSERVATION. — Une femme de trente-deux ans, chlorotique depuis l'âge de dix-sept ans, portait depuis longtemps à la vulve des pustules accompagnées de dé-mangeaisons très-incommodes. Le Sirop ferreux fit tout passer dans l'espace de deux mois.

# CHAPITRE III.

## *Du Rachitis produit par la Chlorose.*

La chlorose produit très-souvent la gibbosité : c'est même la complication la plus fréquente, plus particulière-ment chez les filles de douze à vingt-sept ans. J'ai donné des soins à un très-grand nombre de filles qui, très-bien conformées avant d'avoir la chlorose, se contournaient rapidement pendant le cours de cette maladie, et chez qui la courbure a disparu, ou bien a cessé d'augmenter, aussitôt le retour des forces et des menstrues. J'en ai vu plusieurs chez qui cette courbure s'était redressée, ou bien était restée stationnaire pendant un ou deux ans après la guérison de la chlorose, et reparaissait, ou faisait de nouveaux progrès, après le retour de cette dernière maladie. Celles dont le dos était déformé avant qu'elles eussent la chlorose, voyaient presque constam-ment augmenter la courbure pendant le cours de cette dernière maladie. Sur cent filles âgées de quatorze à vingt ans, chlorotiques depuis un an et bien conformées avant le début de la chlorose, cinquante-neuf étaient plus ou moins bossues. Ces courbures étaient toutes latérales. Quoique cette maladie paraisse plus fréquemment à l'âge que je viens d'indiquer, elle peut se montrer dans tout le temps que la femme est réglée. Je l'ai vue sur un certain nombre de femmes de trente à cinquante ans; je l'ai même plusieurs fois observée dans le cours du retour d'âge.

Comme beaucoup d'autres complications de la chlorose, le rachitis se déclare dans le cours de la première année de la présence de cette maladie. Le plus souvent, c'est deux, trois, quatre, cinq, six mois après qu'elle a commencé. Mais elle se manifeste rarement, quand les pâles couleurs ont lieu depuis trois ou plusieurs années, et quand elles sont devenues habituelles.

Cependant, j'ai plusieurs fois observé que des femmes chlorotiques depuis très-longtemps, sans être devenues rachitiques, sentaient le dos se contourner, peu de temps après une première ou deuxième couche.

Cette maladie n'atteint pas plus particulièrement les filles de tel ou tel tempérament ; elle sévit sur toutes. Je l'ai vue se manifester sur les femmes faibles et sur les femmes fortes. On la voit également à la ville et à la campagne ; à la ville, elle est plus commune sur les filles élevées avec mollesse.

Dans ce genre de maladie, la colonne vertébrale se courbe ; dans les dix-neuf vingtièmes des cas l'épaule droite s'élève ; le côté correspondant de la poitrine se bombe ; l'épaule gauche baisse et se porte en avant ; le côté gauche de la poitrine se creuse obliquement. Il est plus rare que la courbure s'opère du côté droit. Dans cette courbure, la base du cou s'allonge vers l'épaule droite, qui s'écarte et s'élève ; la tête s'incline du même côté et prend une pose qui révèle la difformité malgré tous les moyens employés pour la dissimuler. Les courbures en avant sont aussi fort communes. La malade se courbe en avant, les épaules s'élèvent, la poitrine s'enfonce, le ventre s'avance, le cou se porte en avant, la tête se relève, le dos s'arrondit. Chez le plus grand nombre, cette pose paraît tenir à l'affaissement que la faiblesse fait éprouver à la malade. Si la maladie n'est pas très-ancienne, le corps se redresse constamment à mesure qu'il se fortifie ; mais quand elle dure depuis plusieurs années, elle diminue sans cesser complètement.

La courbure en arrière est fort rare, je ne l'ai vue que deux fois seulement.

Le cou s'affecte bien plus rarement que le dos; les courbures ont lieu en avant ou en arrière et très-rarement sur les côtés.

Dans ces diverses courbures, le dos n'est jamais douloureux. Quelquefois des douleurs se font sentir dans le côté qui se creuse, et paraissent provenir de la pression que les côtés exercent sur les parties voisines, en se rapprochant et s'étendant.

Les articulations du genou, de la cuisse, des pieds, des mains s'affectent aussi fort souvent. L'articulation gonfle lentement, est très-peu douloureuse d'abord, puis ses mouvements deviennent plus roides, plus difficiles, plus douloureux. L'engorgement augmente lentement, persiste aussi longtemps que la chlorose. Quand le sujet est scrofuleux, ou le devient, la maladie marche avec plus de rapidité; la tumeur présente des bosselures : celles-ci, dures d'abord, se ramollissent ensuite et forment bientôt des abcès, qui se font jour à l'extérieur. Ces accidents s'accompagnent de fièvre, font beaucoup maigrir la malade, et peuvent la faire mourir, si l'on ne se hâte d'y remédier par un long emploi du Sirop ferreux. Quand la maladie n'est pas très-avancée, si la malade prend ce médicament pendant sept ou huit mois, la chlorose guérit d'abord, ensuite les abcès se ferment, la tuméfaction diminue peu-à-peu et se dissipe enfin.

Pour donner une plus juste idée de cette maladie, je citerai quelques observations :

Observation. — M^lle O..., âgée de trente-cinq ans, très-nerveuse, d'une assez bonne constitution, grande, bien élancée, n'avait aucun de ses parents rachitiques. Elle fut réglée à quatorze ans et demi. Ses règles s'arrêtèrent chaque fois qu'elle eut des impressions morales vives pendant leur cours; chaque fois la chlorose se montra un mois après, et guérit par l'emploi du Sirop ferreux. Depuis vingt ans, elle a eu huit ou dix fois la chlorose, et plusieurs fois elle en est restée malade pendant trois, quatre, cinq, six ou sept mois. Sa taille ne s'était pas déformée.

A cette dernière attaque, la chlorose, quoique moins intense qu'elle avait été, fut accompagnée, six semaines après avoir commencé, d'une déviation de l'épine du dos, qui se courba fortement à gauche. Deux mois plus tard, la difformité paraissait fort grande. Je la mis alors à l'usage du Sirop ferreux, et je vis le dos se redresser au point qu'après deux mois et demi de traitement, il avait repris sa pose normale, sans garder aucune trace de la difformité.

OBSERVATION. — La fille B.. , âgée de dix-huit ans, d'une taille moyenne, à peau blanche et cheveux très-noirs, bien réglée depuis l'âge de quinze ans et demi, fut laver pendant qu'elle avait ses règles; elles s'arrêtèrent. Deux mois après, elle était chlorotique. Un mois plus tard le dos se courba sur la gauche. Pendant les cinq mois suivants, la courbure s'accrut beaucoup. Je la mis à l'usage du Sirop ferreux, six mois après le commencement de la difformité. Deux mois et demi de traitement suffirent pour la faire disparaître. Cette fille put ensuite se livrer aux rudes travaux de la campagne, et la maladie n'a pas reparu depuis trois ans que le traitement est cessé.

OBSERVATION. — M^lle G..., des Gonds, âgée de vingt-deux ans, grande, forte et bien tournée, vit ses règles, pour la première fois, à treize ans. Elles se régularisèrent cinq mois après, et coulèrent régulièrement jusqu'à vingt-et-un ans. Le 10 février, en sortant d'un appartement très-chaud, où elle avait dansé, elle fut saisie par le froid: ses règles, qu'elle avait alors, se supprimèrent. Six semaines après, elle était chlorotique. Vers la fin d'avril, l'épine dorsale fléchit sur le côté gauche. Dans les premiers jours de juin, ce côté se trouvait creux, et le droit bombait; l'épaule droite se portait en arrière, en dehors et en haut, et cette pauvre fille, naguère svelte et très-gracieuse, était toute contrefaite. Alors elle fut mise à l'usage du Sirop ferreux, à la dose de trois cuillerées par jour. Dès le quinzième jour de son emploi, on put remarquer que l'épine du dos se redressait. Après neuf semaines de traitement, cette jeune fille reprit ses formes élégantes et gracieuses, et ses deux épaules ne présentaient plus de différence. Quatre ans après, je fus consulté de nouveau par cette jeune personne, alors mariée et mère d'un enfant qu'elle avait nourri pendant un an. Après le sevrage, les menstrues revinrent en petite quantité ; cette jeune femme pâlit et devint chlorotique au premier degré; mais bientôt son mari remarqua que sa taille se déformait et se déviait à gauche ; elle sentait une douleur dans ce côté, vers l'attache des dernières côtes. Je prescrivis de nouveau le Sirop ferreux, et cette jeune malade vit encore disparaître la maladie.

OBSERVATION. — M^{me} M..., de Saintes, âgée de vingt-six ans, chlorotique au premier degré depuis l'âge de vingt ans, se maria à vingt-deux ans. A vingt-trois ans, elle accoucha et nourrit son enfant pendant neuf mois. Après le sevrage, elle redevint chlorotique au même point qu'elle l'était avant la grossesse; mais deux mois et demi après, le dos se courba sur le côté gauche. La difformité fit des progrès, malgré l'emploi des amers et des toniques: elle augmenta lentement pendant six mois, et devint fort grande. Je fus ensuite consulté, et d'accord avec son médecin ordinaire, M. Foreau, nous prescrivîmes le Sirop ferreux, à la dose de trois cuillerées par jour. Les forces se relevèrent d'abord; puis l'épine dorsale se redressa graduellement et reprit sa forme première. Après deux mois et demi de traitement, l'embonpoint et la fraîcheur étaient mieux qu'ils n'avaient jamais été.

OBSERVATION. — M^{lle} R..., âgée de vingt-six ans, brune, vive, grande et forte, avait été bien réglée depuis l'âge de seize ans jusqu'à vingt-deux. Alors, les menstrues s'altérèrent à la suite d'une vive contrariété, et la chlorose se montra. Quelque temps après, le dos fléchit, d'abord à gauche. La courbure augmenta lentement pendant deux ans. Alors, la colonne, fortement courbée à gauche, vers le bas, se courbait à droite en haut ; elle formait ainsi deux courbures en sens opposé. Cette demoiselle me fit appeler pour m'entendre avec son médecin, M. Coulon. Je proposai le Sirop ferreux, qui fut pris à la dose de trois cuillerées par jour. La chlorose guérit d'abord ; la fraîcheur et l'embonpoint revinrent. Au bout de six semaines, le sang menstruel parut d'un beau rouge, sans être beaucoup plus abondant. Puis l'épine du dos se redressa lentement. Le Sirop ferreux fut continué ; à la période suivante, les règles furent plus abondantes, fluèrent pendant cinq jours, et continuèrent le même temps ensuite. Après six mois de traitement, la colonne vertébrale avait repris sa forme première, ce qui surprit beaucoup le médecin et la famille.

OBSERVATION. — M<sup>lle</sup> P..., de Saintes, âgée de vingt-deux ans, brune, vive, assez bien constituée, eut une suppression par suite du chagrin qu'elle éprouva de voir sa mère malade. Cinq semaines après elle était chlorotique au second degré. Dès les premiers jours de la chlorose elle fut prise d'attaques de nerfs qui revenaient tous les jours et redoublaient à la moindre impression morale. Sept semaines après, on vit le rachis se courber à gauche. Deux mois plus tard, cette courbure était si forte que les vêtements, matelassés, ne pouvait plus la cacher. Elle vint alors me consulter : je lui prescrivis le Sirop ferreux, à la dose de trois cuillerées par jour. La fraîcheur et le coloris de la peau revinrent d'abord ; mais bientôt ensuite l'épine dorsale se redressa progressivement. Deux mois et demi de traitement suffirent pour lui rendre sa forme première. Pendant trois ans après, cette jeune personne conserva les formes de sa taille et sa santé ; mais ensuite elle eut une nouvelle suppression : la chlorose reparut, et deux mois après l'épine dorsale se courba de nouveau. Le Sirop fut repris et continué pendant quatre mois, quoique la courbure du rachis eût totalement disparu dans les premiers jours du troisième mois. Quatre mois après, cette demoiselle se maria, devint mère, et depuis dix ans elle n'a pas eu de récidive, ni de chlorese, ni de déviations de la taille.

OBSERVATION. — M<sup>lle</sup> C..., de Courcoury, âgée de dix ans, d'une taille moyenne, d'une constitution délicate et très-vive, présente, en mars 1838, les symptômes de la chlorose au premier degré. En mai, la mère observe que l'épaule droite s'élève et s'écarte de l'épine dorsale ; sa poitrine s'avance en avant, se creuse sur les côtés, et prend la forme de la poitrine de lièvre ; puis l'épine du dos se fléchit de plus en plus à gauche. Quand on vint me consulter, la flexion était assez forte pour ne pouvoir plus être cachée par les vêtements rembourrés. Je prescrivis le Sirop ferreux. La petite fille prit bientôt du coloris, de la fraîcheur, de l'embonpoint, et le rachis se releva tellement, que, deux mois et demi après, il ne restait plus de traces de la difformité.

Sa santé se conserva dix-huit mois ; ensuite la chlorose se développa de nouveau, et le dos se déforma comme à la première fois. Je prescrivis encore le Sirop ferreux. Deux mois après, les deux maladies avaient totalement cessé. Le Sirop fut encore continué pendant six semaines, et depuis six ans elle en a pris tous les trois mois pendant quinze ou vingt jours consécutifs. La chlorose et la déviation vertébrale n'ont pas reparu. Cette jeune personne a pris de la taille, de la force, ses règles ont paru à quinze ans et demi et se sont régularisées dans les quatre mois suivants. Aujourd'hui la poitrine est large et bien formée.

## CHAPITRE IV.

### *Des Scrofules produites par la Chlorose.*

La chlorose hâte la naissance des scrofules chez les personnes disposées à contracter cette maladie, et les produit chez les femmes dont la constitution en paraît le plus éloignée. J'ai vu bien des filles qui sont devenues scrofuleuses pendant qu'elles avaient la chlorose, et chez qui les scrofules ont cessé promptement après la guérison de la première maladie.

OBSERVATION. —Une fille, forte et brune, devint cinq fois chlorotique dans l'espace de treize ans. A chaque fois, et dès les premiers temps de l'invasion de la chlorose, les glandes du cou gonflaient, suppuraient et laissaient un ulcère scrofuleux qui persistait aussi longtemps que la chlorose, et se cicatrisait peu de temps après sa guérison. Pendant tout le temps que cette fille était bien réglée, elle n'avait jamais de glandes engorgées. Ces scrofules se montrent par divers syptômes, suivant les sujets. Chez les unes il se forme dans diverses parties du corps, mais surtout à la figure et aux mains, des tumeurs dures, arrondies, très-peu douloureuses, qui durent longtemps, se ramollissent lentement au centre, deviennent bleuâtres, s'ulcèrent et percent. Les os d'une ou de plusieurs phalanges, le nez, les oreilles gonflent sans faire sentir de douleur ; une ou plusieurs articulations se tuméfient. Chez d'autres, il paraît à la gorge et au cou des glandes engorgées, des petits boutons sur les yeux ; les lèvres et le bout du nez enflent ; le ventre gonfle et durcit, etc.

Ces accidents, qui se maintiennent et font des progrès pendant tout le temps de la chlorose, ne se montrent pas tous ensemble sur la même personne. Le plus ordinairement ils guérissent aussitôt la guérison de la chlorose.

OBSERVATION. — La fille R..., de Saint-Brice, faible, délicate depuis sa première enfance et souvent malade, présentait à douze ans des symptômes de la chlorose au premier degré. Depuis quelque temps la poitrine était courbée sur le devant et fléchie sur le côté gauche, creuse sur le devant du côté gauche, bombée sur le derrrière du côté droit ; l'épine était fléchie à gauche. Le ventre gros et dur présentait vers l'ombilic une tumeur grosse et dure. Les membres étaient très-minces et très-maigres ; la peau d'un pâle jaune était toute écailleuse ; l'appétit était très-mauvais ; les digestions difficiles. Je prescrivis le Sirop ferreux à la dose d'une cuillerée par jour. Le quatrième jour, elle en prit deux cuillerées qu'elle continua pendant trois mois. Dès le huitième jour, l'appétit augmenta ; le vingt-cinquième, l'épine s'était un peu relevée. Un mois plus tard, la poitrine s'était redressée. Les épaules et les côtes avaient repris leur place. La tumeur avait disparu. Cette fille avait pris de la force, de l'embonpoint. Le

Sirop fut continué durant une année , pendant huit jours chaque mois. Cette fille a pris de la taille , de la force, a été réglée à seize ans , et jouit aujourd'hui d'une fort bonne santé.

Observation. — La fille R..., âgée de vingt-deux ans, brune et bien constituée, fut bien réglée de quinze ans et demi à vingt ans. Alors, une vive frayeur supprima les règles. Six semaines après, vers le 15 mai, cette fille était chlorotique au second degré. Dans les premiers jours de juillet , le genou droit gonfla. En septembre et octobre , l'engorgement fit des progrès. A la fin d'octobre, l'articulation , presque immobile , faisait sentir une douleur sourde , forte , et augmentait à la moindre secousse que recevait la jambe. Il y avait de la fièvre. Cette maladie résistait depuis trois mois aux divers traitements dirigés contre elle. Alors son médecin, M. Richard , prescrivit le Sirop de protoxide de fer , à la dose de trois cuillerées par jour. La malade , pâle , maigre et très-faible , prit d'abord de la force ; la peau s'anima , la fièvre cessa , le genou diminua. Après deux mois de traitement , l'articulation put être légèrement fléchie et sans douleur. Un mois après , les règles parurent rouges et pendant cinq jours. Cette fille avait repris de l'embonpoint et de la fraîcheur. Enfin , après six mois de l'usage du Sirop ferreux, le genou n'était pas plus gros que l'autre. Depuis deux ans la santé de cette fille s'est bien maintenue ; elle peut se livrer à la danse , pour laquelle elle a beaucoup de goût.

Les scrofules produites par la chlorose , ne guérissent qu'après la cessation de cette dernière maladie. Le fer , qui guérit ces deux maladies , prises isolément, est aussi le seul moyen de les guérir quand elles sont réunies. Nous y reviendrons en nous occupant du traitement de la chlorose et des préparations de fer. Les sujets réunissant les symptômes indiqués dans cette série étant très-nombreux et se présentant journellement, je n'en rapporte ici qu'un seul cas.

OBSERVATION. — M^lle D..., grande, brune, forte, née de parents bien constitués et ne portant aucune cicatrice, suite de scrofules , fut réglée à quatorze ans. Les menstrues se régularisèrent dans les quatre mois suivants et coulèrent ensuite régulièrement jusqu'à dix-huit ans. Alors elles se supprimèrent dans une partie de plaisir, où elle se mouilla. Sept semaines après, elle était chlorotique au second degré ; deux mois plus tard les glandes du cou s'engorgèrent ; les yeux rougirent et présentèrent deux petits boutons blancs à l'œil droit ; le bord des paupières se garnit de boutons ; le nez et la lèvre supérieure s'engorgèrent sans rougeur et sans chaleur ; toute la figure paraissait bouffie ; les glandes , situées au-dessous de la mâchoire inférieure et le long du cou , se réunirent en paquets, qui gonflèrent sans s'échauffer. Tous ces accidents persistèrent pendant quatre mois , malgré l'emploi des amers , etc. Je fus alors consulté par M. Poitevin, de Pons , qui voyait la malade. Je proposai d'employer le Sirop ferreux, qui fut pris à la dose de deux cuillerées le premier jour, puis à celle de trois cuillerées les jours suivants. La chlorose cessa d'abord. Après que les lèvres et la peau furent colorées, la figure se dégorgea lentement ; les yeux guérirent ; le nez et la lèvre revinrent à leur volume normal ; les glandes furent plus longtemps à disparaître, et la guérison ne fut complète qu'après quatre mois et demi de traitement. Les règles coulèrent ensuite comme avant la maladie, et la santé se soutint pendant trois ans. Depuis, cette demoiselle eut, en mars, une nouvelle suppression qui, deux mois après, fut suivie de chlorose. Les mêmes symptômes de scrofules parurent à la fin de juin, furent de suite combattus à l'aide du Sirop ferreux et cessèrent. Le traitement fut continué pendant trois mois. Pendant les trois mois suivants , cette demoiselle prit du Sirop ferreux pendant dix jours consécutifs chaque mois. Huit ans se sont écoulés depuis. Cette personne , mariée et mère, n'a pas eu de récidive.

# CHAPITRE V.

*De la Phthisie pulmonaire produite par la Chlorose.*

Les trois quarts au moins des phthisies pulmonaires dont sont atteintes les jeunes filles et les jeunes femmes, sont produites par la chlorose.

Cette phthisie paraît, dès son invasion, sous différentes formes, qu'il faut étudier pour les reconnaître le plus tôt possible, et les traiter dès leur commencement. Les unes ont d'abord une toux sèche, de la chaleur, de la douleur à la poitrine; puis elles crachent du sang; la fièvre se déclare, et plus tard les crachats contiennent du pus.

D'autres ont des crachements de sang avant, pendant, ou après les règles, lesquels peuvent durer longtemps sans causer d'accidents graves; mais à la suite d'un temps plus ou moins long, ou d'accidents, la toux et la fièvre se font sentir, et la phthisie se déclare.

D'autres ont une fièvre lente, redoublant soir et matin, sans toux, avec de la chaleur dans la poitrine; puis la fièvre et l'oppression augmentent et longtemps après vient le crachement de pus.

D'autres sont atteintes d'un rhume qui dure longtemps et dégénère en phthisie.

Chez d'autres, la poitrine se contourne, se rétrécit. Les poumons sont comprimés, s'enflamment et se garnissent de petits dépôts, qui percent et versent du pus avec les crachats.

Chez quelques-unes, la chlorose rendue au troisième degré détruit les poumons et les autres organes.

Il en est chez qui les scrofules se montrent, d'abord à l'extérieur, puis se propagent aux poumons qui se garnissent d'ulcères. On en voit aussi chez qui les scrofules semblent guérir en dehors et se portent ensuite sur les poumons.

Parmi les nombreuses et fort intéressantes observations rapportées par M. Dusourd, je citerai seulement les suivantes.

OBSERVATION. — M<sup>me</sup> O..., âgée de trente-deux ans, grande et forte, eut ses règles à treize ans. Mariée à dix-huit ans, elle a eu deux enfants vigoureux. A vingt-quatre ans, les règles se supprimèrent par suite d'une violente colère ; la chlorose parut ; trois mois après son apparition, cette dame fut prise d'une toux sèche, accompagnée de fièvre, de difficulté de respirer, de chaleur à la poitrine, puis d'un crachement de sang qui revint de temps en temps pendant trois jours seulement. Les accidents augmentèrent ; les crachats, d'abord nuls ou clairs, devinrent ensuite purulents. Sept jours après l'apparition de ces crachats, je fus appelé. La toux était très-fréquente, surtout le soir, et les crachats contenaient beaucoup de pus, le matin. Je prescrivis trois cuillerées de Sirop de protoxide de fer par jour, pris à la dose d'une demi-cuillerée chaque fois. Un mois après, il y avait une grande diminution dans les accidents. Au bout de cinquante-deux jours, la toux, l'expectoration, la fièvre et la gêne de la respiration avaient totalement cessé. On continua le Sirop jusqu'à ce que les règles fussent revenues à leur état normal, ce qui n'arriva qu'après trois mois et demi de traitement.

OBSERVATION. — M<sup>lle</sup> M..., âgée de dix-neuf ans, fut réglée à treize ans, sans douleur, sans accidents ; elle l'a toujours été régulièrement jusqu'à dix-huit ans. En janvier 1837, une grande frayeur supprima les menstrues le second jour de leur apparition. Dès la fin de février, elle fut atteinte d'une chlorose assez intense. Dans le mois d'avril, le dos se dévia sur le côté gauche. Dans le courant de mai, elle eut de la toux, de la fièvre, de la chaleur et de l'oppression. Dans les premiers jours de juin, elle cracha du sang pendant quatre jours ; la fièvre et la toux augmentèrent ; les crachats d'abord clairs et glaireux contenaient du pus à la fin de juin. Je fus consulté, le trois juillet. Je prescrivis le Sirop de protoxide de fer à la dose de deux cuillerées par jour dans une solution de gomme adragant. Au cinquième jour, la dose fut portée à trois fortes cuillerées par jour, que je fis continuer jusqu'à la

fin du traitement. Le vingt-cinq juillet, le mieux commençait à se faire sentir ; le vingt-deux août, la fièvre avait
cessé ; la toux et l'oppression étaient très-faibles ; l'appétit
et le sommeil étaient bons. L'expectoration, réduite à
très-peu de chose, continua jusqu'au trois septembre.
Ensuite la fraîcheur, l'embonpoint et les forces reparurent.
Je fis continuer le Sirop de protoxide de fer jusqu'au retour complet des menstrues, qui ne revinrent que le
quinze d'octobre.

OBSERVATION. — Les deux sœurs M...., de Courant,
faibles et nerveuses, filles de phthisiques, âgées, l'une de
dix-sept ans, et l'autre de dix-neuf. La plus jeune, réglée
depuis deux ans, eut une suppression et devint chlorotique dans les trois mois suivants. Six semaines plus tard,
une toux sèche se fit entendre. Rare d'abord, elle augmenta progressivement, et, cinq semaines après, fut
accompagnée d'un crachement de sang. La fièvre, la toux,
l'oppression firent des progrès ; l'expectoration devint
purulente, et cette malheureuse fille mourut phthisique.
Six mois après la mort de cette fille, sa sœur aînée eut
une suppression, par suite d'un violent accès de colère,
pendant le mois d'avril. Elle était chlorotique vers le 15
mai. Vers la fin de juillet, elle sentit une petite toux sèche
plus sensible le soir et le matin, avec de l'oppression et
de la chaleur sous les seins. Le 15 septembre, elle cracha
du sang, plusieurs fois dans l'espace de huit jours. Ensuite, la fièvre, la toux et l'oppression augmentèrent. Le
20 octobre, l'expectoration était purulente. Je prescrivis
le Sirop ferreux qui fut pris d'abord à la dose d'une demi-
cuillerée matin et soir. On l'augmenta progressivement
pendant quatre jours, jusqu'à celle de trois cuillerées par
jour, unies à quatre cuillerées d'une solution de gomme
adragant. Pendant quinze jours, la malade ne sentit aucun
changement avantageux ; la fièvre, la toux, l'oppression,
l'expectoration étaient les mêmes. Mais après vingt-cinq
jours de traitement, les crachats étaient moins abondants.
La toux, la fièvre et l'oppression diminuèrent ensuite,
ainsi que les crachats, et finirent après quatre mois de

traitement, quoique depuis six semaines cette fille eût repris sa force et sa fraîcheur. Le Sirop de protoxide de fer fut encore continué pendant dix jours chaque mois, durant quatre mois consécutifs.

OBSERVATION. — M<sup>me</sup> M..., de Jonzac, âgée de vingt-trois ans, était grande, brune et très-vive; sa mère est morte de la phthisie pulmonaire. Cette demoiselle, atteinte de suppression et chlorotique au second degré depuis deux ans, éprouvait, depuis dix mois seulement, une toux vive et souvent accompagnée de crachement de sang, d'oppression, avec fièvre continuelle.

Les crachats, d'abord presque nuls, puis muqueux, devinrent enfin purulents. Deux médecins habiles, qui, depuis quelque temps, lui donnaient des soins, ayant déclaré qu'elle était sans ressources, on vint réclamer mes conseils.

OBSERVATION. — M<sup>lle</sup> Taureau, du lieu des Corbins-Chaniers, près Saintes, âgée de seize ans, d'une bonne constitution, brune, d'un tempérament sanguin et nerveux, était légèrement chlorotique depuis quelques mois, et n'était pas réglée. Elle éprouva, dans les premiers jours de mai 1832, une toux sèche avec un crachement de sang peu copieux, mais continuel, de la chaleur à la poitrine, de l'oppression, de la fièvre plus sensible le soir. Je la vis alors avec M. Foreau. Nous prescrivîmes le Sirop de protoxide de fer à la dose de trois cuillerées par jour, étendu dans six cuillerées d'eau gommée. Ce mélange fut donné par cuillerées dans le courant du jour. Nous fîmes placer en dedans des cuisses, des cataplasmes de vinaigre et de mie de pain qu'elle gardait toute la nuit. Le crachement de sang cessa le onzième jour; le trente-cinquième, la toux, la fièvre et l'oppression avaient disparu. Alors elle cessa le Sirop. Deux mois après, les accidents reparurent. Le Sirop fut repris et continué pendant un mois après la cessation complète de tous les accidents. Cinq mois plus tard, la chlorose et le crachement de sang se montrèrent de nouveau; le Sirop fut repris, continué pendant huit mois, et jusqu'à ce que les règles fussent bien établies, et eussent reparu d'une manière convenable pendant trois époques consécutives. A partir de ce moment, la maladie n'a pas reparu. A vingt ans, elle s'est mariée, et depuis elle a eu trois enfants qu'elle a nourris pendant quinze mois chacun.

OBSERVATION. — M^lle C..., grande, mince, blonde et nerveuse, eut ses règles, pour la première fois, à seize ans. Elles étaient peu copieuses et fort décolorées. Depuis ce temps, cette demoiselle est restée chlorotique au premier degré. Les règles venaient fort irrégulièrement, tous les deux ou trois mois, mais en petite quantité et d'une couleur rouille. Depuis l'âge de quinze ans elle expectorait, de temps en temps, des crachats rouillés, chaque fois qu'elle se fatiguait, et quelquefois sans cause apparente. A l'âge de vingt-et-un ans, elle eut des chagrins; les menstrues diminuèrent encore; la poitrine s'embarrassa; bientôt elle eut, tous les soirs, de la toux, suivie de crachats rouillés. La toux et l'oppression augmentèrent; la fièvre se prononça; tous les accidents augmentèrent pendant deux mois. Je la vis ensuite avec M. Massiou, de Pont-l'Abbé, son médecin ordinaire. Elle avait une fièvre forte, une toux vive avec douleurs de côté et suivie de crachats purulents; les jambes étaient enflées et tout le corps avait beaucoup maigri. La malade ne pouvait pas se coucher sur le côté sans exciter la toux. Nous prescrivîmes le Sirop de protoxide de fer, à la dose d'une cuillerée les deux premiers jours, et de trois cuillerées les jours suivants. Malgré l'usage de cette préparation, les accidents augmentèrent pendant huit ou dix jours, restèrent stationnaires les huit ou dix jours suivants; mais enfin la fièvre diminua; la peau ne se couvrit plus de sueurs le matin; les aliments passèrent mieux; les selles, le plus souvent liquides, devinrent moulées; l'infiltration des jambes passa. Vingt jours après, la fièvre, la toux et les crachats avaient diminué. Après trois mois de traitement, tous les accidents de la poitrine avaient cessé; la peau avait repris sa fermeté, sa fraîcheur et son coloris; le crachement de sang n'avait plus lieu. Quinze jours après, le sang menstruel coula rouge et consistant pendant quatre jours. Trois mois plus tard, cette jeune personne avait pris de la force, de l'embonpoint. Depuis cinq ans, sa santé s'est bien soutenue, ses nerfs sont bien moins sensibles, et le crachement de sang n'a plus eu lieu

OBSERVATION. — M^lle L..., petite, brune, assez forte, très-spirituelle et très-vive, née de parents jouissant d'une bonne santé, fut réglée à quatorze ans et demi. Les menstrues se régularisèrent dans les six mois suivants. A dix-huit ans, et le dix mars, elle se mouilla pendant qu'elle avait ses menstrues ; elles cessèrent de couler. Dans les premiers jours de mai, elle était chlorotique. En septembre, elle était plus oppressée que l'est ordinairement une chlorotique au second degré ; elle sentait une légère chaleur dans la poitrine : la peau s'échauffa ; la malade accusait de l'irritation à la gorge, des coliques avec quelques selles liquides et de la soif.

En octobre, l'oppression et la fièvre augmentèrent. Le ventre était douloureux. Il y avait des tranchées suivies de selles liquides. La fièvre, toujours forte, redoublait encore sur les onze heures du matin et le soir. Il n'y avait pas de toux. Le douze novembre, elle fut prise d'une toux très-vive suivie de crachats rouillés. Le lendemain, ils étaient purulents. Les trois jours suivants, ils devinrent très-abondants. Son médecin me fit consulter. Nous prescrivîmes le Sirop de protoxide de fer, d'abord à doses très-faibles, étendues dans une solution de gomme adragant. Le quatrième jour, elle le prit à la quantité de trois cuillerées par jour. Le huitième jour, la diarrhée cessa, la soif diminua. Vers le quinze décembre, les crachats sont moins abondants. Du quinze au trente, la fièvre faiblit ; l'oppression diminua : la toux était légère. Dans le courant de janvier, la toux, l'expectoration et l'oppression cessèrent complètement. Le deux février, les règles parurent pendant cinq jours : le sang était épais et d'un beau rouge. Cette demoiselle s'est ensuite fortifiée, et depuis, huit ans se sont écoulés sans qu'il y ait eu de rechutes.

OBSERVATION. — M<sup>lle</sup> F..., Grande, grosse, forte et brune, âgée de vingt-trois ans, a perdu ses parents dans son enfance. Elle a été réglée à quinze ans, et l'a toujours été régulièrement jusqu'après vingt-et-un ans. Alors, le vingt-et-un février, elle eut une vive frayeur qui supprima les menstrues. A la fin de mars, elle était chlorotique. A la fin de juillet, elle était plus oppressée et sentait de la chaleur dans la poitrine, du tiraillement entre les deux épaules. Le mois suivant, la chaleur et l'oppression augmentèrent. Dans les premiers jours de juillet, la fièvre était vive, la peau brûlante et sèche, le pouls très-fréquent, la respiration courte, précipitée et sans toux; la langue était rouge dans toute son étendue. La malade se couchait également sur les deux côtés sans être plus oppressée. Le douze d'août, elle toussa beaucoup. La toux continua les deux jours suivants, et fut, le troisième jour, suivie de quelques crachats sanglants. Le dix-sept août, elle rendit des crachats blancs, épais et purulents. Le vingt-et-un, je fus appelé avec M. Massiou, son médecin ordinaire. Nous prescrivîmes le Sirop de protoxide de fer, à la dose d'une cuillerée le premier jour et de trois cuillerées les jours suivants.

Vingt-cinq jours après, la fièvre, la chaleur et l'expectoration diminuèrent; la malade supportait facilement quelques aliments, et n'avait pas de diarrhée. Vers la fin d'octobre, la toux, les crachats, l'oppression et la fièvre avaient cessé. La force et la fraîcheur revinrent ensuite. Les règles parurent le quinze novembre. Cette demoiselle a repris sa première force, et sa santé s'est bien soutenue depuis.

OBSERVATION. — M<sup>me</sup> C. .., âgée de trente-six ans, grosse, molle, blonde, d'un tempérament lymphatique et nerveux, issue de parents sains, réglée depuis l'âge de seize ans, régulièrement tous les mois, en petite quantité, pendant quatre jours, n'a pas eu d'enfants; elle a toujours eu, depuis l'âge de dix-huit ans, une toux grasse avec expectoration abondante de mucosités épaisses, augmentant l'hiver, et surtout pendant les pluies, mais sans fièvre.

Du reste , la santé était bonne et jamais fortement interrompue. A trente-six ans, les règles se supprimèrent pendant une promenade. Six semaines après, elle avait la chlorose au deuxième degré. Deux mois plus tard , la fièvre se prononça. Le 15 juillet, la toux était plus vive , la respiration plus gênée et râleuse; toute la poitrine était endolorie. En août , la fièvre et les autres accidents augmentèrent de plus en plus. Le 15 septembre , l'expectoration était purulente. Cinq jours après l'apparition des crachats purulents, son médecin, M. Balais, me demanda mon avis. Nous prescrivîmes le Sirop ferreux et un vésicatoire en dedans de chaque cuisse. Sous l'influence de ce traitement, l'état de la malade présentait une amélioration sensible, dès le dix-huitième jour de son emploi : le mieux augmenta graduellement. Trois mois après , les menstrues et le catarrhe chronique avaient repris leur état normal; les forces et l'embonpoint étaient revenus , et la santé de cette dame s'est maintenue au même état.

OBSERVATION.—M<sup>me</sup> M..., âgée de vingt-six ans, d'une constitution délicate, très-brune, légèrement chlorotique depuis l'âge de seize ans , quoique régulièrement menstruée, perdant en petite quantité , et pendant deux jours chaque mois , un sang roussâtre et poisseux , se marie à vingt-quatre ans. Les menstrues cessent complètement : la chlorose augmente; les jambes et les cuisses s'infiltrent: la faiblesse, l'oppression et les palpitations de cœur sont telles, qu'elle ne peut faire aucun mouvement ; il se déclare une toux qui, d'abord légère et sans expectoration, est bientôt accompagnée de crachats sanguinolents ; la toux augmente, la peau , sèche , flasque et froide , s'échauffe un peu ; les crachats cessent d'être sanguinolents ; la fièvre se prononce ; la toux est plus vive et sèche, et la respiration très-précipitée ; l'expectoration était purulente le 17 août 1838; la peau, sèche le jour, se couvrait d'une légère sueur la nuit et le matin ; tout le corps était enflé. Le médecin Massiou, qui la voyait, me fit consulter ; nous prescrivîmes le Sirop de protoxide de fer , à la dose de deux cuillerées par jour, étendu dans un peu d'eau gommée ; on augmenta successivement la dose pendant cinq jours , jusqu'à celle de trois cuillerées par jour. Le six septembre , l'oppression, la toux et la fièvre avaient sensiblement diminué. Le 30 octobre , la toux , l'oppression , les palpitations de cœur avaient cessé ; la couleur, la fraîcheur, l'embonpoint revinrent ensuite. Le Sirop fut encore continué pendant deux mois , au bout desquels les menstrues coulèrent abondamment et d'un beau rouge durant six jours, et depuis ont continué de la même manière.

OBSERVATION. — M<sup>lle</sup> B..., de Montils, grande, blonde, molle et nerveuse, fut réglée à seize ans. A dix-neuf ans , et pendant qu'elle avait ses menstrues , elle eut les pieds mouillés par une rosée très-froide. Cet écoulement s'arrêta. Trois mois après, elle était chlorotique au second degré. La chlorose se maintint à ce degré durant quinze mois , pendant lesquels cette demoiselle avait beaucoup maigri; la poitrine s'était courbée ; les épaules se rapprochaient en devant , s'écartaient et s'élevaient en arrière ; les seins ne faisaient plus aucune saillie ; le corps semblait s'affaisser sous son poids; la respiration était très-courte , fort gênée , surtout après le plus léger mouvement ; la malade , très-faible , avait la peau et les lèvres très-pâles , les jambes et les cuisses infiltrées. En mars , vingt-et-un mois après le commencement de la chlorose , elle avait une petite toux sèche , plus forte le soir, et des mouvements de fièvre passagers. En avril, les accidents augmentèrent ; la malade , presque toujours au lit, et la tête fort élevée , était très-faible. La faiblesse , l'infiltration , la fièvre , l'oppression et la toux augmentèrent. Dans les premiers jours de mai, les crachats étaient plus abondants et purulents le matin.

Je fus alors appelé avec M. Poitevin, de Pons, son médecin ordinaire. Le 11 mai , nous prescrivîmes de frictionner les jambes et les cuisses de la malade avec la teinture de scille et de digitale , et de lui faire boire du Sirop de protoxide de fer , à la dose d'une cuillerée le premier jour. On l'augmenta graduellement jusqu'à la quantité de trois cuillerées le sixième jour. Dans les premiers jours de juin, les forces se relevèrent un peu ; l'oppression diminua. On cessa la digitale dans les premiers jours de juillet ; l'oppression et la toux avaient beaucoup diminué ; l'expectoration était rare et glaireuse ; la fièvre avait cessé ; l'infiltration avait disparu ; la peau avait repris sa fraîcheur ; ensuite la poitrine se releva; les seins grossirent ; l'embonpoint reparut , et le 18 octobre , les règles coulèrent rouges , et pendant cinq jours. Depuis douze ans , cette personne , mariée et mère , a toujours joui d'une bonne santé.

OBSERVATION. — M<sup>lle</sup> S..., âgée de vingt-quatre ans , grande , blonde , mince et molle , fut réglée à seize ans. Elle vit ses règles régulièrement jusqu'à vingt-et-un. Alors elle eut une vive frayeur pendant ses menstrues, et l'écoulement cessa. Quelques semaines après , la chlorose se montra. Deux mois après la présence de cette maladie l'épine du dos fléchit sur le côté gauche. Cette courbure grandit lentement pendant quinze mois , et devint telle que les dernières côtes du côté gauche touchaient la hanche, le côté gauche de la poitrine était très-creux, et celui du côté droit très-bombé , surtout en arrière. La malade sentait vers le milieu de la courbure une douleur. La respiration était courte et plus gênée qu'elle l'est ordinairement chez les chlorotiques. Cette douleur , après avoir persisté pendant une année, augmenta dans le courant d'avril. Une petite toux se fit entendre surtout le soir. La malade était fort oppressée. En mai , la toux devint plus vive, sèche, et fut plusieurs fois suivie de crachats de sang. Vers le quinze de juillet, l'oppression était forte, la fièvre vive , la toux fréquente et suivie de crachats purulents. Je fus consulté , le premier août. Je prescrivis de suite le Sirop de protoxide de fer à la dose d'une cuillerée le premier jour , et trois cuillerées les jours suivants. Pendant la première quinzaine , la malade ne connut aucune amélioration ; mais , dans la quinzaine suivante ,

l'oppression diminua ; le dos se redressa légèrement.
Dans le courant de septembre, il se releva de plus en plus;
l'oppression et la toux diminuèrent beaucoup ; les crachats
disparurent. En octobre et novembre , la toux et l'oppression cessèrent. Cette demoiselle se fortifia. Les règles
parurent le vingt novembre. Pendant les six mois suivants , elle a pris du Sirop dix jours chaque mois , et
depuis dix ans sa santé s'est soutenue.

OBSERVATION. — M$^{me}$ G..., grande, brune, vive, âgée
de vingt-six ans, assez bien constituée, eut à vingt-quatre
ans une suppression par suite d'un accès de colère. La
chlorose parut et parvint au second degré dans les premiers jours d'avril 1837. Vers la fin de mai , le dos se
courba sur le côté gauche, cette courbure augmenta graduellement. A la fin d'août, elle était fort grande. Vers le
milieu de la courbe formée par la flexion de la colonne
vertébrale, la malade sentait une douleur sourde et accompagnée d'une toux sèche, qui persista pendant quinze
mois , durant lesquels la flexion du dos grandissait lentement. La malade était oppressée, ne pouvait pas se coucher sur le côté droit ,  et sentait le besoin d'avoir la tête
élevée. Au mois de novembre 1839 , la toux fut suivie
d'un léger crachement de sang, qui se renouvela plusieurs
fois dans l'espace de dix jours. Puis, peu de jours après ,
la toux devint plus vive , plus fréquente le soir et dans la
nuit. La fièvre se prononça , et la malade cracha du pus ,
le dix janvier. Je la vis alors avec M. Edouville , son médecin ordinaire. Nous prescrivîmes le Sirop de protoxide
de fer à la dose d'une demi-cuillerée matin et soir ; on
l'augmenta graduellement pendant dix jours jusqu'à celle
de trois cuillerées par jour. Les symptômes de la chlorose
diminuèrent beaucoup après vingt-cinq jours de traitement. Puis le dos se redressa lentement. En mars et avril,
la fièvre , la chaleur , la toux et les crachats cessèrent.
M$^{me}$ G... prit de l'embonpoint. Le Sirop fut continué
pendant trois mois consécutifs, et les trois mois suivants,
elle en prit huit jours chaque mois. Depuis ce temps, cette

dame a joui d'une bonne santé , et ses menstrues ont coulé régulièrement.

Enfin cette maladie produit dans les poumons de petits abcès, indiqués par de la toux , de la fièvre, de l'oppression, et un amaigrissement rapide.

OBSERVATION. — M^{lle} D...., âgée de seize ans, d'un tempérament lymphatique et nerveux , née de parents très-bien constitués, fut menstruée pour la première fois à quatorze ans et demi. Depuis ce moment les règles ont paru régulièrement tous les mois ; mais pendant un jour seulement , en petite quantité et de mauvaise couleur. M^{lle} D..... est restée chlorotique depuis l'âge de quinze à seize ans. Le bout du nez , la lèvre supérieure , les paupières gonflèrent ; il parut sur l'œil droit des boutons entourés d'un cercle rouge, des glandes engorgées parurent des deux côtés au-dessous de la mâchoire inférieure. Deux mois plus tard, elle sentit une toux sèche , plus vive le soir et le matin. Du dix au trente mai , les crachats étaient rouillés. Dans le courant de juin , la fièvre devint plus vive. Six semaines après , l'expectoration était copieuse et purulente. Je fus alors consulté. Je prescrivis le Sirop de protoxide de fer à la dose de deux cuillerées par jour, puis à celle de trois cuillerées dans un peu d'eau gommée. Vingt-huit jours après , la toux , la fièvre , les crachats et la gêne de la respiration avaient beaucoup diminué. Quinze jours plus tard , la fièvre avait cessé ; la toux était faible ; les crachats , réduits à peu de chose , étaient glaireux ; la respiration était plus libre ; les engorgements du cou avaient beaucoup diminué ; le nez et les yeux étaient moins gonflés. Le Sirop fut encore continué pendant deux mois , quoique trente-cinq jours après , les accidents de la poitrine avaient totalement cessé. Le nez, la lèvre et les yeux étaient revenus à leur état normal. Les engorgements avaient disparu  Les menstrues coulèrent pendant cinq jours en suffisante quantité et d'un beau rouge. L'appétit était bon. La fraîcheur, la force et l'embonpoint revinrent. Sa santé se maintint pendant dix-huit mois , au bout desquels un froid subit supprima ses règles. Quelque temps après, la chlorose reparut, et fut bientôt accompagnée des accidents indiqués ci-dessus. Dès leur début, M^me la baronne L., sa tante, vint la chercher pour la mener à Paris, où elle mourut phthisique.

# CHAPITRE VI.

## *Traitement de la Chlorose.*

On peut traiter la chlorose en toute saison, pourvu que la malade puisse se soustraire aux fortes variations de température et au contact des corps trop froids. Il faut bien se rappeler que celui de l'eau froide est le plus grand obstacle à la guérison de cette maladie. Je l'ai vu guérir également en hiver, en été, dans l'automne et le printemps, quoique cette dernière saison soit celle où les malades réclament ordinairement des soins pour les chloroses anciennes.

Les soins hygiéniques à prendre pour obtenir le succès du traitement, se bornent à éviter les impressions morales vives et subites, la tristesse et toutes les causes susceptibles de déranger la menstruation. Il faut surtout éviter le passage rapide du froid au chaud, se tenir les pieds secs et chauds, ne jamais toucher d'eau froide jusqu'à parfaite guérison, se servir d'eau tiède pour tous les soins de propreté. Il suffit souvent de tremper les mains ou les pieds dans l'eau froide pour faire échouer le traitement. La malade doit prendre un exercice modéré, agréable et en plein air ; du reste elle peut continuer son régime habituel, lorsqu'il n'est pas affaiblissant, et ses occupations, quand elles ne s'opposent pas à ce que je viens d'indiquer.

La malade est souvent fort altérée. La langue est rouge. Cette altération cesse ou diminue, quand la malade prend pendant six ou sept jours de la tisane faite avec de l'orge perlé, du chiendent, des amandes douces écrasées et des feuilles de laitue ; beaucoup d'entre elles éprouvent un mieux général en la prenant ; la malade ainsi préparée , je procède aux moyens curatifs. J'ai vu plusieurs femmes chlorotiques , même au second degré , avoir les lèvres et la langue très-rouges avec une vive altération sans fièvre et souvent de la diarrhée. Cet état durait fort longtemps , et ne cessait qu'après un long usage de la tisane que je viens d'indiquer et d'un régime doux. Aussitôt que la langue avait perdu de sa vive rougeur , au point d'avoir celle qu'elle a dans l'état de santé, je prescrivais le Sirop de protoxide de fer.

Quand il n'existe aucune inflammation, que la chlorose est à son début et très-légère , on prescrit une infusion de safran à la dose d'un à deux grammes pour trois cents grammes d'eau , à prendre dans le jour ; des décoctions d'armoise. Quand les nerfs sont agités on y ajoute deux ou trois grammes de racine de valériane , cinq ou six feuilles d'oranger. Ces substances guérissent rarement la chlorose et seulement au commencement de la maladie ; mais elles sont d'un grand secours pour provoquer les menstrues à la fin du traitement des chlorotiques traitées par le Sirop ferreux , quand les filles ou femmes , ayant repris leur fraîcheur et leurs forces normales , ne voient pas revenir leurs règles.

Quand la chlorose est sans complication , on doit recourir de suite au Sirop ferreux ( Sirop de protoxide de fer. )

Ce Sirop est le meilleur remède que l'on puisse employer pour guérir cette maladie.

Dans la chlorose , au premier et au second degré , le premier jour , je le prescris à la dose d'une demi-cuillerée matin et soir, seul ou mêlé avec de l'eau. Avant de prendre la dose du matin , il faut toujours manger quelques bouchées de pain. Quand, le matin , il est pris à jeun , il donne un arrière-goût qui répugne, et peut même aller jusqu'à provoquer des nausées. Je fais augmenter progressivement la quantité pendant trois jours jusqu'à celle de trois à cinq cuillerées par jour.

Les personnes d'une constitution délicate, et chez qui la chlorose est sans complication, en prennent une cuillerée le matin, une cuillerée à midi et une cuillerée le soir, pendant tout le traitement. La progression doit être bien plus lente chez les personnes dont les intestins sont dans un état d'inflammation.

Dès les premiers jours de son emploi, le mieux paraît et suit la marche progressive que je vais indiquer. L'appétit renaît ; les digestions s'opèrent mieux ; la peau s'anime ; les lèvres et les gencives se colorent ; les veines gonflent ; les palpitations du cœur, l'oppression, la toux, les lassitudes des jambes, la bouffissure des paupières disparaissent ; les yeux prennent de l'éclat, les cheveux du brillant ; la force et la gaîté reviennent, les chairs s'affermissent, et bientôt tout reprend son état normal.

La chlorose ayant beaucoup de tendance à la récidive, il faut continuer le médicament longtemps. Pour obtenir un succès complet et constant, on doit prendre le Sirop ferreux jusqu'à ce que les menstrues coulent convenablement, d'un beau rouge, et en quantité suffisante pour le sujet. Ensuite, il faut en boire pendant huit ou dix jours chaque mois, durant les deux ou trois mois suivants. Dans les chloroses fort anciennes et sujettes aux récidives, il faut le continuer dix jours le mois, durant de quatre mois à une année. C'est surtout dans les complications dont je vais parler, qu'il est bien essentiel d'observer cette continuité du traitement. Il ne faut pas suspendre le traitement pendant l'écoulement menstruel.

Dans les chloroses au second degré, j'ai souvent remarqué que dans les huit ou dix premiers jours du traitement, les pieds, les jambes, les mains, les poignets, l'avant-bras et la figure étaient atteints d'une enflure molle. Le plus ordinairement cet accident n'est pas grave, et se dissipe presque constamment pendant les quinze ou vingt premiers jours du traitement.

Je l'ai quelquefois observé dans la chlorose au premier degré ; elle a cessé plus promptement que dans celle au second degré.

Dans la chlorose au troisième degré, il faut commencer le Sirop par doses très-faibles, et les augmenter à mesure que les forces se relèvent. Ainsi l'on commence par une cuillerée à café le matin et autant le soir, que l'on augmente progressivement les cinq ou six premiers jours jusqu'à deux cuillerées à bouche, que la malade prend par petites doses dans les vingt-quatre heures. On le portera successivement ensuite à trois, quatre et même cinq cuillerées par jour.

Quand la chlorose est héréditaire, elle a toujours une grande disposition à la récidive, aussi faut-il continuer le traitement fort longtemps et ensuite prendre du Sirop ferreux huit jours par mois pendant quatre mois consécutifs, puis tous les deux mois durant six mois; ensuite on cesse, mais pour soutenir le mieux, il faut prendre du Sirop ferreux les deux années suivantes pendant quinze ou vingt jours, en mars et avril, avant que la chlorose paraisse. Ces femmes doivent éviter avec le plus grand soin tout ce qui peut déranger les menstrues.

Quand la chlorose est passée à l'état habituel, le traitement doit être le même que dans celle qui est nouvelle, mais elle guérit un peu plus lentement; dans ce cas, cette maladie récidive presque constamment, si l'on n'a pas l'attention de prendre du Sirop de protoxide de fer huit jours chaque mois pendant cinq ou six mois après sa guérison. Il faut surtout en prendre pendant les premières semaines des mois de mars, avril et mai du printemps suivant. Les huit jours de chaque mois pendant lesquels on prend du Sirop ferreux, doivent être choisis au milieu d'un intervalle des menstrues, à égale distance du moment où elles cessent, et de celui où elles vont revenir. Mais c'est surtout chez les femmes qui n'ont jamais été convenablement réglées, et qui sont chlorotiques depuis la puberté, qu'il faut de la persévérance; quel que soit leur âge, elles sont curables. En remplissant toutes ces indications, on est presque toujours sûr du succès. J'en ai guéri beaucoup de quarante à quarante-cinq ans. Mon but, en les soignant, n'était pas seulement de guérir cette maladie ; mais aussi de les mettre à même de franchir plus heureusement l'âge critique.

Quand les chlorotiques sont enceintes, le traitement diffère fort peu de celui de la chlorose simple. L'amélioration va plus vite du troisième au sixième mois, mais il est essentiel de le commencer le plus tôt possible ; car c'est du deuxième au cinquième mois que ces femmes se blessent le plus souvent. Les femmes dont la chlorose est habituelle se portent ordinairement mieux pendant la grossesse et l'allaitement. Mais un, deux ou trois mois après qu'elles ont cessé de nourrir, la chlorose revient lentement, et la malade reprend son premier état. Dès que l'on s'en aperçoit, il faut bien vite recourir au Sirop ferreux, que l'on prend dans les chloroses habituelles.

Dès que ces femmes ont repris leur coloris et leur fraîcheur, il faut cesser l'usage du Sirop ferreux.

Chez quelques femmes, la chlorose reparaît aussitôt qu'elles sont accouchées et continue pendant l'allaitement. Ces femmes s'affaiblissent, maigrissent, ont fort peu de mauvais lait : leurs enfants sont maigres et très-faibles. Il faut de suite leur prescrire le Sirop ferreux à la dose de deux cuillerées le premier jour, et de quatre les jours suivants. La malade se fortifie promptement ; le lait est plus abondant et meilleur ; et l'enfant reprend vite de la force et de l'embonpoint.

Chez les petites filles chlorotiques avant d'être conformées pour la menstruation, la chlorose récidive le plus souvent ; il faut proportionner les doses du Sirop ferreux à la force du sujet, et les continuer aussi longtemps que dans les chloroses habituelles. Il faut y revenir aussi souvent que la chlorose reparaît. On soutient ainsi les forces de la malade ; on favorise le développement du corps que la chlorose arrête ; on la préserve des difformités de la taille, des scrofules, de la phthisie, etc.

Si malgré le retour des forces et de la fraîcheur, les règles ne paraissent pas ou ne coulent qu'en trop petite quantité, je fais continuer le Sirop à doses plus faibles ; et je prescis en même temps les infusions de safran et

9*

d'armoise ; je fais placer des cataplasmes sinapisés en dedans des cuisses et tout près de la vulve , à laquelle je fais appliquer quelques sangsues. On les pose à la fin de l'évacuation chez les femmes qui perdent en petite quantité. Quand elles ne perdent pas , je choisis l'époque qui répond à-peu-près à celle où elles avaient l'habitude de voir.

Quand la malade a la fièvre , ou bien une inflammation avec fièvre, chaleur, douleur, de la soif, de la sécheresse à la bouche, de la diarrhée , elle ne doit prendre le Sirop qu'après avoir fait cesser ces maladies. Elle commence par des doses très-faibles , qu'elle augmente graduellement. Cependant , si l'inflammation chronique a paru depuis le développement de la chlorose, et suit sa marche progressive chez une femme qui , jusqu'alors , jouissait d'une bonne santé , et si cette maladie n'a pas son siége sur la vessie ou sur la matrice , il faut combattre , autant que possible , les principaux accidents , et prescrire de suite le Sirop de protoxide de fer, à la dose d'une cuillerée à café matin et soir. On l'augmente graduellement pendant cinq ou six jours , jusqu'à celle de deux ou quatre cuillerées par jour.

Dans les maladies anciennes , je le continue longtemps après la fin de tous les accidents , qui ne se dissipent complètement qu'après la guérison de la chlorose , et le retour des menstrues à leur état normal. On voit alors disparaître peu à peu , et d'autant plus vite qu'elles sont plus nouvelles, des inflammations qui résistaient avant aux soins les mieux dirigés.

Si , pendant le traitement , il survient une fièvre aiguë , ou bien une inflammation, quelle que soit la partie qu'elle affecte , il faut suspendre momentanément le Sirop ferreux, pour y revenir aussitôt que cette inflammation aura cessé.

Quand la chlorose se trouve accompagnée de règles trop copieuses ou de pertes , le Sirop ferreux doit être administré de la même manière, et à plus forte dose que dans le cas précédent. La perte ne diminue pas dès les premiers jours, mais il est bien rare qu'elle ne diminue pas au bout de dix, quinze à vingt jours. Elle cesse un peu plus tard. Si, malgré le retour des forces, la perte continue, souvent alors sa persistance tient à quelques affections morales, les chagrins, etc., qu'il faut faire cesser le plus tôt possible.

Les accidents nerveux qui se montrent pendant la chlorose, cessent ordinairement avec elle, lorsqu'ils sont récents, surtout si la fille n'a pas encore vu ses règles, mais ils sont d'autant plus difficiles à guérir qu'ils durent depuis plus longtemps. Quoique la cause n'existe plus, l'impression qu'elle a faite sur tout le corps est telle, que la maladie continue quelquefois après la guérison de la chlorose, ou qu'il reste une grande disposition à la récidive. Ici deux indications se présentent ; l'une est de traiter la chlorose par le Sirop ferreux ; l'autre est de calmer en même temps les nerfs avec les moyens les plus convenables à l'état de la malade.

Les névralgies des chlorotiques ne cessent complètement qu'après la guérison de la chlorose ; mais pendant le traitement de cette dernière maladie, il faut calmer les douleurs quelquefois très-vives à l'aide des opiacés, de la belladone et des autres calmants.

Quand les accidents nerveux existent depuis longtemps, et surtout quand ils reviennent périodiquement ou prennent une forme régulière, il faut prescrire, en même temps que le Sirop de protoxide de fer, une infusion de racine de valériane, de feuilles d'oranger, de fleurs de tilleul et d'une tête de pavot par vingt-quatre heures.

Dans les douleurs d'estomac, il faut commencer par des doses très-faibles et les graduer lentement. Il arrive quelquefois que la douleur augmente pendant l'emploi des premières doses ; ce qui ne doit pas empêcher de continuer le Sirop ; la douleur ne se maintient pas longtemps, et les fonctions de l'estomac se rétablissent dans les quinze ou vingt-cinq premiers jours du traitement.

Dans l'hystérie, il faut continuer le Sirop ferreux et prendre en même temps des préparations susceptibles de les calmer. Quand la chlorose est compliquée de chorée, je prescris le Sirop ferreux comme chez les autres chlorotiques ; mais j'ordonne aussi la valériane en décoction , à la dose de huit à douze grammes dans trois cents grammes d'eau , que l'on boit en deux fois dans le jour, et à deux heures de distance du Sirop ; ou en poudre, à celle de cinquante centigrammes à un gramme par jour.

Quand dans la chlorose, la malade cessait de voir après le coucher du soleil et à la lumière des bougies , ou que sa vue s'était affaiblie, le Sirop de protoxide de fer que je faisais accompagner de quelques bains de pieds avec addition de moutarde , et sur la fin du traitement de quelques purgatifs, m'a constamment réussi pour guérir cette maladie. Pendant tout le cours du traitement , je faisais boire tous les matins une forte infusion de racine de valériane. Dans les cas d'amaurose , soit qu'elle fût ou non précédée de la maladie précédente, j'ai fait suivre le même traitement. J'insistais sur les purgatifs jusqu'au retour des menstrues , et je faisais placer , tous les jours ou tous les deux jours , aux cuisses et aux jambes, des cataplasmes de mie de pain et d'eau , que l'on poudrait fortement avec de la farine de moutarde, et que la malade laissait en place pendant une ou deux heures. Les personnes très-sensibles les gardaient moins longtemps, ou les remplaçaient par des cataplasmes faits avec de la mie de pain et du vinaigre très-fort. Avant de les placer, on les poudrait avec du poivre. Ces derniers cataplasmes irritent moins les nerfs , ils rougissent la peau sans être fort douloureux.

Quand la vue n'était que troublée , le Sirop était pris aux mêmes doses.

Dans tous ces divers cas , quand la malade avait repris sa couleur ordinaire , si les règles tardaient à paraître , je faisais placer des sangsues à la vulve. Je les faisais poser encore un mois après , si les règles n'avaient pas paru.

*Traitement du rachitis des chlorotiques.* — Dans les chloroses compliquées du rachitis, on administre le Sirop de protoxide de fer de la même manière que dans les chloroses simples, mais ici, dans les scrofules, il faut prendre le Sirop à doses plus élevées, en les graduant progressivement d'une à cinq cuillerées par jour. Il faut continuer le traitement longtemps après la guérison du rachitis. Cette maladie cède plus vite que les scrofules ; mais à tout âge elle conserve une grande disposition à la récidive, quand la chlorose reparaît.

La malade doit prendre une nourriture saine, fortifiante, animale, faire de l'exercice en plein air, et bien observer les soins hygiéniques indiqués plus haut, changer d'air quand elle habite des lieux humides ; chercher la distraction ; prendre des vêtements chauds, mais surtout aisés. Les femmes employées à porter des corps lourds sur la tête, doivent cesser de le faire pendant tout le temps du traitement. Elles doivent éviter aussi tout ce qui peut presser ou courber le dos. La position trop longtemps assise nuit au succès du traitement.

La plupart des chlorotiques malades depuis un certain temps, ont la colonne vertébrale plus ou moins courbée latéralement. Les femmes au-dessus de trente ans en sont moins souvent affectées, mais n'en sont pas exemptes, et quand la maladie sévit sur elles, elle fait ordinairement plus de progrès que chez les autres. Le Sirop ferreux est le seul médicament avec lequel on puisse combattre ce rachitis. Quand le dos est nouvellement dévié, ce Sirop arrête constamment les progrès de la courbure, et la fait disparaître totalement quand elle n'est pas trop forte. J'ai plusieurs fois été fort surpris de voir se redresser complètement la colonne vertébrale, fortement courbée latéralement. La courbure antérieure que l'on trouve sur presque tous les chlorotiques anciennement malades, et dont le dos rond, la poitrine concave, le cou et la tête portés en avant, leur donnent une pose toute particulière, disparaît complètement après la guérison de la chlorose. Quand elle n'est pas trop ancienne, le dos et la poitrine se relèvent, le cou se pose verticalement, les épaules se portent en arrière ; la malade perd la pose du vieillard et reprend celle de la jeunesse ; les courbures latérales et autres , même fort anciennes , diminuent beaucoup. J'en ai vu dont l'existence avait deux ou trois ans , cesser complètement , ce qui n'arrive pas toujours ; car souvent alors la courbure, après avoir beaucoup diminué, persiste toujours à un faible degré.

Si la flexion du rachis ne disparaît pas complètement, au moins elle diminue beaucoup , et l'embonpoint que prend ensuite la malade masque la plus grande partie du reste.

Ces courbures ne se montrent pas seulement chez les personnes dont la chlorose est fort intense ; on les voit souvent aussi sur des filles ou des femmes légèrement chlorotiques , et c'est bien là certainement la cause du plus grand nombre de ces difformités si communes aujourd'hui.

Les filles redressées par l'orthopédie , mises à l'usage du Sirop de protoxide de fer, conservent la forme de leur taille , et ne s'affaissent pas, comme il arrive le plus souvent aux personnes qui cessent d'être sous la puissance des instruments.

*Traitement des scrofules.* — Les moyens préparatoires et les soins de l'hygiène doivent être les mêmes que dans la chlorose simple. On commence le médicament aux mêmes doses ; mais on les augmente graduellement ensuite. Ainsi, le Sirop ferreux sera pris successivement jusqu'à la quantité de quatre à six cuillerées par vingt-quatre heures. Il faut, à l'aide de cataplasmes de farine de lin et de riz , calmer l'inflammation très-vive qui peut s'emparer des gonflements scrofuleux et pourrait les faire passer à la suppuration.

Quand les petits ulcères qui se forment sur les yeux ne sont pas très-douloureux , malgré la rougeur qui les entoure , on y soufflera cinq ou six fois par jour du sucre réduit en poudre fine , et frotté sur une plaque d'étain jusqu'à ce qu'il ait acquis la couleur de ce métal. Sous l'action de ce collyre sec , l'ulcère se dégorge; la rougeur qui l'entoure cesse , et la cicatrice s'établit bien. L'engorgement des oreilles , du nez , des lèvres , doit être seulement préservé d'un froid trop vif. Il en est de même de celui des pieds et des mains.

Quand les articulations du genou, de la cuisse, sont malades, on y place des cautères. Les tumeurs indolentes et légèrement roses-bleuâtres qui se forment dans l'épaisseur de la peau, n'exigent aucune application. Il est dangereux de faire rentrer toutes les éruptions qui se font à la peau. Après la guérison des scrofules, elles cesseront spontanément.

Quand tous les symptômes des scrofules ont disparu, il faut encore que, durant six mois ou un an, la personne prenne du Sirop de protoxide de fer, dix jours chaque mois, à la dose de trois cuillerées par jour, pour empêcher le retour de la maladie.

Quand la chlorose et ses effets seront mieux connus, à l'aide du Sirop de protoxide de fer l'on pourra préserver de cette fâcheuse infirmité la plupart des femmes menacées ou déjà prises de cette maladie.

Le traitement des scrofules exige beaucoup de persévérance et de soins.

*Traitement des fleurs blanches des chlorotiques.* — Quand les chlorotiques ont des fleurs blanches, si l'écoulement est récent, blanc, glaireux, qu'il empèse le linge sans le tacher, que les femmes n'éprouvent aucun chaleur à l'utérus, peu de langueurs à l'estomac, cet écoulement n'exige aucun traitement particulier. Il cesse ordinairement avec la chlorose. Quand il continue après la guérison complète de cette maladie, je prescris un opiat fait comme il suit : Baume de copahu, seize grammes; poivre cubèbe, trente-deux grammes; extrait aqueux de ratanhia, quatre grammes. Mêlez bien.

On en prend trois fois par jour un bol gros comme une très-petite noisette, que l'on enveloppe bien dans une feuille de laitue ou d'oseille cuite, pour ne pas sentir le goût répugnant qu'il a. Quand il produit des coliques ou la diarrhée, il faut diminuer le volume des bols.

Si ce moyen et les autres astringents de même nature échouent, j'ai recours aux injections astringentes, faites avec le Sirop ferreux seul ou étendu de son volume d'eau; on les répète cinq ou six fois par jour. Pour les faire séjourner plus longtemps dans le vagin, on place sous le siége un coussin assez gros pour élever les hanches plus hautes que le ventre, et pendant quelques minutes on ferme l'entrée de la vulve avec un tampon de linge. On peut aussi se servir d'une petite éponge fine, munie d'un fil, pour la retirer au besoin. Après l'avoir mouillée et comprimée, on l'introduit dans le vagin et l'on y injecte ensuite le liquide pour l'imbiber. On la laisse en place le temps que l'on veut, huit ou dix minutes au moins. Si l'on veut l'introduire tout imbibée, en passant à la vulve, qui se trouve plus étroite que le vagin, elle est comprimée et se vide.

On peut injecter de la même manière une solution de sulfate de zinc, à la quantité de soixante à quatre-vingts centigrammes, et laudanum liquide, de quinze à trente-six gouttes, pour cent vingt-cinq grammes d'eau.

On seconde ces moyens en continuant le Sirop de protoxide de fer, et en employant, pour tisane, une décoction faite avec une poignée d'orties blanches dans un litre d'eau; ou par la potion suivante, dont on prend quatre cuillerées par jour, à trois heures de distance l'une de l'autre. Elle réussit souvent seule sans le secours des injections.

Ratanhia en poudre, de dix à vingt-quatre grammes; cachou, de deux à six grammes; eau, quatre cents grammes; faites bouillir; passez et ajoutez sirop de grande consoude pour la sucrer au goût de la malade. Il faut la boire une heure et demie avant ou après avoir pris le Sirop; prise en même temps que lui, elle pourrait le décomposer.

Après la disparition de la leucorrhée, il faut continuer ces moyens quelque temps encore, en diminuant les doses, pour empêcher le retour de la maladie, qui récidive souvent.

Si les fleurs blanches sont âcres, jaunâtres, verdâtres, qu'elles déterminent des démangeaisons, des excoriations à la vulve, avec chaleur, douleur dans les reins, les aines , le bas-ventre , des envies fréquentes d'uriner avec des cuissons en urinant , je fais prendre une ou deux fois par jour des bains de siége, d'une demi-heure à une heure. Si l'inflammation est très-forte , on fait des injections émollientes avec les décoctions de guimauve ou de graine de lin. Si la douleur est très-vive, on se sert de décoction de têtes de pavots , dans cinq cents grammes de laquelle on a dissous de cinq à huit centigrammes d'extrait aqueux d'opium , et quatre grammes de gomme adragant. L'on frictionne souvent le bas-ventre et le dedans des cuisses avec l'huile d'olive tiède.

Si cette maladie est très-ancienne , comme il arrive chez les personnes atteintes depuis longtemps de chlorose chronique, après la guérison de cette dernière maladie et avant d'employer les astringents , surtout les locaux , je fais placer un cautère, que l'on doit entretenir longtemps après la guérison des fleurs blanches.

*Traitement de la phthisie des chlorotiques.* — Quand une chlorotique est atteinte ou menacée de phthisie , il faut se hâter de conjurer cette maladie par tous les moyens possibles. Le Sirop de protoxide de fer est le meilleur médicament que l'on puisse employer , et le seul qui guérit cette maladie : pendant que la malade en fait usage, la toux diminue , et les autres accidents cessent peu-à-peu. Quand il y a de la soif, de l'inflammation aux intestins , avec ou sans diarrhée , une chaleur vive à la poitrine, des crachats sanguinolents, je combats d'abord ces accidents par tous les moyens qui sont en mon pouvoir, et j'administre le Sirop ferreux après avoir fait cesser ou diminuer les principaux : pour y parvenir je prescris , pendant quelques jours, un amandé fait avec la décoction de laitue (un litre), amandes douces (vingt-quatre), gomme adragant (quatre grammes), et une nourriture très-légère faite avec la décoction de mie de pain et de riz. Si la poitrine et le ventre sont douloureux , on les couvre de cataplasmes de farine de lin. Quand il y a diarrhée , ténesme, la malade doit prendre deux ou trois fois par jour des quarts de lavements faits avec la décoction de mauves ou de graines de lin. Ce traitement préliminaire convient dans tous les cas où la chlorose est accompagnée d'inflammations.

Il faut aussi calmer les symptômes nerveux qui peuvent se présenter, à l'aide des décoctions de têtes de pavots, de l'infusion de safran, du sirop diacode. Quand les plus forts accidents inflammatoires sont calmés, la malade commence à prendre le Sirop de protoxide de fer à la dose d'une cuillerée à café matin et soir, seul ou mêlé avec une solution de gomme adragant. Elle augmente ensuite progressivement la quantité des doses de Sirop ferreux jusqu'à celle de trois cuillerées par jour, qu'elle prend en trois fois. Elle doit les augmenter ou les diminuer, suivant ce qui se présente. Ce traitement exige aussi un régime et une diète sévères, l'abstinence de toutes les substances excitantes, le calme de l'esprit et des passions, peu d'exercice, les boissons adoucissantes, une température chaude, uniforme, la plus grande attention de ne jamais toucher ni l'eau froide, ni les corps froids, de se préserver soigneusement les pieds du froid et de l'humidité, de rappeler la transpiration supprimée et surtout celles qui sont partielles, habituelles et particulières à chacune des femmes. Il est utile de placer de temps en temps des sinapismes en dedans des cuisses, pour ramener le sang à la matrice, et l'on choisit pour cela l'époque habituelle des menstrues.

Dans le même but et dans le même temps, il faut diriger sur la vulve des fumigations faites avec l'eau simple ou les décoctions d'armoise, de rhue. Ces sinapismes et ces fumigations ne doivent être employés que quand le traitement est déjà fort avancé, et que la chlorose est en partie cessée. Dans ces derniers temps aussi on fait des frictions sèches avec des flanelles chaudes sur les cuisses, les reins et le ventre.

Quand la phthisie débute avec ou sans symptômes de scrofules, et sans être accompagnée d'une forte toux et de vives chaleurs à la poitrine, d'une hémoptysie copieuse, de l'inflammation des intestins, de la vessie, de la matrice, je prescris de suite le Sirop ferreux à la quantité d'une demi-cuillerée matin et soir que l'on élève progressivement pendant trois ou quatre jours à celle de trois à quatre cuillerées par jour. On les prend par demi-cuillerée ou une cuillerée à la fois au plus. Je fais continuer cette dose sans interruption, durant tout le temps des accidents et pendant plus de trente jours après qu'ils ont cessé. Quand la maladie paraît en récidive, il faut le continuer bien plus longtemps. Dans ce cas, il est utile de prendre du Sirop dix jours par mois, durant quatre ou cinq mois consécutifs après la guérison de la maladie. Elle cesse d'autant plus vite qu'elle est moins avancée et moins ancienne. Quelques filles ou femmes, sans avoir cette maladie plus grave ni plus ancienne, sont plus lentes à guérir. Les femmes atteintes de scrofules avant d'avoir la chlorose, sont plus sujettes à la phthisie que les autres ; elles sont plus exposées aux récidives et plus difficiles à guérir.

Quand les phthisies des chlorotiques étaient traitées dès le commencement de la maladie, j'en ai vu guérir les sept dixièmes. La chance de succès était d'autant moins grande, que la maladie était plus avancée, et quoique j'aie vu guérir des femmes qui paraissaient rendues au deuxième degré, et même au troisième degré de cette maladie. Quand les abcès du poumon, largement ulcérés, donnaient d'abondants crachats de pus, j'ai vu quelquefois ces ulcères guérir, et les malades revenir à la santé ; mais souvent les forces s'épuisaient, et la mort venait avant que le médicament ait pu agir. Parmi les filles phthisiques, à qui j'ai donné des soins depuis le commencement de ma pratique, les trois quarts au moins l'étaient par suite des dérangements de la menstruation. En jetant un regard sur les accidents de ces jeunes infortunées et en les comparant avec ceux des nombreuses filles que j'ai le bonheur de sauver depuis quelques années, j'ai la conviction que les trois cinquièmes au moins, prises à temps, auraient pu guérir par l'emploi du Sirop ferreux.

Mais comme il est plus facile de prévenir que de guérir cette maladie, le médecin doit toujours se hâter de traiter la chorose par le Sirop de protoxide de fer , surtout dès que le plus petit symptôme indique l'approche ou le début d'une lésion pulmonaire. L'habitude de voir les figures pâles, qui, depuis quelque temps, sont devenues du goût de la mode , la fréquence de cette maladie , l'habitude où sont les femmes de rapporter à d'autres causes les accidents qui leur arrivent, a fait considérer la chlorose comme une affection légère, tandis que c'est la plus fréquente, et certainement une des plus graves qui puisse assiéger les femmes. Ce qu'il y a de fâcheux, c'est que les femmes et même la plupart des médecins ne la reconnaissent que lorsqu'elle est accompagnée de tous ses symptômes caractéristiques. Mais quand elle est légère ou masquée par d'autres affections , qu'elle se dénote seulement par un petit nombre de signes , et surtout quand elle est passée à l'état chronique et habituel, elle reste inaperçue, et tous les dérangements qu'elle entretient ou produit si souvent, sont pris pour d'autres maladies, contre lesquelles on dirige inutilement divers traitements. De guerre lasse on cesse , en rapportant tout à la constitution cacochyme du sujet. Souvent même la femme , cédant à l'indolence que donne la maladie , s'est familiarisée avec cette habitude de souffrance, qu'elle considère comme le résultat de sa faible constitution , ou de quelques autres maladies précédentes, s'abstient, ou même refuse tous les remèdes dans la persuasion qu'ils seront tous inutiles. Que de femmes , naguère jeunes et belles , maintenant pâles , faibles , tristes , flétries et privées des charmes de leur âge , traînent une douloureuse vie qu'elles vont terminer dans les tourments du cancer de la matrice , auquel les conduit leur misérable état , et dont il est toujours possible de les retirer par l'emploi du Sirop ferreux. J'ai la douce satisfaction d'en voir un grand nombre qui, s'étant dépouillées de tout cet appareil d'infirmités , sont devenues plus fortes, plus grasses.

# DU SIROP FERREUX.



M. Dusourd, après avoir constaté que les préparations de fer connues jusqu'à lui étaient toutes susceptibles d'irriter plus ou moins l'estomac, les intestins, la poitrine et les nerfs , et voyant l'impossibilité de s'en servir dans tous les cas où ces parties étaient légèrement enflammées ou même disposées à le devenir, fit de nombreuses recherches pour découvrir une préparation de fer dont les effets ne fussent jamais nuisibles.

En 1822, il parvint à son but en combinant le protoxide de fer avec le sucre ; combinaison qu'il nomma Sucre ferreux, Sirop ferreux, Sirop de protoxide de fer.

Cette préparation avec laquelle il obtint pendant quinze ans les succès les plus étonnants , fut ensuite soumise à l'examen de l'Académie de médecine de Paris, qui nomma une commission de deux de ses membres pour l'analyser et la soumettre à des expériences dans les hôpitaux de Paris.

La commission, après avoir fait pendant un an un très-grand nombre d'essais , fit à l'Académie un rapport très-avantageux , qui fut adopté en séance du 13 avril 1841.

Il résulte des essais très-multiples faits avec le Sirop ferreux sur de nombreux sujets de tous les divers tempéraments , qu'il produit constamment les effets que je vais indiquer : il n'irrite jamais l'estomac , la poitrine , ni les nerfs, quoique pris fort longtemps et à très-hautes doses;

il agit mieux que toutes les autres préparations de fer ;
il est très-utile aux enfants pour les fortifier ; il convient
beaucoup aux vieillards débilités par de longues fatigues,
des excès, etc. ; il fortifie les personnes faibles, languissantes, les convalescentes, et produit de très-bons
effets dans toutes les maladies nerveuses causées par la
faiblesse ou la chlorose ; il donne de l'appétit, favorise les
digestions, donne aux chairs du coloris et de la fermeté,
favorise le développement du corps et de l'intelligence ;
il guérit les hydropisies par faiblesse. En faisant usage du
Sirop ferreux, les femmes, dans un état d'obésité flasque,
deviennent plus fermes, moins grosses et moins lourdes ;
dans tous les cas de chlorose, il réussit constamment
bien ; il est d'un fort grand avantage chez les chlorotiques
enceintes ; il les guérit et les empêche de se blesser ; il
fortifie beaucoup celles qui sont nourrices, améliore leur
lait, et l'on voit promptement la mère et l'enfant prendre
de la force et de l'embonpoint ; il arrête les grandes
pertes de sang par faiblesse ; il fait passer les fleurs
blanches ; il guérit les scrofules, le rachitis, et paraît être
le seul médicament qui puisse guérir la phthisie pulmonaire produite par la chlorose.

Messieurs les rapporteurs voulant sans doute expliquer
les précieux effets de cette préparation, ont dit : « Le
» Sirop ferreux paraît d'un usage très-avantageux dans
» la pratique médicale ; cela tient sans doute à ce que le
» fer qui s'y présente à l'état de protoxide, est plus apte à
» être absorbé par les voies digestives et plus tard assi-
» milé à l'économie animale. » Ils ont dit aussi : « Nous
» ajouterons que le mode à l'aide duquel on obtient ce
» Sirop est d'une exécution qui, entre toutes les mains, ne
» saurait conduire à des résultats toujours identiques. »

Ce rapport est signé Guéneau de Mussy, membre de
l'académie et médecin à l'Hôtel-Dieu de Paris, et Henry,
membre de l'Académie et chef des travaux chimiques.

M. Dusourd, pour mettre ses confrères à même d'employer toujours un produit semblable, a prié M. Mailhetard, très-habile pharmacien à Saintes, de s'en occuper

d'une manière toute spéciale. Aussi l'on ne doit une entière confiance qu'à celui sorti de sa fabrique, et à celui que M. Dusourd lui-même fait fabriquer sous ses yeux pour la conservation des viandes crues et des mets les plus exquis.

Les Sirops préparés dans ces deux fabriques, sont parfaitement semblables, ils portent l'un et l'autre le cachet et la signature de l'auteur. On les trouve : le premier chez M. Mailhetard, pharmacien à Saintes, et chez tous les droguistes de Paris et des départements, où les pharmaciens pourront se le procurer ; le second, à la fabrique de M. Dusourd, docteur en médecine à Saintes.

Pour distinguer si le Sirop ferreux est falsifié, prenez quelques gouttes du Sirop ferreux contenu dans la bouteille, délayez-les dans une cuillerée d'eau tiède, et avec ce mélange, mouillez l'étiquette de la bouteille. Si le Sirop est bon, l'étiquette prendra la couleur bleu de ciel dans les endroits où elle sera mouillée ; si l'étiquette ne change pas, le Sirop est falsifié.

On trouve aussi à la même pharmacie du sucre ferreux en pilules dont le flacon est couvert d'une étiquette portant la signature de l'auteur.

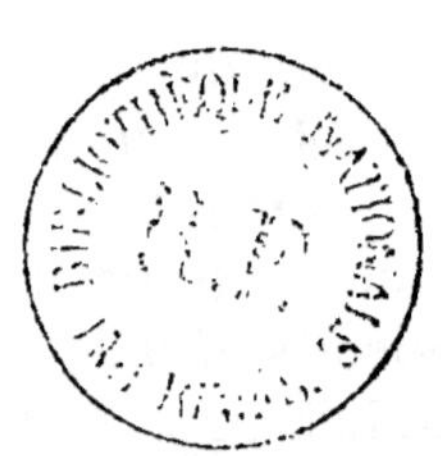

# TABLE.

# ERRATA.

Page 47 , deuxième section : les DANGERS de la menstruation , *lisez* : les DÉRANGEMENTS.

Page 114, ligne 20 : CES pertes, *lisez* : LES pertes.

Page 131, ligne 15 : se borner A SUIVRE, *lisez* : A FUIR.

Page 172, après la ligne 16, mettez :
Le 20 août, je prescrivis le Sirop ferreux. En septembre, la peau s'anima; en octobre, la toux et l'oppression diminuèrent; le 25 , les crachats ne contenaient plus de pus; en novembre la toux et les crachats cessèrent; à la fin de décembre, cette jeune personne, fraîche et très-jolie avait repris son premier état de santé; en janvier et février suivants, elle fut à huit bals et dansa toute la nuit , sans avoir de toux.

Page 180, supprimez les lignes 3 , 4 et 5.

Page 185, ligne 14, après ces mots : QUE L'ON PREND , ajoutez COMME.

Page 189, ligne 2, après ces mots : MAIS ICI , ajoutez COMME.

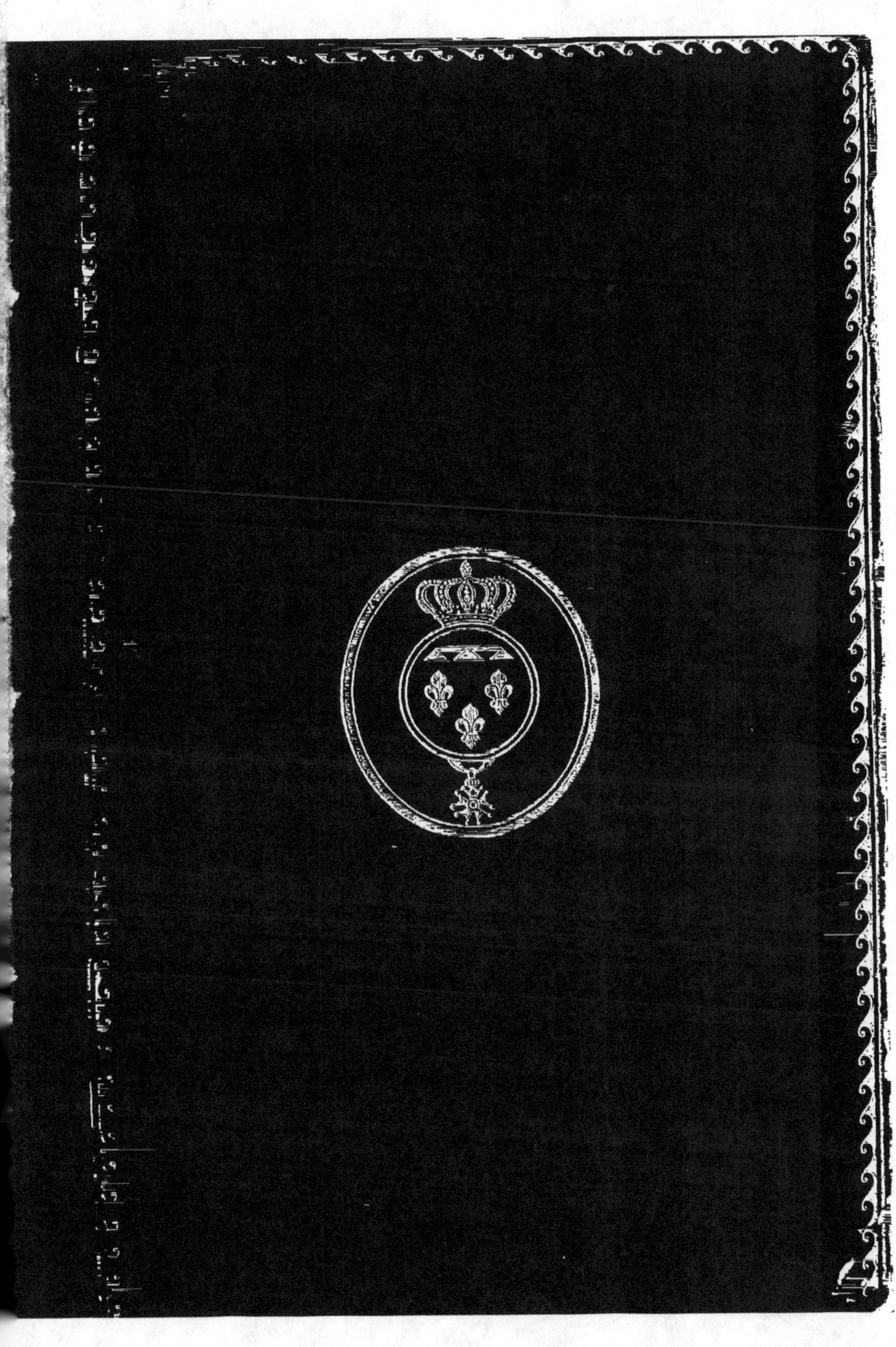

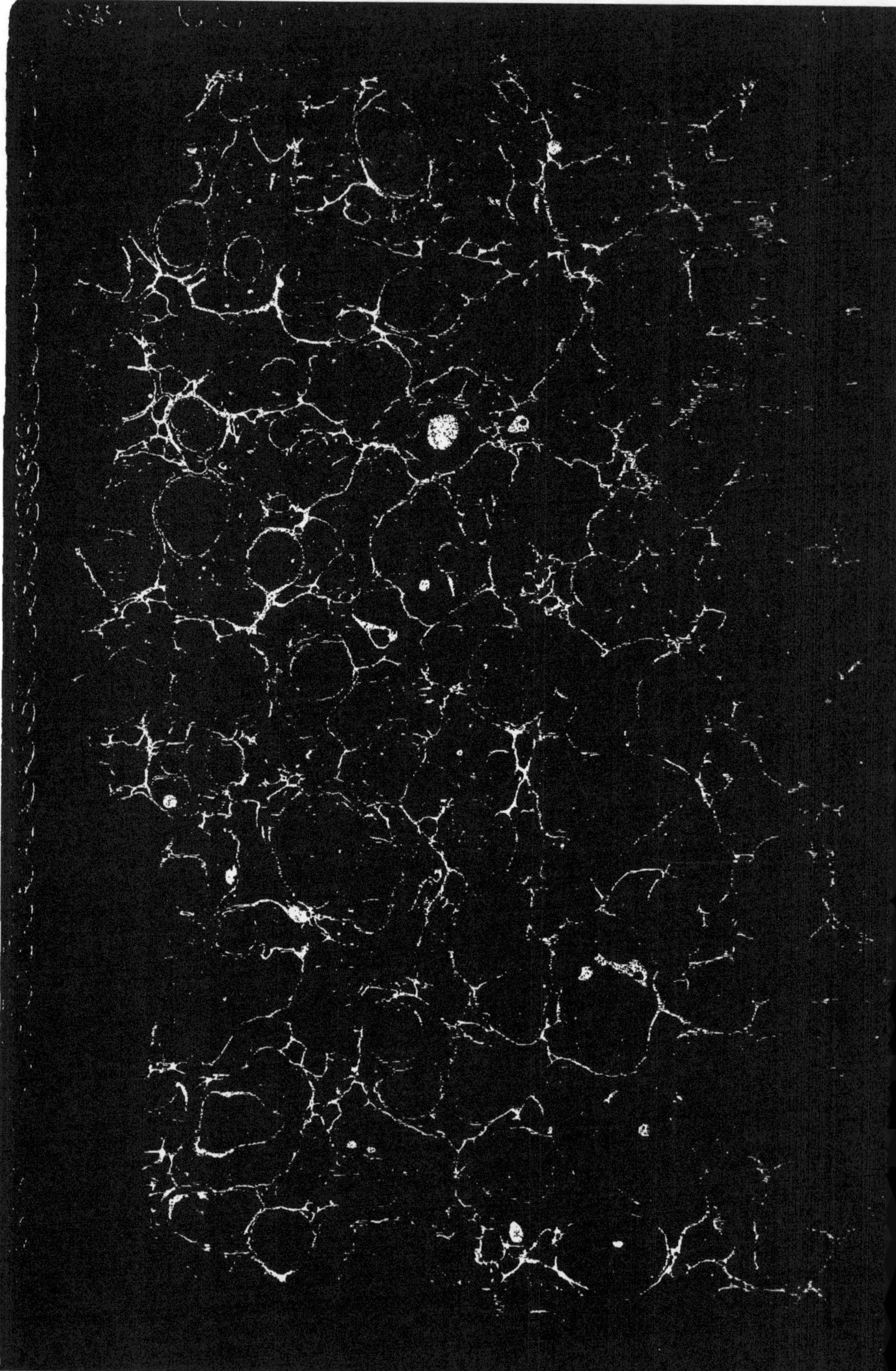

# HISTOIRE NATURELLE

## DES

# ANIMAUX SANS VERTÈBRES.

De l'Imprimerie d'Abel Lanoe,
RUE DE LA HARPE, N.º 78.

# HISTOIRE NATURELLE

## DES

# ANIMAUX SANS VERTÈBRES,

PRÉSENTANT

LES CARACTÈRES GÉNÉRAUX ET PARTICULIERS DE CE
ANIMAUX, LEUR DISTRIBUTION, LEURS CLASSES, LEURS
FAMILLES, LEURS GENRES, ET LA CITATION DES PRIN-
CIPALES ESPÈCES QUI S'Y RAPPORTENT;

PRÉCÉDÉE

D'UNE INTRODUCTION offrant la Détermination des caractères
essentiels de l'Animal, sa distinction du végétal et des
autres corps naturels, enfin, l'Exposition des Principes
fondamentaux de la Zoologie.

## PAR M. LE CHEVALIER DE LAMARCK,

Membre de l'Académie Royale des Sciences, de la Légion d'Honneur,
et de plusieurs Sociétés savantes de l'Europe; Professeur de Zoologie
au Muséum d'Histoire naturelle.

*Nihil extrà naturam observatione notum.*

## TOME SECOND.

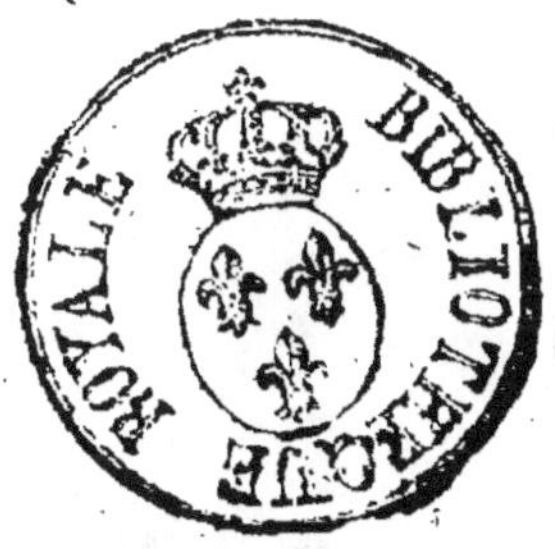

# PARIS,

VERDIÈRE, LIBRAIRE, QUAI DES AUGUSTINS, N.° 27.

## Mars. — 1816.

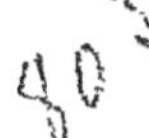

# HISTOIRE NATURELLE



DES

## ANIMAUX SANS VERTÈBRES.

## CLASSE SECONDE.

---

## LES POLYPES. (Polypi.)

ANIMAUX gélatineux, à corps allongé, contractile,
n'ayant aucun autre viscère intérieur qu'un canal alimentaire, à une seule ouverture.

Bouche distincte, terminale, soit munie de cils mouvans, soit entourée de tentacules ou de lobes en rayons.

Aucun organe particulier connu pour le sentiment, la
respiration, la fécondation.

Reproduction par des gemmes tantôt extérieurs, tantôt internes, quelquefois amoncelés.

La plupart adhèrent les uns aux autres, communiquent
ensemble, et forment des animaux composés.

*Tome II.*                                    1

*Animalia gelatinosa, oblonga ; corpore contractili ; interaneis nullis extrà canalem alimentarium uniforum.*

*Os distinctum, terminale, vel ciliis motatoriis præditum, vel tentaculis aut lobis radiantibus cinctum.*

*Organa specialia sensûs, respirationis, fecundationisque nulla aut ignota.*

*Reproductio gemmis modò externis, modò internis, interdùm acervatis.*

*Pleraque, ex individuis pluribus simul cohærentibus, animalia composita sistunt.*

## OBSERVATIONS.

Les *Polypes*, circonscrits d'après les caractères qui viennent d'être exposés, paraissent nous offrir une des plus grandes classes du règne animal ; c'est du moins l'une des plus curieuses dans l'état d'organisation et les produits singuliers des animaux qui la composent ; l'une des plus nombreuses et des plus diversifiées en espèces ; enfin, c'est, après les infusoires, celle qui comprend les animaux les plus simples en organisation et par suite les plus imparfaits.

En effet, en suivant l'ordre indiqué par la connexion des rapports qu'offrent entr'eux les animaux, et remontant l'échelle animale depuis ceux de ces êtres qui sont les plus imparfaits, après les infusoires, on arrive nécessairement aux *Polypes*, c'est-à-dire, à cette belle et grande classe du règne animal, qui forme la seconde division des animaux *apathiques.*

On a vu dans les infusoires des animalcules infiniment petits, frêles, presque sans consistance, sans forme particulière à leur classe, sans organe spécial intérieur, constant et déterminable, enfin, sans bouche et par suite sans organe particulier pour la digestion.

Ici, dans les *polypes*, l'imperfection et la simplicité de l'organisation, quoique très-éminentes encore, sont moins grandes que dans les infusoires ; l'organisation a fait évidemment quelques progrès dans sa composition ; et déjà la nature a obtenu une forme constamment régulière pour les animaux de cette classe, ainsi qu'un organe particulier intérieur et très-déterminable, qui est devenu nécessaire à leur existence.

Tous les *polypes* effectivement, sont munis d'un organe spécial pour la digestion ; c'est-à-dire, d'un sac alimentaire propre à recevoir, contenir et digérer les matières dont ils se nourrissent, et d'une bouche qui est l'entrée ou l'ouverture de ce sac et qui sert à-la-fois d'anus. Or, cet organe digestif, ici encore fort imparfait, ne manque nulle part dans les *polypes*, et, dorénavant, on le retrouvera dans tous les animaux des classes suivantes, avec plus ou moins de complication ou de perfectionnement, selon le système d'organisation dont il fera partie.

Que l'on se représente un petit corps allongé, gélatineux, transparent, ayant à son extrémité supérieure une ouverture (une bouche) garnie, soit de cils mouvans, soit d'un organe cilié et rotatoire, soit de tentacules ou lobes en rayons, cette ouverture étant l'unique orifice au dehors d'un tube intérieur ; que l'on se figure ensuite que, sauf les gemmes qui sont quelquefois ramassés et contenus dans une poche ou dans une vessie séparable, entre ce tube destiné à la digestion des alimens et la peau même de l'animal, il n'y a, dans toute la longueur de ce corps, aucun organe spécial distinct, soit pour le sentiment, soit pour la respiration, soit pour la fécondation, mais seulement un tissu cellulaire dans lequel se meuvent avec lenteur les fluides nourriciers ; et alors on aura l'idée d'un *polype*.

Cette idée que nous nous sommes formée du polype, a pris sa source dans la connaissance que nous avons des *hydres* ; or, ceux-ci sont des polypes dont l'organisation, bien des fois examinée, ne laisse aucun doute sur son caractère. Depuis, un grand nombre des animaux qui habitent ce corps particulier auquel on a donné le nom de *polypier*, ayant paru analogues aux hydres, on les a généralement considérés comme des *polypes*.

Que, par méprise et par des apparences externes, l'on ait rangé, parmi les *polypes*, des animaux dont l'organisation intérieure s'éloignerait par une composition plus grande de celle que je viens d'indiquer ; on sent assez que cela est possible, et qu'alors il suffira de reconnaître et de bien constater cette organisation, pour reporter ces animaux au rang qu'ils doivent occuper dans l'échelle. Là, sans doute, des rapports avec les avoisinans confirmeront le rang qui leur appartient.

Cela a déjà eu lieu à l'égard de bien des animaux que l'on rapportait les uns aux *infusoires*, les autres aux *polypes*, les autres aux *radiaires*, les autres encore aux *vers*, et il est probable qu'à ces égards tous les redressemens nécessaires ne sont pas terminés. A l'aide de ces moyens, tout rentrera dans l'ordre, et notre distribution des animaux se perfectionnera de plus en plus.

A la vérité, quoique les efforts pour opérer de nouvelles rectifications dans la méthode naturelle soient fort avantageux à la science, ils sont à craindre lorsqu'ils sont exécutés sur des animaux très-petits, gélatineux, transparens, et dans lesquels il est très-difficile de distinguer clairement ce qui s'y trouve. La raison de ce danger provient de ce que bien des naturalistes, s'étant persuadés qu'il n'y a aucun ordre graduel de composition parmi les différentes organisations des animaux, croient pouvoir retrouver à-peu-près partout la même composition organique. Or, les petits animaux dont je viens de parler peuvent leur offrir, dans des linéoles, des points plus obscurs, en un mot, dans des parties à peine distinctes, un champ favorable à des déterminations hasardées, à des attributions de fonctions qui ne s'étayent que sur des suppositions d'analogie. Il est donc prudent de ne point admettre précipitamment, comme positives, les déterminations qu'ils peuvent alors présenter.

Après avoir exposé ce qui paraît caractériser essentiellement les *polypes*, je crois devoir ajouter encore les considérations suivantes, parce qu'elles sont propres à les faire entièrement connaître.

Effectivement, si, pour compléter l'idée que l'on doit se former d'un *polype*, l'on se représente en outre, que le petit corps vivant dont j'ai parlé est, en général, tellement *régénératif* dans ses parties que, coupé en diver-

ses portions, chacune d'elles pourra continuer de vivre
en restant dans l'eau, reprendra la forme et la taille de
l'individu dont elle provient, et en constituera un particulier ; on sentira que ce fait observé montre que tous les
points du corps en question jouissent d'une *vie indépendante*, et que conséquemment l'organisation de ce corps
doit être extrêmement simple.

En effet, le sac alimentaire, constituant une seconde surface absorbante, n'est ici qu'auxiliaire pour fournir la nutrition à tous les points vivans, les polypes avoisinant de
très-près des animaux (les infusoires) qui ne vivent que
par l'absorption de leur surface extérieure. Ainsi, la portion séparée de leur corps pourra vivre d'abord à la manière des infusoires, et rétablir, en se développant, la seconde surface absorbante qui appartient à leur nature.
Une organisation plus compliquée ne saurait certainement
remplir ces conditions.

Enfin, une dernière considération achevera de faire
connaître les animaux dont il s'agit : elle consiste dans un
fait singulier dont on ne trouve guère d'exemple dans le
règne animal que parmi eux, et qui s'observe effectivement dans le plus grand nombre de ces animaux.

Plusieurs *polypes* de la même espèce adhèrent les uns
aux autres, soit par des appendices latéraux, soit par leur
extrémité postérieure ; communiquent entr'eux par ces
moyens ; digèrent en commun les matières nutritives
dont chacun d'eux s'est emparé ; en un mot, participent à
une vie commune, sans cesser de jouir d'une vie indépendante dans tous les points de leur corps. Ils forment
donc véritablement des *animaux composés*. [ Voyez l'In-

troduction, p. 66.] Lorsque je traiterai des polypes à polypier, je donnerai quelques détails sur certains de ces animaux composés.

Ainsi, quoique les *polypes* soient, après les infusoires, les animaux les plus simples et les plus imparfaits de la nature, ils ont déjà des organes particuliers et des facultés dont les infusoires, en général, ne jouissent pas; puisqu'ils peuvent digérer des alimens, qu'ils ont un organe spécial pour cette fonction, et qu'ils peuvent former des animaux composés.

Quelles que soient les variations de grandeur, de forme, de proportion de parties, de nudité ou d'appendices externes, que l'on puisse observer parmi les polypes; il n'en est pas moins vrai pour moi, que le corps gélatineux, allongé, et presque toujours régulier des vrais polypes, n'offre intérieurement aucun autre organe, pour une fonction particulière, qu'un canal alimentaire simple ou composé, n'ayant qu'une seule ouverture au-dehors, qui est la bouche. On pourra supposer dans ce corps tout ce que l'on voudra, et comme je l'ai dit, les attributions arbitraires seront alors d'autant plus à l'abri des contestations que les parties qui en sont le sujet seront moins dans le cas de pouvoir être reconnues pour ce qu'elles sont réellement.

A ces égards, je me guide par l'observation de la nature, qui m'apprend que tous les animaux ne sont point organisés de la même manière; qu'il y a entre l'organisation des uns et celle des autres une énorme disparité; qu'elle les a produits successivement et non tous à-la-fois; et qu'enfin, dans cette production, elle n'a pu compliquer leur organisation que graduellement, en commençant par la plus simple , et terminant par la plus composée et la plus perfectionnée sous tous les rapports. La connaissance de cette vérité me suffit ; je reconnais le véritable rang des *polypes ,* comme celui des infusoires ; j'aperçois les rapports qui les lient les uns aux autres , ainsi que ceux qui lient les familles entr'elles ; enfin , je conçois les limites que la nature n'a pu franchir dans la composition de l'organisation de ces animaux, d'après celles que je découvre dans ceux des classes supérieures. Je puis donc dire positivement , à l'égard des *polypes ,* comme à celui de bien d'autres , ce que la nature n'a pas pu faire.

Tous les *polypes* sont gemmipares ; ils n'ont point d'organe fécondateur dont la fonction soit susceptible d'être constatée par aucune observation directe. Tous les individus, sans exception, produisent des gemmes qui varient dans leur situation et leur nombre selon les familles. Dans les vorticelles, les hydres, les corynes, etc., ces gemmes naissent à l'extérieur et à nu ; dans les sertulaires et autres genres voisins , ils naissent encore à l'extérieur , et sont enfermés dans des sacs vésiculeux ; dans d'autres ensuite , ces gemmes se forment à l'intérieur , dans le canal alimentaire , soit isolés et susceptibles d'être rejetés par la bouche après leur séparation , soit amoncelés dans un sac vésiculeux , et peuvent s'évacuer par la même issue. Dans ce dernier cas , on peut prendre le sac qui les contient ainsi que ces corpuscules réproductifs , pour un ovaire ; mais alors il faut que l'on constate que chaque corpuscule renferme sous une enveloppe qui doit s'ouvrir, un *embryon* que la fécondation seule peut rendre propre à posséder la vie. Tant que l'on n'aura point constaté ce fait, je regarderai ces corpuscules comme des gemmes et non comme des œufs.

Les *polypes* ne sont plus réduits, comme les infusoires, à se nourrir uniquement par les absorptions qu'exécutent leurs pores extérieurs, puisqu'ils ont un organe particulier pour recevoir et digérer des alimens concrets; mais leur tissu cellulaire absorbe autour de leur tube alimentaire les matières qui sont digérées. Effectivement, ce tissu cellulaire est composé de vésicules qui communiquent entr'elles, et dans lesquelles les fluides nourriciers se meuvent continuellement et avec lenteur, ces vésicules ou utricules ayant la faculté de pomper et de transpirer.

C'est donc dans les *polypes*, que nous voyons, pour la première fois, deux surfaces absorbantes dans le corps animal : l'une extérieure et qui sert encore ; l'autre intérieure, comme dans le reste des animaux connus : mais celle-ci, dans les *polypes*, paraît n'être qu'auxiliaire et non indispensable, puisque des portions séparées de leur corps peuvent vivre sans elle, jusqu'à ce qu'elles l'aient rétablie ; ce qui n'a plus lieu à l'égard des animaux des classes supérieures.

Ainsi, le corps des *polypes*, très-régénératif dans toutes ses parties, et possédant une vie indépendante dans chaque portion de sa masse, tient encore de très-près aux infusoires par sa nature, et néanmoins possède, pour les progrès de son animalisation, un moyen nouveau qui les lui assure.

L'on peut donc dire que les *polypes* sont des animaux

moins imparfaits, moins simples en organisation, et plus avancés en animalisation que les infusoires.

Cependant ces animaux sont encore beaucoup plus imparfaits que ceux des classes qui vont suivre ; car, non seulement ils n'ont point de tête, point d'yeux, point de sens quelconque ; mais en outre, on ne trouve en eux ni circulation, ni organes particuliers, soit pour la respiration, soit pour la fécondation, soit pour le mouvement des parties ; en un mot, on ne leur connaît ni cerveau, ni nerfs quelconques. La substance de leur corps est en quelque sorte homogène ; et comme elle est constituée par un tissu cellulaire gélatineux et irritable, dans lequel les fluides essentiels à la vie ne se meuvent qu'avec lenteur, le mouvement lent de ces fluides n'y saurait encore tracer des canaux, et y favoriser la formation de nouveaux organes particuliers. *Philos. zool. vol.* 2, *p.* 46.

J'ai assez montré, dans mes leçons et dans ma *Philosophie zoologique* [vol. 1, p. 203], que ce serait très-gratuitement, contre toutes les apparences, et contre la raison, qu'on supposerait aux animaux dont il est question, la possession, quoiqu'en petit, de tous les organes spéciaux qui composent l'organisation des animaux les plus parfaits ; et qu'on le ferait dans l'intention de leur attribuer surtout la faculté de *sentir*, et celle de se *mouvoir volontairement*. Ces facultés ne leur sont nullement nécessaires ; ils vivent très-bien sans les posséder, n'en ont aucun besoin, et dans l'état de faiblesse où se trouvent leur organisation et les parties de leur corps, tout autre organe particulier que le digestif ne leur serait d'aucun usage, et ne saurait exister.

D'après ce que je viens d'exposer , il est évident que les *polypes* ne jouissent pas plus du sentiment que les infusoires , puisque les uns et les autres sont véritablement dépourvus de nerfs , et qu'après eux, les animaux qui offrent les premiers vestiges de nerfs, n'en obtiennent pas encore la faculté de sentir , mais seulement celle des mouvemens musculaires. *Phil. zool. vol.* 2, p. 213 etsuiv.

Les *polypes* ne possèdent donc aucun sens quelconque ; et conséquemment ils n'ont pas même le sens général du *toucher ,* dont les actes ne s'opèrent que par la voie des nerfs. Mais comme ces animaux sont extrêmement irritables , les corps extérieurs , en agissant sur eux , excitent en eux des mouvemens que , par erreur , l'on a pris pour des indices de sensations éprouvées. Ainsi , lorsque la lumière les frappe , ou que le bruit fait parvenir jusqu'à eux les ébranlemens de la matière environnante qui le cause , leur corps reçoit des impressions que suivent des mouvemens qui les désignent ; mais il n'en est pas moins très-vrai que ces animaux ne sentent, ni ne voient, ni n'entendent.

Parmi les impressions diverses que les *polypes* peuvent éprouver de la part des corps extérieurs qui agissent sur eux , celles qu'ils reçoivent de la lumière, favorisent singulièrement leurs mouvemens vitaux , leur transpiration , et leur sont très-avantageuses. Aussi ces animaux se dirigent-ils alors , sans mouvemens subits , mais lentement , vers les lieux, ou vers le côté d'où vient la lumière ; et ils le font sans choix , sans volonté , mais par une nécessité, c'est-à-dire, par une cause physique qui les y entraîne. La même chose arrive aux végétaux , quoique plus lentement encore. *Philos. zool.* vol. 1, pag. 206.

J'ai établi dans ma *Philosophie zoologique* [ vol. 1, p. 207. ], démontré dans mes leçons depuis bien des années, et je prouverai en traitant des polypes à polypier, qu'il n'est point du tout convenable de donner aux *polypes* le nom de *zoophytes*, qui veut dire *animaux-plantes* ; parce que ce sont uniquement et complètement des animaux ; que leur corps n'est pas plus végétatif que celui de l'insecte ou de tout autre animal ; qu'ils ont des facultés généralement exclusives aux plantes, comme celle d'être véritablement irritables, c'est-à-dire, d'exécuter des mouvemens subits à toutes les excitations qui les provoquent, et celle de digérer ; et qu'enfin leur nature est parfaitement distincte de celle de la plante.

Outre les facultés qui sont généralement le propre de la vie et qui sont communes à tous les corps vivans, si l'on trouve dans des animaux des facultés particulières tout-à-fait analogues aux facultés particulières de certaines plantes, on n'en doit point inférer que ces animaux soient des plantes, ou que ces plantes soient des animaux ; de part et d'autre, la nature animale et la nature végétale sont toujours distinctes. Ainsi, quantité d'animaux se régénèrent par les suites d'un acte de fécondation que des organes sexuels produisent, et quantité de végétaux se reproduisent aussi par cette voie : les premiers n'en sont pas moins d'une nature très-différente de celle des seconds. De même, quantité d'animaux ne se régénèrent que par des bourgeons ; quantité de végétaux sont encore dans le même cas : il n'y a pas de raisons pour tirer de ce second fait une autre conséquence que du premier.

Les *polypes* sont les premiers animaux qui aient la faculté de se former des enveloppes fixées, plus ou moins solides, et dans lesquelles ils habitent. Or, ces enveloppes, que je nomme leur *polypier*, résultent évidemment d'une transudation de leur corps, en un mot, d'une excrétion, par certains pores de leur peau, de matières assez composées pour former, par leur rapprochement, le corps concret, plus ou moins solide et tout-à-fait inorganique, qui constitue leur *polypier*.

Qu'annonce cette faculté du plus grand nombre des polypes, si ce n'est qu'en eux l'animalisation est bien plus avancée qu'elle ne l'est dans les infusoires ; puisque ceux-ci ne sauraient opérer une transudation capable d'un pareil produit ? Si ceux qui terminent la classe, comme les *polypes flottans*, perdent cette faculté, c'est parce que, plus avancés encore en animalisation, le mode de leur organisation commence à changer, et prépare celui des *Radiaires*.

L'histoire particulière des *polypes* est une des parties des sciences naturelles les plus curieuses et qui offrent les considérations les plus intéressantes.

C'est surtout celle des polypes à polypier qui doit le plus nous intéresser ; tant par la singulière diversité de cette enveloppe, partout inorganique, que par la manière dont la nature l'a progressivement solidifiée, et par celle pareillement progressive dont elle s'est ensuite servie pour la faire disparaître. Mais l'histoire particulière de ces polypes est encore peu avancée, parce que l'on a trop négligé l'étude du *polypier*, et que, ne présumant pas qu'il fût lui-même capable de nous éclairer sur la forme dés polypes qui y ont donné lieu, on n'a cherché en lui que des distinctions à établir.

Les *polypes* à *polypier*, improprement et obstinément appelés *zoophites*, autrefois pris pour des végétaux, regardés ensuite comme les points de réunion entre le règne animal et le règne végétal, et également méconnus sous ces deux points de vue différens, se rencontrent dans presque tous les climats. Ils sont néanmoins beaucoup plus abondans dans les mers de la zône torride que dans les eaux glacées des pôles.

Si ce ne sont pas eux qui génèrent ou produisent la plus grande partie de la matière calcaire qui existe, ce sont eux du moins qui la recueillent principalement, la rassemblent et en font des dépôts immenses. Ils influent, dans les climats chauds, plus puissamment qu'ailleurs, aux changemens des côtes, à accroître les inégalités du fond des mers, et à modifier sans cesse l'état de la surface du globe. Tantôt, en effet, ils bouchent l'entrée d'une rade en y élevant des récifs, c'est-à-dire, des digues impénétrables aux vaisseaux ; tantôt ils achèvent la clôture d'un port ; et tantôt enfin ils élèvent au milieu des vastes plaines de l'Océan, des îles dont ils étendent continuellement la circonférence et la grandeur.

Ces frêles animaux se multiplient avec une facilité, une promptitude et une abondance si grandes, que la place qu'ils tiennent dans la nature par leur nombre, est en quelque sorte immense, et vraisemblablement de beaucoup supérieure à celle de tous les autres animaux réunis.

L'histoire naturelle des *polypes* est donc véritablement liée à l'histoire physique de notre globe. Aussi j'ai prouvé dans différens de mes ouvrages et dans mes leçons, qu'outre les influences à cet égard des mollusques et des annelides testacés, c'est principalement aux générations successivement entassées des *polypes* à polypier pierreux, que sont dus ces bancs énormes de craie et ces montagnes calcaires qu'on trouve en si grande quantité sur toute la surface du globe ; c'est du moins aux abondans produits de ces *polypes*, qu'il faut attribuer la plus grande partie du *calcaire marin*, qui se trouve dans les régions sèches ou découvertes de la terre, et que quelques naturalistes distinguent de celui qu'ils nomment *calcaire d'eau douce* qu'ils y trouvent aussi.

Ainsi, ces animaux, quoique des plus imparfaits, sont des plus nombreux dans la nature ; et si leur nombre ne l'emporte pas en diversité d'espèce sur celui de tous les autres animaux réunis, il l'emporte probablement par la quantité des individus ; leur multiplicité dans les mers, surtout des climats chauds, étant immense, inconcevable. Sauf peut-être la classe des *insectes*, qui est aussi très-nombreuse, toutes les autres classes du règne animal sont petites comparativement à celle qui comprend les *polypes*.

D'après ce qui vient d'être exposé, on peut donc dire que ce sont les *polypes* qui, de tous les animaux, ont le plus d'influence pour constituer la croûte extérieure du globe dans l'état où nous la voyons.

Après les *infusoires*, les *polypes* sont les animaux les plus anciens de la nature ; car, dans cette branche, elle n'a pu donner l'existence à une organisation plus com-posée, qu'après avoir amené celle qui constitue leur nature , en un mot , qu'après avoir préparé en eux les moyens d'arriver à la formation des *Radiaires*, et à celle des *Ascidiens*.

Que de monumens , en effet , attestent l'ancienneté d'existence des *polypes* sur presque tous les points de la surface du globe , et la continuité de leurs travaux dans les mers depuis les premiers temps !

On peut juger , d'après ces considérations , combien l'étude des animaux de cette classe est intéressante , sous le rapport de l'histoire naturelle , et sous celui de la philosophie.

J'aurais pu diviser la classe des *polypes* en deux ordres , renfermant dans le premier ceux qui ont à la bouche des cils , soit vibratiles , soit rotatoires , et dans le second tous les polypes tentaculés ; mais les deux coupes que je viens de citer sont trop inégales.

Ainsi , je partage la classe des polypes en quatre ordres très-distincts , dont le premier offre des animaux non tentaculés , mais qui ont la bouche munie de cils vibratiles ou d'organes ciliés et rotatoires qui agitent ou font tourbillonner l'eau. Les trois autres ordres embrassent des animaux tentaculés , c'est-à-dire , qui ont autour de la bouche des tentacules disposées en rayons ; tentacules qui , en général , peuvent arrêter la proie , mais qui ne font point tourbillonner l'eau.

Voici le tableau et les caractères des quatre ordres qui divisent les polypes.

# DIVISION DES POLYPES.

## ORDRE PREMIER.

### POLYPES CILIÉS. (*Polypi ciliati.*)

Polypes non tentaculés, mais ayant près de leur bouche, ou à son orifice, des cils vibratiles, ou des organes ciliés et rotatoires qui agitent ou font tourbillonner l'eau.

I.re SECTION. — Les Vibratiles.

Ils ont près de la bouche des cils qui se meuvent en vibrations interrompues.

II.e SECTION. — Les Rotifères.

Ils ont un ou deux organes ciliés et rotatoires à l'entrée de leur bouche.

## ORDRE DEUXIÈME.

### POLYPES NUDS. (*Polypi denudati.*)

Polypes tentaculés, ne se formant point d'enveloppe ou de polypier, et fixés, soit constamment, soit spontanément.

## ORDRE TROISIÈME.

### POLYPES A POLYPIER. (*Polypi vaginati.*)

Polypes tentaculés, constamment fixés dans un polypier inorganique qui les enveloppe, et formant, en général, des animaux composés.

I.re DIVISION. Polypiers ou fourreaux d'une seule substance.

    1.º Polypiers fluviatiles ;

    2.º Polypiers vaginiformes ;

*Tome II.*          2

    3.º Polypiers à rézeau ;

    4.º Polypiers foraminés ;

    5.º Polypiers lamellifères.

II.ᵉ Division. Polypiers de deux substances séparées,
très-distinctes.

    6.º Polypiers corticifères ;

    7.º Polypiers empâtés.

## ORDRE QUATRIÈME.

**POLYPES FLOTTANS.** ( *Polypi natantes.* )

Polypes tentaculés, ne formant point de polypier, et réunis à un corps libre, commun, charnu, vivant et axigère.
Le corps commun de la plupart flotte et semble nager dans
les eaux.

## ORDRE PREMIER.

**POLYPES CILIÉS.**

*Bouche munie de cils mouvans ou d'organes ciliés et
gyratoires , qui agitent ou font tourbillonner l'eau,
mais qui n'arrêtent jamais la proie.*

Les *polypes ciliés* sont si petits , que *Muller* ne les a
point séparés de sa division des infusoires ; mais, ayant
une bouche distincte, je crois qu'il convient de les rapporter à la classe des polypes, dont ils formeront le pre-

mier ordre. Cette opération ne change que la ligne de démarcation classique, et n'intervertit point le rang de ces animaux dans la série des rapports.

Quoique très - petits, gélatineux et transparens, ces animaux néanmoins offrent en eux le produit d'une animalisation plus avancée que celle des infusoires appendiculés, et un nouvel état de choses qui les en distingue.

En effet, outre leur analogie générale avec les infusoires du second ordre, tous sont munis d'un organe digestif, au moins ébauché ; tous ont une bouche distincte, qui ne laisse aucune incertitude sur son usage ; enfin, presque tous ont près de la bouche, ou à son orifice, soit des cils qui se meuvent en vibrations interrompues, soit un ou deux organes ciliés, formés en cercle ou en portion de cercle, qu'ils font rentrer ou saillir comme spontanément, et tourner avec une grande vitesse.

De part et d'autre, les mouvemens de ces organes agitent l'eau ou la font tourbillonner, et pressent son entrée dans la bouche. Voilà donc déjà l'établissement d'organes particuliers qui exécutent une fonction utile à la digestion ; puisque, par le moyen de ces cils mouvans, ces animaux excitent dans l'eau un tourbillonnement ou une agitation qui attire dans leur bouche les corpuscules ou les animalcules dont ils se nourrissent.

Ainsi, la nature n'ayant encore pu donner à ces *polypes* les moyens de saisir leur proie, elle les a munis de ceux qui peuvent l'attirer et l'amener dans leur organe digestif ; et voilà une première action particulière dont aucun infusoire n'offre d'exemple.

Parmi les *polypes ciliés*, les premiers genres comprennent des animaux vagabonds, non fixés, et qui ne diffèrent des infusoires appendiculés, que parce que leur bouche est distincte.

Mais les autres cilifères, tels que les *vorticelles*, etc., sont encore plus avancés en animalisation ; car, outre qu'ils sont plus gros, puisqu'en général on les aperçoit à la vue simple, la plupart sont fixés, soit spontanément, soit constamment, et dans un grand nombre, ils sont ramifiés comme des plantes, formant déjà des animaux composés. Ils se lient évidemment, par ce fait remarquable, à divers polypes nus, et aux *polypes* à *polypier*, qui sont si nombreux dans la nature.

Les *polypes ciliés* font donc réellement le passage entre les infusoires et les polypes à rayons : ils tiennent aux premiers par les rapports des *furculaires*, des *tricocerques* et des *ratules*, avec les *furcocerques* et les *cercaires*; et ils se lient avec les seconds, par les rapports que les *vorticelles* et les *tubicolaires* ont, d'une part avec les *hydres*, et de l'autre avec les *cristatelles*, les *plumatelles*, etc.

Malgré ces considérations, les *polypes ciliés* sont éminemment distingués des infusoires, 1.º par leur bouche distincte et terminale ; 2.º par les cils mouvans, ou les organes ciliés et rotatoires qui accompagnent cette bouche; 3.º par l'analogie de leur forme générale, malgré la diversité de celle de leurs races; 4.º enfin, parce qu'ils sont les premiers qui offrent parmi eux des animaux véritablement composés, tels que la plupart des vorticelles.

Réunis aux polypes par les rapports les plus prochains et par le caractère de la classe, les *polypes ciliés* forment un ordre particulier très-distinct, puisqu'ils sont les seuls polypes qui n'aient point autour de la bouche des tentacules disposés en rayons et propres à saisir la proie.

Ces polypes se multiplient, pendant les temps de chaleur, par des scissions naturelles de leur corps, et aussi par des gemmes qui souvent restent adhérens et ramifient l'animal. Mais, lorsque les temps froids arrivent, ils produisent des gemmes ou bourgeons oviformes qui se détachent, se conservent dans l'eau pendant l'hiver, et qui, au printemps, donnent naissance à de nouvelles générations; ce qui prouve que la *gemmation* n'est que le système de scission modifié.

Les *polypes ciliés* vivent, les uns dans les eaux douces et stagnantes, et c'est le plus grand nombre; les autres habitent dans les eaux marines qui sont mélangées avec de l'eau douce.

On a observé et bien constaté que des polypes de cet ordre, étant desséchés promptement, et conséquemment sans vie active, pouvaient être conservés pendant long-temps dans cet état de dessication, et néanmoins qu'ils reprenaient ensuite les mouvemens de la vie, lorsqu'on les remettait dans l'eau.

Le rotifère de *Spallanzani*, qui est une furculaire [*furcularia rediviva. n.*], est célèbre par la propriété qu'il a fait voir le premier, de pouvoir rester desséché et sans mouvement pendant des années entières, et de reprendre la vie aussitôt qu'il est de nouveau humecté.

Il est probable que les autres urcéolaires, les autres rotifères, et même tous les infusoires, jouissent de cette même faculté.

Quoique l'on connaisse déjà un assez grand nombre de *polypes ciliés*, on n'a encore établi parmi eux qu'un petit nombre de genres. Je crois cependant devoir partager cet ordre en 2 sections, qui comprennent 8 genres ; et je pense que des observations ultérieures feront sentir la nécessité d'y en ajouter encore quelques autres.

# DIVISION DES POLYPES CILIÉS.

I.<sup>re</sup> Section. Les Vibratiles.

Des cils près de la bouche, qui se meuvent en vibrations interrompues.

> Ratule.
> Tricocerque.
> Vaginicole.

II.<sup>e</sup> Section. Les Rotifères.

Un ou deux organes ciliés et rotatoires à l'orifice de la bouche.

> Folliculine.
> Brachion.
> Furculaire.
> Urcéolaire.
> Vorticelle.
> Tubicolaire.

# PREMIÈRE SECTION.

*Des cils près de la bouche, qui se meuvent en vibrations interrompues.*

## LES VIBRATILES.

Les petits animaux qui composent cette section, sont les plus imparfaits de tous les polypes, ceux qui avoisinent le plus les infusoires appendiculés, et qui s'en distinguent le moins par leur forme générale, mais que leur bouche reconnue autorise à en séparer.

Ces animalcules, gélatineux et transparens, sont tous libres et ont le corps allongé. Aucun d'eux n'offre à l'orifice de la bouche, des organes rotatoires, comme ceux de la 2.ᵉ section, mais seulement des cils qui se meuvent en vibrations interrompues, et qui agitent l'eau. Je les ai partagés en 3 genres qui sont les suivans.

## RATULE. ( Rattulus. )

Corps très-petit, oblong, tronqué ou obtus antérieurement; bouche distincte; queue très-simple.

*Corpus minimum, oblongum, anticè obtusum vel truncatum; os distinctum; cauda simplicissima.*

## OBSERVATIONS.

Je n'établis ce genre , sur deux espèces déjà déterminées , que parce qu'il doit être préparé pour recevoir, soit de nouvelles espèces encore inconnues , soit certaines cercaires en qui des observations ultérieures feraient connaître positivement une bouche.

## ESPÈCES.

1. Ratule cariné. *Rattulus carinatus.*

> *R. oblongus , carinatus , anticè crinitus ; caudâ setiformi longissimâ.*
> *Trichoda rattus.* Mull. inf. t. 29. f. 5—7. Encyclop. pl. 15. f. 15-17.
> H. dans l'eau des fossés.

2. Ratule clou. *Rattulus clavus.*

> *R. anticè rotundatus , crinitus , posticè acuminato-caudatus.*
> *Trichoda clavus.* Mull. inf. t. 29. f. 16—18. Encycl. pl. 15. f. 23.
> H. dans les marécages. Dans cet animalcule, l'existence de la bouche n'est encore que supposée.

---

# TRICOCERQUE. (Trichocerca.)

Corps très-petit, ovale ou oblong, tronqué antérieurement; bouche rétractile, subciliée; queue fourchue, quelquefois articulée.

*Corpus minimum, oblongum , anticè truncatum ; os retractile , subciliatum ; cauda furcata , interdùm articulata.*

OBSERVATIONS.

Les *tricocerques* ressemblent aux *furcocerques* par la queue dont leur corps est terminé ; mais leur bouche est manifeste, et leur cavité alimentaire paraît ébauchée. Ainsi, j'ai dû les séparer des *infusoires*, et les réunir aux polypes ciliés. Ils se rapprochent en effet beaucoup des rotifères, puisqu'ils ont avec les furculaires des rapports très-marqués ; ce sont donc, avec les ratules, les plus imparfaits des polypes ciliés.

Les animalcules dont il s'agit vivent dans l'eau des marais. On n'en connaît qu'un petit nombre d'espèces.

ESPÈCES.

* Queue non articulée.

1. Tricocerque vermiculaire. *Trichocerca vermicularis.*

> *T. cylindrica, annulata ; proboscide exsertili ; cauda spina duplici.*
>
> *Cercaria vermicularis.* Mull. inf. t. 20. f. 18—20. Encycl. pl. 9. f. 30—32.
>
> H. Dans les ruisseaux où croît la lenticule. Point de cils apparens à la bouche.

2. Tricocerque porte-pince. *Trichocerca forcipata.*

> *T. cylindrica, rugosa ; proboscide forcipata exsertili ; cauda bicuspidata.*
>
> *Cercaria forcipata.* Mull. inf. t. 20. f. 21 — 23. Encycl. pl. 9. f. 33—35.
>
> H. dans l'eau des marais.

** Queue longue, articulée.

3. Tricocerque longue-queue. *Trichocerca longicauda.*

> *T. cylindrica, anticè truncata et crinita; caudá longá biar-*
> *ticulatá, bisetá.*
>
> *Trichoda longicauda.* Mull. inf. t. 31. f. 8—10. Encycl. pl. 16.
> f. 9—11.
>
> H. dans l'eau des marais.

**4.** Tricocerque gobelet. *Trichocerca pocillum.*

> *T. oblonga, anticè truncata, crinita; caudá quinque ar-*
> *ticulatá, bisetá.*
>
> *Trichoda pocillum.* Mull. inf. t. 29. f. 9—12. Encycl. pl. 15.
> f. 19—22.
>
> H. Dans les marais.

---

# VAGINICOLE. (Vaginicola.)

Corps très-petit, ovale ou oblong, cilié antérieurement, muni d'une queue, et renfermé dans un fourreau transparent, non fixé.

*Corpus minimum, ovatum vel oblongum, anticè cilia-tum, posticè caudatum, folliculo hyalino inclusum.*

### OBSERVATIONS.

*Bruguière* avait déjà pensé que les animalcules dont il s'agit ici, et que *Muller* a placés parmi ses tricodes, devaient former un genre particulier. Effectivement, dans la supposition que ces animalcules soient des infusoires, ils sont néanmoins très-distingués des autres et surtout des tricodes par le fourreau mince et transparent qui les enveloppe; mais il paraît qu'ils ont réellement une bouche, et même elle n'est point douteuse dans la première espèce.

Les *vaginicoles* forment une transition des vibratiles aux rotifères, par les folliculines.

## ESPÈCES.

1. **Vaginicole locataire.** *Vaginicola inquilina.*

*V. folliculo cylindrico hyalino ; pedicello intrà folliculum retortili.*

*Trichoda inquilina.* Mull. zool. dan. t. 9. f. 2. Encycl. pl. 16. f. 14—17.

H. dans l'eau de mer.

2. **Vaginicole propriétaire.** *Vaginicola ingenita.*

*V. folliculo depresso, basi latiore ; animalculo subinfundi- buliformi, postice in caudam non exsertam attenuato.*

*Trichoda ingenita.* Mull. inf. t. 31. f. 13—15. Encycl. pl. 16. f. 18—20.

H. dans l'eau de mer.

3. **Vaginicole innée.** *Vaginicola innata.*

*V. folliculo cylindrico ; caudá extrà folliculum exsertá.*

*Trichoda innata.* Mull. inf. t. 31. f. 16—19. Encycl. pl. 16. f. 21—24.

H. dans l'eau de mer.

---

# DEUXIÈME SECTION.

*Un ou plusieurs organes en forme de cercle, ciliés et rotatoires, à l'entrée de la bouche.*

---

# LES ROTIFÈRES.

En arrivant à cette deuxième section, les progrès dans l'animalisation sont si marqués, que tous les doutes sur le caractère classique, cessent complètement à l'égard de ces animaux. Effectivement, tous les *rotifères* ont une bouche éminemment distincte, quoique contractile; elle est même tellement ample, qu'il semble que la nature ait fait de grands efforts pour commencer l'organe digestif par cette ouverture essentielle à l'introduction d'alimens.

Cette bouche n'est point munie de cils simplement vibratiles, comme dans les polypes de la première section ; mais elle offre à son orifice un organe en forme de roue, cilié et rotatoire, qui paraît souvent double, qui présente quelquefois trois ou quatre portions de cercle, et qui tourne ou oscille avec une grande vitesse. C'est cet organe singulier qui caractérise les *rotifères* dont il est question.

En effet, beaucoup de rotifères semblent avoir à l'entrée de leur bouche une paire de roues dentées qu'ils font tourner rapidement ; mais en observant plus attentivement, on s'aperçoit, selon les observations de M. *du Trochet*, que ce que l'on prenait pour deux roues, n'est réellement qu'un seul organe plié de manière à présenter la figure du chiffre 8 ainsi renversé ∞. Quelquefois, ou selon les espèces, la roue totale se plie en trois ou quatre roues partielles. Il y a donc lieu de croire que dans tous les rotifères il n'y a qu'un seul organe rotatoire.

Cette roue elle-même n'est qu'un cordon circulaire qui, par des zigzags fréquens, forme une multitude d'angles saillans et aigus, qui imitent des dents ciliformes.

Un axe très-fin, ramifié supérieurement en autant de branches que la roue peut présenter de lobes, soutient cette roue et lui communique ses mouvemens. L'organe très-contractile rentre au fond de la bouche, ou en sort comme au gré de l'animal.

La bouche très-ample de ces polypes, présente un pavillon tantôt campanulé, tantôt infundibuliforme, qui est très-contractile, mais qui ne participe nullement aux mouvemens de son organe rotatoire.

---

# FOLLICULINE. (Folliculina.)

Corps contractile, oblong, renfermé dans un fourreau transparent. Bouche terminale, ample, munie d'organes ciliés et rotatoires.

*Corpus contractile, oblongum, folliculo pellucido inclusum. Os terminale, amplum, ciliis rotatoriis instructum.*

### OBSERVATIONS.

Les *folliculines* sont aux urcéolaires ce que les vaginicoles sont aux tricocerques et aux tricodes : de part et d'autre, ce sont des animalcules renfermés dans un fourreau transparent, et qui rarement sont fixés sur des corps étrangers ; mais les *folliculines* sont des rotifères, tandis que les vaginicoles, d'après ce qu'on en sait, paraissent à peine distinctes des infusoires.

D'après ces considérations, l'on sent que les *folliculines* doivent venir immédiatement après les vaginicoles ; qu'elles doivent commencer les rotifères, et qu'elles conduisent aux

brachions qui, eux-mêmes, se lient évidemment aux furculaires.

## ESPÈCES.

1. **Folliculine ampoule.** *Folliculina ampulla.*
   *F. folliculo ampullaceo, pellucido, capite bilobo.*
   *Vorticella ampulla.* Mull. inf. t. 4o. f. 4—7. Encycl. pl. 21.
   f. 5—8.
   H. dans l'eau de mer.

2. **Folliculine engaînée.** *Folliculina vaginata.*
   *F. folliculo subcylindrico, prælongo, hyalino; animalculo
   brevi, caudato, anticè truncato.*
   *Vorticella vaginata.* Mull. inf. t. 44. f. 12, 13. Encycl. pl. 23.
   f. 32.
   H. dans l'eau de mer.

3. **Folliculine adhérente.** *Folliculina folliculata.*
   *F. folliculo cylindraceo hyalino adhærente; animalculo
   oblongo.*
   *Vorticella folliculata.* Brug. n.° 33.
   Trouvée attachée à la queue du Cyclope pygmée.

---

# BRACHION. ( Brachionus. )

Corps libre, contractile, presqu'ovale, couvert, au
moins en partie, par une gaîne transparente, roide,
clypéacée ou capsulaire, et muni antérieurement d'un ou
deux organes ciliés et rotatoires.

*Corpus liberum, contractile, subovatum, vaginá
capsulari pellucidá rigiduláque vestitum, vel squamá
clypeiformi partìm obtectum; organo ciliato rotato-
rio unico vel gemino ad orem.*

## OBSERVATIONS.

Si l'on ne s'est point fait illusion par des attributions arbitraires à l'égard des parties des *brachions*, l'organisation de ces animaux serait beaucoup plus avancée en composition que ne l'est celle des polypes et des vrais rotifères. Dans ce cas, l'on serait fondé à les regarder comme des crustacés microscopiques qui, sous certains rapports, avoisineraient les daphnies.

En effet, on a attribué une tête aux *brachions*, et, à leur bouche, deux mâchoires longitudinales, qui s'ouvrent et se ferment, quoiqu'à des intervalles peu réglés.

On assure qu'ils sont ovipares ; que leurs œufs, après que l'animal les a évacués, restent suspendus entre la base du test ou de l'écaille qui les couvre et l'origine de la queue, ce qui leur donne un nouveau rapport avec les crustacés.

Ces considérations s'opposeraient donc à ce qu'on puisse regarder les *brachions* comme des *polypes*, si elles étaient fondées ; car, malgré leurs organes rotatoires, on ne pourrait considérer ces animaux comme étant du même ordre que les *urcéolaires*, les *vorticelles*, etc. ; mais probablement ces mêmes considérations ne portent que sur des illusions produites par la petitesse des parties, qui ne permet pas de les examiner suffisamment, et à-la-fois par l'opinion qui suppose inconsidérément que, dans les animaux, il n'y a point de limites essentielles à l'existence des différens organes connus.

Il me paraît vraisémblable que si, malgré l'imperfection de l'organisation des polypes ciliés, la nature a pu, dans les animaux de cet ordre, former la gaîne transparente des *vaginicoles*, et ensuite donner lieu à celle des *folliculines*, elle a pu aussi, sans avoir besoin d'une organisation beaucoup plus composée, former l'écaille transparente, soit capsulaire, soit clypéacée, des *brachions*. Pourquoi, d'ailleurs, trouve-t-on des rapports si remarquables entre les *brachions* munis d'une queue et les *furculaires* ?

Quant à la tête attribuée aux *brachions*, c'est à-peu-près la même chose que celle pareillement attribuée aux vers. D'après ces exemples, on voit qu'on ne s'est nullement rendu compte de l'idée que l'on doit attacher à la partie d'un animal, qui mérite le nom de tête.

On sait que des mâchoires exigent l'existence d'un système musculaire pour pouvoir agir, et que ce système ne peut lui-même exister sans les nerfs propres à mettre en action les muscles qui le composent. Que de conditions à remplir avant de pouvoir donner le nom de *mâchoires* à des parties observées dans la bouche d'un animal !

Il en est de même des œufs : on sait en effet que chacun d'eux contient un embryon qui ne peut vivre ou recevoir la vie qu'après avoir été fécondé, et qui exige conséquemment, dans les animaux qui produisent ces œufs, l'existence d'organes sexuels, soit réunis, soit séparés, pour que, par le concours de ces organes, sa fécondation puisse être opérée. Enfin, on sait que ce même embryon ne peut acquérir les développemens qui doivent le transformer en individu semblable à ceux de son espèce, sans sortir des enveloppes qui le retiennent ; et qu'il ne peut en sortir et s'en débarrasser, qu'après les avoir déchirées et rompues. Que de conditions encore à remplir avant de pouvoir donner le nom d'*œufs* à des corpuscules reproductifs observés ! Probablement on ne s'est nullement occupé de ces considérations, lorsque, dans des animaux très-imparfaits, l'on a déterminé, d'après de simples apparences, les fonctions de parties dont on ignorait la nature. Les botanistes ont fait, à l'égard des plantes cryp-

togames, ce que les zoologistes ont fait à l'égard des infusoires et des polypes.

Si les *brachions* appartiennent à l'ordre des *polypes rotifères*, ce que je présume fortement, ils n'ont point de tête,
point de sens particuliers, point de mâchoires véritables,
point de muscles, et ne se régénèrent point par des œufs,
mais par des gemmes oviformes qui peuvent être amoncelés
dans un lieu particulier, et même renfermés dans une bourse
commune, comme on en voit dans les sertulaires, etc.

Les *brachions* sont très-variés dans leur forme; et ils la
rendent souvent bizarre par les suites des contractions qu'ils
font subir, comme à leur gré, à certaines parties de leur
corps.

Quelques uns sont dépourvus de queue, et paraissent devoir constituer un genre particulier; mais la plupart ont
postérieurement une queue simple, ou qui est fourchue,
comme dans les furculaires.

La gaîne transparente et plus ou moins complète qui enveloppe les *brachions*, a été, à cause de sa roideur, comparée assez improprement à un *test*; et alors on a distingué
ce test en univalve, bivalve et capsulaire, selon sa forme
dans les espèces.

Le test qu'on nomme *univalve*, ne couvre que le dos de
l'animal, et n'offre qu'une seule pièce. Celui qu'on dit être
*bivalve*, est composé de deux pièces jointes ensemble sur
toute la longueur du dos. Enfin, le test qu'on nomme *capsulaire* est d'une seule pièce comme le test univalve; mais
cette pièce enveloppe tout le corps de l'animal à l'exception
de sa partie antérieure où se trouve une ouverture pour le
passage de l'organe rotatoire.

Les *brachions* vivent dans les eaux douces et dans l'eau
de mer : une seule espèce [ le Br. crochet ] vit indifférem-
ment dans l'eau salée et dans celle des marais.

# ESPÈCES.

## ** Point de queue.*

1. Brachion strié. *Brachionus striatus.*
   *B. univalvis, testa ovata, striata, apice sexdentata, basi integra ecaudata.*
   Mull. inf. t. 47. f. 1—3. Encycl. pl. 27. f. 1—3.
   H. dans l'eau de mer.

2. Brachion écaille. *Brachionus squamula.*
   *B. univalvis, testa orbiculari, apice truncata quadriden-tata, basi integra ecaudata.*
   Mull. inf. t. 47. f. 4—7. Encycl. pl. 27. f. 4—7.
   H. dans l'eau des marais.

3. Brachion bêche. *Brachionus bipalium.*
   *B. univalvis, testa oblonga inflexa, apice decem-dentata, basi integra ecaudata.*
   Mull. inf. t. 48. f. 3—5. Encycl. pl. 27. f. 10—12.
   H. dans l'eau de mer.

4. Brachion pèle. *Brachionus pala.*
   *B. univalvis, testa oblonga, infernè excavata quadriden-tata, basi integra ecaudata.*
   Mull. inf. t. 48. f. 1—2. Encycl. pl. 27. f. 8—9.
   H. dans l'eau des marais.

5. Brachion carré. *Brachionus quadratus.*
   *B. capsularis, testa quadrangula, apice bidentata, basi bicorni, cauda nulla.*
   Mull. inf. t. 49. f. 12—13. Encycl. pl. 28. f. 17—18.
   H. dans l'eau des marais.

## *** Queue simple et nue.*

6. Brachion cornet. *Brachionus passus.*

*B. capsularis, testa cylindracea ; frontis cirris binis pen-*
*dulis, setáque caudali unicá.*
Mull. inf. t. 49. f. 14—16. Encycl. pl. 28. f. 14—16.
H. Dans les bourbiers les plus sales.

7. Brachion gibecière. *Brachionus impressus.*

*B. capsularis, testa quadrangula, apice integra, basi ob-*
*tusì emarginata, cauda flexuosa.*
Mull. inf. t. 5o. f. 12—14. Encycl. pl. 28. f. 19—21.
H. daṇs les eaux stagnantes.

8. Brachion patène. *Brachionus patina.*

*B. univalvis ; testa orbiculari integrá ; cauda mutica.*
Mull. inf. t. 48. f. 6—10. Encycl. pl. 27. f. 13—17.
H. dans les eaux stagnantes.

9. Brachion bouclier. *Brachionus clypeatus.*

*B. univalvis, testa oblonga, apice emarginata, basi in-*
*tegra, cauda mutica.*
Mull. inf. t. 48. f. 11—14. Encycl. pl. 27. f. 18—21.
H. dans l'eau de mer.

*** *Queue terminée par deux pointes ou deux soies.*

10. Brachion lamellé. *Brachionus lamellaris.*

*B. univalvis ; testá productá, apice integrá, basi tricorni ;*
*caudá bipili.*
Mull. inf. t. 47. f. 8—11. Encycl. pl. 27. f. 22—25.
H. dans l'eau des marais.

11. Brachion patelle. *Brachionus patella.*

*B. univalvis ; testa ovata, apice bidentata, basi emargi-*
*nata, cauda biseta.*
Mull. inf. t. 48. f. 15—19. Encycl. pl. 27. f. 26—3o.
H. dans l'eau des marais.ǀ

12. Brachion bractée. *Brachionus bractea.*

*B. univalvis ; testá suborbiculari, apice lunatá, basi inte-*
*grá ; cauda spiná duplici.*

Mull. inf. t. 49. f. 6—7. Encycl. pl. 27. f. 31—32.
H....

13. **Brachion plissé.** *Brachionus plicatilis.*
  *B. univalvis; testa oblonga, apice crenulata, basi emar-
  ginata; caudá longá bicuspi.*
  Mull. inf. t. 50. f. 1—8. Encycl. pl. 27. f. 33—40.
  H. dans l'eau de mer.

14. **Brachion ovale.** *Brachionus ovalis.*
  *B. bivalvis; testa depressa, apice emarginata, basi in-
  cisa; cauda cirro duplici.*
  Mull. inf. t. 49. f. 1—3. Encycl. pl. 28. f. 1—3.
  H. parmi les conferves des marais.

15. **Brachion tricorne.** *Brachionus tripos.*
  *B. bivalvis; testa ventrosa, apice mutica, basi tricorni;
  cauda spiná duplici.*
  Mull. inf. t. 49. f. 4—5. Encycl. pl. 28. f. 4.—5.
  H. dans l'eau des marais.

16. **Brachion denté.** *Brachionus dentatus.*
  *B. bivalvis; testa arcuata, apice et basi utrinque dentata;
  cauda spiná duplici.*
  Mull. inf. t. 49. f. 10—11. Encycl. pl. 28. f. 6—7.
  H. dans les eaux stagnantes, les mares.

17. **Brachion armé.** *Brachionus mucronatus.*
  *B. bivalvis; testa subquadrata, apice et basi utrinque mu-
  cronata; cauda spiná duplici.*
  Mull. inf. t. 49. f. 8—9. Encycl. pl. 28. f. 8—9.
  H. dans les marais.

———

# FURCULAIRE. (Furcularia.)

Corps libre, contractile, oblong, muni d'une queue
courte ou allongée, terminée par deux pointes ou par

deux soies. Bouche pourvue d'un ou deux organes ciliés
et rotatoires.


*Corpus contractile , liberum , oblongum , posticè
caudatum ; caudâ brevi vel elongatâ , bicuspidatâ aut
diphyllâ. Organum unicum vel geminum , ciliatum et
rotatorium ad orem.*


### OBSERVATIONS.


Les *furculaires* rappellent, par leur forme et leur aspect,
les *furcocerques* et les *tricocerques*, et ne tiennent aux
*vorticelles* que par les organes ciliés et rotatoires dont leur
bouche est munie. Il est donc convenable de ne point les
confondre dans le même genre avec les *vorticelles ,* celles-ci
n'étant pas uniquement caractérisées par leurs organes rotatoires ; sans quoi les *brachions* devraient y être pareillement réunis.

Si l'on considère l'extrémité postérieure bicuspidée ou diphylle des *furculaires*, on ne les confondra point non plus
avec les *urcéolaires ,* puisque ces dernières ont le corps
simple postérieurement. Elles ont même , par leur queue ,
plus de rapports avec ceux des brachions qui en sont munis ;
que les urcéolaires et les vorticelles.


## ESPÈCES.


1. **Furculaire larve.** *Furcularia larva.*
   *F. cylindrica, apertura lunata, spinis caudalibus binis.*
   *Vorticella larva.* Mull. inf. t. 4o. f. 1—3. Encycl. pl. 2t.
      f. 9—11.
   H. dans l'eau de mer.

**2. Furculaire capitée. *Furcularia succolata.***

> *F. inversè conica, apertura lunata, trunco posticè biden-*
> *tato, cauda elongata diphylla.*
> *Vorticella succolata.* Mull. inf. t. 40. f. 8--12. Encycl. pl. 21.
> f. 12—16.
> H. dans l'eau de mer.

**3. Furculaire auriculée. *Furcularia aurita.***

> *F. cylindrico-ventrosa ; apertura mutica, ciliis utrinque*
> *rotantibus, cauda articulata diphylla.*
> *Vorticella aurita.* Mull. inf. t. 41. f. 1—3. Encycl. pl. 21.
> f.17—19.
> H. dans les eaux stagnantes où croît la lenticule.

**4. Furculaire hérissée. *Furcularia senta.***

> *F. inversè conica ; apertura spinosa integra ; cauda brevi*
> *bicuspi.*
> *Vorticella senta.* Mull. inf. t. 41. f. 8—14. Encycl. pl. 22.
> f. 1—7.
> H. dans les eaux stagnantes où croît la lentieule.

**5. Furculaire frangée. *Furcularia lacinulata.***

> *F. inversè conica ; apertura quadrilobata ; setis binis cau-*
> *dalibus.*
> *Vorticella lacinulata.* Mull. inf. t. 42. f. 1—5. Encycl. pl. 22.
> f. 8.—12.
> H. dans les eaux les plus pures.

**6. Furculaire étranglée. *Furcularia constricta.***

> *F. elliptico-ventricosa ; apertura integra ; cauda annulata*
> *diphylla.*
> *Vorticella constricta.* Mull. inf. t. 42. f. 6—7. Encycl. pl. 22.
> f. 13—14.
> H. dans les eaux stagnantes.

**7. Furculaire robin. *Furcularia togata.***

> *F. subquadrata ; apertura integra ; spinis caudalibus binis*
> *plerumque unitis.*
> *Vorticella togata.* Mull. inf. t. 42. f. 8. Encycl. pl. 22. f. 15.
> H. dans les eaux stagnantes,

8. **Furculaire longue soie.** *Furcularia longiseta.*

 *F. elongata, compressa; setis caudalibus binis longis-
 simis.*

 *Vorticella longiseta.* Mull. inf. t. 42. f. 9—10. Encycl. pl. 22.
 f. 16—17.

 H. dans les eaux.

9. **Furculaire révivifiable.** *Furcularia rediviva.*

 *F. cylindrica; spiculo collari; cauda longa quadricuspi.*
 *Vorticella rotatoria.* Mull. inf. t. 42. f. 11—16. Encycl. pl. 22.
 f. 18—23. Spallanz. op. 2. t. 4. f. 3—5.

 H. dans les eaux douces, dans l'eau de mer et dans les gouttières des toîts où l'eau séjourne de temps à autre. C'est le
 rotifère que *Spallanzani* a rendu célèbre par ses observ.

10. **Furculaire fourchue.** *Furcularia furcata.*

 *F. cylindrica; apertura integra; cauda longiuscula bifida.*
 *Vorticella furcata.* Mull. inf. p. 299. Encycl. pl. 22. f. 24—
 27, è *Ledermullero.*

 H. communément dans l'eau.

11. **Furculaire chauve.** *Furcularia canicula.*

 *F. cylindracea, apertura mutica, cauda brevi articulata
 bicuspi.*
 *Vorticella canicula.* Mull. inf. t. 42. f. 21. Encycl. pl. 22. f. 28.
 H. lieu natal inconnu.

12. **Furculaire plicatile.** *Furcularia catulus.*

 *F. cylindracea, plicata; apertura mutica; cauda per-
 brevi reflexa bicuspi.*
 *Vorticella catulus.* Mull. inf. t. 42. f. 17—20. Encycl. pl. 22.
 f. 29—32.
 H. dans les eaux marécageuses.

13. **Furculaire chatte.** *Furcularia felis.*

 *F. cylindracea; apertura mutica, antice angulata; spinis
 caudalibus binis.*
 *Vorticella felis.* Mull. inf. t. 43. f. 1—5. Encycl. pl. 23.
 f. 1—5.
 H. dans l'eau où croît la lenticule.

# URCÉOLAIRE. ( *Urceolaria.* )

Corps libre, contractile, urcéolé, quelquefois allongé, sans queue et sans pédoncule. Bouche terminale, dilatée, garnie de cils rotatoires.

*Corpus liberum , contractile , urceolatum, interdùm elongatum , absque cauda et pedunculo. Os terminale , dilatatum , ciliis rotatoriis donatum.*

### OBSERVATIONS.

Les *urcéolaires* tiennent plus des vorticelles que les furculaires , et néanmoins il est facile de les en distinguer , puisqu'ils n'ont ni queue ni pédoncule , et que la plupart sont obtus postérieurement et en général fort courts. Ce sont les plus petits des rotifères , et ils semblent n'être en quelque sorte que des tricodes plus animalisés qui ont obtenu une bouche et des cils tournans.

Ces animaux microscopiques sont vagabonds , se fixent rarement par leur extrémité postérieure. On les voit en général nager dans l'eau, souvent avec beaucoup de célérité et en tournant. Ils font rentrer intérieurement ou sortir, comme à leur gré , les organes ciliés et rotatoires qu'ils ont antérieurement; et lorsque ces organes sont sortis, ils les font tourner avec une grande vitesse.

Non-seulement les *urcéolaires* sont distingués des vorticelles par leur défaut de queue ou de pédoncule; mais ils en diffèrent en outre en ce que leur partie supérieure n'offre point un renflement subit et capituliforme , comme on l'observe dans presque toutes les vorticelles.

Les furculaires, qui ont une queue diphylle ou bicuspidée, et les folliculines, qui ont une gaîne enveloppante, ne sauraient se confondre avec les urcéolaires; aussi *Muller* nous paraît avoir eu tort de réunir tous ces animaux dans le même genre.

## ESPÈCES.

1. Urcéolaire verte. *Urceolaria viridis.*
   *U. cylindracea, uniformis, opaca, viridis.*
   *Vorticella viridis.* Mull. inf. t. 35. f. 1. Encycl. pl. 19. f. 1—3.
   H. dans les eaux les plus pures.

2. Urcéolaire sphéroïde. *Urceolaria sphœroidea.*
   *U. cylindrico-globosa, uniformis, opaca.*
   *Vorticella sphœroidea.* Mull. inf. t. 35. f. 2—4. Encycl. pl. 19. f. 4—5.
   H. Dans l'eau gardée avec de la lenticule.

3. Urcéolaire ceinte. *Urceolaria cincta.*
   *U. trapeziformis, nigro-viridis, opaca.*
   *Vorticella cincta.* Mull. inf. t. 35. f. 5--6. a, b. Encycl. pl. 19. f. 6—9.
   H. dans les eaux marécageuses.

4. Urcéolaire lunulée. *Urceolaria lunifera.*
   *U. viridis, lunata ; medio margine postico mucronato.*
   *Vorticella lunifera.* Mull. inf. t. 35. f. 7—8. Encycl. pl. 19. f. 10—11.
   H. dans l'eau de mer.

5. Urcéolaire bourse. *Urceolaria bursata.*
   *U. viridis, apertura truncata, in centro papillata.*
   *Vorticella bursata.* Mull. inf. t. 35. f. 9—12. Encycl. pl. 19. f. 12-15.
   H. dans l'eau de mer.

6. Urcéolaire variable. *Urceolaria varia.*

*U. cylindrica, truncata, variabilis, opaca, nigricans.*
*Vorticella varia.* Mull. inf. t. 35. f. 12—15. Encycl. pl. 19.
f. 16—18.
H. dans les eaux où croît la lenticule.

7. Urcéolaire crachoir. *Urceolaria sputarium.*
*U. ventrosa ; apertura orbiculari dilatata, ciliis longis
raris excentricis munita.*
*Vorticella sputarium.* Mull. inf. t. 35. f. 16--17. Encycl. pl. 19.
f 19—20.
H. Dans l'eau où croît la lenticule.

8. Urcéolaire polymorphe. *Urceolaria polymorpha.*
*U. viridis opaca varia ; pustulis seriatis.*
*Vorticella polymorpha.* Mull. inf. t. 36. f. 1—13. Encycl.
pl. 19. f. 21--33.
H. dans l'eau de rivière.

9. Urcéolaire multiforme. *Urceolaria multiformis.*
*U. viridis opaca variabilis ; vesiculis sparsis.*
*Vorticella multiformis.* Mull. inf. t. 36. f. 14—23. Encycl.
pl. 19. f. 34—43.
H. dans la mer, sur les rivages.

10. Urcéolaire noire. *Urceolaria nigra.*
*U. trochiformis, nigra.*
*Vorticella nigra.* Mull. inf. t. 37. f. 1—4. Encycl. pl. 19.
f. 44—47.
H. Dans l'eau des fossés où croît la lenticule.

11. Urcéolaire coqueluchon. *Urceolaria cucullus.*
*U. elongata, teres ; apertura obliquè truncata.*
*Vorticella cucullus.* Mull. inf. t. 37. f. 5—8. Encycl. pl. 20.
f. 1—4.
H. Dans l'eau de mer.

12. Urcéolaire utriculée. *Urceolaria utriculata.*
*U. viridis, ventricosa, productilis, anticè truncata.*
*Vorticella utriculata.* Mull. inf. t. 37. f. 9—10. Encycl.
pl. 20. f. 5—6.
H. dans l'eau de mer.

13. Urcéolaire bottine. *Urceolaria ocreata.*

    *U. subcubica, infrà angulum obtusum producta.*

    *Vorticella ocreata.* Mull. inf. t. 37. f. 11. Encycl. pl. 20. f. 7.

    H. dans l'eau de rivière.

14. Urcéolaire jambarde. *Urceolaria valga.*

    *U. cubica, infrà divaricata.*

    *Vorticella valga.* Mull. inf. t. 37. f. 12. Encycl. pl. 20 f. 8.

    H. dans les eaux des marais.

15. Urcéolaire mamelonnée. *Urceolaria papillaris.*

    *U. ventricosa, anticè truncata ; papilla postica et laterali hyalina.*

    *Vorticella papillaris.* Mull. inf. t. 37. f. 13. Encycl. pl. 20. f. 9.

    H. dans les marais où croît la conferve luisante.

16. Urcéolaire sac. *Urceolaria sacculus.*

    *U. cylindracea, apertura patula, margine reflexo.*

    *Vorticella sacculus.* Mull. inf. t. 37. f. 14—17. Encycl. pl. 20. f. 10—13.

    H. dans les eaux marécageuses.

17. Urcéolaire cirreuse. *Urceolaria cirrata.*

    *U. ventricosa, apertura sinuata; cirro utrinque ventrali.*

    *Vorticella cirrata.* Mull. inf. t. 37. f. 18—19. Encycl. pl. 20. f. 14—15.

    H. Dans l'eau des fossés.

18. Urcéolaire appendiculée. *Urceolaria nasuta.*

    *U. cylindracea, crateris medio mucrone prominente.*

    *Vorticella nasuta.* Mull. inf. t. 37. f. 20—24. Encycl. pl. 20. f. 16—20.

    H. dans les eaux douces, parmi les lenticules.

19. Urcéolaire étoile. *Urceolaria stellina.*

    *U. orbicularis, disco moleculari, periphœria ciliata.*

    *Vorticella stellina.* Mull. inf. t. 38. f. 1—2. Encycl. pl. 20. f. 21—22.

    H. lieu incertain.

20. Urcéolaire tasse. *Urceolaria discina.*

    *U. orbicularis ; margine ciliato ; subtùs convexo-ansatâ.*
    *Vorticella discina.* Mull. inf. t. 38. f. 3—5. Encycl. pl. 20.
        f. 23--25.
    H. dans l'eau de mer.

21. Urcéolaire gobelet. *Urceolaria scyphina.*

    *U. crateriformis ,' crystallina , medio sphærula opaca.*
    *Vorticella scyphina.* Mull. inf. t. 38. f. 6—8. Encycl. pl. 20.
        f. 26—28.
    H. dans les eaux  où croît la lenticule.

22. Urcéolaire cornet. *Urceolaria fritillina.*

    *U. cylindrica , vacua, apice truncata ; ciliis prælongis.*
    *Vorticella fritillina.* Mull. inf. t. 38. f. 11—13. Encycl. pl. 20.
        f. 31--33.
    H. dans l'eau de mer gardée.

23. Urcéolaire troncatelle. *Urceolaria truncatella.*

    *U. cylindrica, differta , apice truncata; ciliis brevius-*
      *culis.*
    *Vorticella truncatella.* Mull. inf. t. 38. f. 14--15. Encycl. pl. 20.
        f. 34--35.
    H. dans les eaux où croît la lenticule.

24. Urcéolaire armée. *Urceolaria hamata.*

    *U. Tubæformis , cava ; margine aperturæ aculeis rigidis*
      *cincto.*
    *Vorticella hamata.* Mull. inf. t. 39. f. 1--6. Encycl. pl. 20.
        f. 39--44.
    H. lieu inconnu.

25. Urcéolaire godet. *Urceolaria crateriformis.*

    *U. Subquadrata ; ciliorum fasciculis binis , altero postice.*
    *Vorticella crateriformis.* Mull. inf. t. 39. f. 7 -- 13. Encycl.
        pl. 20. f. 45—51.
    H. dans les eaux marécageuses.

26. Urcéolaire versatile. *Urceolaria versatilis.*

*U. elongata*, *spiculiformis*, *mox urceolaris.*
*Vorticella versatilis.* Mull. inf. t. 39. f. 14—17. Encycl.
pl. 21. f. 1—4.
H. dans les eaux marécageuses.

—————

# VORTICELLE. (Vorticella.)

Corps nu, pédonculé, contractile, se fixant spontanément ou constamment par sa base, et ayant l'extrémité
supérieure renflée, terminée par une bouche ample,
garnie de cils rotatoires.

*Corpus nudum, pedunculatum, contractile, cor-
poribus alienis basi spontè vel constanter adhærens ;
extremitate superiore turgidá, capitulum truncatum
simulante. Apertura terminalis, ampla, crateriformis, ciliis rotatoriis instructa.*

### OBSERVATIONS.

Comparativement aux parties diverses que l'on observe
dans les brachions, les *vorticelles* paraissent avoir une organisation bien plus simple ; et cependant, c'est parmi elles
que l'on trouve les premiers exemples d'animaux composés,
d'animaux constamment fixés par leur base, enfin, d'animaux
très-voisins des polypes par leurs rapports.

Les *vorticelles* ressemblent aux hydres, à beaucoup d'é-
gards ; mais au lieu d'avoir autour de leur bouche des tentacules disposés en rayons, doués de mouvemens lents, et
qui ne font jamais tourbillonner l'eau, elles ont sur les bords

de leur bouche des cils ou deux touffes de cils opposées l'une à l'autre, et auxquelles elles communiquent un mouvement d'oscillation rotatoire, qui s'exécute avec une vitesse inexprimable.

Ces petits animaux nous présentent des corps nus, extrêmement contractiles, la plupart très-transparens, pédonculés, fixés constamment ou spontanément par leur pédoncule sur différens corps solides; et par leur extrémité supérieure, ressemblant, en quelque sorte, à des fleurs monopétales.

Ces polypes sont si petits, qu'un amas entier ne paraît à l'œil nu que comme une tache de moisissure.

Les *vorticelles* les plus grandes sont rameuses, c'est-à dire, ont leur pédoncule diversement divisé, et constituent des animaux composés d'individus réunis, qui participent à une vie commune. Elles sont constamment fixées sur les corps où elles vivent, et Tremblay leur donnait le nom de *polypes à panaches* ou de *polypes à bouquet*. Ces vorticelles paraissent d'une sensibilité exquise, tant elles sont irritables, et se contractent dès que l'on touche l'eau qui les contient.

Les *vorticelles* solitaires ou à pédoncules simples sont en général plus petites que les premières, et la plupart ne sont fixées que spontanément, c'est-à-dire, ont la faculté de se déplacer.

Quelques vorticelles sont presque sessiles; d'autres ont leur pédoncule filiforme, assez long; et toutes sont remarquables par l'extrémité supérieure de leur corps qui est renflée, tronquée, terminée par une ouverture ample, qui ressemble presque à une fleur de muguet. [*Convallaria.*]

La plupart des vorticelles se multiplient par sections ou scissions naturelles: on les voit se séparer en deux portions, dont une reste en place, et l'autre va constituer un nouvel

animal à peu de distance. S'il fait chaud, la nouvelle vorticelle se divise elle-même en deux, au bout de peu d'heures,
et donne ainsi naissance à un nouvel individu; en sorte que
dans les temps chauds, l'on conçoit avec quelle rapidité se
fait la multiplication de ces animaux.

Il n'en est pas de même lorsque les froids commencent
à se faire sentir; alors les vorticelles produisent des bourgeons oviformes, qu'on a effectivement pris pour des œufs,
qui se conservent dans l'eau pendant l'hiver, et qui,
au printemps, donnent naissance à de nouvelles générations.

Les *vorticelles* vivent dans les eaux douces et stagnantes;
on prétend néanmoins qu'il y en a quelques espèces qui vivent dans la mer. Il faut les chercher, dans nos climats,
depuis le mois de mai jusqu'en août, sur les racines des len-
ticules [ *Lemna* ], sur les tiges des plantes mortes, sur le
test des coquillages, etc.

On en connaît un assez grand nombre d'espèces qu'il
faut diviser ainsi qu'il suit :

1.° Les vorticelles simples, qui ne se fixent que spontanément, ou temporairement;

2.° Les vorticelles composées, dont le pédicule se ramifie,
et qui sont constamment fixées.

## ESPÈCES.

### * *Vorticelles simples.*

1. Vorticelle trompette. *Vorticella stentorea.*
   *V. caudata, elongata, tubæformis; limbo anticè ciliato.*
   Mull. inf. t. 43. f. 6—12. Encycl. pl. 23. f. 6—12.
   H. dans les eaux stagnantes.

2. Vorticelle sociale. *Vorticella socialis.*

*V. caudata , aggregata , clavata ; disco obliquo.*
Mull. inf. t. 43. f. 13—15. Encycl. pl. 23. f. 13—15.
H. dans les marais.

3. Vorticelle flosculeuse. *Vorticella flosculosa.*

*V. caudata , aggregata , oblongo-ovata ; disco dilatato pellucido.*
Mull. inf. t. 43. f. 16—20. Encycl. pl. 23. f. 16—20.
H. dans les marais , sur les plantes aquatiques.

4. Vorticelle citrine. *Vorticella citrina.*

*V. simplex , multiformis ; orificio contractili ; pedunculo brevi.*
Mull. inf. t. 44. f. 1—5. Encycl. pl. 23. f. 21—27.
H. dans les eaux stagnantes.

5. Vorticelle tuberculeuse. *Vorticella tuberosa.*

*V. simplex , turbinata , apice bituberculata.*
Mull. inf. t. 44. f. 8—9. Encycl. pl. 23. f. 28—29.
H. dans les eaux marécageuses.

6. Vorticelle calice. *Vorticella ringens.*

*V. simplex , obovata ; pedunculo minimo ; orificio con-tractili.*
Mull. inf. t. 44. f. 10. Encycl. pl. 23. f. 30.
H. Sur les nayades.

7. Vorticelle inclinée. *Vorticella inclinans.*

*V. simplex , deflexa ; pedunculo brevi ; capitulo retractili.*
Mull. inf. t. 44. f. 11. Encycl. pl. 23. f. 31.
H. sur les nayades.

8. Vorticelle urnule. *Vorticella cyathina.*

*V. simplex , crateriformis ; pedunculo retortili.*
Mull. inf. n.º 339. zool. dan. t. 35. f. 1. Encycl. pl. 24. f. 1—5.
H. dans l'eau de mer long-temps gardée.

9. Vorticelle globulaire. *Vorticella globularia.*

*V. simplex , sphærica ; pedunculo retortili.*
Mull. inf. t. 44. f. 14. Encycl. pl. 24. f. 6.
H. Sur des animaux aquatiques.

10. Vorticelle puante. *Vorticella putrina.*
  *V. simplex , apice retractili; pedunculo rigido.*
  Mull. zool. dan. t. 35. f. 2. Encycl. pl. 24. f. 7—11.
  H. dans l'eau de mer corrompue.

11. Vorticelle parasol. *Vorticella patellina.*
  *V. simplex , patinæformis ; pedunculo retortili.*
  Mull. zool. dan. t. 35. f. 3. Encycl. pl. 24. f. 12—17.
  H. dans l'eau de mer long-temps gardée.

12. Vorticelle hémisphérique. *Vorticella lunaris.*
  *V. simplex , hemisphærica ; pedunculo retortili.*
  Mull. inf. t. 44. f. 15. Encycl. pl. 24. f. 18.
  H. dans les eaux stagnantes avec la lenticule.

13. Vorticelle muguet. *Vorticella convallaria.*
  *V. simplex , campanulata ; pedunculo retortili.*
  Mull. inf. t. 44. f. 16. Encycl. pl. 24. f. 19.
  H. dans les eaux douces et salées.

14. Vorticelle nutante. *Vorticella nutans.*
  *V. simplex , turbinata , nutans ; pedunculo retortili.*
  Mull. inf. t. 44. f. 17. Encycl. pl. 24. f. 20.
  H. dans les eaux douces et salées.

15. Vorticelle nébuleuse. *Vorticella nebulifera.*
  *V. simplex , ovata ; pedunculo circà medium reflexili.*
  Mull. inf. t. 45. f. 1. Encycl. pl. 24. f. 21.
  H. la mer Baltique , sur la conferve polymorphe.

16. Vorticelle annelée. *Vorticella annularis.*
  *V. simplex , truncata ; pedunculo rigido , apice retortili.*
  Mull. inf. t. 45. f. 2—3. Encycl. pl. 24. f. 23—24.
  H. sur les coquilles fluviatiles.

17. Vorticelle baie. *Vorticella acinosa.*
  *V. simplex , globosa ; granis nigricantibus ; pedunculo ri-*
  *gido.*
  Mull. inf. t. 45. f. 4. Encycl. pl. 24. f. 22.
  H. dans les eaux stagnantes.

*Tom. II.* 4

18. Vorticelle pelotonnée. *Vorticella fasciculata.*

   *V. simplex, viridis, campanulata; margine reflexo; pe-*
*dunculo retortili.*

   Mull. inf. t. 45. f. 5—6. Encycl. pl. 24. f. 25—26.

   H. sur les conferves des rivières, au printemps.

19. Vorticelle citriforme. *Vorticella hians.*

   *V. simplex, citriformis; pedunculo brevi retortili.*

   Mull. inf. t. 45. f. 7. Encycl. pl. 24. f. 29.

   H. dans le résidu de diverses infusions.

## ** *Vorticelles composées.*

20. Vorticelle conjugale. *Vorticella pyraria.*

   *V. composita, inversè conica; pedunculo ramoso.*

   Mull. inf. t. 46. f. 1—4. Encycl. pl. 25. f. 1—4.

   H. souvent sur les tiges du cératophylle.

21. Vorticelle rose de Jéricho. *Vorticella anastatica.*

   *V. composita, oblonga, obliquè truncata; pedunculo squa-*
*moso rigido.*

   Mull. inf. t. 46. f. 5. Encycl. pl. 25. f. 5.

   H. fixée sur les animaux et sur les plantes fluviatiles.

22. Vorticelle digitale. *Vorticella digitalis.*

   *V. composita, cylindrica, crystallina, apice truncata et*
*fissa; pedunculo fistuloso ramoso.*

   Mull. inf. t. 46. f. 6. Encycl. pl. 25. f. 6.

   H. sur le Cyclope à quatre cornes.

23. Vorticelle polypine. *Vorticella polypina.*

   *V. composita, ovato-truncata; pedunculo reflexili ramo-*
*sissimo.*

   Mull. inf. t. 46. f. 7—9. Encycl. pl. 25. f. 7—9.

   H. dans la mer Baltique, sur le fucus noduleux.

24. Vorticelle œuvée. *Vorticella ovifera.*

   *V. composita, inversè conica, truncata; pedunculo rigido*
*fistuloso ramoso; ramulis oviferis conglomerantibus.*

   Brug. Encycl. pl. 25. f. 10—15. è *Spallanzanio.*

   H. dans les eaux douces, stagnantes.

25. **Vorticelle en grappe.** *Vorticella racemosa.*

    *V. composita, pedunculo rigido ; pedicellis ramosissimis longis.*

    Mull. inf. t. 46. f. 10—11. Encycl. pl. 25. f. 16—17.

    H. dans les eaux stagnantes et dans les ruisseaux.

26. **Vorticelle en ombelle.** *Vorticella umbellaria.*

    *V. composita, globosa ; pedunculo subumbellato.*

    Roës. ins. 3. t. 100. Encycl. pl. 26. f. 1—7.

    H. dans les eaux stagnantes.

27. **Vorticelle operculaire.** *Vorticella opercularia.*

    *V. composita ; pedunculo subarticulato ramosissimo ; capitulis oblongo-ovatis operculum ciliatum exserentibus.*

    Roës. ins. 3. t. 98. f. 5—6. Encycl. pl. 26. f. 8—9.

    H. dans les étangs.

28. **Vorticelle berberine.** *Vorticella berberina.*

    *V. composita, oblongo-ovata ; pedicellis supernè dilatatis.*

    Roës. ins. 3. t. 99. f. 3—10. Encycl. pl. 26. f. 10—17.

    H. dans les ruisseaux et les fontaines.

———

# TUBICOLAIRE. (Tubicolaria.)

Corps contractile, oblong, contenu dans un tube fixé sur des corps aquatiques.

Bouche terminale, infundibuliforme, munie d'un organe rétractile, cilié et rotatoire.

*Corpus oblongum, contractile, tubo corporibus aquaticis affixo inclusum.*

*Os terminale, infundibuliforme, organo ciliato retractili rotatorioque instructum.*

O B S E R V A T I O N S.

Les *tubicolaires* sont des rotifères qui habitent dans des tubes fixés sur des corps étrangers. Elles vivent dans les eaux douces et stagnantes. On les distingue des *vaginicoles* qui, quoique fixées dans leur fourreau, emportent leur enveloppe avec elles et sont errantes dans le sein des eaux.

Sous certains rapports, les *tubicolaires* semblent se rapprocher des tubulaires d'eau douce, que j'ai nommées *plumatelles*; mais les premières sont des rotifères, tandis que les plumatelles sont des polypes à rayons.

L'enveloppe fixée des *tubicolaires* paraît le résultat d'une transudation de l'animal, laquelle souvent agglutine et incorpore des corpuscules étrangers, comme des grains de sable ou des parcelles de plantes.

*Schœffer*, par son polype à fleur, avait fait connaître la principale espèce de ce genre. Depuis, des détails intéressans sur la même espèce ont été fournis par M. *Dutrochet*, médecin à Château-Renaud; et il a observé, comme Schœffer, deux filets opposés et tentaculaires sous l'organe rotatoire, ainsi que deux corpuscules saillans et rapprochés plus bas. [ *Voyez les annales du Mus.*, *vol.* 19. *pag.* 355 *et suiv.* ]

Les *tubicolaires* nous paraissent devoir terminer les *rotifères*, et offrir la première ébauche d'un polypier; mais l'animal, au lieu d'être adhérent au fond de son tube, paraît s'y fixer lui-même à l'aide de deux petites pointes qui terminent son corps postérieurement.

M. *Dutrochet* attribue à ces rotifères des yeux pédonculés, un anus, etc, et prétend qu'il faut les ranger dans le voisinage des mollusques. Ces attributions nous paraissent analogues à celles qui ont été faites à l'égard des brachions. Le vrai, selon nous, est que la nature et l'usage des parties observées, ne sont ici déterminés que par des suppositions dans lesquelles les lois et les moyens de la nature n'ont été nullement considérés. On peut manquer de moyens pour déterminer la nature et l'usage de certaines parties de l'organisation dans certains corps vivans, et en avoir assez, néanmoins, pour savoir positivement ce que ces parties ne sont pas.

## ESPÈCES.

1. **Tubicolaire quadrilobée.** *Tubicolaria quadriloba.*

     *T. tubo spadiceo; organo rotatorio quadrilobo ; lobis inæqualibus.*

     Rotifère quadricirculaire. Dutrochet, annales, vol. 19. pl. 18. f. 1—4.

     Polype à fleur. Schœff. insect. 1. p. 333. tab. 1. f. 1—10.

     H. dans l'eau douce, sur les racines de la renoncule aquatique.

2. **Tubicolaire blanche.** *Tubicolaria alba.*

     *T. tubo albido; organo rotatorio latere inclinato , subsinuato.*

     Rotif. à tube blanc. Dutroch. ann. vol. 19. pl. 18. f. 9 et 10.

     H. dans les eaux douces.

3. **Tubicolaire confervicole.** *Tubicolaria confervicola.*

     *T. tubo frustulis confervarum obtecto ; organo rotatorio indiviso.*

     Rotif. confervicole. Dutroch. ann. vol. 19. pl. 18. f. 11.

     H. dans l'eau douce, sur les conferves.

*Obser.* Les Rotifères suivans sont peut-être de très-petites espèces de tubicolaires ; sinon, ils appartiennent à un genre particulier que l'on a négligé d'établir.

     *Vorticella limacina.* Mull. inf. p. 275. t. 38. f. 16.

     *Vorticella fraxinina.* Mull. inf. p. 276 , t. 38. f. 17.

     *Vorticella cratœgaria.* Mull. inf. p. 277. t. 38. f. 18.

# ORDRE DEUXIÈME.

## POLYPES NUS. (*Polypi denudati.*)

*Polypes tentaculés, ne formant point de polypier, très-diversifiés dans la forme, le nombre et la situation de leurs tentacules : ils sont fixés, soit constamment, soit spontanément.*

### OBSERVATIONS.

Je ne rapporte à cette division qu'un petit nombre de polypes connus, desquels même j'écarte considérablement les *actinies*, que je regarde comme de véritables *radiaires* ; et je me trouve forcé de former un ordre particulier avec ces polypes nus, parce qu'ils ne sauraient être convenablement placés dans aucun des trois autres ordres de la classe.

Leurs tentacules n'agitent point et ne font point tourbillonner l'eau ; elles servent, en général, à arrêter la proie et à l'amener à la bouche.

On ne peut confondre ces animaux avec les polypes à polypier, puisqu'ils sont nus ; et on ne les confondra pas non plus avec les polypes flottans, parce qu'ils sont fixés, soit constamment, soit spontanément par leur base, et que leur sac alimentaire est toujours simple.

Ici, le volume des animaux est augmenté : on les voit assez facilement à la vue simple ; et, quoique la considération du volume ne soit d'aucune valeur pour juger du perfectionnement des animaux, on peut remarquer néanmoins qu'à l'avenir l'échelle animale n'en présentera qu'un petit nombre que nous ne puissions voir qu'avec l'œil armé.

Ici encore, commence la série des polypes tentaculés, de ceux dont les tentacules, presque toujours disposées en rayons autour de la bouche, peuvent se mouvoir indépendamment les unes des autres, c'est-à-dire, ne sont plus bornées à des mouvemens communs.

Ici enfin, les animaux nous offrent un progrès remarquable dans le perfectionnement des parties ; puisque les tentacules ne sont plus restreintes à faire mouvoir l'eau, et qu'elles exécutent une fonction nouvelle. En effet, elles ont, en général, la faculté d'arrêter la proie, de la saisir, et même de l'amener à la bouche.

Ainsi, dorénavant, tous les polypes ne nous offriront autour de la bouche que des tentacules en rayons, plus ou moins préhensiles, et diversifiées dans leur nombre, leur forme, leur grandeur, etc.

Les *polypes nus* vivent les uns dans la mer, les autres dans les eaux douces et stagnantes.

On prétend en avoir observé en Italie une espèce qui vit dans les champignons voisins des eaux. Ce fait, pour moi, est difficile à croire.

Les polypes de cet ordre sont tous fixés par leur base sur des corps aquatiques ; plusieurs néanmoins peuvent se déplacer, changer de lieu et aller se fixer ailleurs.

Lorsque ces animaux se déplacent ou se meuvent, ce ne peut être par le résultat d'aucun acte de volonté, suite d'un jugement qui discerne, choisit et se détermine; mais c'est toujours par des excitations sur leurs parties irritables, et par des impressions reçues qui les forcent de se diriger vers les lieux les plus favorables à l'entretien de leur vitalité. Ainsi, la lumière, animant leurs mouvemens vitaux, leur est avantageuse; et l'on voit ceux qui peuvent se déplacer, se diriger constamment vers les lieux où ils en reçoivent les impressions.

Comme nous ne connaissons encore que fort peu les polypes marins, il n'y a que quatre genres de *polypes nus*, dont nous ayons connaissance; les actinies, d'après ce qu'on a dit de leur organisation, devant être séparées des polypes. Ces *polypes nus* nous paraissent former une branche isolée, qui naît à la suite des vorticelles; tandis qu'une autre branche, naissant pareillement près des vorticelles, commence et continue la nombreuse série des polypes à polypier.

Voici les quatre genres qui constituent l'ordre des polypes nus:

> Hydre.
> Corine.
> Pédicellaire.
> Zoanthe.

# HYDRE. (Hydra.)

Corps oblong, linéaire ou en cône renversé , se rétrécissant inférieurement, se fixant spontanément par sa base, gélatineux et transparent.

Bouche terminale , garnie d'un rang de tentacules cirrheuses.

*Corpus oblongum , lineare S. obversè conicum , infernè attenuatum , basi spontè se affigens , gelatinosum et hyalinum.*

*Os terminale , tentaculis cirrhatis et uniseriatis cinctum.*

### OBSERVATIONS.

De tous les polypes, les *hydres* sont à-peu-près les mieux connus , ceux qui ont été le plus observés , et qui nous ont éclairés positivement sur la nature particulière des polypes en général. Ce sont , en effet, des animaux très-singuliers et très-curieux par leur manière d'être , par les facultés éminemment régénératives de toutes les portions de leur corps , enfin , par leur mode de reproduction.

On les connaît vulgairement sous le nom de *polypes à bras* ou de *polypes d'eau douce.*

La plupart des *hydres* , en effet, vivent dans l'eau douce , et ce sont ces polypes singuliers que *Tremblay* a découverts, et a si bien fait connaître. Leur découverte fit dans le temps beaucoup de sensation , parce qu'elle procura la connaissance des faits relatifs à la reproduction de ces animaux, et aux facultés régénératives de toutes les portions de leur corps ; faits qu'on ne soupçonnait nullement pouvoir exister dans aucun animal.

Ces faits nous apprirent qu'il n'est point vrai que tout animal provienne d'un œuf, et conséquemment d'une génération sexuelle ; car tout œuf contient un embryon qui a exigé une fécondation sexuelle pour être capable de donner naissance à un nouvel individu , et cet embryon est forcé de rompre les enveloppes qui le renferment pour opérer tous ses développemens. On sait assez maintenant que rien de tout cela n'a lieu à l'égard du bourgeon d'une *hydre*.

Le corps des *hydres* est gélatineux , diaphane , linéaire-cylindrique ou en cône renversé et atténué en pointe inférieurement. Il se fixe spontanément par sa base sur différens corps. Son extrémité supérieure présente une bouche évasée , servant à-la-fois d'anus , et qui est entourée de six à douze tentacules filiformes ou sétacés, cirrheux, quelquefois très-longs.

Ce corps n'est qu'une espèce de sac allongé , dont les parois sont formées d'un tissu cellulaire ou utriculaire , gélatineux et absorbant. En effet, toute sa substance étant vue au microscope n'offre qu'une multitude de petits grains , qui ne sont autre chose que les utricules qui la composent, et non des organes particuliers, comme on l'a supposé.

On sait que les *hydres* se multiplient par bourgeons à la manière de la plupart des végétaux , et que ces bourgeons, pour acquérir leurs développemens , n'ont aucune enveloppe particulière à rompre, et qu'ils ne font que s'étendre pour prendre graduellement la forme de l'hydre dont ils proviennent.

Ils naissent latéralement sur le corps de l'*hydre* comme une branche sur un tronc , et s'en séparent promptement ou tardivement , selon l'époque de la saison où ils se sont formés. Ceux qui naissent en automne se détachent bientôt sans se développer en hydre, tombent et se conservent dans l'eau pendant l'hyver; mais ceux qui naissent auparavant ne se séparent que tardivement, en poussent eux-mêmes d'autres de la même manière après s'être développés, et alors l'animal se ramifie comme un végétal. Tous ces polypes encore adhérens à leur mère et les uns aux autres, se nourrissent en commun; en sorte que la proie que chacun d'eux saisit et avale, se digère et profite à tous les polypes.

Quant à la formation de ces bourgeons, et ensuite à leur développement, voici ce que l'on observe.

On voit d'abord paraître sur le corps de l'*hydre* une petite excroissance latérale qui bientôt prend la forme d'un bouton. Si la saison n'est pas trop avancée, ce bouton, au lieu de se détacher et de tomber sans développement, s'allonge peu-à-peu, s'amincit ou se rétrécit vers sa base; enfin, s'ouvre et pousse des bras en rayons à son extrémité.

Il est connu que si l'on retranche une partie quelconque d'une *hydre*, elle repousse bientôt. Si l'on coupe l'hydre en deux dans quelque sens que ce soit, chaque moitié redevient une hydre entière. Il en sera de même des plus petites parties du corps de ces polypes que l'on pourra couper: en deux jours, chacune d'elles formera une hydre complète.

*Tremblay* dit avoir retourné un de ces polypes, comme on retourne un gant, sans qu'il ait cessé de vivre et de faire ses fonctions animales.

Ces polypes vivent de naïdes, de monocles, et d'autres petits animaux aquatiques qu'ils saisissent avec leurs tentacules.

Ils sont sensibles au bruit, et recherchent les impressions de la lumière qui est favorable à l'activité de leurs mouvemens vitaux; mais si tous les points de leur corps sont susceptibles d'être affectés par ces impressions, ils n'en reçoivent pas des sensations réelles.

## ESPÈCES.

1. **Hydre verte.** *Hydra viridis. l.*
   *H. viridissima ; tentaculis subdenis corpore brevioribus.*
   Trembl. polyp. 1. t. 1.f. 1. Roës. ins. 3. polyp. t. 88—89. Encycl.
   pl. 66. f. 1 à 8.
   H. les eaux douces, sous les feuilles des plantes aquatiques. Elle
   est petite, a 8 ou 10 tentacules.

2. **Hydre commune.** *Hydra grisea. l.*
   *H. tentaculis longioribus subseptenis ; corpore lutescente.*
   Ellis, act. angl. 57. t. 19. trembl. pol. 1. t. 1. f. 2. Encycl.
   pl. 67.
   H. les eaux douces. Ses tentacules varient dans leur nombre et
   leur longueur.

3. **Hydre brune.** *Hydra fusca. l.*
   *H. tentaculis suboctonis longissimis albidis.*
   Trembl. pol. 1. t. 1. f. 3—4. Ellis. coral. pl. 28. fig. C. Roës.
   ins. 3. t. 84—85—87. Encycl. pl. 69. f. 1 à 8.
   H. les eaux douces. Elle est d'un brun grisâtre, et a ses tenta-
   cules capillacées et extrêmement longues.

4. **Hydre pâle.** *Hydra pallens.*
   *H. tentaculis subsénis mediocribus.*
   Roës. ins. 3. t. 76—77. Encycl. pl. 68.
   H. les eaux stagnantes, et est rare.

5. **Hydre gélatineuse.** *Hydra gelatinosa.*
   *H. minuta, cylindrica, lactea; tentaculis duodecim cor-
   pore brevioribus.*
   Mull. zool. dan. 3. p. 25. t. 95. f. 1—2.
   H. la mer du nord et se trouve attachée sous les fucus.

6. **Hydre jaune.** *Hydra lutea.*
   *H. lutea : capitulo magno, tentaculis subtrigenis brevissi-
   mis circumcincto.*
   Bosc. hist. nat. des vers, vol. 2. p. 236. pl. 22. f. 2.
   H. l'océan atlantiq. Attachée au fucus natans.

7. **Hydre corynaire.** *Hydra corynaria.*

*H. alba ; capitulo magno, tentaculis senis brevibus et glandulosis basi cincto.*

Bosc. hist. des vers, t. 2. p. 236. pl. 22. f. 3.

H. l'océan atlant. sur les fucus.

---

# CORINE. (Coryne.)

Corps charnu, pédiculé, terminé au sommet par un renflement en massue vésiculeuse.

Massue garnié de tentacules éparses. Bouche terminale.

*Corpus carnosum, pediculatum, apice clavato-vesiculosum.*

*Clava tentaculis sparsis. Os terminale.*

### OBSERVATIONS.

Quoique très-rapprochées des hydres par leurs rapports, les *corines* en sont fortement distinguées par la massue vésiculeuse qui les termine, et par leurs tentacules éparses sur cette massue. Elles n'ont pas dans leur pédicule la roideur particulière qu'on observe dans celui des pédicellaires. Leur bouche, qui est très-apparente et terminale, a un mouvement de contraction et de dilatation remarquable.

Ces polypes sont souvent composés et par suite plus ou moins rameux. Ils produisent des bourgeons graniformes qui restent quelque temps attachés au bas de la vésicule qui les termine.

On connaît six espèces de *corines*, que l'on trouve fixées sur différens corps marins. *M. Bosc* en a découvert trois espèces nouvelles, sur des fucus dans la haute mer. *Hist. Nat. des vers, vol. 2. pl. 22.*

## ESPÈCES.

1. Corine écailleuse. *Coryne squamata.*

> *C. pedunculis simplicibus ; clavá ovato-oblongá, basi gem-*
> *mifera ; tentaculis setaceis.*
> *Hydra squamata.* Mull. zool. dan. t. 4. Encycl. pl. 69. f.
> 10—11.
> H. l'océan Boréal.

2. Corine glanduleuse. *Coryne glandulosa.*

> *C. filiformis subramosa ; clavá ovatá ; tentaculis brevibus*
> *apice globosis.*
> *Tubularia Coryna.* Gmel. n.º 13. Pall. Spicileg. zool. 10. t. 4.
> f. 8. Encycl. pl. 69. f. 15--16.
> H. l'océan , sur les fucus, les sertulaires.

3. Corine multicorne. *Coryne multicornis*

> *C. pedunculis simplicibus brevibus clavá oblongá termina-*
> *tis ; tentaculis numerosis subcirratis.*
> Encycl. pl. 69. f. 12--13. Forsk. anim. p. 131 et Ic. t. 26. fig.
> B. b.
> H. au fond de la mer, entre des fucus.

4. Corine amphore. *Coryne amphora.*

> *C. pediculo brevissimo ; clavá oblongo-turbinatá maximá ;*
> *tentaculis numerosis apice globosis.*
> Bosc. hist. des vers , 2. p. 240. pl. 22. f. 6.
> H. l'océan atlant. sur les fucus.

5. Corine sétifère. *Coryne setifera.*

> *C. clavis oblongis sessilibus fuscis ; tentaculis setaceis*
> *erectis.*
> Bosc. hist. des vers , 2. p. 240. pl. 22. f. 7.
> H. sur les fucus natans.

6. Corine prolifique. *Coryne prolifica.*

> *C. pedunculis subsimplicibus prælongis ; capitulis elonga-*
> *tis ; tentaculis brevibus globuliferis ; globis inæqua-*
> *libus.*

Bosc. hist. des vers , 2. p. 239. pl. 22. f. 8.

H. l'océan atlant. sur les fucus. (Voyez *clava parasitica*. Gmel. syst, nat. 5. p. 3131. )

------

# PÉDICELLAIRE. (Pedicellaria.)

Corps fixé, constitué par un pédicule roide, qui se termine au sommet par un renflement en massue ou en tête.

Massue garnie d'écailles ou de barbes rayonnantes. Bouche terminale.

*Corpus pediculo rigido fixum , apice clavato-capitatum ; clavá squamis aut aristis radiantibus terminatá. Os terminale.*

### OBSERVATIONS.

Ce genre laisse en quelque sorte de l'incertitude sur son caractère de polype nu , et sur sa véritable famille.

En effet, les *pédicellaires* ont le corps grêle , roide, un peu dur et nullement contractile ; ce qui est très-singulier , et semble indiquer que ce que l'on prend pour leur corps n'est réellement qu'un fourreau qui contient le polype : c'est au moins une peau durcie par des particules calcaires qui s'y sont déposées.

Ce corps est terminé au sommet par un renflement en massue ou en tête , ce qui fait paraître le polype pédiculé.

Selon les espèces, le renflement terminal est tantôt presque nu, tantôt garni de lobes aristés, ou d'écailles rayonnantes ; et dans le milieu se trouve une ouverture terminale , qui est la bouche du polype, ou peut-être seulement l'orifice de son fourreau.

# ESPÈCES.

**1.** Pédicellaire globifère. *Pedicellaria globifera.*

*P. capitulo sphærico, pedunculo nudo sextuplo longiore.*
Mull. zool. dan. 1. tab. 16. f. 1--5. Encycl. pl. 66. f. 1.
Se trouve sur un oursin dans la mer du nord.

**2.** Pédicellaire triphylle. *Pedicellaria triphylla.*

*P. rubens; collo flexuoso, pedicellato, capitulum trilobum
terminato; lobis brevibus subovatis.*
Mull. zool. dan. 1. t. 16. f. 6 à 9. Encycl. pl. 66. f. 2.
Se trouve sur un oursin dans la mer du nord.

**3.** Pédicellaire trident. *Pedicellaria tridens.*

*P. capitulo trilobo; lobis aristatis, collo tereti longioribus.*
Mull. zool. dan. 1. t. 16. f. 10 à 15. Encycl. pl. 66. f. 3.
Habite sur un oursin dans la mer du nord.

**4.** Pédicellaire rotifère. *Pedicellaria rotifera.*

*P. capitulo peltato quadrilobo, rotam dentatam referente;
pedicello nudo.*

Je l'ai observé sur un oursin de nos mers; il s'en trouvait plusieurs entre ses épines. Le pédicule, long de trois lignes, roide et un peu
dur, soutient, à son extrémité, un plateau orbiculaire, horizontal,
dentelé, divisé en quatre lobes, ayant une ouverture au centre.

---

# ZOANTHE. (Zoantha.)

Corps charnu, subcylindrique, grêle inférieurement, épaissi en massue à son sommet, et fixé constamment par sa base, le long d'un tube charnu et
rampant qui lui donne naissance.

Bouche terminale, entourée de tentacules en rayons
et rétractiles.

*Corpora carnosa , subcylindrica , infernè gracilia , apice clavata , basi tubo repenti carnoso et prolifero adhærentia.*

*Os terminale , tentaculis radiatis retractilibus cinctum.*

### OBSERVATIONS.

On doit séparer des actinies, non les espèces qui ont le corps aminci inférieurement, comme le dit *M. Cuvier* de ses zoanthes [ tableau des animaux, p. 653. ]; mais seulement celles dont les individus sont constamment fixés par leur base, le long d'un tube rampant qui les produit, et par lequel ils communiquent les uns avec les autres. Ce caractère indique, pour les animaux qui sont dans ce cas, un mode particulier d'existence , et probablement des particularités d'organisation que ne possèdent point les actinies.

Les *zoanthes* paraissent avoisiner les actinies par leurs rapports ; car leur bouche, leurs tentacules et leur corps charnu sont à-peu-près les mêmes. Cependant les zoanthes constituent des animaux composés qui participent à une vie commune, et ne sauraient se déplacer : pourquoi ne seraient-ils pas des polypes ?

### ESPÈCES.

1. Zoanthe d'Ellis. *Zoantha Ellisii.* Bosc.
   *Z. corporibus tubæformibus e tubo pendulis.*
   *Actinia sociata.* Ellis. act. angl. 57. t. 19. f. 1--2.
   Soland. et Ell. tab. 1. f. 1--2. Encycl. pl. 70. f. 1.
   *Hydra sociata.* Gmel.
   Habite dans les mers d'Amérique. Les individus attachés à leur tube , pendent aux voûtes des cavités des rochers. Ne connaissant point leur organisation intérieure , leur rang est encore un problème pour moi.

# ORDRE TROISIÈME.

POLYPES A POLYPIER. (*Polypi vaginati.*)

*Polypes tentaculés, constamment fixés dans un po-*
*lypier inorganique qui les enveloppe, et formant, en*
*général, des animaux composés.*

Les *polypes à polypier* présentent la plus grande des
coupes que l'on puisse former parmi les polypes, coupe
que l'on peut considérer comme un ordre particulier,
très-naturel dans l'ensemble des objets qu'il embrasse ;
parce que ces objets sont évidemment liés les uns aux
autres par les plus grands rapports. Cette coupe néanmoins
comprend une énorme quantité d'animaux divers, dont
nous n'avons encore observé qu'un petit nombre, les
autres ne nous étant connus que par le *polypier* inorganique et infiniment diversifié qui les enveloppe. Mais ce
*polypier*, varié comme les races qui le produisent, nous
montre lui-même les rapports que ces races ont entr'elles,
et suffit pour nous faire connaître combien il est convenable de les comprendre toutes dans le même ordre,
quoique cet ordre soit divisible en sections et familles
nombreuses.

Ici, nos études des animaux commencent à sortir de
l'obscurité qui enveloppe encore les connaissances que

nous avons pu nous procurer sur les *infusoires*, et même sur les premiers genres des *polypes ciliés*; car la plupart des polypes à polypier que nous avons pu observer, nous ont appris que ces animaux sont très-voisins des *hydres*, par la simplicité de leur organisation, et que l'organisation est en eux si clairement déterminable, qu'elle prête moins à l'arbitraire des suppositions et de l'opinion que celle même des infusoires. Ainsi, les difficultés qui retardent tant nos connaissances à l'égard des polypes de cet ordre, proviennent principalement du peu d'occasion que nous avons de les observer, la plupart vivant dans les mers des climats chauds; elles proviennent encore de la nécessité où l'on est de les étudier dans le lieu même qu'ils habitent, c'est-à-dire, dans le sein même du liquide dans lequel ils vivent; enfin, elles proviennent du peu d'attention que nous avons donnée à la nature du polypier, ne l'ayant considéré que pour en obtenir des moyens de distinction.

Les polypes à polypier sont des animaux en général analogues aux hydres, sous le rapport de leur forme principale et de la simplicité de leur organisation. Ils sont délicats, gélatineux, transparens, très-contractiles, et tous généralement fixés dans le polypier qui les enveloppe et qu'ils forment par une transudation de leur corps. Ils en augmentent sans cesse l'étendue et la masse à mesure qu'ils se multiplient, c'est-à-dire, par les générations des individus qui se succèdent continuellement.

Ces polypes, en général, groupés ou agglomérés plusieurs ensemble, communiquent entr'eux par leur base, participent à une vie commune, à l'entretien de laquelle chaque polype contribue de son côté, et constituent véritablement des animaux composés.

Quoique ces animaux aient presque tous des tentacules non articulés, disposés en rayons autour de leur bouche, et le plus souvent sur une seule rangée, ils n'offrent aucune partie rayonnante dans leur intérieur; ils y sont probablement aussi simples en organisation que les hydres, et n'y présentent guère d'autre organe que leur sac alimentaire qui les traverse longitudinalement, ce qui les distingue des *radiaires*.

Leurs tentacules, tantôt simples, tantôt dentés ou ciliés, au nombre de 5, de 8, ou plus nombreux encore, leur servent, comme des espèces de bras, à arrêter et même à amener la proie ou les corpuscules qui en tiennent lieu. Ces bras saisissent indistinctement et sans choix tous les corps qu'ils rencontrent, et les polypes, après avoir avalé ces corps, les rejettent s'ils n'ont pu les digérer, ou ils en rejettent les débris qui n'ont pu servir à leur nutrition commune.

La nature ayant produit les polypes *ciliés*, dont les plus composés sont les *rotifères*, a pu facilement, à l'aide de ces derniers, amener l'existence des polypes tentaculés ou à rayons. En effet, quoique les rotifères soient très-distincts des polypes tentaculés, les rapports qui les lient les uns aux autres sont tellement remarquables, qu'on sent qu'il n'y avait qu'un pas à faire pour changer les cils rotatoires de la bouche en tentacules, dont les mouvemens ne font plus tourbillonner l'eau, mais deviennent propres à arrêter la proie et à l'amener dans l'organe digestif.

Les polypes à polypier sont contenus dans les loges ou

cellules du polypier, presque toujours commun, qu'ils ont formé; et, quoiqu'ils adhèrent les uns aux autres postérieurement, chaque polype est presque toujours isolé antérieurement dans sa cellule particulière. Leur polypier, tantôt simplement membraneux, tantôt corné et encore flexible, et tantôt en partie ou tout-à-fait pierreux, est sans cesse augmenté en étendue et en masse par les générations successives des individus.

Ces polypes produisent des gemmes qu'ils déposent diversement selon les races, sur les bords de leurs cellules, soit à nu, soit dans des vésicules particulières, ou qu'ils laissent tomber sur les corps voisins. Très-souvent les gemmes dont il s'agit ne se séparent point du polype qui les a produits, et ne font, en se développant, qu'augmenter le nombre des animaux particuliers, agglomérés et adhérens qui vivent en commun. Il en résulte que le polypier qui les contient, s'augmente peu-à-peu, s'étendant, tantôt en croûte qui recouvre les corps marins sur lesquels il est fixé, et tantôt en masse relevée, diversement lobée, ramifiée ou dendroïde, selon les espèces.

Le polypier dont il s'agit offre, soit à sa surface, soit le long de ses lobes ou de ses rameaux, soit enfin à leur extrémité, des cellules très-distinctes, dans chacune desquelles se trouve la partie antérieure d'un polype que termine une bouche entourée de tentacules en rayons.

Quant aux polypiers [*polyparia*], j'ai établi, dans mes démonstrations et d'après l'examen des pièces, que ce sont des corps non organisés, non vivans, et qui ne font nullement partie du corps des animaux qu'ils contiennent. Ils sont constitués par la réunion ou l'amoncellement varié des cellules des polypes. Les uns sont de substance entièrement ou partiellement pierreuse et calcaire ; les autres sont de matière cornée ; et d'autres encore sont simplement membraneux, quelquefois même presque uniquement gélatineux.

Ils présentent, comme je l'ai dit, des masses diversement ramifiées ou dendroïdes, quelquefois simplement crustacées, ou foliacées, ou réticulaires.

La plupart de ces polypiers sont fixés sur des corps solides et marins, et souvent les uns sur les autres. Ceux qui sont libres et simplement gissant sur le sable, sont, comparativement aux premiers, en très-petit nombre.

Les cellules des *polypiers* sont tantôt courtes, tantôt plus ou moins longues, tubuleuses, à orifice régulier ou irrégulier, et à parois intérieures, soit simples, soit striées longitudinalement, soit enfin lamellées en étoile.

Nous sommes réduits à ne posséder que ces *polypiers* dans nos collections, pour les étudier comparativement, afin de nous former une idée de la diversité des genres et des espèces des polypes qui les ont formés ; parce qu'il est impossible de conserver les animaux qui les habitent, ces animaux périssant, séchant et disparaissant dès que leur polypier est hors de l'eau. Mais il en est de ces *polypiers* comme des coquilles à l'égard des mollusques qui les ont formées ; des polypes parfaitement semblables, c'est-à-dire, de la même espèce, ne peuvent former des *polypiers* qui diffèrent dans leur caractère essentiel ; et des polypes d'espèces différentes ne peuvent habiter des polypiers parfaitement semblables.

Pendant long-temps les naturalistes prirent pour des

plantes marines les diverses masses polypifères et plus ou moins rameuses qui appartiennent aux animaux de cet ordre. *Tournefort* même y fut trompé comme les autres, et en fit mention parmi ses genres de plantes, dans ses élémens de botanique, et dans ses *Institutiones rei herbariæ* ; ce qui lui donna lieu de former les 9 derniers genres de sa 17.e classe. [ *Acetabulum*, *corollina*, *corallum*, *madrepora*, *lithophyton*, *tubularia*, *spongia*, *eschara*, *alcyonium*.]

Ce ne fut qu'en 1727 que Peyssonnel découvrit que les coraux constituaient les habitations d'un grand nombre de petits animaux qui ne pouvaient vivre ailleurs. Tremblay étendit en quelque sorte cette découverte, en faisant connaître les *polypes* d'eau douce, tels que les vorticelles, plusieurs hydres, etc. ; et Ellis, excité par les observations très-curieuses de Tremblay, découvrit enfin les animaux analogues qui habitent les *sertulaires*, les *escares*, les *gorgones*, etc. ; ce qui conduisit bientôt à la connaissance de ceux qui habitent les *madrépores*, les *millépores*, etc.

Ainsi, jusqu'à *Tournefort* inclusivement, les polypiers ayant été pris pour des plantes marines, la découverte de *Peyssonnel* fit changer totalement l'opinion des naturalistes ; et *Réaumur*, *Bernard de Jussieu*, *Donati*, *Ellis*, etc., reconnurent et prouvèrent que, malgré la configuration rameuse de la plupart, tous les *polypiers* n'étaient généralement que des habitations d'une multitude de petits animaux vivant ensemble, et que ces *polypiers* avaient été formés par ces petits animaux, qui en augmentaient sans cesse l'étendue en s'y multipliant.

On était enfin parvenu à connaître la vérité, relativement à la nature de ces objets intéressans, lorsque *Linné*, et ensuite *Pallas*, considérant de nouveau la configuration rameuse de la plupart des *polypiers*, la gemmation des *polypes* à la manière des plantes, et croyant reconnaître dans différens *polypiers* une écorce et des racines, introduisirent une nouvelle erreur à leur égard.

En effet, Linné et Pallas, prenant un terme moyen entre l'opinion ancienne qui considérait les *polypiers* comme des productions purement végétales, et l'opinion nouvelle de leur temps qui plaçait ces objets parmi les productions uniquement animales, se persuadèrent que les objets dont il s'agit, participaient de la nature de l'animal et de celle de la plante. En conséquence, ils donnèrent à ces mêmes objets le nom de *zoophytes*, qui veut dire animaux-plantes, et ils les regardèrent effectivement comme des animaux végétant, fleurissant, croissant sous les formes et à-peu-près par les mêmes voies que les plantes, en un mot, comme des êtres dont la nature participe en partie de celle de la plante et de celle de l'animal.

Comme il s'agit ici d'une erreur importante pour les progrès de la Zoologie et de l'Histoire naturelle; comme ensuite nos connaissances actuelles sur la véritable nature des animaux et sur celle des végétaux nous mettent maintenant en état de reconnaître cette erreur et par conséquent de la détruire; enfin, comme je puis présenter des observations qui sont décisives à cet égard, j'invite mes lecteurs à donner à cette discussion toute l'attention possible, afin qu'ils puissent savoir positivement à quoi s'en tenir sur cet objet.

Je puis assurer et prouver qu'il n'y a rien, dans les prétendus *zoophytes* les mieux ramifiés, qui tienne de la nature d'un végétal, si l'on en excepte l'apparence ou la configuration extérieure. Tout y est animal ou production animale.

Le *polypier* est tout-à-fait distinct des animaux qu'il contient, comme le guêpier l'est des guêpes qui l'habitent ; il leur est de même toujours et tout-à-fait extérieur, ce que je vais prouver dans l'instant ; et quelles que soient la configuration de ce polypier et sa consistance, il n'offre, dans sa nature, qu'une production véritablement animale, ce que l'analyse atteste, et ce que constate sa structure, qui n'offre aucune trace d'organisation.

Quant aux polypes qui habitent ce polypier, ce sont évidemment et uniquement des animaux, puisqu'ils jouissent de la faculté d'exécuter des *mouvemens subits* aux provocations des causes extérieures, qu'ils sont éminemment irritables, et qu'ils ont une bouche et un sac alimentaire très-distincts. Par le moyen de leurs espèces de bras, ils arrêtent la nourriture qui leur est nécessaire, la saisissent, la retiennent, l'avalent, en digèrent les parties qui en sont susceptibles, et rejettent ensuite tout ce qui ne leur convient pas. Ces facultés et ces caractères sont assurément propres et exclusifs aux animaux.

Les polypes dont il s'agit sont renfermés chacun dans une petite cellule du polypier qu'ils ont formé par une transudation de leur corps ; et quoiqu'ils soient individuellement isolés dans leurs cellules, ils communiquent ensemble par leur partie postérieure, au moins dans la plupart des races.

Jamais ces polypes ne sortent de leurs cellules; mais étant très-contractiles, tantôt ils font saillir l'extrémité antérieure de leur corps où est leur bouche, et tantôt ils la font rentrer dans leurs cellules.

Puisque le *polypier* est un objet si important pour l'étude et la connaissance des polypes qui le forment, et surtout pour décider la question de savoir si ce corps est organisé ou non, examinons sa formation et sa structure.

### Structure et formation du polypier.

Selon les faits que je citerai dans l'instant, l'on verra que c'est par des dépôts successifs de matières qui transudent du corps des polypes, que se forme, toujours à l'extérieur de ces animaux, le polypier qui les enveloppe; et que c'est par des additions pareillement successives des nouvelles générations de ces mêmes polypes, qu'ils en augmentent presque sans cesse le volume.

Lorsque le *polypier* est simplement membraneux ou corné, il est alors éminemment flexible. Dans ce cas, il présente, soit des expansions allongées, grêles, simples ou rameuses, et qui ressemblent à des plantes, soit des expansions crustacées, lobées ou foliiformes. Sa configuration extérieure, entièrement végétale, a dû facilement tromper sur sa nature.

S'il forme des tiges grêles et phytoïdes, ce polypier flexible est alors, soit fistuleux, soit constitué par un axe plein et central, avec une pulpe ou une croûte enveloppante. On distingue donc deux sortes de ces polypiers phytoïdes et flexibles : savoir, le polypier *fistuleux*, dont le centre vide est occupé par les corps des polypes; et le polypier *axifère*, dont les polypes ne se trouvent que dans la pulpe corticiforme qui recouvre l'axe plein et central. Voyons ce qui a lieu dans l'un et l'autre cas.

Lorsque le polypier est fistuleux, il renferme alors, dans sa cavité centrale, les corps des polypes qui, quoique distincts les uns des autres, communiquent réellement entr'eux; et chaque polype a néanmoins une issue particulière pour faire saillir au dehors sa partie antérieure, c'est-à-dire, sa bouche et ses tentacules rayonnantes.

Ainsi, le polypier fistuleux est une enveloppe tout-à-fait extérieure, dans laquelle les polypes sont renfermés, et l'examen de cette enveloppe montre qu'elle est entièrement inorganique.

Il y a, par conséquent, sur ce polypier, autant d'issues ou d'ouvertures particulières, qu'il y a de polypes qui vivent dans son intérieur. Toutes ces issues sont les entrées des loges ou cellules que l'on observe effectivement, tantôt sur les côtés de ces tiges fistuleuses et de leurs rameaux, et tantôt seulement aux extrémités de ces parties.

La nombreuse famille des sertulaires présente des exemples de ces polypiers fistuleux; et l'on peut s'assurer, en les examinant, que les polypes qu'ils contiennent sont tout-à-fait intérieurs; qu'ils n'y adhèrent pas plus qu'une amphitrite n'adhère au fourreau qu'elle s'est formé; qu'il n'y a aucune communication immédiate entre ces polypes et leur polypier; et qu'enfin la substance de celui-ci, membraneuse ou cornée et transparente, est parfaitement continue dans ses parties, et n'offre pas le moindre

vestige d'organisation, pas plus que le tube d'une serpule,
le fourreau d'un taret, ou la coquille d'une hélice.

En outre, on peut encore assurer, d'après l'examen
des objets, que tout polypier quelconque est toujours extérieur à l'animal, toujours inorganique, toujours sans
communication intime avec lui, quoiqu'il y adhère ; que
tantôt le polypier forme, autour du corps des polypes,
une enveloppe simple [ les polypiers vaginiformes, à réseau,
foraminés, etc. ], et tantôt une enveloppe compliquée ou
divisée latéralement [ les polypiers lamellifères ].

Considérons maintenant les *polypiers corticifères*, et
voyons si, lorsque ces polypiers rameux et phytoïdes sont
pleins, au lieu d'être fistuleux, et présentent un axe central
avec un encroûtement qui enveloppe cet axe, voyons,
dis-je, si ces polypiers sont plus organisés que les précédens, s'ils communiquent plus avec les polypes, et s'ils
fournissent aux partisans des *animaux-plantes*, un seul
motif raisonnable pour persister dans leur opinion.

En examinant ce polypier, on voit d'abord qu'il est
constitué par deux sortes de matières, dont l'une assez
homogène, occupe le centre, y forme un axe longitudinal; et l'autre, plus hétérogène, se trouve à la circonférence, et y forme un encroûtement corticiforme, qui
enveloppe l'axe de toutes parts.

Si nous examinons l'axe séparément, nous observons
d'abord qu'il est tantôt tout-à-fait corné, tantôt en partie
corné et en partie pierreux, et tantôt tout-à-fait pierreux.
Nous voyons ensuite que cet axe, toujours strié longitudinalement à sa surface, n'est nullement organisé; que
sa substance est continue, n'a aucune cavité, aucun pore

quelconque; et nous avons des moyens de nous assurer non-seulement qu'il ne contient jamais les polypes, mais, en outre, qu'aucune de leurs parties ne saurait pénétrer dans sa masse, en un mot, dans son intérieur.

Cependant, comme la nature varie partout ses moyens pour les approprier aux plus petites différences des organisations, considérons la nature et l'état de plusieurs de ces axes.

Dans le *corail,* où l'axe du polypier est tout-à-fait pierreux, cet axe est tellement plein, solide, sans cavité quelconque, que sa cassure présente partout la même continuité de parties que celle d'un bâton de cire d'Espagne.

Dans les polypiers dont l'axe central est en partie pierreux et en partie corné, comme dans l'*isis hyppuris,* les portions cornées de l'axe présentent encore une substance continue sans cavité quelconque.

Dans les *antipates,* où l'axe central est tout-à-fait corné, la substance homogène de cet axe est encore pleine, solide, et serait partout continue, si elle n'offrait quelquefois des couches concentriques résultantes des dépôts postérieurement formés par les nouvelles générations de polypes qui ont accru son diamètre. Mais, de l'extérieur de cet axe, l'observation constate qu'il n'y a aucun point de communication à son intérieur, à celui d'aucune couche, pas même par les extrémités du polypier.

Enfin, dans les *gorgones,* où l'axe central du polypier est encore corné, mais très-flexible, parce que les dépôts de matière transudée, qui ont donné lieu à cet axe, étaient plus mélangés de matière gélatineuse que dans les antipates, outre les couches concentriques, on voit souvent au centre de l'axe même, l'apparence d'un vide, en un mot, d'une espèce de canal longitudinal. C'en est assez pour que les partisans des *animaux-plantes* se persuadent trouver ici des preuves de quelqu'organisation dans le polypier.

Mais nous allons voir que rien à cet égard n'est fondé; qu'il n'y a réellement point de vide, point de cavité, point de canal dans le centre de l'axe; qu'en outre de l'extérieur de cet axe, où se trouvent les polypes, il n'y a aucun point de communication pour eux avec sa prétendue cavité centrale.

En effet, si l'on choisit une de ces gorgones desséchées qui offrent alors, dans le centre de leur axe, l'apparence d'une cavité longitudinale, et qu'on examine d'abord son empâtement sur la pierre ou sur d'autres corps solides, on se convaincra que cet empâtement n'offre aucune issue au prétendu canal de l'axe. Si, ensuite, on examine les extrémités bien entières des rameaux de la gorgone, on verra, après avoir enlevé, avec précaution, l'encroûtement qui termine ces rameaux, qu'il n'y a encore aucune issue pour le canal de l'axe, et que ce n'est qu'en rompant cet axe que l'on peut trouver l'apparence dont il s'agit.

A quoi donc tient cette apparence ? le voici :

Les polypes des *gorgones* déposent par leur transudation un mélange de matière cornée et de matière gélatineuse ; ce dont on ne saurait douter, puisque l'axe est corné, et que l'encroûtement qui l'enveloppe se compose de matière gélatineuse et de matière comme terreuse mélangées, dont les parties cornées sont exclues.

Or, à mesure que les particules cornées se rapprochent pour former par leur aggrégation la masse solide qui constitue l'axe, une portion de la matière gélatineuse transudée [et c'est la moindre] se trouve enveloppée et retenue au centre de l'axe; tandis que le reste est repoussé au dehors, et y concourt à la formation de l'encroûtement. Il y a donc alors dans l'axe une ligne centrale et longitudinale de matière gélatineuse, qui complette le plein de cet axe, mais qui n'est point cornée ou qui ne l'est que partiellement. Ainsi, il n'y a point là de vide, ni de véritable canal; mais dans ces polypiers desséchés, le retrait qu'a subi la matière gélatineuse du centre de l'axe par sa dessication, doit offrir alors dans l'intérieur de l'axe, l'apparence d'une cavité, d'un canal, mais sans issue au dehors; ce qui a lieu effectivement.

Maintenant que nous avons considéré la structure et la formation de l'*axe* dans les polypiers à encroûtement, examinons l'encroûtement lui-même qui enveloppe cet axe.

D'abord, nous voyons que ce même encroûtement est la seule partie du polypier qui nous présente, dans son épaisseur, les cellules des polypes.

Bientôt après, l'observation nous montre que les polypes de ce polypier, se trouvent uniquement contenus dans cette croûte corticiforme; car, devant communiquer les uns avec les autres, au moins par leur partie postérieure, et leur corps ne pouvant pénétrer dans l'axe central, puisque sa surface extérieure n'est nullement perforée, ce corps, après avoir traversé sa cellule, se courbe nécessairement en arrivant à l'axe, et se prolonge ensuite le long de sa surface jusqu'à ce qu'il se soit réuni à celui d'un autre polype. Or, la partie du corps de chaque polype, qui se trouve placée entre l'axe et la croûte du polypier, et qui y fait ses mouvemens d'allongement et de contraction presque continuels, a dû laisser à la superficie de l'axe des traces de sa présence ; et c'est effectivement ce que les stries longitudinales de cette superficie attestent.

Quant à la substance de l'encroûtement, qui contient les cellules et les polypes, on voit que c'est un mélange de matière gélatineuse et de matière comme terreuse, qui forme une masse encroûtante, en quelque sorte charnue dans l'état frais, et qui, dans l'état sec, devient plus ou moins friable.

Au lieu d'attribuer au polype différentes sortes d'excrétions séparées, qui exigeraient des organes particuliers, il est probable que la matière excrétée par ce polype, et qui sert à la formation de son *polypier*, est alors un mélange liquide de matière cornée, de matière gélatineuse, et de particules terreuses. Aussitôt après son évacuation, les parties de ce mélange tendent à se rapprocher et à se concréter ; l'affinité, réunissant les matières de même nature, anéantit le mélange ; et, comme plus dense, la matière cornée est rejetée au centre, tandis que la matière gélatino-terreuse est fixée à la circonférence.

Ainsi, à l'égard des polypiers qui ont un axe solide ou plein, et un encroûtement comme pulpeux et moins dense qui l'enveloppe, ces deux sortes de parties du polypier ne sont devenues distinctes et séparées que parce que l'affinité a opéré leur séparation et a fixé le lieu qu'elles devaient occuper à l'instant où les matières se rapprochaient pour se concréter.

L'axe solide qui occupe le centre de ces polypiers, est évidemment constitué par une substance continue, sans organisation quelconque, sans cellulosités, et dont les cassures sont lisses et comme vitreuses, ce que constate surtout l'examen du *corail*. On y voit clairement que le corps des polypes n'y a jamais pénétré; et comme le corps de chaque polype s'est étendu seulement sur la surface extérieure de cet axe et y a laissé son empreinte, cette surface est striée longitudinalement sous sa croûte. Ce même axe est donc le résultat de matières déposées, aggrégées successivement après leur dépuration, et ne s'est point formé par *intus-susception*, puisqu'aucune trace de vaisseaux n'interrompt la continuité de sa substance.

De même, la croûte gélatino-terreuse, qui recouvre l'axe dont il vient d'être question, est encore le résultat de matières excrétées et déposées, mais d'une autre sorte que celles de l'axe : elle ne tient rien de l'organisation, soit vasculaire, soit cellulaire; car ce n'est que dans son état de desséchement qu'elle est poreuse; et, sous aucune considération, elle ne peut être comparée à une écorce végétale.

C'est uniquement dans cette croûte enveloppante que se trouvent les polypes, et qu'ils communiquent entr'eux par leur partie postérieure ; aussi conserve-t-elle dans son desséchement les cellules qui contenaient les individus.

Les polypes de ces polypiers ont le corps très-simple, sans appendices latéraux, et s'ils adhèrent les uns aux autres, ce n'est que par leur extrémité postérieure. L'axe de leur polypier, ainsi que la croûte qui le recouvre, sont donc tout-à-fait extérieurs aux polypes ; or, nous verrons, dans l'instant, qu'il en est de même à l'égard des polypiers pierreux.

Loin que les polypes à polypier soient des animaux assez imparfaits pour pouvoir être considérés comme intermédiaires entre les animaux et les végétaux, ils sont, au contraire, bien plus avancés en animalisation que les *infusoires*, puisqu'ils sont capables de transsuder une matière assez composée pour pouvoir donner lieu à l'axe corné du polypier et à la croûte gélatino-terreuse qui enveloppe cet axe. Or, ils n'ont pas pris probablement une telle matière toute formée dans les alimens dont ils font usage.

Relativement aux polypiers tout-à-fait *pierreux*, qui n'ont ni axe central, ni croûte recouvrante, et qui, conséquemment, n'offrent qu'une seule substance solide, sans flexibilité remarquable, ces polypiers sont souvent très-poreux, et souvent encore leurs cellules sont cohérentes les unes aux autres : en sorte que beaucoup parmi eux, semblent ne présenter chacun qu'une masse dans laquelle le polypier et les polypes sont confondus. Le polypier lui-même, dans les masses agglomérées, recouvert au-dehors par une chair animale, vivante et irritable, semble alors intérieur aux animaux, et s'être formé comme eux par la voie de l'organisation. Il n'en est cependant rien ; ce polypier, comme les autres, est réellement extérieur aux animaux qui l'ont produit, et toutes ses parties, attentivement examinées, sont parfaitement inorganiques. Son état et l'apparence qu'il a d'être intérieur aux polypes dans les races citées, tiennent à la forme particulière de ces polypes ; ce que je vais ici simplement exposer, et ce que j'espère démontrer en traitant des polypiers lamellifères.

Les polypes qui forment ces polypiers lamellifères, quoiqu'aussi simples en organisation interne que les autres polypes à polypier, n'ont point le corps isolé et simple au dehors, comme ceux dont je viens de faire mention. En effet, l'étude de leur polypier montre, d'une manière évidente, que ces polypes ont des appendices latéraux et lacuneux : en sorte que, s'ils adhèrent les uns aux autres par leur extrémité postérieure, on est forcé de reconnaître qu'ils adhèrent aussi entr'eux par ces appendices latéraux de leur corps. On conçoit de là qu'en adhérant ainsi les uns aux autres par tant de points, tous les polypes d'un de ces polypiers, ne forment qu'une masse commune, partout très-lacuneuse. Or, comme entre les corps de chacun d'eux, et les appendices lacuneux par lesquels ils se tiennent latéralement, il existe une multitude de vides qui communiquent tous entr'eux, ces animaux déposent dans ces vides les matières de leur polypier. Dès lors ces matières déposées se rapprochent, s'aggrègent, se concrètent, se solidifient, et constituent les parties et les lames pierreuses du polypier solide dont il est question.

Ainsi, quoique les nombreux polypes d'un madrépore, d'une astrée, d'une méandrine, etc., adhèrent ensemble, et même enveloppent leur polypier, remplissant de leur chair gélatineuse les interstices de ses parties, le polypier néanmoins leur est véritablement extérieur, et toutes ses parties quelconques sont les résultats de matières excrétées, deposées hors du corps de chacun de ces animaux : le polypier n'a donc pas été formé par *intus-susception.*

La même chose arrive à la coquille des balanites, des coronules et des tubicinelles, dont les parties remplissent les lacunes du corps de l'animal, sans qu'on puisse dire que cette coquille soit une partie végétante, comme on l'a dit des polypiers.

Un naturaliste des plus distingués, qui a fait faire à la zoologie de grands progrès par ses recherches, s'exprime ainsi dans l'un de ses ouvrages.

« La partie dure, ou du moins la croûte qui revêt les polypes, paraît faire partie de leur corps, et croître avec eux par *intus-susception ;* en sorte que les branches qui naissent çà et là du tronc, dans les espèces qui ne restent pas simples, sont de véritables végétations, et non des additions que les habitans construiraient contre celles qui existaient déjà. C'est donc assez justement que les animaux dont il est question, ont été nommés *zoophytes* ou animaux-plantes. La partie solide a pris, par une expression figurée, le nom de tige, et la tête des polypes, ou plutôt leur partie mobile, pourvue de tentacules, celui de fleur. — [Cuvier, *Tableau élémentaire d'Hist. nat.,* p. 663. ]

Rien de tout cela n'est fondé ; ce dont il est facile de se convaincre, en examinant attentivement la structure des polypiers. Les faits bien constatés attestent que les polypes à *polypier* sont aux *hydres* ce que les *mollusques testacés* sont aux *mollusques nus.* De part et d'autre, ceux qui ont des enveloppes solides, les forment par des excrétions de leur corps, et ces enveloppes ne croissent pas comme eux par *intus-susception ;* elles sont inorganiques et toujours complètement extérieures aux animaux qu'elles contiennent. Mais le savant que je viens de citer, n'ayant pas eu le temps sans doute d'examiner lui-même les objets, s'en est rapporté à l'opinion de *Linné* et de *Pallas :* achevons cette discussion.

Ce qu'on a pris pour des racines dans certains *polypiers*, n'a, de cet organe des végétaux, que la simple apparence. Ces fausses racines ne sont point organisées, ne sont nullement perforées, et ne pompent aucuns sucs pour les transmettre dans l'intérieur du polypier. Ce ne sont que les premiers dépôts de matières excrétées par des polypes, nouvellement tombées sur des corps étrangers; dépôts d'abord étalés en expansions crustacées qui se fixent, mais qui, bientôt après, par le rapprochement et la rencontre des nouveaux polypes générés par les premiers, se réunissent en un ou plusieurs troncs sur lesquels ces polypes vivent en commun, se multipliant les uns sur les autres.

Chaque polype néanmoins a sa partie antérieure enfermée dans sa propre cellule.

Ces expansions en empâtement, rarement divisées en ramifications radiciformes, se trouvent appliquées latéralement sur les corps étrangers sur lesquels elles ont été formées ; elles sont, comme le polypier, sans organisation dans leur intérieur, ne servent qu'à fixer ce polypier, et ne sont nullement propres à pomper aucun suc pour la nourriture de l'animal.

Le *polype*, en effet, reçoit ses alimens uniquement par la bouche, et ne les prend jamais par son polypier : il n'avait donc pas besoin de racines, et n'en a réellement pas.

Ce qu'il y a de bien remarquable dans les polypes à polypier, c'est que tous, ou au moins la plupart, constituent des *animaux composés*, qui vivent et se nourrissent en commun, adhérant les uns aux autres, et communiquant tous ensemble.

Le premier exemple de ce singulier état de choses parmi les animaux, s'est montré dans les *vorticelles* rameuses qui appartiennent au premier ordre des polypes. Nous avons ensuite retrouvé le même état de choses parmi les polypes du second ordre, dans les hydres et les corines. Enfin, nous le rencontrons encore, et plus fortement employé, dans tous ou presque tous les polypes à polypier, ainsi que dans tous les polypes flottans.

A l'égard de l'hypothèse par laquelle on prétend qu'un embryon contient, en raccourci, toutes les parties que doit avoir l'individu, et même tous les individus qui peuvent en provenir, il est évident que cette hypothèse, si elle était fondée, ne serait applicable qu'aux êtres vivans simples, et non à ceux qui sont composés d'individus réunis, qui se multiplient par des régénérations successives.

Ainsi, il n'est pas vrai que le *gemma* d'une astrée, d'une méandrine, contienne en raccourci tous les individus qui doivent se générer successivement à la suite du premier individu, que ce *gemma* tout-à-fait développé a produit. Il ne l'est pas non plus que l'embryon d'un gland de chêne puisse contenir en raccourci toutes les parties d'un grand chêne ; parce que ces parties ne se sont formées qu'à la suite des générations successives des individus annuels qui ont vécu sur le corps commun, constitué par le tronc et les branches de cet arbre. Voy. l'*Introduction*, p. 69 *et suiv.*

### De la forme particulière de chaque polypier.

La flexibilité ou la solidité d'un polypier quelconque, est sans doute le résultat de la nature de sa substance, soit membraneuse, soit cornée, soit pierreuse ; mais, quant à sa forme générale, il est évident qu'elle tient, dans le plus grand nombre, au mode particulier, dont les gemmes de chaque race sont produits ou sont déposés.

En effet, tous les polypes à polypier produisent des gemmes ou bourgeons qui, tantôt naissent et se développent sans se séparer de leur mère, et tantôt sont déposés sur les bords des cellules ou sont rejetés au-dehors et tombent sur les corps voisins. On sait qu'en se développant, ces gemmes deviennent des polypes semblables à ceux dont ils proviennent. Or, on peut faire voir que, selon le mode dont les gemmes sont disposés en naissant, et selon celui dont ils sont déposés, la forme ou la figure générale du polypier en résulte nécessairement.

Les gemmes réproductifs et oviformes des polypes qui ont un polypier tubuleux, au lieu d'être à nu, comme dans les *hydres*, sont enfermés dans une espèce de vessie ouverte à son sommet ou d'un côté. Cette vessie se détache et tombe avec eux, dans ceux qui ne doivent point conserver leur adhérence.

Cette même vessie n'est point une enveloppe complète, qui doit se rompre pour laisser sortir un embryon que la fécondation a rendu propre à posséder la vie; mais c'est un jeune fourreau, soit particulier à un bourgeon, soit commun à plusieurs. Lorsqu'il est commun à plusieurs, il se détache et tombe, à une certaine époque, avec les bourgeons qu'il contient, et ces bourgeons, qui ont chacun leur fourreau particulier, se développent en nouveaux individus. Ces vessies gemmifères, que l'on a observées dans les *plumatelles* et dans les *tubulaires*, naissent de l'intérieur, s'en détachent et sont rejetées au-dehors. Dans les *sertulaires*, etc., elles se forment à l'extérieur, et restent assez long-temps adhérentes au polypier commun. On les a prises pour des *ovaires*, parce qu'on a supposé inconsidérément qu'elles renfermaient des œufs.

La forme même du polype contribue de son côté à la configuration générale du polypier; car les polypes fort allongés donnent nécessairement lieu à des cellules tubuleuses, proportionnellement longue. Msais ce qui influe principalement sur la forme générale du plus grand nombre des polypiers, c'est la manière particulière aux races, dont les gemmes sont disposés, lorsqu'ils conservent leur adhérence, ou sont déposés lorsqu'ils se détachent.

En effet, les gemmes non accumulés sur les cellules, mais toujours disposés à côté d'elles au-dehors et dans tous les sens, sur le support commun, donnent lieu à la configuration des polypiers crustacés, c'est-à-dire, étalés en croûte, qui couvre les corps voisins.

Si les gemmes sont jetés régulièrement sur deux points opposés du bord des cellules, ils donneront au polypier, en pullulant successivement, une forme aplatie, soit flabelliforme s'il y a isolement dans les gemmes, soit foliiforme s'il y a contiguité dans cès gemmes. Si, au contraire, les gemmes sont disposés sans régularité sur le bord des cellules, tantôt d'un côté et tantôt de l'autre, ils donneront lieu, par leur pullulation successive, à un polypier composé de ramifications éparses.

On conçoit de là, tous les cas qui peuvent avoir lieu à raison du nombre et de la situation des gemmes disposés, à raison de la régularité ou de l'irrégularité de leur disposition, soit sur le bord des anciennes cellules, soit sur leur côté, soit sur le support commun, enfin, à raison de la forme même des polypes qui se développent de chaque gemme.

Ces considérations suffisent pour faire apercevoir la cause de la diversité infinie des formes des *polypiers* ; celle de la disposition régulière ou vague de leurs ramifications ; celle de leur épaisseur, leur finesse, leur élégance, leur multiplicité ; celle, enfin, de leur cohérence ou de leur continuité plus ou moins interrompue.

Les *polypes* à *polypier* ont, comme les mollusques testacés, des pores excrétoires par le moyen desquels ils rejettent et filtrent des sucs superflus ou excrémentiels, et qui, hors de l'animal, prennent une consistance quelconque, relative à leur nature. Ces sucs, en

effet, par le rapprochement, l'agglutination ou l'aggrégation de leurs particules les plus solides , se transforment
après leur sortie de l'animal , en une matière simplement
gélatineuse ou membraneuse dans les uns, cornée dans
les autres, et tout-à-fait pierreuse dans d'autres encore.

C'est tantôt tout-à-fait à l'extérieur des polypes à corps
simple , que se forment ces dépôts de matières excrétoires qui , bientôt après , se concrètent ou se solidifient ;
et tantôt ces dépôts s'effectuent dans les lacunes qui existent entre les corps de beaucoup de polypes agglomérés ,
et les appendices extérieurs de ces corps, comme dans
les polypiers lamellifères.

La nature , qui ne fait rien que graduellement , a
formé d'abord les *polypiers* les plus frêles , les plus éminemment flexibles ; mais d'une seule substance presque
entièrement animale , et y a admis peu-à-peu des particules étrangères , sans en former un corps séparé. Ainsi,
elle produisit, dans cet ordre, les polypiers gélatineux,
ensuite les polypiers membraneux , enfin, les polypiers
cornés ; et y ajoutant de plus en plus des particules cré-
tacées , elle a ensuite progressivement solidifié les polypiers qu'elle continuait de produire , et les a amenés à
l'état tout-à-fait pierreux.

Jusques-là chacun de ces polypiers n'offrit qu'une seule
sorte de substance, soit uniquement animale , soit constituée par un mélange de matière animale et de matière
crétacée ; mais à mesure que l'animalisation fit des progrès parmi les polypes de cet ordre , la nature com-
posa le polypier de deux substances distinctes et séparées.
Alors elle ramollit graduellement cette enveloppe, en

faisant dominer de plus en plus la matière animale sur la matière crétacée ; fit disparaître celle-ci, et termina insensiblement l'existence du polypier, après l'avoir amené à l'état gélatineux le plus fugace. Le polypier ne se montra plus ensuite nulle part ; les polypes du dernier ordre de la classe n'offrirent qu'un corps commun à nu à l'extérieur, et dans les classes suivantes la nature passa à des animaux isolés, dont les organes devinrent de plus en plus nombreux et composés eux-mêmes.

Cet ordre de choses me paraît être celui qu'a nécessairement suivi la nature ; et c'est aussi celui que je présente dans le rang que j'assigne aux sept sections qui partagent les *polypes* à *polypier*.

Ainsi, je divise les *polypes* à *polypier* en sept sections ou familles, de la manière suivante :

### * *Polypiers d'une seule substance.*

I.<sup>re</sup> SECTION. — Polypiers fluviatiles.
II.<sup>e</sup> SECTION. — Polypiers vaginiformes.
III.<sup>e</sup> SECTION. — Polypiers à réseau.
IV.<sup>e</sup> SECTION. — Polypiers foraminés.
V.<sup>e</sup> SECTION. — Polypiers lamellifères.

### ** *Polypiers de deux substances séparées.*

VI.<sup>e</sup> SECTION. — Polypiers corticifères.
VII.<sup>e</sup> SECTION. — Polypiers empâtés.

---

# PREMIÈRE SECTION.

## POLYPIERS FLUVIATILES.

*Polypiers, soit libres, isolés et flottans dans les eaux, soit fixés et glomérulés en masses celluleuses sur les corps aquatiques ; composés d'une seule sorte de substance.*

*Polypes à tentacules nombreux, ne complettant point le cercle autour de la bouche*

### OBSERVATIONS.

La connaissance de plusieurs polypiers très-singuliers, et celle des rapports qui se trouvent entre les polypes de plusieurs de ces polypiers, m'ont forcé de les réunir en un groupe séparé pour en former une section particulière.

Les polypes qui forment ces polypiers n'habitent que dans les eaux douces, et principalement dans celles qui sont vives, fluviatiles.

Des quatre genres que je rapporte à cette section, le premier seul est encore trop imparfaitement connu pour assurer soit la famille, soit même la classe à laquelle il appartient. Il semble néanmoins tenir au second par l'habitude qu'ont les animalcules des deux genres d'errer dans les eaux. Les deux derniers genres offrant un polypier glomérulé et fixé sur les corps aquatiques, ont été associés avec des polypiers marins de la section des *empâtés*. Cependant la nature de ces polypiers, étudiée avec soin, et ceux de leurs polypes qui ont été observés, m'ont paru s'opposer à cette association; c'est pourquoi je les en ai distingués, et même considérablement éloignés. Voici les quatre genres qui composent cette section.

[1] Polypiers libres, flottans dans les eaux :

> Difflugie.
> Cristatelle.

[2] Polypiers fixés sur les corps aquatiques :

> Spongille.
> Alcyonelle.

---

# DIFFLUGIE. ( Difflugia. )

Corps très-petit, gélatineux, contractile, enfermé dans un fourreau testacéiforme. Partie antérieure sortant hors du fourreau, et étendant irrégulièrement 1 à 10 bras tentaculaires, inégaux et rétractiles.

Fourreau ovale ou subspiral, tronqué et ouvert à sa base, agglutinant souvent des grains de sable à sa surface externe.

*Corpus minimum, gelatinosum, contractile, va-*

*gina testaceiformi inclusum. Corporis pars antica ex-
trà vaginam exiliens, et brachia plura [ 1 — 10 ]
tentacularia inæqualia retractiliaque variè porri-
gens.*

*Vagina obovata vel subspiralis, basi truncata et
aperta, externa superficie arenulosa sæpè aggluti-
nans.*

### OBSERVATIONS.

D'après les observations que M. *le Clerc* a récemment présentées à l'institut, la *Difflugie* est un animal microscopique
encore très-imparfaitement connu, et déjà très-singulier
par ceux de ses caractères qu'on a pu apercevoir.

Cet animalcule, dont les plus grandes dimensions n'excè-
dent pas un dixième de ligne, paraît contenu dans un fourreau, probablement membraneux, mais qui a la forme d'un
test, étant un peu en spirale supérieurement, et tronqué à
sa base. Lorsque ce fourreau s'est recouvert de grains de sable
agglutinés, sa forme spirale ne paraît plus, et alors il présente
une masse ovoïde, dont l'ouverture est à l'extrémité tronquée. C'est de cette ouverture que l'on voit sortir, avec une
diffluence singulière, des bras tentaculaires, inégaux, d'un
blanc de lait, variant irrégulièrement depuis un jusqu'à dix.

La bouche de cet animalcule n'a pas été observée. Il est
probable néanmoins qu'elle existe, et qu'elle se trouve à la
partie antérieure du corps, au centre des points d'où les
bras tentaculaires se déploient.

Connaissant encore trop peu les caractères de ce petit
animal, on ne peut prononcer sur la classe à laquelle il appartient réellement. Je remarquerai seulement que son mode

d'être, n'est point du tout celui des infusoires. Il ne paraît guères s'en rapprocher que par sa taille ; mais bien d'autres sont dans le même cas..On sait qu'à l'égard de l'état de l'organisation, la taille est d'une médiocre importance ; elle l'est moins encore que la consistance des parties.

Comme la *difflugie* mérite d'être signalée et proposée aux nouvelles recherches des observateurs, je la range provisoirement parmi les polypes, et je considère son fourreau comme son polypier.

## ESPÈCE.

1. Difflugie protéiforme. *Difflugia protæiformis.*

*Difflugia.* Le Clerc, mém. mff.

Habite en Europe, dans les eaux douces, peuplées de plantes aquatiques, entre lesquelles l'animal se meut avec lenteur.

---

# CRISTATELLE. (Cristatella.)

Polypiers globuliformes, gélatineux, libres, à superficie chargée de tubercules courts, épars, polypifères.

Du sommet de chaque tubercule sort un polype, dont l'extrémité se divise en deux branches rétractiles, arquées, garnies de tentacules disposés en dents de peigne.

Bouche située au point de réunion des deux branches tentaculaires.

*Polyparii globuliformes , gelatinosi , non affixi , vagantes ; tuberculis brevibus separatis sparsis poly- piferis.*

*Ex apice cujusque tuberculi polypum exseritur ex- tremite divisum in duos ramos retractiles , arcuatos , tentaculis unilateralibus pectinatos.*

*Os in axillâ ramorum.*

### OBSERVATIONS.

Les polypes que Roesel nous a fait connaître, et dont le genre *cristatelle* a été formé, sont des polypes composés très-singuliers et qui semblent à peine appartenir à l'ordre des polypes à polypier.

Ils nous présentent un très-petit corps globuleux, géla- tineux, jaunâtre et muni de quelques tubercules courts et épars. Ces petits corps sont libres, nagent ou se déplacent dans les eaux, et semblent ainsi se mouvoir à l'aide des deux branches tentaculaires de chacun de leurs polypes.

Ces polypes avoisinent considérablement les *vorticelles*, et cependant ne sont plus réellement des rotifères.

Effectivement, sans posséder un organe uniquement rota- toire à leur bouche, les *cristatelles* y en présentent un qui est moyen entre celui des rotifères et les tentacules en rayons des autres polypes, et surtout des *plumatelles*, avec les- quelles on sent qu'elles ont déjà des rapports. Ce qui appuie cette considération, c'est que, si les deux branches pectinées des *cristatelles* représentent les deux demi-cercles ciliés des rotifères, elles ne se bornent point aux mêmes fonctions ; car ces parties peuvent se contracter et se mouvoir indépendamment les unes des autres, et n'ont que des mouvemens semi-rotatoires.

Le corps globuleux et commun des *cristatelles* a une enveloppe mince, submembraneuse et transparente qui en forme le *polypier*, et qui fournit à chaque tubercule de ce corps un tube très-court qui est la cellule de chaque polype. Cette considération indique les rapports des *cristatelles* avec les *plumatelles*, dont le polypier tubuleux est bien connu. Elle montre que les *cristatelles*, ainsi que la difflugie, offrent réellement les ébauches ou les plus imparfaits des polypiers, et en même temps la singulière particularité d'avoir un polypier libre, qui nage avec elles.

Mais une observation qui me fut communiquée par le docteur *Vahl*, célèbre professeur de botanique à Copenhague, m'apprit que, d'après un naturaliste allemand nommé *Lichtenstein*, les polypes de Roësel, qui constituent nos *cristatelles*, sortaient de ces productions particulières connues sous le nom d'*éponges fluviatiles*, qu'ils avaient probablement formées.

Ne connaissant pas l'ouvrage de *Lichtenstein*, et trouvant dans le fait singulier qu'il énonce de grandes difficultés que je ne puis résoudre, je m'en tiens pour les *cristatelles* à ce que nous apprend Roësel.

On ne connaît encore qu'une seule espèce de *cristatelle*, qui est celle que Roësel a observée.

## ESPÈCE.

1. **Cristatelle vagaboude.** *Cristatella vagans.*

Roës. ins. 3. p. 559. tab. 91.
Habite dans les eaux douces, soit vives, soit stagnantes.

# SPONGILLE. (Spongilla.)

Polypier fixé, polymorphe, d'une seule sorte de substance, à masse irrégulière, lacuneuse et celluleuse, constituée par des lames membraneuses, subpilifères, formant des cellules inégales, diffuses et sans ordre.

Des grains libres et gélatineux dans les cellules. Polypes inconnus.

*Polyparium fixum, homogeneum, polymorphum, massâ irregulari lacunosâ et cellulosâ constitutum. Cellulæ inœquales imperfectœ diffusœ inordinatœ, laminis membranaceis, subpiliferis compositœ.*

*Granula plurima gelatinosa non affixa in cellulis. Polypi ignoti.*

### OBSERVATIONS.

Sous le nom de *spongille*, je comprends ces corps singuliers, spongiformes, celluleux, pilifères et verdâtres, que l'on trouve fixés dans les eaux douces et vives, sur les pierres et autres corps solides, et que l'on connaît depuis long-temps sous les noms de *spongia fluviatilis*, *spongia lacustris*, etc.

Ces corps ne me paraissent point appartenir au genre des éponges marines, malgré l'analogie apparente que leur donne leur forme avec les éponges.

Effectivement, ces mêmes corps, mollasses dans l'état frais, et très-fragiles dans l'état sec, ne se composent point de deux substances distinctes, savoir : de fibres cornées, enlacées ou croisées, tenaces et plus ou moins empâtées d'une pulpe gélatino-terreuse, comme les éponges marines; d'ailleurs, tous contiennent dans leurs cavernosités ou cellules une multitude de petits grains gélatineux, jaunâtres, et qui m'ont paru libres, tandis que rien de semblable n'a encore été observé dans les véritables éponges.

Les petits grains observés dans les *spongilles* seraient-ils des gemmes propres à produire les *cristatelles*, comme l'observation de *Lichtenstein* semble l'indiquer ?

On a cherché à constater en France l'observation de *Lichtenstein*, et l'on n'a point réussi. En effet, l'on m'a assuré n'avoir vu aucune cristatelle sortir des spongilles ou y rentrer; et cependant l'on a observé des cristatelles nageantes dans les eaux qui contenaient des spongilles. Ainsi, les polypes des *spongilles* ne sont pas encore connus.

Malgré l'analogie des formes des *spongilles* avec les éponges, il n'est pas encore constaté que ces corps fluviatiles soient des productions animales ; on peut néanmoins les présumer telles d'après les apparences et d'après les grains gélatineux qu'ils contiennent.

Comme ces *spongilles* constituent un genre très-distinct, je les rapporte ici provisoirement, étant persuadé que si ce sont des productions d'animaux, elles appartiennent à des polypes, et probablement à des polypes de cette section.

On en trouve quelquefois qui sont adhérentes à des alcyonelles, et mélangées avec elles.

## ESPÈCES.

1. Spongille pulvinée. *Spongilla pulvinata.*

 *Sp. subincrustans, sessilis, crassa, convexa, sublobata; osculis majusculis, sparsis.*

Mus. n.º

Habite dans les rivières, près des moulins, sur les pierres, aux
environs de Saint-Quentin. ( M. *de Vieuville*. )

Elle forme des masses sessiles, irrégulières, épaisses, convexes,
un peu lobées, et ne se ramifie point. Elle est très-poreuse, lacuneuse, verdâtre dans l'état frais, et n'a de fibres qu'à sa surface.
C'est peut-être le *spongia fluviatilis* de Pallas, Zooph. n.º 231;
mais je n'ai vu aucun individu se ramifier.

## 2. Spongille friable. *Spongilla friabilis.*

*Sp. sessilis, convexa, obsoletè lobulata, intùs fibrosa ;
fibris longitudinalibus, ramuloso-cancellatis.*

*Spongia friabilis.* Esper. suppl. tab. 62.

Habite dans les étangs. Elle est granifère, et n'a presque point
de parenchyme entre ses fibres.

## 3. Spongille rameuse. *Spongilla ramosa.*

*Sp. sessilis, ramis elongatis subteretibus, inæqualibus,
lobulatis.*

*Spongia lacustris.* Esper. 2. tab. 23.

*B. Eadem massis digitatis, ramulosis.*

*Spongia.* Pluk. alm. t. 112. f. 3. an Esper. 2. t. 23 A.

*V. Eadem, ramis gracilibus ramulosis.*

Habite dans les étangs, les lacs d'eau douce. Elle n'est point
rare, se ramifie constamment, et paraît distincte des deux
précédentes.

----

# ALCYONELLE. ( Alcyonella. )

Polypier fixé, encroûtant ; à masse épaisse, convexe et
irrégulière ; constitué par une seule sorte de substance ;
et composé de l'aggrégation de tubes verticaux, subpen-
tagones, ouverts à leur sommet.

Polypes à corps allongé, cylindrique, offrant à leur

extrémité supérieure quinze à vingt tentacules droits, disposés, autour de la bouche, en un cercle incomplet d'un côté.

*Polyparium fixum, incrustans, in massam homogeneam, crassam, convexam et irregularem extensum, tubis verticalibus aggregatis membranaceis apice hiantibus et subpentagonis compositum.*

*Polypi elongati, cylindrici; tentaculis, circà orem, 15 ad 20, erectis, fasciculum turbinatum vel infundibuliformem, uno latere imperfectum componentibus.*

### OBSERVATIONS.

L'*alcyonelle* est un polypier qui ne tient de l'alcyon qu'une apparence de masse, mais qui n'offre nullement dans sa composition deux sortes de substances distinctes, comme des fibres cornées et empâtées par une pulpe qui les enveloppe ou les recouvre; ce qui est le propre des vrais alcyons.

Ici le polypier n'est qu'une masse de tubes serrés les uns contre les autres, et dont la substance paraît identique. Ces tubes sont un peu irréguliers, à cavité cylindrique, obscurément pentagones à l'ouverture.

Les polypes font sortir à l'entrée des tubes leurs tentacules, qui se montrent par faisceaux un peu ouverts en entonnoir. Ces tentacules n'oscillent point; paraissent immobiles, mais rentrent dans le tube dès qu'on les touche.

Je ne connais qu'une seule espèce de ce genre, et que *Bruguière* avait déjà décrite. Elle m'a été communiquée, dans l'état frais, par *M. de Beauvois*, membre de l'Institut, qui l'a recueillie dans l'étang de Plessis-Piquet, près de Paris.

## ESPÈCE.

1. **Alcyonelle des étangs.** *Alcyonella stagnarum.*

*Alcyonium fluviatile.* Brug. dict. p. 24. n.º 10.

Habite dans les étangs et dans les eaux de fontaine, aux environs de Paris.

---

# DEUXIÈME SECTION.

## POLYPIERS VAGINIFORMES.

*Polypiers d'une seule substance, à tiges grêles, fistuleuses, membraneuses ou cornées, flexibles, phytoïdes; contenant les polypes dans leur intérieur.*

La section des *polypiers vaginiformes* est très-naturelle; elle peut être considérée comme une grande et belle famille de polypes que l'on ne saurait écarter les uns des autres.

Les polypiers dont il s'agit offrent, en général, des productions allongées, grêles, cauliformes, flexibles, transparentes, rarement simples, le plus souvent ramifiées très-finement, et qui représentent des plantes très-délicates. Ces productions sont fistuleuses, ainsi que leurs rameaux, inorganiques, d'une substance presque toujours cornée, et contiennent les polypes ou le corps commun auquel les polypes se réunissent par leur partie postérieure;

mais la partie antérieure de chaque polype rentre et sort, soit par l'extrémité ouverte des tiges et des rameaux du polypier, soit par des ouvertures latérales qui présentent comme autant de cellules particulières. Ces ouvertures latérales sont, le plus souvent, saillantes au dehors, et imitent de petits calices, plus ou moins en saillie, le long des tiges et des rameaux de ces polypiers.

Ces mêmes polypiers ne sont plus grêles et plus délicats que les polypiers glomérulés, que parce qu'ils ne sont point ramassés, et que leurs parties ne sont point resserrées en paquet dense ; mais ils sont plus animalisés dans leur substance, puisque cette substance est évidemment cornée dans la plupart, tandis que celle des polypiers glomérulés ne l'est nullement.

Les polypes contenus dans les *polypiers vaginiformes*, communiquant les uns aux autres par leur partie postérieure, donnent probablement lieu à l'existence d'un corps commun, vivant, très-frêle, et dont la vie est indépendante de celle des individus qu'elle anime. On est, en effet, autorisé à croire que les tubes de ces polypiers sont remplis par un corps gélatineux, vivant, plus durable que les individus qu'il produit, périssant peu-à-peu par une extrémité, et s'accroissant en même temps par l'autre. Or, c'est à ce corps commun que chaque polype est adhérent par son extrémité postérieure.

A mesure que les polypes qui y adhèrent se multiplient par des gemmations qui ne se séparent point, le corps commun s'oblitère et se dessèche progressivement dans sa partie inférieure ; mais il continue de vivre dans le reste de son étendue, s'accroissant même dans sa partie supérieure, en développant sans cesse de nouveaux individus. Ainsi, nourrissant tous les polypes et en produisant continuellement de nouveaux, ce corps vivant et médullaire accroît ou agrandit successivement le polypier, multiplie ses ramifications, et produit périodiquement, outre les gemmes isolés non séparables, ces bourses ou vessies particulières qui en contiennent d'autres, et qui, en se détachant et tombant sur les corps voisins, vont multiplier le polypier.

Il résulte de cet ordre de choses, qu'à mesure que le polypier vieillit par la continuité des nouvelles générations de polypes qui s'y succèdent, les tiges de certains d'entr'eux se remplissent d'abord inférieurement de matière cornée, et ensuite s'épaississent presqu'entièrement, deviennent comme frutiqueuses, plus roides et plus dures; mais leurs sommités et surtout leurs ramifications restent fistuleuses.

J'ai dit que le corps commun des polypes de ces polypiers produisait successivement deux sortes de gemmes : les uns non séparables, et qui multiplient les polypes du même polypier; les autres qui doivent s'en séparer et donner lieu à d'autres polypiers de la même espèce. Ces derniers naissent ordinairement ramassés plusieurs ensemble, comme en paquet ou en petite grappe, et sont renfermés dans des bourses ou vessies particulières que l'on observe en certain temps sur les tiges, les rameaux ou dans les aisselles de ces polypiers. Ces bourses gemmifères se détachent et tombent au temps de leur perfectionnement complet, et donnent lieu à de nouveaux polypiers fixés sur les corps marins du voisinage, à

mesure que les polypes se développent et se multiplient.

Comme les *polypiers vaginiformes*, d'abord très-
frêles et presque membraneux dans les premiers genres,
deviennent ensuite cornés dans les suivans, et bientôt après
acquièrent un enduit calcaire qui augmente leur consistance et les rend un peu fragiles, ces considérations
nous autorisent à les ranger et les diviser de la manière
suivante.

## DIVISION DES POLYPIERS VAGINIFORMES.

* *Polypiers nus, non vernissés ni encroûtés à l'extérieur.*

[ 1 ] **Cellules terminales.**

> **Plumatelle.**
> **Tubulaire.**
> **Cornulaire.**
> **Campanulaire.**

[ 2 ] **Cellules latérales.**

> **Sertulaire.**
> **Antennulaire.**
> **Plumulaire.**
> **Sérialaire.**

** *Polypiers vernissés ou légèrement encroûtés à l'extérieur.*

> **Tulipaire.**
> **Cellaire.**

Anguinaire.
Dichotomaire.
Tibiane.
Acétabule.
Polyphyse.

---

# PLUMATELLE. (Plumatella.)

Polypier fixé par sa base, grêle, tubuleux, rameux, submembraneux, ayant les extrémités des tiges et des rameaux terminées chacune par un polype.

Polypes à bouche rétractile, munie de tentacules ciliés, disposés sur un seul rang, et dépourvus de bourrelet à leur origine.

*Polyparium basi affixum, gracile, tubulosum, ramosum, submembranaceum, caulium ramulorumque ex apicibus singularibus polypum exserens.*

*Polypi ore retractili; tentaculis ciliatis uniseriatis et annulo destitutis.*

### OBSERVATIONS.

Depuis *Roësel* et *Schœffer*, qui ont observé et fait connaître des tubulaires d'eau douce, M. *Vaucher* a observé avec beaucoup de détails, dans les eaux du Rhône et dans quelques eaux stagnantes et douces, deux espèces de tubulaires d'eau douce, dont une paraît nouvelle.

Il résulte de toutes les observations qui font connaître ces tubulaires d'eau douce, que ces polypes doivent être distingués, comme genre, des tubulaires marines.

Ces polypes paraissent très-voisins des *cristatelles* par leurs tentacules, et ils le sont aussi des *alcyonelles*, qui n'en diffèrent que parce que les tubes de chaque polype sont aggrégés et réunis en masse.

En considérant le panache plumeux que forment les tentacules de ces polypes, nous leur avons assigné le nom de *plumatelle* pour désigner leur genre.

Dans les *plumatelles*, il n'y a point de bourrelet visible à l'origine des tentacules, et ces tentacules sont, en général, pourvus de cils, soit verticillés, soit disposés en plume ; caractères que n'offrent point les polypes des tubulaires. D'ailleurs, les plumatelles peuvent rentrer dans leur tube, et y retirer entièrement leurs tentacules ; faculté que n'ont point les tubulaires. ( Voyez le *Bulletin des Sciences*, n.º 81, p. 157. )

Les gemmes reproductifs et oviformes des plumatelles sont enveloppés chacun dans une membrane en forme de vessie, qui s'ouvre sans se déchirer. Ils naissent de l'intérieur, et sortent entre les tentacules par la bouche du polype.

Les tubes, plus ou moins rameux, qui constituent le polypier des plumatelles, sont membraneux, frêles et très-délicats.

## ESPÈCES.

1. **Plumatelle à panache.** *Plumatella cristata.*

 *Pl. stirpe brevi, ramosa, subpalmata ; tentaculorum serie campanulatá lunatá.*

 Polype à panache. Trembley, polyp. 3. pl. 10. f. 8—9.

 *Tubularia reptans.* Blumenb. natur. p. 440. n.º 1.

 Se trouve dans l'eau des étangs.

**2. Plumatelle campanulée. *Plumatella campanulata.***

*Pl. stirpe alternatim ramosa ; tentaculorum serie campanulatá, lunatá, cristatá.*

Roësel, ins. 3. p. 447. t. 73—75. *Tubularia campanulata.* Gmel. syst. nat. VI. p. 3834.

Se trouve dans les eaux dóuces et stagnantes, fixée sous la lenticule. Elle est très-voisine de la précédente par ses rapports.

**3. Plumatelle rampante. *Plumatella repens.***

*Pl. stirpe ramosa, filiformi repente; tentaculis subfasciculatis , verticillato : ciliatis ; gemmarum vesiculis elongatis.*

*Tubularia repens.* Gmel. syst. nat. VI. p. 3835. Schœff. armop. 1754. t. 1. f. 1—2. Bullet. des sc. 3. pl. XIX. f. 1—5.

Se trouve dans les eaux douces, sous les feuilles du nénuphar.

**4. Plumatelle lucifuge. *Plumatella lucifuga.***

*Pl. Stirps ramosa , filiformi repente; tentaculis subfasciculatis , verticillato-ciliatis , aquam agitantibus ; gemmarum vesiculis suborbiculatis complanatis.*

*Tubularia lucifuga.* Vauch. Bullet. des sc. 3. pl. 19. f. 6—10.

Se trouve dans les eaux douces , sous les pierres.

---

# TUBULAIRE. (Tubularia.)

Polypier fixé par sa base, grêle, tubuleux, simple ou rameux, corné; ayant les extrémités des tiges et des rameaux terminées chacune par un polype.

Polypes à bouche munie de deux rangs de tentacules nus, non rétractiles, et pourvus d'un bourrelet à leur origine.

*Polyparium basi affixum , gracile , tubulosum ; cor-
neum, simplex vel ramosum , caulium ramulorumque
apicibus singularibus polypum exserens.*

*Polypi ore tentaculis nudis , biseriatis , non retrac-
tilibus , subtùs annulo instructis.*

### OBSERVATIONS.

Les *tubulaires* sont des polypes marins, très-voisins, par
leurs rapports, des plumatelles , mais qui en sont bien distincts , et qui forment évidemment le passage des *plumatelles*
aux *sertulaires*. Leur polypier, constamment fixé par sa base ,
consiste en tubes grêles, simples ou rameux, cornés, flexibles, lisses, réunis plusieurs ensemble, et dont l'extrémité
supérieure de chaque tige et de chaque rameau se termine
par un polype. Ce polypier diffère de celui des sertulaires en
ce qu'il n'est point denté sur les côtés par des cellules saillantes et calyciformes.

Ainsi, les polypes des *tubulaires* sont constamment terminaux, et ils se distinguent de ceux des plumatelles en ce que
leurs tentacules, nus et disposés sur deux rangs, ne peuvent
point rentrer entièrement dans le tube ou fourreau du polype,
et qu'ils ont à leur origine une espèce de collet.

Les tentacules des tubulaires sont ordinairement nombreux; et l'on remarque que ceux du rang extérieur ou
inférieur sont ouverts et rayonnans, tandis que ceux du
rang intérieur ou supérieur sont relevés en faisceau , et représentent en quelque sorte le pistil d'une fleur.

Les gemmes reproductifs et oviformes des *tubulaires* sont
enveloppés chacun dans une membrane en forme de vessie,
naissent de l'intérieur, et sortent entre les tentacules inférieurs et le tube.

On prétend que les polypes des *tubulaires* sont peu contractiles. Il se peut que l'intensité de leur irritabilité soit dans un dégré inférieur à celui des autres polypes; mais ils sont irritables ou ont des parties irritables, sans quoi ces êtres ne seraient point des animaux. Il ne peut y avoir d'exception à cet égard.

## ESPÈCES.

1. Tubulaire chalumeau. *Tubularia indivisa.*

> *T. tubulis aggregatis, simplicibus, sursùm leviter dilatatis, basi attenuatis implexis.*
> Ellis. corall. p. 31. t. 16. *fig. C.* et act. angl. 48. t. 17. *fig. D.*
> *Tubularia indivisa.* Lin.
> Se trouve dans l'Océan européen et dans la Méditerranée.

2. Tubulaire trachée. *Tubularia larinx.* Sol.

> *T. tubulis simplicibus aggregatis, hinc indè annuloso-rugosis, infernè attenuatis.* Soland. et Ellis. corall. p. 31.
> Ellis corall. t. 16. *fig. b.* et act. angl. 48. t. 17. *fig. C.*
> *Tubularia muscoïdes.* Lin. Esper. tub. suppl. t. 4. et 4 *A.*
> Se trouve dans l'Océan européen. Ses tubes sont vermiformes.

3. Tubulaire rameuse. *Tubularia ramosa.*

> *T. tubulis ramosis, axillis ramulorum contortis. Sol.*
> Ellis corall. tab. 16. *fig. a.* et tab. 17. *fig. a A.*
> Soland. et Ellis, n.o 3. *tub. ramosa.* Lin.
> Se trouve dans l'Océan européen.

4. Tubulaire splachne. *Tubularia splachnea.* L.

> *T. culmis capillaribus simplicissimis; peltá terminali lœvi membranaceá.*
> Esper. suppl. tubul. t. 8.
> Habite la Méditerranée. Elle semble du même genre que l'acétabule; mais son plateau membraneux n'est point composé de cellules tubuleuses et rayonnantes. Polypes inconnus.

*Observ.* La *tubularia magnifica* [Act. soc. Linn. vol. 5.] est, dans notre système, rangée parmi les amphitrites.

# CORNULAIRE. (Cornularia.)

Polypier fixé par sa base, corné ; à tiges simples, in-fundibuliformes, redressées, contenant chacune un po-lype.

Polypes solitaires, terminaux ; à bouche munie de huit tentacules pinnés, disposés sur un seul rang.

*Polyparium basi affixum, corneum ; surculis sim-plicibus, infundibuliformibus, erectiusculis, polypum unicum singulis continentibus.*

*Polypi solitarii, terminales ; ore tentaculis octo dentato-pinnatis, uniserialibus.*

### OBSERVATIONS.

Les polypes de ce genre ne peuvent être associés aux tubu-laires dont la bouche est environnée de tentacules nombreux, disposés sur deux rangs. La rangée unique et le petit nombre de leurs tentacules les rapprochent de ceux des ser-tulaires et des genres avoisinans.

Les *cornulaires* ne sont pas probablement des polypes simples ; car il paraît que leurs jets communiquent ensemble à leur base par un tube rampant dont *Cavolini* représente une portion.

Ces jets, dans l'espèce connue, sont cornés, jaunâtres, ridés transversalement et comme par anneaux, et vont en s'élargissant insensiblement vers leur sommet, d'où sort le polype qu'ils contiennent.

## ESPÈCE.

1. **Cornulaire ridée.** *Cornularia rugosa.*

*Tubularia cornucopiæ.* Pallas El. zooph. p. 80, n.º 37. Cavol. pol. mar. p. 250. t. 9. f. 11—12. Esper. suppl. tab. XXVII. f. 3.

Se trouve dans la Méditerranée.

------------

# CAMPANULAIRE. (Campanularia.)

Polypier phytoïde, filiforme, sarmenteux, corné; à tiges fistuleuses, simples ou rameuses.

Calyces campanulés, dentés sur les bords, soutenus par des pédoncules longs et tortillés.

*Polyparium phytoïdeum, filiforme, sarmentosum, corneum; surculis tubulosis, simplicibus aut ramosis.*

*Calyces campanulati, margine dentati, pedunculis elongatis contortisque elevati.*

### OBSERVATIONS.

Les *campanulaires* ont sans doute de grands rapports avec les *sertularia* de Linné; ce qui fait qu'on les a confondues parmi les espèces rapportées à ce genre; mais elles s'en distinguent éminemment, n'ayant point leur tige ni ses rameaux dentés latéralement par des calyces sessiles et en saillie. Les calyces ou cellules des *campanulaires* sont, au contraire, soutenus par des pédoncules latéraux, souvent assez longs, et tortillés, surtout vers leur base.

Les calyces de ces polypiers sont, d'ailleurs, un peu grands, campanulés, dentelés en leur bord, et polypifères.

Enfin, on voit naître sur ces polypiers des vésicules gemmifères, axillaires, ovales-tubuleuses, plus ou moins tronquées à leur sommet.

## ESPÈCES.

1. **Campanulaire verticillée.** *Campanularia verticillata.*

C. *stirpe alternè ramosa; ramis summitatibusque pedunculiferis; pedunculis verticillatis cellulâ unicâ terminatis.*

Ellis corall. p. 23. tab. 13. *fig. a.* **A.**

*Sertularia verticillata.* Linn.

Habite dans l'Océan européen.

2. **Campanulaire grimpante.** *Campanularia volubilis.*

C. *stirpe volubili subramosa; pedunculis alternis longis cellulâ unicâ terminatis; vesiculis ovatis subrugosis.*

Ellis corall. tab. 14. f. 21. *a.* **A.** Soland. et Ellis, tab. 4. *fig. e,*
*f,* **E**, **F.**

*Sertularia volubilis.* Lin.

Habite dans l'Océan, autour des fucus, etc.

3. **Campanulaire oblique.** *Campanularia syringa.*

C. *stirpe volubili; pedunculis alternis brevibus, cellulâ oblongâ et obliquè truncatâ terminatis.*

Ellis corall. t. 14. *fig. b.* **B.** *Sertularia syringa.* Lin.

Habite dans l'Océan européen.

4. **Campanulaire dichotome.** *Campanularia dichotoma.*

C. *stirpe filiformi longa, ramosa, subdichotoma; pedunculis annulosis, calyce campanulato terminatis; vesiculis obovatis axillaribus.*

Ellis corall. p. 21. t. 12. n.° 18. *fig, a, c.* **A**, **C.**

*Sertularia dichotoma.* Lin.

Habite dans l'Océan septentrional et la Méditerranée.

# SERTULAIRE. (*Sertularia.*)

Polypier phytoïde, corné : à tiges grêles, fistuleuses, simples ou rameuses, et garnies, ainsi que leurs rameaux, de cellules dentiformes, séparées et latérales.

Cellules calyciformes, saillantes comme des dents, sessiles ou subpédiculées, et disposées sur deux rangs opposés, ou éparses.

Vésicules gemmifères, plus grosses que les calyces.

*Polyparium phytoideum, corneum : surculis gracilibus, tubulosis, simplicibus aut ramosis, ad latera dentatìm celluliferis.*

*Cellulæ calyciformes, distinctæ, dentatìm prominulæ, sessiles vel subpedicellatæ, bifariæ vel sparsæ.*

*Vesiculæ gemmiferæ, calycibus majores.*

OBSERVATIONS.

Les *sertulaires* constituent un très-beau genre parmi les polypiers flexibles, non pierreux. Ce genre est nombreux en espèces, malgré les réductions qu'il a été convenable de lui faire subir.

Ces polypiers ressemblent, en général, à de petites plantes fort jolies et très-délicates, qui seraient dépourvues de feuilles, ou dont les feuilles seraient extrêmement petites et dentiformes. Leur substance est d'une nature cornée ; plongée dans le vinaigre, elle n'y offre aucune effervescence.

Les tiges des sertulaires sont, en général, transparentes, fistuleuses, très-menues, et la plupart finement ramifiées à la manière des plantes. Elles paraissent dentées dans leur longueur, ou au moins dans celle de leurs rameaux, par les cellules saillantes, calyciformes, séparées et latérales dont elles sont garnies. Ces cellules sont petites, nombreuses, tantôt opposées les unes aux autres, et tantôt alternes; elles sont disposées, soit sur deux rangs opposés, soit d'une manière éparse. Elles varient dans leur forme, selon les espèces, et de chacune d'elles sort un polype presque semblable à une hydre.

Outre les cellules en forme de dents dont les tiges et les rameaux des *sertulaires* sont garnis, on trouve encore, dans certaines saisons de l'année, sur les ramifications de ces poly-piers, des vésicules particulières qui servent à la multiplication de leurs polypes. Ces vésicules contiennent des bourgeons qui paraissent disposés en petites grappes, et que l'on prend pour des œufs.

On trouve les *sertulaires* adhérentes aux rochers, aux co-quilles, aux fucus et autres corps marins sur lesquels elles forment ordinairement des touffes d'une extrême finesse, et souvent très-élégantes.

## ESPÈCES.

### * Cellules subpédicellées.

1. **Sertulaire antipate.** *Sertularia antipathes.*

> *S. stirpe dura, rigida, ramoso-paniculata; ramis pin-natis; pinnulis subsetaceis celluliferis; cellulis pedicel-latis.*

Mus. n.º

**Habite** les mers australes ou de la Nouvelle-Hollande. *Péron* et *le Sueur.* Aspect dendroïde, d'un gris-noirâtre, et ressemblant presque à un antipate. Hauteur, douze à quinze centimètres.

## 2. Sertulaire lâche. *Sertularia laxa.*

*S. alternè ramosa; ramis simplicibus; calycibus alternis, remotis, tubulosis truncatis pedicellatis.*

*ertularia fruticosa.* Esper. suppl. 2. tab. 34.

Habite.... Ma collection. Ses tiges sont transparentes, jaunâtres, munies de rameaûx alternes, simples, filiformes. Hauteur, deux décimètres et plus.

### ** *Cellules sessiles.*

## 3. Sertulaire pectinée. *Sertularia pectinata.*

*S. pinnata; pinnulis crebris alternis filiformibus; denticulis suboppositis tubulosis arcuatis; vesiculis angulatis, apice quadridentatis.*

*B. eadem. pinnulis brevioribus. Sertularia pinaster.*

Soland. et Ellis, p. 55. tab. 6. *fig. b. B.*

Habite l'Océan des Grandes-Indes. *Sonnerat.* Ma collection. Elle est d'un noir rougeâtre, à jets simples, largement pinnés et pectinés. Hauteur, douze centimètres.

## 4. Sertulaire sapinette. *Sertularia abietina.*

*S. alternatim pinnata; denticulis suboppositis, ovato-tubulosis; vesiculis ovalibus.*

*Sertularia abietina.* Lin. Soland. et Ellis. p. 36.

Ellis corall. t. 1. n.° 2. *fig. b. B.*

Esper. suppl. 2. tab. 1.

Habite les mers d'Europe. Ma collection. Espèce très-connue; elle est souvent chargée de la *spirorbe-perle.*

## 5. Sertulaire millefeuille. *Sertularia millefolium.*

*S. surculis eleganter pinnatis; pinnulis brevibus distichis; denticulis subalternis tubulosis; vesiculis bicornibus.*

Mus. n.o

Habite les mers Australes ou de la Nouvelle-Hollande. *Péron* et *le Sueur.* Cette espèce semble être arborescente, ses jets nombreux étant disposés alternativement le long d'une tige roide et dure, qui paraît lui appartenir, et qui lui est étrangère. Ces mêmes jets sont élégamment pinnés, comme dans la *sertularia filicula* de Solander, p. 57, et ressemblent à des rameaux latéraux et ouverts.

**6. Sertulaire lycopode.** *Sertularia lycopodium.*

*S. surculis numerosis filiformibus elongatis in plano pinnatis ; pinnis angustis proliferis ; pinnulis creberrimis brevibus ; dentibus suboppositis ; vesiculis ovatis bidentatis.*

Mus. n.º

Habite les mers de la Nouvelle-Hollande. *Péron* et *le Sueur.* C'est une espèce très-remarquable, et qui ressemble à certains lycopodes par son aspect. Ses jets filiformes ressemblent à des plumes étroites, allongées, planes, prolifères vers leur sommet. Les calyces dentiformes sont très-petits. Longueur, douze à quinze centimètres.

**7. Sertulaire polyzone.** *Sertularia polyzonias.*

*S. pumila, sparsè ramosa ; ramis subflexuosis ; denticulis alternis ovato-conicis ; vesiculis obovatis transversè rugosis.*

*Sertularia polyzonias.* Lin., Soland. et Ell. p. 37.

Ellis corall. t. 2. n.º 3. *fig. a b. A. B.*

Esper. suppl. 2. tab. 6.

Habite les mers d'Europe. Ma collection. Taille petite ou moyenne ; rameaux alternes, rares ; cellules dentiformes, alternes, distantes.

**8. Sertulaire divergente.** *Sertularia divaricata.*

*S. humilis, fuscata, ramoso-divaricata ; cellulis campanulatis, alternis, remotiusculis.*

Mus. n.º

Habite les mers Australes. *Péron* et *le Sueur.* Elle forme un petit buisson lâche, d'un brun noirâtre, à ramifications divergentes, rigidules. Hauteur, trois centimètres.

**9. Sertulaire argentée.** *Sertularia argentea.*

*S. ramis compositis elongato - caudatis ; ramulis alternis
confertis paniculatis ; denticulis suboppositis appressis
mucronatis ; vesiculis ovalibus.*

Sertularia argentea. Lin. , Soland. et Ell. p. 38.

Ell. corall. tab. 2. n.º 4. Esper. suppl. 2. t. 27. *fig. mala.*

Mus. n.º

Habite les mers d'Europe et d'Amérique. Ma collection. Elle
se divise dès sa base en branches allongées , caudiformes , at-
ténuées en pointe à leur extrémité , et garnies latéralement
de rameaux paniculés , serrés les uns contre les autres. Les
cellules dentiformes sont oblongues , presqu'opposées , brillantes , resserrées contre leur rameau , mucronées à leur an-
gle extérieur. Longueur, dix-huit à vingt centimètres.

10. Sertulaire cupressine. *Sertularia cupressina.*

*S. ramis compositis , elongatis ; ramulis alternis divisis ;
denticulis suboppositis , obliquè truncatis subdivaricatis ;
vesiculis obovatis.*

Sertularia cupressina. Lin. , Soland. et Ell. , p. 38.

Ellis corall. t. 3. n.º 5. *fig. a. A.* Esper. suppl. 2. t. 3.

Habite les mers d'Europe. Ma collection. Cette sertulaire se
distingue plus de la précédente par son aspect que par des
caractères essentiels. Elle est moins grande.

11. Sertulaire operculée. *Sertularia operculata.*

*S. capillacea, ramosissima ; surculis capillaribus prælongis
alternè ramosis ; denticulis oppositis angulo mucronatis ;
vesiculis obovatis operculatis.*

Sertularia operculata. Lin. , Soland. et Ell. p. 39.

Ellis corall. t. 3. n.º 6. Esper. suppl. 2. t. 4.

Mus. n.º

Habite les mers d'Europe et d'Amérique. Ma collection. Espèce très-distincte et bien connue. Ses touffes capillacées et
très-fines, sont fort amples. Longueur, deux décimètres et
plus.

12. Sertulaire scie. *Sertularia serra.*

*S. humilis, capillacea, subfastigiata ; surculis capillari-
bus dichotomo-ramosis , acutè serratis ; cellulis oppositis , mucronatis.*

Habite l'Océan, sur l'anatife lisse. Ma collection. Elle se rapproche de la sertulaire naine, n.° 14 ; mais elle est plus fine, à jets capillacés et dichotomes, et à cellules petites, très-aiguës. Hauteur, quatre centimètres.

### 13. Sertulaire rosacée. *Sertularia rosacea.*

*S. alternè ramosa ; denticulis oppositis tubulosis truncatis ; vesiculis coronato-spinosis.*

*Sertularia rosacea.* Lin., Soland. et Ell. p. 39.

Ellis act. angl. vol. 48. t. 23. f. 5. et corall. t. 4.

*Sert. nigellastrum.* Pall. zooph. p. 129.

Esper. suppl. 2. t. 20.

Habite l'Océan Européen, la Méditerranée. Ma collection. Elle est grêle, rameuse, et n'a que six ou sept centimètres de longueur.

### 14. Sertulaire naine. *Sertularia pumila.*

*S. surculis numerosis, tenellis, simplicibus et ramosis ; denticulis oppositis mucronatis recurvatis ; vesiculis ovatis.*

*Sertularia pumila.* Lin., Soland. et Ell. p. 40.

Ellis act. angl. vol. 48. t. 23. f. 6. et vol. 57. t. 19. f. 11. et corall. t. 5. n.° 8. *fig. a. A.*

Esper. suppl. 2. t. 10.

Habite l'Océan européen, sur des fucus. Ma collection. Ses jets sont nombreux, délicats, les uns simples, les autres un peu rameux. Longueur, trois centimètres.

### 15. Sertulaire filicule. *Sertularia filicula.*

*S. surculis flexuosis, ramoso-pinnatis ; pinnis ex angulis alternis ; denticulis subalternis ovato-acutis ; vesiculis obovatis.*

*Sertularia filicula.* Soland. et Ell. p. 57. tab. 6. *fig. c.* et *C. I.*

Habite sur les côtes d'Angleterre. Ma collection. Cette sertulaire est frêle, délicate, à jets filiformes, fléchis en zig-zag, pinnés, un peu rameux. Longueur, quatre à six centimètres.

### 16. Sertulaire halécine. *Sertularia halecina.*

*S. ramoso-pinnata, rigidula ; ramulis alternis subulato-*

*setaceis ; denticulis alternis remotis tubulosis articulatis ;*
*vesiculis ovalibus.*
*Sert. halecina.* Lin., Soland. et Ell. p. 46.
Ellis corall. t. 10. et act. angl. vol. 48. t. 17. *fig. E, F, G.*
Esper. suppl. 2. t. 21.
Mus. n.o
Habite les mers d'Europe. Ma collection. Elle est rameuse,
pinnée, et a un peu de roideur dans ses tiges et ses rameaux.
Inférieurement, ses tiges sont composées de tubes réunis,
entortillés et entremêlés. Longueur, huit à dix centimètres.

## 17. Sertulaire épineuse. *Sertularia spinosa.*

*S. surculis filiformibus elongatis ramosis ; ramis lateralibus*
*paniculatis, subflexuosis, ad apices spinulosis ; denti-*
*culis alternis obsoletis distantibus.*
*Sert. spinosa.* Lin.; Soland. et Ell. p. 48.
Ellis corall. t. XI. n.o 17. *fig. b. B, C, D.*
Esper. suppl. 2. t. 28.
Habite les mers d'Europe. Ma collection. Celle-ci est frêle,
allongée, quelquefois volubile, à ramifications latérales,
courtes, divisées, paniculées, subépineuses. Longueur, dix-
huit centimètres.

## 18. Sertulaire confervoïde. *Sertularia confervæformis.*

*S. surculis gracilibus elongatis alternè ramosis ; ramis di-*
*visis subpaniculatis setaceis ; denticulis obsoletis ; vesi-*
*culis ventricosis.*
*Sert. confervæformis.* Esper. suppl. 2. t. 33.
Habite l'Océan européen. Ma collection. Elle est assez fine,
très-rameuse, à denticules rares. Longueur, dix à douze centimètres.

## 19. Sertulaire géniculée. *Sertularia geniculata.*

*S. pumila ; surculis tenellis flexuosis geniculatis ; denticu-*
*lis alternis calyciformibus ; vesiculis axillaribus, ovatis,*
*collo truncato terminatis.*
*Sert. geniculata.* Lin., Soland. et Ell. p. 49.
Ellis act. angl. vol. 48. t. 22. f. 1. et corall. t. 12. n.o 19. *b. B.*
Habite les mers d'Europe. Ma collection. Ses jets très-frêles,

filiformes, la plupart simples, tantôt rampent sur les fucus, et tantôt y sont en saillie.

**20.  Sertulaire ridée.** *Sertularia rugosa.*

> *S. minima; denticulis alternis subclavatis transversè rugo-*
> *sis ; vesiculis ovato - ventricosis , rugosissimis , triden-*
> *tatis.*

*Sert. rugosa.* Lin. , Soland. et Ell. p. 52.

Ellis. corall. t. 15. n.° 23. *fig. a. A.*

Esper. suppl. 2. t. XI.

Habite les mers d'Europe. Ma collection. Les cellules en saillie sont un peu en fuseau ou presqu'en massue ; les vésicules plus renflées, semblent en provenir.

**21.  Sertulaire quadridentée.** *Sertularia quadridentata.*

> *S. minima, repens ;  surculis simplicibus articulatis, no-*
> *dosis ; denticulis quaternis oppositis ventricosis ; arti-*
> *culis basi contortortis.*

*Sert. quadridentata.* Soland. et Ell. p. 57. t. 5. *fig. g. G.*

Esper. suppl. 2. t. 32.

Habite l'Océan d'Afrique, et près de l'île de l'Ascension , sur
des fucus. Ma collection.

**22.  Sertulaire bicuspidée.** *Sertularia bicuspidata.*

> *S. minima, ramosa, nodulifera ; denticulis oppositis*
> *acutis.*

Habite... ma collection, sur un fucus. Espèce extrêmement
petite, comme nodulifère, rameuse. Les petits nœuds bien
séparés, sont formés de deux cellules opposées, à pointes divergentes en dehors. Longueur, douze millimètres.

**23.  Sertulaire ciliée.** *Sertularia ciliata.*

> *S. minima, dichotomo-ramosa ; denticulis crebris, spar-*
> *sis, turbinatis, calyciformibus, margine ciliatis.*

Habite.... Ma collection. Cette espèce et la précédente m'ont
été communiquées par M. *Lamouroux.* Longueur, deux centimètres.

# ANTENNULAIRE. (Antennularia.)

Polypier phytoïde, corné ; à tiges fistuleuses , simples
ou rameuses, articulées, et munies de ramuscules piliformes. Les ramuscules verticillés , garnis d'un seul côté
de dents saillantes , calyciformes et polypifères.

*Polyparium phytoïdeum , corneum ; surculis tubu-
losis simplicibus aut ramosis , articulatis , ramusculis
piliformibus circumvallatis. Ramusculi verticillati ,
dentibus prominulis, secundis-calyciformibus et polypiferis instructi.*

### OBSERVATIONS.

Les *antennulaires* sont très-remarquables en ce qu'elles
portent des filets ou ramuscules verticillés, qui sont les seules
parties de ces polypiers sur lesquelles se trouvent les cellules
ou dents calyciformes d'où sortent les polypes. Elles sont en
cela très-distinguées des sertulaires, puisque leurs calyces
polypifères ne se trouvent que sur ces filets piliformes , et
que ces mêmes filets sont verticillés aux articulations du polypier; tandis que dans les sertulaires, les cellules saillantes
et calyciformes viennent le long des tiges mêmes et de leurs
rameaux.

Les cellules dentiformes des *antennulaires* sont fort petites;
et comme elles sont disposées d'un seul côté sur les filets
verticillés qui les portent, elles offrent , par cette disposition,
un rapport avec les plumulaires.

Aux aisselles des verticilles naissent des vésicules gemmifères , ovales , pédicellées , qu'on n'observe que dans la saison favorable à leur développement.

## ESPÈCES.

1. **Antennulaire simple.** *Antennularia indivisa.*
   *A. surculis fasciculatis, simplicibus, prælongis ; setulis verticillorum brevibus.*
   *Sertularia antennina.* Lin.
   Ellis corall. t. 9. *fig. a.* Pluk. t. 48. f. 6.
   Habite dans l'Océan.

2. **Antennulaire rameuse.** *Antennularia ramosa.*
   *A. surculis ramosis ; setulis verticillorum longis capilliformibus.*
   *Sertularia antennina.* B. Ellis corall. t. 9. n.º 14. b. *act.* angl. 48. t. 22.
   Habite dans l'Océan.

---

# PLUMULAIRE. (Plumularia.)

Polypier phytoïde et corné ; à tiges grêles, fistuleuses, simples ou rameuses, garnies de ramilles calycifères. Calices saillans, dentiformes, subaxillaires, disposés d'un seul côté sur les ramilles.

Vésicules gemmifères, subpédiculées.

*Polyparium phytoideum, corneum ; surculis tubulosis gracilibus, simplicibus aut ramosis, ramulis calyciferis instructis. Calyces prominuli, secundi, dentiformes, subaxillares.*

*Vesiculæ gemmiferæ, subpedunculatæ.*

## OBSERVATIONS.

Les *plumulaires* sont tellement voisines par leurs rapports des sertulaires, que si ces dernières n'étaient pas aussi nombreuses en espèces qu'elles le sont, il ne serait peut-être pas convenable de les en séparer. Quoiqu'il en soit, les polypiers dont il s'agit se distinguent facilement des sertulaires par la disposition des cellules ou dents calyciformes qui toutes sont rangées d'un seul côté le long des ramilles. On reconnaît même, au premier aspect, la plupart des *plumulaires*, en ce que leurs ramilles sont, en général, disposées comme les barbes d'une plume. D'ailleurs, plusieurs espèces se réunissant d'une manière évidente sous le caractère cité, indiquent l'existence d'un groupe particulier, qu'il est utile de considérer comme un genre, puisqu'il est très-distinct.

Chaque calice naît dans l'aisselle d'un appendice étroit, bractéiforme, tantôt plus court, tantôt plus long que le calice même.

Voici les principales espèces de ce genre :

## ESPÈCES.

1. Plumulaire myriophylle. *Plumularia myriophyllum.*

> *Pl. surculis inarticulatis pinnatis; pinnulis alternis, longis arcuatis confertis secundis; cellulis truncatis, basi stipulatis, unilateralibus.*
>
> *Sertularia myriophyllum.* Lin., Soland. et Ell. p. 44.
> Esper. suppl. 2. t. 5. Ellis corall. t. 8.
> Habite l'Océan européen et la Méditerranée. Ma collection. Ses jets, nus inférieurement, striés et pinnés, s'élèvent à quinze ou dix-huit centimètres. Les pinnules sont longues, filiformes, arquées, sur deux rangées unilatérales. Je n'ai pas encore vu ses vessies gemmifères.

**2. Plumulaire à godets.** *Plumularia urceolifera.*

*Pl. surculis simplicibus articulatis pinnatis ; pinnis bifa-*
*riis secundis ; vesiculis urceolatis truncatis brevibus ses-*
*silibus.*

Habite . . . . . l'Océan indien. Ma collection. Son aspect la rapproche de la précédente ; mais ses tiges, cylindriques et
d'un brun noirâtre, sont articulées ; ses vessies courtes, urcéolées et nombreuses, sont sessiles sur le rachis, entre les
pinnules. Longueur, deux décimètres.

**3. Plumulaire en faulx.** *Plumularia falcata.*

*Pl. surculis ramosis flexuosis ; ramis alternis pinnatis ;*
*cellulis tubulosis truncatis secundis subimbricatis.*

*Sertularia falcata.* Lin. Soland. et Ell. p. 42.

Esper. suppl. 2. t. 2. Ellis corall. t. 7. n.o 11. *fig, a. A.*

Habite les mers d'Europe. Ma collection. Outre que ses jets sont
plus grêles et bien plus rameux que dans les deux précédentes,
ses pinnules sont plus courtes, et leurs cellules sont plus
serrées.

**4. Plumulaire à crête.** *Plumularia cristata.*

*Pl. laxè ramosa, subdichotoma ; ramis pinnatis rectiuscu-*
*lis ; rachi lævigata ; cellulis campanulatis secundis ; ve-*
*siculis cristatis.*

*Sertularia pluma.* Lin., Soland. et Ell. p. 43.

Esper. suppl. 2. t. 7. Ellis corall. t. 7. n.o 12. *fig. b. B.*

Habite les mers d'Europe. Ma collection. Cette espèce ne
tient à la suivante que par ses vésicules en crêtes; mais elle en
est très-distincte.

**5. Plumulaire crochue.** *Plumularia uncinata.*

*Pl. volubilis, ramosa, subpaniculata; ramis pinnatis fal-*
*cato-uncinatis ; rachi denticulis scabra ; pinnulis sca-*
*bra ; vesiculis cristatis.*

*Sertularia pennaria.* Esper. suppl. 2. t. 25.

Habite . . . . la Méditerranée. Ma collection. Elle est volubile,
s'entortille autour des fucus, et a ses rameaux plus penni-
formes et plus élégans que dans l'espèce qui précède. La

sertularia pennaria de Gmelin, figurée dans Cavolini, tab. 5.
*fig.* 1—6, paraît différer de celle-ci.

### 6. Plumulaire échinulée. *Plumularia echinulata.*

*Pl. nana ; surculis subsimplicibus pinnatis ; pinnis alternis ; denticulis secundis hispidulis ; vesiculis cristato-serratis.*

Habite l'Océan européen. Ma collection. Je la dois à M. *Deschamps.* Elle est petite comme la plum. sétacée ; mais elle en est très-distincte.

### 7. Plumulaire bipinnée. *Plumularia bipinnata.*

*Pl. surculis ramosis bipinnatis ; pinnis pinnulisque bifariis confertis ; vesiculis tereti-ovatis , subscabris.*

Habite l'Océan indien. *Sonnerat.* Ma collection. Cette espèce a l'aspect d'un lycopode ou d'une fougère. Ses jets soutiennent quelques rameaux alternes, courbés, bipinnés, et à pinnules serrées les unes contre les autres. Celles qui portent les cellules sont très-courtes. Les vésicules sont nombreuses , cerclées, échinulées. Couleur brune ; longueur, quinze à vingt centimètres.

### 8. Plumulaire anguleuse. *Plumularia angulosa.*

*Pl. stirpe flexuosá, basi nudá ; ramis alternis , subcompressis , pinnatis; pinnis bifariis secundis appressis.*
Mus. n.º
B. *var. stirpe longissimá.*
Mus. n.º

Habite les mers Australes. *Péron* et *le Sueur.* Cette plumulaire est remarquable par sa tige droite , fléchie en zig-zags fréquens, non divisée, mais munie de rameaux alternes, ouverts ou ascendans , pinnés et quelquefois presque bipinnés. Les pinnules sont courtes et serrées. Leurs cellules sont unilatérales et ont une petite épine à leur base.

La variété B. offre dans ce genre la tige la plus allongée que l'on connaisse ; cette tige a environ six décimètres de longueur. Ses rameaux latéraux sont d'une longueur médiocre.

### 9. Plumulaire brachiée. *Plumularia brachiata.*

*Pl. stirpe rectâ, basi nudâ; ramis opposito-geminatis, longis pinnatis patentibus; pinnulis tenuibus breviusculis bifariis subappressis; vesiculis cylindraceis.*

Mus. n.º

Habite les mers Australes. *Péron* et *le Sueur*. La singularité frappante de cette espèce est d'avoir les rameaux opposés, non sur les côtés de la tige, mais sur des points communs de cette tige; en sorte que ces rameaux sont véritablement géminés. Ces mêmes rameaux sont très-ouverts, viennent par paires écartées, et ce sont les inférieurs qui sont les plus longs. Les vésicules sont allongées, cylindracées, cerclées, hérissées sur leurs cercles. Hauteur, vingt-cinq à trente centimètres.

**10. Plumulaire frangée. *Plumularia fimbriata.***

*Pl. stirpe ramisque pinnato-fimbriatis; ramis alternis bifariis patentibus; pinnulis creberrimis ciliiformibus.*

Mus. n.º

Habite les mers Australes. *Péron* et *le Sueur*. Elle est moins grande que celle qui précède, et a ses rameaux alternes plus fréquens, et ses pinnules ciliiformes plus ouvertes. Ses vésicules sont à-peu-près les mêmes.

**11. Plumulaire scabre. *Plumularia scabra.***

*Pl. surculis infernè nudis muricato-scabris : supernè ramoso-cymosis; ramis divisis pinnatis ascendentibus; cellulis minutissimis.*

Mus. n.º

Habite les mers Australes. *Péron* et *le Sueur*. Le port particulier de cette espèce la distingue éminemment. Ses tiges nues, scabres, ramifiées en cime vers leur sommet; ses pinnules très-fines, serrées et ascendantes; enfin, ses cellules mutiques et extrêmement petites, la caractérisent. Hauteur, douze centimètres.

**12. Plumulaire pinnée. *Plumularia pinnata.***

*Pl. humilis, surculis simplicibus pinnatis subarticulatis; pinnis alternis laxiusculis; denticulis semi-campanulatis secundis; vesiculis ovatis ore coronatis.*

*Sertularia pinnata.* Soland. et Ell. p. 46.

Ellis corall. tab. XI. f. 16. a. *A.*

Habite les côtes de France et d'Angleterre ; dans la Manche. Ma collection. Elle s'élève à peine à quatre ou cinq centimètres.

### 13. Plumulaire sillonnée. *Plumularia sulcata.*

*Pl. stirpe ramoso sulcato ; ramis erectis ; ramulis lateralibus distantibus subpinnatis ; uno latere celluliferis.*

Mus. n.º

Habite les mers australes. *Péron* et *le Sueur.* Cette espèce est maigre, lâche dans toutes ses parties. Sa tige et ses branches offrent des sillons ascendans et ondés. Hauteur, quinze ou seize centimètres.

### 14. Plumulaire filamenteuse. *Plumularia filamentosa.*

*Pl. surculis numerosis filiformibus erectis ramosis ; ramis apice pinnatis spicæformibus ; pinnulis secundis brevibus.*

Mus. n.º

B. *var. surculis filamentosis longissimis.*

Mus. n.º

Habite les mers Australes. *Péron* et *le Sueur.* Elle forme une touffe de jets filiformes, noirâtre ou brune, comme spicifère, et haute d'environ douze centimètres. La variété B. offre des jets beaucoup plus longs et plus frêles. Les pinnules des épis sont courtes, serrées.

### 15. Plumulaire pennatule. *Plumularia pennatula.*

*Pl. filiformis, tenella, pinnata ; pinnis crebris, ascendentibus, appressis ; articulatis ; cellulis secundis, campanulatis, stipula corniformi suffultis, purpureis.*

Mus. n.º

*Sertularia pennatula.* Soland. et Ell. p. 56. t. 7. f. 1—2.

Habite l'Océan indien, la côte occidentale de la Nouvelle-Hollande. *Péron* et *le Sueur.* Espèce petite, délicate, fort jolie, et comme sanguinolente ou teinte de pourpre. Ses jets naissent sur des filets tubuleux, rampans, entortillés et radiciformes. Ils sont nus inférieurement, et portent deux rangées de pinnules articulées, ascendantes, courbées, resserrées. Les cellules sont unilatérales, campanulées, subdentées, et sessiles dans l'aisselle d'une stipule. Hauteur, cinq à huit centimètres.

## 16. Plumulaire élégante. *Plumularia elegans.*

*Pl. ramosa; surculis ramisque pinnatis; pinnulis alternis, distichis setaceis patentibus; denticulis secundis campanulatis spinulä suffultis.*

Mus. n.º

Habite..... Elle semble se rapprocher de la *sertularia frutescens*, Soland. et Ell. p. 55. t. 6. *fig. a. A.*; mais ses pinnules sont plus longues, plus lâches, plus ouvertes, et offrent, toutes ensemble, la forme élégante d'une plume à barbes séparées. Ma collection.

## 17. Plumulaire sétacée. *Plumularia setacea.*

*Pl. simplex, pinnata; pinnis alternis subincurvatis; denticulis obsoletis remotissimis secundis; vesiculis oblongis axillaribus.*

*Sertularia setacea.* Soland. et Ell. p. 47.

Ellis, corall. t. 38 f. 4. Shaw-Miscellan. 2. t. 71.

Habite les mers d'Europe. Ma collection. C'est la plus petite des espèces de ce genre. Ses jets pinnés et à pinnules lâches, très-ouvertes, n'ont guère plus de deux centimètres de longueur.

---

# SÉRIALAIRE. (Serialaria.)

Polypier phytoïde et corné; à tiges grêles, fistuleuses, rameuses, garnies de loges cylindracées, saillantes, parallèles, cohérentes sérialement, disposées, soit par masses séparées, soit en spirale continue.

*Tome II.* 9

*Polyparium phytoïdeum, corneum; surculis gracili-*
*bus, fistulosis, ramosis, calyciferis. Calyces cylindracei,*
*prominuli, paralleli, seriatìm cohærentes, in massas*
*distinctas vel in spiram continuam dispositi.*

## OBSERVATIONS.

Les *sérialaires*, quoique voisines des sertulaires par
leurs rapports, constituent un genre particulier bien distinct, et facile à reconnaître par la disposition des cellules
des polypes. Dans ce genre, les cellules, au lieu d'être séparées les unes des autres, et de représenter le long des
jets et des rameaux, des dents, soit opposées, soit alternes,
sont tubuleuses, parallèles et cohérentes plusieurs ensemble, tantôt par rangées séparées et diverses, dans
certaines espèces, et tantôt ne formant qu'une rangée
non interrompue, qui tourne en spirale autour des tiges et
des rameaux dans d'autres espèces.

Dans les espèces, dont les rangées de cellules forment
des masses séparées, on est tenté de prendre chaque rangée
pour des vésicules gemmifères propres à reproduire ces
polypes.

## ESPÈCES.

* *Cellules cohérentes par masses séparées.*

1. Sérialaire lendigère. *Serialaria lendigera.*
    *S. ramosissima, diffusa; ramis filiformibus articulatis*
    *subdichotomis; cellularum seriis distinctis; calycibus sen-*
    *sim brevioribus.*
    *Sertularia lendigera.* Lin. Esper. suppl. 2. t. 8.

Ellis corall. t. 15. n.° 24. *fig. b. B.*

Habite les mers d'Europe. Ma collection. Elle est très-fine, très-rameuse; à ramifications presque capillacées.

2. **Sérialaire cornue.** *Serialaria cornuta.*

> *S. ramosissima, articulata, subcrispa; ramis alternis; ramulis secundis incurvis; cellularum seriis distinctis; ultimis extremitate bisetis.*

Mus. n.°

Habite.... l'Océan asiatique. Je la crois du voyage de MM. *le Sueur* et *Péron.* Elle est un peu plus forte et moins capillacée que la précédente, à extrémités courbées et comme frisées.

** *Cellules cohérentes par masses continues, spirales.*

3. **Sérialaire convolute.** *Serialaria convoluta.*

> *S. stirpe alternatim ramosa; ramis simplicibus filiformibus; cellulis cohærentibus in spiram continuam, angustam, ramos involventem.*

Mus. n.°

Habite les mers de la Nouvelle-Hollande. *Péron* et *le Sueur.* Ma collection. Sa tige, longue de quinze à dix-huit centimètres, soutient des rameaux alternes, simples, filiformes, entourés d'une spirale étroite et grimpante que forment les cellules cohérentes en série continue.

4. **Sérialaire crêpue.** *Serialaria crispa.*

> *S. stirpe ramoso-paniculata; cellulis cohærentibus in spiram plicato-crispam, subfimbriatam.*

Mus. n.°

Habite les mers de la Nouvelle-Hollande. *Péron* et *le Sueur.* Ma collection. Celle-ci est un peu moins grande que celle qui précède; elle est rameuse, paniculée, et a sa spirale moins régulière, moins étroite, plissée, presque frangée, et quelquefois interrompue.

## ** *Polypiers vernissés ou légèrement encroûtés à l'extérieur.*

Ces polypiers sont enduits d'un encroûtement extrêmement mince , le plus souvent luisant comme un vernis , et qui les rend en quelque sorte lapidescens. Le peu d'épaisseur de leur encroûtement ne permet pas qu'il contienne seul les cellules des polypes , comme cela arrive aux polypiers corticifères. Certains d'entr'eux sont même si singuliers , qu'ils n'offrent extérieurement aucune cellule apparente.

Voici les principaux genres qui se rapportent à cette 2.e division des polypiers vaginiformes.

---

# TULIPAIRE. (Liriozoa.)

Polypier phytoïde , lapidescent ; à tiges tubuleuses , articulées , adhérentes à un tube rampant. Cellules allongées , pédicellées , fasciculées trois à trois ; à faisceaux opposés , situés au sommet des articulations.

*Polyparium phythoïdeum , lapideum ; caulibus tubulosis , articulatis, tubo repente adhærentibus. Cellulæ oblongæ , pedicellatæ , fasciculatìm ternæ ; fasciculis ex apicibus articulorum.*

### OBSERVATIONS.

Le polypier singulier et assez élégant, dont il s'agit ici, ne peut appartenir au genre des sertulaires, étant lapidescent, et ayant ses cellules fasciculées trois à trois ; l'on ne saurait non plus le réunir convenablement à celui des cellaires, puisque ses cellules ne sont ni adnées ou décurrentes par leur partie inférieure, ni incrustées à la surface des tiges. Il faut donc en former un genre particulier, comme l'a déjà fait M. *Lamouroux*, dans un mémoire qui n'est pas encore publié.

Voici la citation de la seule espèce connue qui appartienne à ce genre.

### ESPÈCE.

1. Tulipaire des Antilles. *Liriozoa caribœa.*
    *T. lapidea, subdiaphana; articulis clavatis ; cellularum fasciculis oppositis, et terminalibus.*
    *Cellaria tulipifera.* Soland. et Ell. n.º 15. tab. 5. *fig. a. A.*
    Habite l'Océan des Antilles.

---

## CELLAIRE. (Cellaria.)

Polypier phythoïde, à tiges tubuleuses, rameuses, subarticulées, cornées, luisantes, lapidescentes.

Cellules sériales, soit concaténées, soit adnées ou incrustées à la surface du polypier.

Vessies gemmifères nulles, ou constituées par des bulles qui se trouvent sur certaines espèces.

*Polyparium phytoïdeum ; surculis ramosis , tubulosis , subarticulatis , corneis , nitidis , lapidescentibus.*

*Cellulæ seriales , vel concatenatæ , vel adnatæ , plus minusve incrustatæ ad superficiem polyparii.*

*Vesiculæ gemmiferæ nullæ , nisi bullæ quæ in non nullis speciebus extant.*

### OBSERVATIONS.

C'est avec raison que l'on a séparé les *cellaires* des sertulaires, que Linné confondait dans le même genre. Ces jolis polypiers en sont éminemment distingués , non-seulement par leur aspect luisant ainsi que par l'enduit particulier qui les couvre , et qui , comme ferait un vernis , les fait paraître brillans et lapidescens ; mais ils en diffèrent en outre par leurs cellules non entièrement libres sur les côtés des tiges, comme celles des sertulaires. En effet, les cellules des *cellaires* sont, tantôt, incrustées et presque sans saillie à la surface des tiges et des rameaux , et tantôt, adnées au polypier , elles sont décurrentes par leur base, quoique leur partie supérieure soit rejetée en dehors et plus ou moins saillante.

Ces polypiers ressemblent à de petites plantes extrêmement déliées, à ramifications subarticulées, souvent très-fines. Ils présentent de petites touffes brillantes et fort jolies.

On distingue aisément les *cellaires* des corallines , en ce

que, dans celles-ci, les cellules des polypes ne s'aperçoivent point au simple aspect, tandis que celles des *cellaires*
sont toujours perceptibles.

On peut partager les *cellaires* en deux groupes, soit
comme sections d'un même genre, soit comme formant
deux genres particuliers, en distinguant celles dont les
cellules sont incrustées et presque sans saillie, de celles
dont la partie supérieure des cellules est saillante au dehors.

## ESPÈCES.

1. **Cellaire salicorne.** *Cellaria salicornia.*

> *C. dichotoma, articulata; articulis cylindricis, cellulis
> rhombeis obtectis.*
> *Cellaria farciminoides.* Soland. et Ell. p. 26.
> *Tubularia fistulosa.* Lin.
> Ellis corall. t. 23. Esper. suppl. 2. t. 2.
> Mus. n.°
> Habite l'Océan européen et la Méditerranée. Ma collection. Es-
> pèce bien connue ; ses articulations sont un peu fusi-
> formes.

2. **Cellaire céréoïde.** *Cellaria cereoides.*

> *C. ramosa, articulata; articulis subcylindricis; cellulis
> apice obliquatis, subprominulis.*
> *Cellaria cereoides.* Soland. et Ell. p. 26. t. 5. *fig. b. B. C.
> D. E.*
> Habite la Méditerranée, sur les côtes de Barbarie. Ma col-
> lection.

3. **Cellaire délicate.** *Cellaria tenella.*

> *C. dichotomo-ramosissima, diffusa, articulata; articu-
> lis filiformibus; apicibus cellularum subprominulis.*
> Mus. n.°

Habite . . . . les mers Australes ? du voyage de MM. *Péron et le Sueur*. Elle est frêle, délicate, très-fine, à ramifications dichotomes, et tient à la précédente par ses rapports.

4. Cellaire filifère. *Cellaria filifera*.

*C. ramosissima, dichotoma, flabellata; ramulis subscabris, ad latera filiferis; cellulis minimis distichis imbricatis subprominulis.*

B. *var. ramulis depressis, nudiusculis.*

Mus. n.°

Habite l'Océan asiatique, austral. *Péron* et *le Sueur*. Ma collection. Ses jets, très-divisés et flabelliformes, n'ont que trois centimètres de longueur. La variété B. n'est presque point filifère.

5. Cellaire barbue. *Cellaria barbata*.

*C. dichotoma, erecta, setis articulatis barbata; ramulis teretibus subsquarrosis; cellulis subprominulis unisetis.*

Mus. n.°

Habite l'Océan asiatique? du voyage de MM. *Péron* et *le Sueur*. Ma collection. Elle est très-fragile, à barbes longues, ascendantes.

6. Cellaire loriculée. *Cellaria loriculata*.

*C. articulata, ramosissima; cellulis oppositis, subcuneatis, adnatis, obliquè truncatis.*

Ellis corall. t. 21. n.° 7 *fig. b. B.*

*Sertularia loriculata*. Lin. Esper. suppl. 2. t. 24.

Habite l'Océan européen. Ma collection. Longueur, sept à huit centimètres. Les oscules des cellules sont latérales, un peu au-dessous de leur sommet.

7. Cellaire caténulée. *Cellaria catenulata*.

*C. ramosissima, subcespitosa, crispa; ramulis articulatis concatenatis, apice convolutis; cellulis ovalibus nitidis superimpositis, hinc depressis.*

Mus. n.°

I. *var. fusca; ramulis rectioribus.*

Mus. n.°

Habite les mers de la Nouvelle-Hollande. *Péron* et *le Sueur.*
Espèce remarquable, très-élégante, offrant des touffes très-
rameuses, luisantes, argentées, blondes, roussâtres et comme
frisées, par l'enroulement de ses petites ramifications. Les
cellules sont ovoïdes, subturbinées, comme dentées à l'ouverture, convexes d'un côté, un peu déprimées de l'autre. In-
sérées les unes au-dessus des autres, elles donnent aux rameaux l'aspect de petites chaînes. La variété B est rembrunie,
et n'est point frisée. Hauteur, six à neuf centimètres.

## 8. Cellaire en scie. *Cellaria serrata.*

*C. ramosissima, subcrispa; ramis dichotomis, apice digi-
tato-palmatis; ramulis serratis; articulis compressis,
acutangulis, hinc concavis.*

Mus. n.$_0$

Habite les mers de la Nouvelle-Hollande. *Péron* et *le Sueur.*
Cette espèce se rapproche tellement de la précédente par ses
rapports, qu'à son aspect je la prenais d'abord pour une
de ses variétés. Cependant ses articulations, tout-à-fait aplaties, minces, concaves d'un côté, convexes de l'autre,
et ses ramuscules éminemment en scie des deux côtés, l'en
distinguent fortement. Elle forme des touffes très-garnies,
un peu crêpues, grisâtres ou blondes, hautes de cinq à six
centimètres. Les cellules paraissent adnées dans le côté concave des ramuscules.

## 9. Cellaire dentelée. *Cellaria denticulata.*

*C. tenella, ramosa, dichotoma, albo-nitida; surculis ra-
misque filiformibus, ad latera denticulatis; cellulis bifariam imbricatis, apice prominulis.*

Habite l'Océan d'Europe, sur les côtes de France. Ma collection. Elle paraît avoir des rapports avec la cellaire céréoïde; mais elle est très-frêle, et éminemment dentelée sur
les côtés par les pointes saillantes des cellules. Hauteur,
deux à trois centimètres.

## 10. Cellaire pectinifère. *Cellaria pectinifera.*

*C. minima, ramosa; ramis ramulisque pinnatis; pinnis uno
latere pectinatis brevissimis.*

Habite .... ma collection, communiquée par M. *Lamouroux*. Son aspect singulier et étranger me fait présumer qu'elle provient du voyage de MM. *Péron* et *le Sueur*.

### 11. Cellaire pectinée. *Cellaria pectinata.*

*C. surculis ramosis, pinnato-pectinatis; pinnis alternis, linearibus, distantibus, patentissimis, bifariam dentatis; vesiculis ovato-truncatis, plicatis, costatis.*

Mus. n.º

Habite l'Océan asiatique, austral. *Péron* et *le Sueur*. Cette cellaire a un aspect tout-à-fait particulier qui peut aisément la faire reconnaître. Ses jets, tantôt simples et élégamment pectinés, tantôt soutenant quantité de rameaux, alternes, pareillement pectinés, sont remarquables par leurs ramilles ou pinnules linéaires, très-ouvertes, écartées entr'elles, et dentées des deux côtés comme l'os terminal du *prestis* ou poisson-scie. Les dents de ces pinnules paraissent être l'extrémité saillante et pointue des cellules tubuleuses et décurrentes de ce polypier. Les vessies gemmifères sont ovales-tronquées, plissées et striées sur les côtés. Longueur, cinq à huit centimètres. Ma collection.

### 12. Cellaire operculée. *Cellaria operculata.*

*C. ramosissima, striata; ramis pinnato-pectinatis; pinnis alternis linearibus distantibus patentissimis, bifariam denticulatis; vesiculis lœvibus, ovatis truncatis operculatis.*

Mus. n.

Habite .... Je la crois du voyage de MM. *Péron* et *le Sueur*. Cette *cellaire* n'est peut-être qu'une variété de la précédente : cependant ses vessies gemmifères sont si différentes; et, d'ailleurs, moins élégante et plus diffuse, les dents latérales de ses pinnules étant très-petites, il paraît convenable de la distinguer.

### 13. Cellaire ivoire. *Cellaria eburnea.*

*C. ramis articulatis patulis; cellulis alternis, tubulosis, decurrentibus, supernè obliquis, prominulis, truncatis.*
*Sertularia eburnea.* Lin. Esper. suppl. 2. t. 18.

Ellis corall. t. 21. n.° 6. *fig. a. A.*

Habite les mers d'Europe. Ma collection. Elle est très-délicate, et n'a que deux à trois centimètres de longueur.

14. **Cellaire thuia.** *Cellaria thuia.*

 *C. stirpe rigida, flexuosa, supernè paniculata; ramulis alternis dichotomis; denticulis distichis adpressis alternis.*

 *Sertularia thuia.* Soland. et Ell. p. 41.

 Esper. suppl. 2. t. 23.

 Ellis corall. t. 5. n.° 9. *fig. b. B.*

 Habite les mers d'Europe. Ma collection. Sa tige est dure, opaque, flexueuse. Ses rameaux sont transparens, moins pinnés que dans la cellaire lonchite.

15. **Cellaire lonchite.** *Cellaria lonchitis.*

 *C. pinnata, articulata; denticulis alternis, distichis appressis; vesiculis ovatis operculatis.*

 *Sertularia lonchitis.* Soland. et Ell. p. 42.

 *Sertularia lichenastrum.* Lin. Esper. suppl. 2. t. 35.

 Habite la mer des Indes, etc. Je n'ai point vu cette espèce. Voyez *Sertularia articulata.* Esper. suppl. 2. tab. 8.

16. **Cellaire ciliée.** *Cellaria ciliata.*

 *C. ramosissima, dichotoma, subserrata; cellulis alternis, infernè adnatis, supernè obliquis et prominulis; ore patulo ciliato.*

 *Cellaria ciliata.* Soland. et Ell. p. 24.

 *Sertularia ciliata.* Lin. Esper. suppl. 2. t. 14.

 Ellis corall. t. 20. n.° 5. *fig. d. D.*

 Habite les mers d'Europe. Ma collection. Elle est très-rameuse, verdâtre presque comme un *hypnum*, à ramifications grêles, en scie, spinuleuses. Longueur, trois à quatre centimètres.

17. **Cellaire cornue.** *Cellaria cornuta.*

 *C. ramosa; articulata; cellulis tubulosis curvatis, altera suprà alteram; setâ ad osculum longissimâ.*

 *Sertularia cornuta.* Lin., Esper. suppl. 2. t. 19.

 Ellis corall. t. 21. n.° 10. *fig. c. C.*

 Habite les mers d'Europe.

18. Cellaire multicorne. *Cellaria chelata.*

*C. ramosa ; cellulis corniformibus, uno latere ramulorum
adnatis ; ore marginato.*
*Sertularia loricata.* Lin. Esper. suppl. 2. t. 29.
Ellis corall. t. 22. *fig.* 9, *b*, *B*.
Habite les côtes d'Angleterre , sur les fucus.

19. Cellaire bursifère. *Cellaria bursaria.*

*C. ramosa, articulata ; cellulis oppositis pellucidis ca-
rinatis , tubulo adnato subclavato anctis.* Soland. et Ell.
p. 25.
*Sertularia bursaria.* Lin.
Ellis corall. t. 22. n.º 8, *fig. a* , *A.*
Habite les côtes d'Angleterre.

20. Cellaire vésiculeuse. *Cellaria vesiculosa.*

*C. tenella , ramosa, articulata ; articulis subglobosis, ve-
siculosis , subbicarinatis , pellucidis , purpureo-punc-
tatis.*
*Vorticella polypina ?* Esper. suppl. 2. t. 1.
Mus. n.º
Habite. ... Elle paraît avoir beaucoup de rapport avec l'espèce
précédente ; cependant ses articulations , qui semblent formées de deux cellules réunies, sont enflées , vésiculeuses ,
et non aplaties comme dans la cellaire bursifère. Ses ramifications ressemblent à des portions de chapelet. Longueur ,
quatre centimètres ou environ.
La figure citée d'Esper ne représente point la *vorticella polypina* de Linné , mais un polypier presque semblable à notre
cellaire vésiculeuse.

21. Cellaire plumeuse. *Cellaria plumosa.*

*C. cellulis unilateralibus alternis extrorsùm acutis ; ramis
dichotomis erectis fastigiatis.* Soland. et Ell. n.º 1.
Ellis corall. t. 18.
*Sertularia fastigiata.* Lin.
Habite les mers d'Angleterre.

22. Cellaire néritine. *Cellaria neritina.*

*C. ramosa, dichotoma, ferruginea; ramis uno latere cel-*
*lulosis; cellulis extrorsùm mucronatis; vesiculis helici-*
*formibus cellulis interjectis.*

Ellis corall. t. 19. *Sertularia neritina.* Lin.

B. *eadem, minor, ramosissima, flabellata, plumbea.*

Habite sur les côtes d'Amérique. La variété B. vient des mers
de la Nouvelle-Hollande. *Péron.*

### 23. Cellaire aviculaire. *Cellaria avicularia.*

*C. ramosa, articulata, nitida; cellulis alternis bisetis;*
*ore avium capitum instar galeato.*

Ellis corall. t. 20. *fig. a, A.*

*Sertularia avicularia.* Lin.

Habite dans les mers d'Europe, où elle est commune.

### 24. Cellaire rampante. *Cellaria reptans.*

*C. repens, dichotoma articulata; cellulis alternis unilate-*
*ralibus; osculis bisetis.* Soland. et Ell. n.o 4.

Ellis corall. t. 20. n.º 3. *fig. b, B.*

*Sertularia reptans.* Lin.

Habite les mers d'Europe.

### 25. Cellaire raboteuse. *Cellaria scruposa.*

*C. repens, ramosa, uno latere cellulosa; cellulis alternis*
*extrorsùm angulatis.*

Ellis corall. t. 20. n.º 4. *fig. c, C.*

*Sertularia scruposa.* Lin.

Habite dans les mers d'Europe.

### 26. Cellaire nattée. *Cellaria texta.*

*C. Surculis semi-teretibus, erectis, dichotomis, rariter*
*pilosis, uno latere bifariam textis; altero celluloso.*

Ma collection.

Habite dans l'Océan asiatique, austral. *Péron* et *le Sueur.*

### 27. Cellaire cirreuse. *Cellaria cirrata.*

*C. articulata, ramosa, dichotoma, incurvata; articulis*
*subciliatis ovato-truncatis, uno latere planis, celluli-*
*feris.*

Soland. et Ell. n.o 17. tab. 4. *fig. d. D.*
Habite dans les mers de l'Inde. Elle varie à articulations no[n]
ciliées. Ma collection.

28. Cellaire éventail. *Cellaria flabellum.*

 *C. ramosa, dichotoma, articulata ; articulis subcunei-*
  *formibus, uno latere cellulosis.*
 Soland. et Ell. p. 28. n. 16. tab. 4. *fig. c, C.*
 Habite dans l'Océan.

----

# ANGUINAIRE. (Anguinaria.)

Polypier phytoïde, rampant, grêle, fistuleux. Cellules droites, filiformes, tubuleuses, distantes, un peu en massue, à ouvertures placées latéralement au-dessous de leur sommet.

*Polyparium phytoïdeum, repens, gracile, fistulosum. Cellulæ erectæ, distantes, filiformes, subclavatæ, tubulosæ, lateraliter infrà apicem apertæ.*

### OBSERVATIONS.

Il n'est pas possible de ranger convenablement l'*anguinaire*, ni parmi les sertulaires, ni parmi les cellaires, tant elle en diffère par le caractère de ses cellules. En conséquence, après l'avoir examinée moi-même, j'ai pensé qu'il était nécessaire d'en former un genre particulier, quoiqu'il n'ait encore qu'une espèce, si le polype de *Cavolini* [ Cav. pol. 3. p. 221. tab. 8. f. 11. ] n'en est pas une seconde.

L'*anguinaire* présente des jets très – grêles , filiformes , un peu dilatés par espaces , fistuleux, sublapidescens , rampans ou grimpans et attachés le long des rameaux de certains *fucus*.

Il s'élève de ces jets , des cellules distantes , éparses , filiformes, un peu en massue et spatulées au sommet , au-dessous duquel est une ouverture elliptique et latérale. Ces cellules font paraître les jets comme pinnés irrégulièrement , et ont l'aspect de rameaux simples , un peu courts.

## ESPÈCE.

1. Anguinaire spatulée. *Anguinaria spatulata.*
  Ellis corall. t. 22. n.o 11. *fig. c , C , D.*
  *Sertularia anguina.* Lin.
  *Cellaria anguina.* Soland. et Ell. n.o 52. Esper , suppl. t. 16.
  Habite dans les mers d'Europe. Ma collection.

———————

# DICHOTOMAIRE. (Dichotomaria.)

Polypier phytoïde , à tiges tubuleuses, subarticulées , dichotomes, enduites d'un encroûtement calcaire. Cellules des polypes non apparentes.

*Polyparium phytoïdeum ; caulibus tubulosis subarticulatis , dichotomis , crustâ calcareâ indutis. Cellulæ polyporum nullæ.*

## OBSERVATIONS.

Les *dichotomaires* ont beaucoup embarrassé les zoologistes qui ont essayé de les rapporter à des genres connus ; aussi les uns en ont fait des tubulaires, et d'autres les ont rangées parmi les corallines. Quoique les polypes de ces polypiers ne soient nullement connus, leur encroûtement calcaire les distingue éminemment des tubulaires, et leurs tiges fistuleuses les éloignent évidemment des corallines ; il est donc nécessaire de les considérer comme constituant un genre particulier que nous croyons convenablement placé dans cette division.

Les *dichotomaires* de la première section sont éminemment tubuleuses, et articulées ou subarticulées. On remarque qu'il n'y a point d'ouverture à l'extrémité des rameaux, sauf les fractures ; que, conséquemment, les polypes ne sortent point par ces extrémités. Cette particularité les distingue de tous les autres vaginicoles.

Quant aux *dichotomaires* de la deuxième section, et dont M. *Lamouroux* forme ses liagores, je crois qu'on peut, en effet, les distinguer, n'étant point articulées, et paraissant souvent non tubuleuses. Je présume néanmoins qu'elles sont fistuleuses, et que la compression a pu rendre ainsi leurs tiges et leurs rameaux comme aplatis.

Ces *dichotomaires* inarticulées ont été regardées comme des fucus lichénoïdes. Je pense, malgré cela, que ce sont des polypiers, et, comme elles paraissent avoir beaucoup de rapports avec celles de la première section, je ne les en séparerai pas provisoirement.

# ESPÈCES.

* *Dichotomaires tubuleuses, subarticulées.*

**1.** Dichotomaire fragile. *Dichotomaria fragilis.*

*D. ramosissima, dichotoma, subfastigiata ; articulis cylindricis : ultimis apice subcompressis.*

*Tubularia fragilis ?* Gmel. p. 3832.

*Corallina tubulosa ?* Pall. zooph. p. 430.

*Tubularia umbellata?* Esper. suppl. 2. t. 17.

Mus. n.º

Habite les mers d'Amérique. Ma collection. Elle présente des touffes extrêmement garnies, très-rameuses, dichotomes, en cyme corymbiforme, blanches ou d'un verd blanchâtre. Longueur, six à neuf décimètres.

**2.** Dichotomaire obtuse. *Dichotomaria obtusata.*

*D. corymboso-ramosa, dichotoma, articulata ; articulis oblongo-ovatis, subvesiculosis , exsiccatione compressis.*

*Corallina obtusata.* Soland. et Ell. p. 113. t. 22. f. 2

*Tubularia obtusata.* Esper. suppl. 2. tab. 5.

Habite sur les côtes des îles Bahama. Ma collection. Elle est blanchâtre, très-rameuse, dichotome, et en cyme corymbiforme comme la précédente ; mais ses ramifications sont plus grosses , à articulations renflées, comme vésiculeuses.

**3.** Dichotomaire ridée. *Dichotomaria rugosa.*

*D. ramosa, dichotomo-cymosa ; articulis cylindricis annulato-rugulosis, subcontinuis ; apicibus compressis.*

*Corallina rugosa.* Soland. et Ell. p. 115. t. 22. f. 3.

*Tubularia fragilis.* Esper, suppl. 2. t. 3.

*Tubularia dichotoma.* Esper. suppl. 2. t. 6.

Habite les mers d'Amérique, les côtes de la Jamaïque. Ma collection. L'on a pris ses synonymes pour ceux de la *dich.* fragile, dont il paraît qu'on n'a pas encore donné de bonnes figures.

## 4. Dichotomaire lapidescente. *Dichotomaria lapidescens.*

*D. ramosa , dichotomo - fastigiata, subarticulata, fusco-virens; articulis cylindricis , induratis , tomentoso-hispidis. Corallina lapidescens.* Soland. et Ell. p. 112. t. 21. *fig. g.* et tab. 22. f. 9.

Mus. n.º.

Habite les côtes de Ténérif. *Le Dru.* Ma collection. Celle-ci forme des touffes d'un brun verdâtre, avec des places blanchâtres , et semble lapidescente par la roideur de ses ramifications. Un duvet. tomenteux, presque hispide , recouvre ses parties et la colore. Là où le duvet manque , les parties sont blanches. Longueur , six centimètres.

** *Dichotomaires lichenoïdes, non articulées.*

## 5. Dichotomaire alterne. *Dichotomaria alterna.*

*D. ramosa , canescens ; ramis ramulisque cylindricis : ramulis alternis sensim brevioribus.*

*Liagora canescens.* Lamouroux. mss.

Habite. . . . les mers des climats chauds ? Ma collection. D'après un morceau communiqué par M. Lamouroux.

## 6. Dichotomaire bordée. *Dichotomaria marginata.*

*D. dichotomo-ramosa, corymbosa, albida; ramis complanatis , margine involutis : ultimis brevissimis obtusis.*

*Corallina marginata.* Soland. et Ell. p. 115. tab. 22. f. 6.

Habite sur les côtes de Bahama. Ma collection. Ses ramifications sont aplaties, et leurs bords sont relevés , presque roulés en dedans , ce qui les fait paraître canaliculées.

## 7. Dichotomaire fruticuleuse. *Dichotomaria fruticulosa.*

*D. ramosa , dichotomo-corymbosa ; ramis teretibus rigidulis : ultimis brevissimis subacutis.*

*Corallina fruticulosa.* Soland. et Ell. p. 116. tab 22. f. 5.

*B. var. ramis gracilioribus ; ramulis ultimis subulatis.*

Habite sur les côtes des îles Bahama, l'Océan atlantique. Ses ramifications sont grêles , cylindriques , rigidules, blanches, rembrunies aux extrémités. Longueur , six ou sept centimètres. Ma collection.

**8. Dichotomaire usnéale.** *Dichotomaria usnealis.*

*D. ramosissima , dichotoma, diffusa , incana ; ramis fili-formibus perangustis complanatis ; apicibus attenuatis.*
Ma collection.

Habite.... elle offre des touffes très-fines, très - rameuses, diffuses , à ramifications aplaties , fort étroites et blan-châtres. Longueur , six à huit centimètres.

**9. Dichotomaire féniculacée.** *Dichotomaria fœnicu-lacea.*

*D. ramosissima , diffusa , viridula ; ramis plano-concavis; ramulis brevibus subalternis , apice acutis.*
Ma collection.

Habite. ... elle est petite , verdâtre ou grisâtre , et semble avoir des rapports avec la *corallina lichenoïdes* de Soland. et Ell. , p. 116. t. 22. f. 8. Longueur , quatre ou cinq centimètres.

**10. Dichotomaire divariquée.** *Dichotomaria divaricata.*

*D. ramosissima , dichotomo-corymbosa , incano-viridula ; ramis divaricatis , continuis , partim teretibus , partim compressis et canaliculatis; apicibus acutis.*
Mus. n.º

Habite. ... la Méditerranée ? Ma collection. Elle est d'un blanc verdâtre , lichenoïde ou féniculacée , à ramifications diver-gentes , en partie cylindracées , et en partie aplaties et en canal. Le Muséum en possède une variété qui provient de l'herbier de *Vaillant*, dont presque toutes les ramifications sont comprimées.

**11. Dichotomaire corniculée.** *Dichotomaria corniculata.*

*D. ramosissima , diffusa , implexa , incano-viridula ; ra-mis tenuibus , teretibus , subcontinuis; apicibus furcatis , corniculatis.*

*Corallina mollior albida , cortice gypseo , corniculata ; Lippii. n.º 83. ex herb. Vaillantii.*

Mus. n.º

*Liagora versicolor.* Lamouroux. mss.

Habite la Méditerranée, les côtes du levant, de l'Egypte. Ma collection. Elle se rapproche, par la forme de ses parties, de la *dichot.* fruticuleuse ; mais elle est plus molle, à ramifications plus fines, très-rameuses, mêlées, diffuses, et forme des touffes très-garnies, vertes et blanchâtres.

12. **Dichotomaire de Madagascar.** *Dichotomaria ramospongia.*

*D. alba, ramoso - dichotoma ; ramis subcarnosis, compressis, apice obtusis.*

Mus. n.o

Habite les côtes de Madagascar. Elle était dans l'herbier de Vaillant, sous le nom de *ramo-spongia* de Madagascar. Longueur, cinq centimètres.

---

# TIBIANE. (Tibiana.)

Polypier fixé, tubuleux, membraneux ou corné, légèrement encroûté à l'extérieur, perforé sur les côtés ; à ouvertures alternes, amples, un peu saillantes.

*Polyparium fixum, tubulosum, membranaceum aut corneum, extùs crustula calcarea vel furfuracea indutum, ad latera perforatum ; osculis alternis amplis, subprominulis.*

### OBSERVATIONS.

Ce nouveau genre, auquel j'avais d'abord donné le nom de *sacculine*, ne connaissant alors que l'espèce singulière à tube rameux, paraît avoir des rapports avec les tubulaires. Mais ses tubes sont perforés latéralement comme certaines flûtes. Leurs ouvertures sont alternes, terminent tantôt des angles, tantôt des saillies turbinées, sacciformes, et ressemblent à des cellules sans fond.

Ainsi, quoique nous ne connaissions pas encore les polypes de la Tibiane, nous savons qu'ils communiquent ensemble dans le tube membraneux ou un peu corné qui les contient.

## ESPÈCES.

1. Tibiane rameuse. *Tibiana ramosa.*

> *T. tubo membranaceo subflexuoso, supernè ramoso albo; cellulis prominulis sacciformibus.*

Mus. n.o

Habite les mers de la Nouvelle-Hollande. *Péron* et *le Sueur.*

2. Tibiane fasciculée. *Tibiana fasciculata.*

> *T. tubis plurimis, infernè coalitis, supernè distinctis, flexuoso-angulatis; osculis ad basim angulorum.*

Mus. n.o

Habite..... de la collect. stathoudérienne. Elle est plus petite que la précédente.

--------

# ACÉTABULE. (Acetabulum.)

Polypier fungoïde, enduit d'un encroûtement calcaire; à tige simple, filiforme, fistuleuse, terminée par un plateau orbiculaire, enfoncé au centre.

Plateau ayant des stries rayonnantes en dessus et en dessous, perforé dans le bord, et composé de tubes réunis orbiculairement.

*Polyparium fungoides , crustâ calcareâ indutum ;*
*stipite simplici , filiformi , fistuloso ; peltâ terminali or-*
*biculatâ , centroque supernè excavato.*

*Tubuli numerosi , orbiculatìm coaliti, peltam utrin-*
*que radiatìm striatam , et margine perforatam consti-*
*tuunt.*

### OBSERVATIONS.

Les *acétabules* appartiennent évidemment à la division
des polypiers vaginiformes , et constituent un genre particulier , singulièrement distinct.

Ces polypiers ressemblent à de petits champignons blanchâtres , dont le pédicule , filiforme , très-grêle , long et tubuleux , soutient un petit plateau orbiculaire , presque cya-
thiforme. Ce plateau est formé par une rangée de tubes
réunis, dont les ouvertures se trouvent dans le bord.

Ces tubes sont-ils les loges de différens individus qui
communiqueraient entr'eux dans le tube du pédicule ; ou ,
selon ce que l'on peut présumer des observations de *Do-*
*nati*, n'y a-t-il qu'un seul animal dans le polypier, dont
les tentacules , nombreux et d'une extrême finesse , ont
des issues dans l'excavation centrale du plateau ?

## ESPÈCES.

1. Acétabule méditerranéen. *Acetabulum mediterra-*
*neum.*

*A. peltarum margine regulari recto ; culmis erectis.*
*Acetabulum marinum.* Tournef. inst. R. herb. t. 318.
*Callopilophorum.* Donat. Adr. p. 28. t. 3.
*Tubularia acetabulum.* Gmel.
Habite dans la Méditerranée , sur les pierres , etc.

**2.** Acétabule des Antilles. *Acetabulum caribæum.*

*A. peltarum margine subcrispo, replicato; culmis præ-
longis.*

Brown. jam. 74. t. 40. *fig. A.*

Habite dans l'Océan des Antilles. Ma collection. Elle est un
peu plus grande que celle qui précède ; le bord de l'ombrelle
est presque crénelé.

---

# POLYPHYSE. (Polyphysa.)

Polypier fungoïde, enduit d'un encroûtement calcaire ;
à tige simple, filiforme, fistuleuse, terminée par un amas
de cellules bulloïdes.

Cellules vésiculeuses, inégales, ramassées en tête.

*Polyparium fungoides, crustâ calcareâ indutum ;
stipite simplici, filiformi, fistuloso, cellulis bullæfor-
mibus terminato.*

*Cellulæ vesiculares, inæquales, in capitulum con-
gestæ.*

### OBSERVATIONS.

La *polyphyse*, dont il s'agit, ressemble tellement aux
acétabules par son port, que j'ai été tenté de la réunir à leur genre. Mais au lieu d'un plateau orbiculaire,
rayonné en dessus et en dessous, l'on voit au sommet de
chaque tige de la polyphyse un amas de petites vessies
subglobuleuses, bien séparées et ramassées en tête terminale. Cette forme et cette disposition des cellules de la

polyphyse me paraissent si particulières, que je crois devoir distinguer ce polypier comme formant un genre séparé, mais voisin des acétabules.

## ESPÈCE.

1. Polyphyse australe. *Polyphysa australis.*

> P. *culmis numerosis erectis fasciculatis ; capitulis inæqualibus terminalibus.*
>
> Mus. n.º
>
> Habite les mers de la Nouvelle-Hollande, sur une *vénus*. *Péron* et *le Sueur*. Elle est blanche comme les acétabules. Ses tiges, filiformes et fistuleuses, n'ont que quatre centimètres de longueur. Les vessies paraissent turbinées, rétrécies vers leur base, arrondies à leur sommet.

---

# TROISIÈME SECTION.

## POLYPIERS A RÉSEAU.

*Polypiers lapidescens, subpierreux, à expansions crustacées ou frondescentes, sans compacité intérieure.*

*Cellules petites, courtes ou peu profondes, tantôt sériales, tantôt confuses, et, en général, disposées en réseau, à la surface des expansions, ou sur les corps marins.*

### OBSERVATIONS.

Les *polypiers à réseau* appartiennent à une famille de polypes très-voisine de celle qui précède, par ses rapports, et qui se lie naturellement avec la suivante sous les mêmes considérations. Elle est, malgré cela, bien distinguée de l'une et de l'autre par la forme et par la consistance des polypiers qui s'y rapportent, et sans doute par les polypes eux-mêmes.

Ici, le polypier ne forme plus de tige fistuleuse, comme ceux de la section précédente. Ce polypier, lapidescent ou subpierreux, tantôt offre des expansions crustacées, c'est-à-dire, qui s'étendent en forme de croûte mince sur les corps marins ; tantôt constitue des expansions aplaties, frondescentes, simples, ou se divisant en lobes ou en lanières ; et tantôt ses expansions aplaties sont portées sur une tige pleine, comme articulée.

Dans tous les cas, les cellules sont petites, sessiles, rarement diffuses, le plus souvent sériales ou disposées en réseau à la surface des expansions, soit sur une seule de leurs faces, soit sur les deux faces opposées. Ces cellules sont courtes, subtubuleuses, droites ou obliques, tantôt contigues et disposées par rangées régulières ou d'une manière diffuse, et tantôt sont isolées ou écartées les unes des autres. Leur ouverture terminale est un orifice tantôt orbiculaire, régulier, simple, et tantôt ellipsoïde, subtrigone et irrégulier, à bord souvent denté ou cilié. Quelquefois cet orifice est en partie fermé par un tympan ou diaphragme operculaire.

Malgré tant de particularités diverses, on reconnaît que la section des *polypiers à réseau* embrasse une famille très-naturelle, qui conduit aux polypiers foraminés.

C'est surtout parmi les différens genres de cette section, que l'on voit en quelque sorte s'accroître progressivement

la consistance du polypier, lequel devient de plus en plus
solide et presque tout-à-fait pierreux à mesure que l'on
avance dans la section. Aussi, les premiers genres de cette
famille n'offrent-ils que des polypiers minces, délicats,
lapidescens et flexibles; tandis que les derniers en présentent de plus solides et de plus pierreux, quoique sans compacité intérieure. En examinant la substance de ces différens polypiers, on voit que la matière crétacée l'emporte
progressivement en abondance sur la matière membraneuse ou animale ; et, quoiqu'encore flexibles, surtout
au moment où on les sort de l'eau, ils deviennent ensuite
de plus en plus roides, cassans, et même plusieurs sont
déjà en grande partie pierreux.

Assez souvent il arrive que les expansions de ces polypiers sont divisées en ramifications ou en lanières qui
s'anastomosent entr'elles avec des répétitions fréquentes.
Il en résulte que le polypier offre lui-même une véritable
réticulation, ou qu'il est percé à jour par une multitude
d'ouvertures semblables et en forme de fenêtres.

Il paraît que les polypes de ces polypiers ne communiquent point les uns avec les autres, n'ont point de corps
commun, distinct de celui des individus, et ne constituent
point des animaux composés. Ils ont le corps court ou peu
allongé, puisque leurs cellules sont peu profondes, et que
les expansions de leur polypier ont, en général, peu d'é-
paisseur.

Voici les genres que je rapporte à cette section, parmi
lesquels les derniers font évidemment une transition aux
polypiers foraminés.

# FLUSTRE. (Flustra.)

Polypier submembraneux, flexible, lapidescent, frondescent ou en croûte mince ; constitué par des cellules contigues, adhérentes, disposées par rangées. nombreuses, soit sur un seul plan, soit sur deux plans opposés.

Cellules sessiles, courtes, obliques ; à ouverture terminale, irrégulière, souvent dentée ou ciliée sur le bord.

*Polyparium submembranaceum, flexile, lapidescens, frondescens aut in crustam tenuem. expansum, cellularum seriebus numerosis uno vel utroque latere dispositis quasi contextum.*

*Cellulæ sessiles, contiguæ, adhærentes, breves, obliquatæ; ore terminali subringente, in non nullis dentato vel ciliato.*

### OBSERVATIONS.

Les *flustres*, auxquelles on donnait autrefois le nom d'*escares*, viennent tantôt en croûte mince, à la surface de différens corps marins, sur lesquels elles forment un réseau délicat et alvéolaire, et tantôt leurs cellules, s'appuyant les unes contre les autres, soit sur deux plans opposés, soit sur un seul plan, forment des expansions aplaties, foliacées, constituées, tantôt par le support membraneux et septifère des cloisons, et tantôt par la cohérence seule des cellules.

Ainsi, les cellules des *flustres* ne s'amoncèlent point confusément les unes sur les autres ; mais, disposées par séries régulières et subquinconciales, elles forment des croûtes minces et transparentes, quelquefois des verticilles, et plus souvent des espèces de feuilles plus ou moins lobées ou découpées. Elles sont rarement perpendiculaires au plan de position.

Chaque cellule contient un polype hydriforme, mais qui a nécessairement le corps court.

On a observé sur les cellules des *flustres*, de petites bulles qui paraissent être les vésicules gemmifères de ces polypes. Ces bulles, après s'être détachées, tombent sans doute sur le plan de position à côté des autres cellules ; car, dans ce genre, les cellules ne s'amoncèlent point les unes sur les autres. Il est même probable que chaque polype ne produit qu'une seule fois sa bulle gemmifère, et qu'il périt ensuite. De là, on peut penser qu'il n'y a que les polypes voisins des bords d'une expansion qui soient vivans.

Les *flustres* n'étant point des polypiers fistuleux, sont, en cela, très-distinguées des polypiers vaginiformes. Elles commencent la famille particulière des polypiers à réseau, qui deviennent graduellement plus pierreux.

## ESPÈCES.

* *Expansions foliacées, relevées, non encroûtantes.*

1. Flustre foliacée. *Flustra foliacea.*

> *Fl. foliacea, ramosa, inciso-lobata, utrinque cellulosa; lobis cuneiformibus, apice rotundatis.*
> *Fl. foliacea.* Lin., Esper. suppl. 2. t. 1.
> Ellis corall. t. 29. *fig. a. A.B.C.E.*

*Fl. incrustans , interdùm subfrondescens , lapidescens ni-*
*tida ; cellulis ore elliptico multidentato , raro pilifero.*
*Flustra dentata.* Soland. et Ell. p. 15.
Ellis corall. t. 29. *fig. D. D.* 1. aet. angl. 48. tab. 22. f. 4. *D.*
*An flustra lineata ?* Esper. suppl. 2. t. 6.
Mus. n.o
Habite les mers d'Europe, sur des fucus, ou enveloppant leurs
tiges. Elle n'est pas rare. Ma collection.

9. Flustre dents épaisses. *Flustra crassidentata.*

*Fl. crustacea , lapidescens , glabra ; cellulis ovalibus :*
*margine brevi crasso paucidentato.*
Mon. cabinet.
Habite la mer de la Guyane , sur un fucus. Cette espèce est
très-distincte de la précédente. Les cellules ont le bord épais,
muni de deux ou quatre dents courtes , épaisses et obtuses.

10. Flustre pileuse. *Flustra pilosa.*

*Fl. incrustans aut subfrondescens, variè divisa ; cellularum*
*ore dentato pilifero.*
*Flustra pilosa.* Lin. Soland. et Ell. p. 13.
Ellis corall. t. 31. Esper. suppl. 2. t. 4.
*Eschara pilosa.* de Moll. Monogr. p. 37. t. 1. f. 5.
Mus. n.o
Habite les mers d'Europe , sur les fucus , etc. Cette espèce
est quelquefois très-velue , presque tomenteuse. Parmi les
cellules , on en aperçoit dont l'ouverture est en partie fer-
mée par un diaphragme mince. Les bords de cette ouverture
ont de très-petites dents dont une ou deux se terminent en poil
fort long.

11. Flustre verticillée. *Flustra verticillata.*

*Fl. adnata , sœpè frondescens ; frondibus linearibus sub-*
*compressis ; cellulis turbinatis dentato-ciliatis , annula-*
*tim digestis.*
*Flustra verticillata.* Soland. et Ell. p. 15. t. 4. *fig. a. A.*
*Sertularia verticillata.* Esper. suppl. 2. t. 26.
De Moll. Monogr. tab. 2. f. 6.

Mus. n.

Habite les mers d'Europe. Celle-ci, quoique voisine de la précédente par ses rapports, en est très-distincte, surtout par la disposition et la forme de ses cellules. Elle n'est point rare.

## Espèces fossiles dont le genre paraît douteux.

— Flustre mosaïque. *Flustra tessellata.*

*Fl. incrustans, septis anticè rotundatis; cellulis supernè depressis; ore subrotundo exiguo.*

Fl. mosaïque. *Desmarets et le Sueur*, bull. des sc. 1814. p. 53. pl. 2. f. 2.

Habite.... sur les corps fossiles tels que les oursins, les belemnites, des environs de Paris.

— Flustre en réseau. *Flustra reticulata.*

*Fl. frondescens crassiuscula; frondibus utrinque celluliferis; cellulis ovato-elongatis; septis prominulis; ore subtransverso.*

Fl. en réseau. *Desmarets et le Sueur*, bull. des sc. 1814. p. 53. pl. 2. f. 4.

Habite... les sables des environs de Valogne, avec les baculistes, les belemnites, etc.

— Flustre carrée. *Flustra quadrata.*

*Fl. incrustans, radiata; cellulis quadratis vel parallelogrammibus.*

Fl. à cellules carrées. *Desmarets et le Sueur*, bull. des sc. 1814. p. 53. pl. 2. f. 10.

Habite.... sur un moule int. de coquille bivalve.

— Flustre épaisse. *Flustra crassa.*

*Fl. incrustans, crassa; septis prominulis supernè depressis; cellulis brevibus; ore amplo lunato.*

Fl. épaisse. *Desmarets et le Sueur*, bull. des sc. 1814. p. 53. pl. 2. f. 1.

Habite.... sur une huitre fossile de Grignon, etc.

—Flustre crêtacée. *Flustra cretacea.*

> *Fl. incrustans , crassa ; cellulis ovato-oblongis.*
>
> Fl. crêtacée. *Desmarets* et *le Sueur* , bull. des sc. 1814. p. 53.
> n.o 6. pl. 2. f. 3.
>
> Habite . . . . sur un murex fossile des environs de Plaisance.

—Flustre utriculaire. *Flustra utricularis.*

> *Fl. incrustans ; cellulis obovatis depressiusculis , posticè*
> *latioribus ; ore parvulo anteriori.*
>
> Fl. utriculaire. *Desmarets* et *le Sueur* , bull. des sc. 1814.
> p. 54. pl. 2. f. 8.
>
> Habite . . . . sur les oursins fossiles de la craie.

---

# TUBULIPORE. (Tubulipora.)

Polypier parasite ou encroûtant ; à cellules submembraneuses, ramassées, fasciculées ou sériales, et en grande partie libres.

Cellules allongées, tubuleuses ; à ouverture orbiculée, régulière, rarement dentée.

*Polyparium parasiticum , vel incrustans ; cellulis submembranaceis , confertis , fasciculatis vel serialibus , ad latera disjunctis.*

*Cellulæ oblongæ , tubulosæ ; ore orbiculato , regulari , rarò dentato.*

### OBSERVATIONS.

Les *tubulipores* sont de très-petits polypiers qui semblent se rapprocher des cellépores , mais qui sont beaucoup plus

*Tome II.* 11

frêles , et quil en faut distinguer , parce que leurs cellules sont allongées , tubuleuses, libres , c'est-à-dire, sont désunies et n'ont entr'elles aucune adhérence sur les côtés, et que leur ouverture est ronde , régulière.

Les cellules des *tubulipores* , quoiqu'en grande partie libres , sont ramassées , fasciculées , verticillées , et quelquefois disposées par rangées lâches. Elles forment sur les fucus , les corallines , etc. , des amas divers et fort petits ; elles sont soutenues par une base en croûte très-mince et qui a peu d'étendue. Leur ouverture est rarement resserrée.

On ne peut ranger ces petits polypiers parmi les *flustres* qui ont toujours leurs cellules adhérentes , avec un orifice à bords inégaux , plus ou moins ringent , et qui , par leur disposition , présentent ordinairement un réseau régulier. Ce ne sont point non plus des *cellépores* , puisque ces polypiers sont à peine lapidescens , et que leurs cellules sont libres , allongées , peu ou presque point ventrues. Enfin , ce sont encore moins des *millépores* , ceux-ci étant des polypiers tout-à-fait pierreux.

## ESPÈCES.

1. **Tubulipore transverse.** *Tubulipora transversn.*

   *T. cellulis tubulosis , serialiter coalitis : seriebus transver-*
   *sis ; crustá repente.*

   *Millepora tubulosa.* Soland. et. Ell. p. 136.

   Ellis corall. t. 27. *fig. e. E.*

   Planch. Conch. chap. 25. tab. 18. *fig. n. N.*

   Mus. n.º

   Habite la Méditerranée , sur des fucus , etc. Ma collection. Ce polypier très-petit , rampe et se ramifie un peu sur les corps marins , et a sa face supérieure tubulifère. Ses tubes sont droits, courts, disposés par rangées transverses, et réunis entr'eux dans leur partie inférieure.

**2. Tubulipore frange.** *Tubulipora fimbria.*

*T. cellulis tubulosis, longis, distinctis, longitudinaliter se-*
*riatis; crustá repente, subramosá.*

*Cellepora ramulosa.* Gmel. p. 3791.

Esper. vol. 1. t. 5.

Mus. n.°

Habite la Méditerranée, l'Océan d'Europe et de l'Inde, sur des
fucus, etc. Ma collection. Il tient beaucoup à l'espèce précédente par ses rapports; mais ses tubes sont plus longs, plus
libres, et forment plutôt des franges longitudinales que des
rangées transverses.

**3. Tubulipore orbiculé.** *Tubulipora orbiculus.*

*T. subincrustans; cellulis tubulosis in orbiculum hemis-*
*phæricum aggregatis ; osculo subdentáto.*

*Orbiculus.* Seba. mus. 3. tab., 100. f. 7.

*Madrep. verrucaria.* Esper. vol. 1. t. 17. *fig. B. C.*

Habite la Méditerranée, l'Océan d'Europe, sur des fucus.
Ma collection. Cette espèce offre des amas orbiculaires et
convexes de tubes droits, libres et distincts dans leur moitié
supérieure, et dont l'orifice est tantôt muni d'une à trois
dents, et tantôt n'en présente aucune.

**4. Tubulipore foraminulé.** *Tubulipora foraminulata.*

*T. incrustans; tubulis creberrimis coalitis, radiatim in-*
*clinatis, ad latera foraminulosis ; ore mutico.*

Mus. n.o

Habite la Méditerranée, etc. sur le *retepora cellulosa.* Espèce
voisine de la précédente, par sa disposition en plaques
suborbiculaires et encroûtantes; mais très-singulière en ce
que ses tubes, cohérens les uns aux autres, inclinés et divergens de tous côtés comme des rayons, sont foraminulés latéralement, et offrent quelquefois des côtes transverses et
latérales, ou des cils lorsque les tubes sont usés latéralement.

**5. Tubulipore patène.** *Tubulipora patina.*

*T. crustá tenui, suborbiculatá; concavá, indivisá, supernè*
*striatá; disco tubulis aggregatis et inferne coalitis obtecto.*

*Millepora verrucaria.* Soland. et Ell. p. 137.

*Madrep. verrucaria.* Esper. vol. 1. t. 17. *fig. A.*

*Madrep. verrucaria.* Lin. Pall. zooph. p. 280.

Habite la Méditerranée, etc., sur des fucus. Ma collection. Il présente une expansion crustacée, mince, presqu'orbiculaire, concave en-dessus comme une soucoupe, et dont le disque est occupé par une masse de tubes réunis inférieurement. Cette patène est de la largeur de l'ongle du petit doigt. Ses bords sont ondés, souvent irréguliers, à limbe intérieur, strié.

### 6. Tubulipore patellé. *Tubulipora patellata.*

*T. turbinato - explanata, orbiculata ; margine laciniis fimbriato ; disco tubulis confertis, contortis, clausis difformibus.*

Habite les mers de la Nouvelle-Hollande. *Péron* et *le Sueur.* Mon cabinet. Ce polypier n'est pas plus large que celui qui précède, et semble s'en rapprocher à plusieurs égards. Il est cependant si singulier, que l'on peut encore douter de son véritable genre. Les tubes de son disque ressemblent aux serpens d'une tête de méduse. Il est lapidescent.

### 7. Tubulipore annulaire. *Tubulipora annularis.*

*T. incrustans ; cellulis subclavato - cylindricis, annulatim digestis ; osculo biverrucoso.*

*Eschara annularis.* Pallas zooph. p. 48. n.º 13.

De Moll. *Monogr. de Eschara.* p. 36. tab. 1. f. 4.

Habite la mer de l'Inde et du cap de Bonne - Espérance, sur des fucus. Je ne le connais que par les ouvrages cités.

---

# DISCOPORE. (Discopora.)

Polypier subcrustacé, aplati, étendu en lame discoïde, ondée, lapidescente ; à surface supérieure, cellulifère.

Cellules nombreuses, petites, courtes, contigues, favéolaires, régulièrement disposées par rangées subquinconciales ; à ouverture non resserrée.

*Polyparium subcrustaceum, complanatum, in laminam discoideam, undatam et lapidescentem extensum ; supernâ superficie celluliferâ.*

*Cellulæ numerosæ, parvæ, breves, favosæ, contiguæ, seriebus regularibus vel in quincunces dispositæ ; ore non constricto.*

### OBSERVATIONS.

Les *discopores*, moins flexibles, plus lapidescens et plus fragiles que les flustres, à cellules plus immergées et moins libres que dans les tubulipores, sont des polypiers qui avoisinent les cellépores, et avec lesquels néanmoins on ne doit pas les confondre.

Plus disciformes que les cellépores, et n'offrant presque jamais comme eux des expansions lobées, convolutes et diversement rameuses, les *discopores* s'en distinguent en ce que leurs cellules ne sont jamais confuses, mais sont rangées régulièrement en quinconces ou par séries, imitant, en quelque sorte, celles d'un gâteau d'abeilles.

### ESPÈCES.

1. **Discopore verruqueux.** *Discopora verrucosa.*

    *D. crustacea, lamelliformis, suborbiculata, undata; cellulis obliquis subquincuncialibus ; fauce hinc subdentato.*

*Cellepora verrucosa.* Lin., Esper. vol. 1. t. 2.

B. *var. cellulis fauce edentulo.*

Mus. n.°

Habite la mediterranée, l'Océan européen et indien. Mon cabinet. Il forme des lames suborbiculaires, crustacées, ondées, assez minces, cassantes, et en partie fixées sur des
corps marins. Les cellules s'ouvrent uniquement à la surface
supérieure de ces lames ; elles sont quinconciales, inclinées
obliquement, à ouverture peu resserrée, et leur bord en
devant offre une dent conique, quelquefois accompagnée
de deux autres plus petites. Largeur, trois à quatre centimètres ; couleur, fauve ou blanchâtre.

## 2. Discopore réticulaire. *Discopora reticularis.*

*D. crustacea, lamelliformis, tenuis, undata, subconvoluta ;
cellulis superficialibus, foveolatis, contiguis, in retem
dispositis ; ore mutico, subovali.*

Mus. n.°

Habite . . . . Cette espèce offre, comme la précédente, une
expansion en lame mince, suborbiculaire, ondée, quelquefois contournée. Cette lame, très-fragile, présente à sa
surface supérieure, un réseau régulier, formé par des cellules en fossettes arrondies et superficielles. Elle est en grande
partie libre, et n'est fixée que par une portion de sa surface
inférieure.

## 3. Discopore fornicin. *Discopora fornicina.*

*D. crustacea lamelliformis, adnata ; cellulis seriatis, con-
tiguis, suborbiculatis ; labio superiori fornicato, prominulo.*

Mus. n.°

. . . . . *conf. cum eschard forniculosâ.* Pall. zooph. p. 47.

Habite les mers de la Nouvelle-Hollande. *Péron* et *le Sueur.*
Celui-ci présente encore une lame crustacée, suborbiculaire,
en partie fixée sur les corps marins, et cellulifère en sa face
supérieure. Mais il est très-distinct par ses cellules dont
le bord supérieur est le seul apparent, et s'avance en voûte
ou en arcade saillante. L'ensemble de toutes ces arcades a
un aspect singulier.

## 4. Discopore crible. *Discopora cribrum.*

*D. crustacea, lamelliformis, alba ; supernâ superficie fo-*
*raminibus distantibus pertusâ.*

Mus. n.º

.... *an flustra arenosa ?* Soland. et Ell. p. 17.

Habite.... Cette espèce fait, en quelque sorte, douter de son
genre, lorsqu'on la regarde en dessus ; mais, en-dessous,
l'on distingue facilement, par la transparence de la lame,
les cellules contiguës et sériales de ce discopore, dont il n'y
a qu'une partie qui s'ouvre à sa superficie. Les ouvertures
de ces cellules ne sont que des troncatures qui les coupent
obliquement, et ne laissent aucun bord en saillie. Il en résulte que la face supérieure de la lame est perforée comme un
crible. Largeur de la lame, quatre à cinq centimètres.

## 5. Discopore râpe. *Discopora scobinata.*

*D. lamelliformis, undata, convoluto-tubulosa, extùs cel-*
*lulifera ; cellulis prominulis quincuncialibus distantibus.*

Mus. n.º

Habite.... Je crois qu'il provient, ainsi que le précédent,
du voyage de *Baudin.* La surface extérieure de celui-ci ressemble à celle d'une petite râpe, par la petite saillie des cellules qui sont tubuleuses, distantes les unes des autres et quinconciales. La lame que forme cette espèce, est contournée ou roulée en cornet, et, d'ailleurs, elle est mince et
fragile comme dans les espèces précédentes.

## 6. Discopore petits-rets. *Discopora reticulum.*

*D. incrustans, alba ; filis calcariis cancellatim anastomo-*
*santibus.*

*Millepora reticulum.* Gmel. p. 3788.

Esper. vol. 1. p. 205. tab. XI.

Mus. n.º

Habite la Méditerranée, l'Océan atlantique, sur des fucus,
des coquilles. Cette espèce forme rarement une lame libre ou
en partie libre, comme celles qui précèdent ; mais elle
s'étend et s'applique comme une croûte à la surface des
corps marins. Elle est fort petite, blanche, tout-à-fait réti-
forme, et les mailles de son réseau sont de véritables cellules.

dont le fond très-mince et membraneux ne paraît point dans le polypier jeune, mais ensuite devient très-apparent. Les côtés de ces mailles ou cellules prennent aussi une certaine épaisseur dans le polypier complètement formé. Etendue, trois à six millimètres. Mon cabinet. .

7. **Discopore coriace.** *Discopora coriacea.*

 *D. lamelliformis, rotundato-lobata, tenuissima, pellucida ; cellulis seriatis prostratis apice pertusis.*

 *Flustra coriacea.* Esper. suppl. 2. tab. 7.

 Habite.... Il est mince et transparent comme une pelure d'oignon, et n'est fixé qu'en partie sur les corps marins. Ce qui le rend très-remarquable, c'est que la lame qu'il constitue est composée de cellules tubuleuses, sériales, couchées, et qui s'ouvrent à leur sommet par un pore.

8. **Discopore arénulé.** *Discopora arenulata.*

 *D. lamelliformis, undata, subpellucida; cellulis parvulis seriatis obliquis apice semi-clausis ; ore semi-rotundo.*

 Mon cabinet.

 Habite.... Il présente une lame libre, arrondie, ondée, assez transparente, dont la surface supérieure est ornée de cellules quinconciales, mutiques. Ces cellules sont inclinées, comme enfoncées obliquement et se terminent par une ouverture demi-ronde.

9. **Discopore rude.** *Discopora scabra.*

 *D. lamelliformis, undata, cellulosa, tuberculis apice foratis asperata ; cellulis ovalibus, quincuncialibus.*

 Mon cabinet.

 Habite.... Cette espèce est distincte du discopore verruqueux par ses cellules plus petites, ovales, dont les bords ou les interstices portent de petits tubercules élevés, écartés et percés au sommet comme des tubes.

# CELLÉPORE. (Cellepora.)

Polypier presque pierreux, poreux intérieurement, étendu en croûte ou relevé et frondescent ; à expansions aplaties, lobées ou rameuses, subconvolutes, non flexibles ; à surface externe, cellulifère.

Cellules urcéolées, submembraneuses, ventrues, un peu saillantes, contigues, confuses ; à ouverture resserrée.

*Polyparium sublapideum, intùs porosum, in crustam expansum, aut surrectum et frondescens ; frondibus complanatis, lobatis vel ramosis, subconvolutis ; externâ superficie ex cellulis uno strato coalitis contextâ.*

*Cellulæ urceolatæ, ventricosæ, submembranaceæ, exserentes, confusæ ; ore constricto.*

### OBSERVATIONS.

Les *cellépores* ont été confondus par quelques naturalistes avec les *millépores*, et par d'autres avec les *flustres*. Ils sont cependant réellement distincts des uns et des autres. Ces polypiers sont moins pierreux et surtout moins compactes intérieurement que les millépores, et leurs cellules sont toujours saillantes, quoique plus ou moins. Ils ne sont point flexibles comme les flustres, mais roides et cassans ; et leurs cellules, en général, confuses, urcéolées, à orifice resserré, les en distinguent.

C'est des discopores que les *cellépores* se rapprochent le plus ; et c'est ensuite avec les eschares et les rétépores qu'ils ont les rapports lés plus prochains. On sent qu'ils tiennent déjà de très - près aux polypiers tout-à-fait pierreux.

En effet, les expansions des *cellépores* sont pierreuses, mais avec un mélange de matière animale qui les rend assez molles et flexibles dans les eaux. Néanmoins elles deviennent roides et très-fragiles lorsqu'elles sont exposées à l'air, et elles sont très-poreuses dans leur épaisseur.

Les *cellépores* encroûtent ou enveloppent différens corps marins sur lesquels ils sont fixés. Quelques-uns néanmoins forment des expansions relevées, aplaties, frondescentes, contournées ou convolutes, sinueuses, plus ou moins rameuses.

## ESPÈCES.

1. Cellépore ponce. *Cellepora pumicosa.*

   *C. incrustans, aut explanatione convoluta, tubulosa, ramosa ; externâ superficie cellulis confusis, ventricosis et mucronatis scabrâ.*

   *Millepora pumicosa.* Soland. et Ell p. 135.

   Ellis corall. tab. 27. *fig. f. F.*

   Borlas. Cornub. t. 24. f. 7—8.

   Mus. n.°

   Habite l'Océan européen, la Méditerranée. Mon cabinet. Espèce commune, polymorphe, rarement épaisse, très-fragile, à surface hérissée par les cellules. On la rencontre dans différentes mers.

2. Cellépore épais. *Cellepora incrassata.*

   *C. ramosa lobata, intùs cellulosa ; ramis crassis teretibus fractis ; cellulis confusis, ovatis, muticis.*

   Marsil. hist. t. 32. f. 150—151.

*An cellepora leprosa.* Esper. vol. 1. t. 4.

Mus, n.º

Habite la Méditerranée. Mon cabinet. Il forme des expansions épaisses, pleines, comme pierreuses, mais celluleuses
intérieurement, cylindracées, lobées ou rameuses. Les cellules de la superficie sont les seules polypifères ; elles sont
confuses, très-inégales, mais mutiques à leur orifice.
MM. *Péron* et *le Sueur* en ont rapporté de Timor une variété qui s'étale en plaque irrégulière, bosselée et ondée
en dessus.

### 3. Cellépore olive. *Cellepora oliva.*

*C. simplex, cylindraceo-turbinata ; extremitate crassiore
truncatá, foveá terminatá; cellulis confusis muticis.*

Mus. n.º

Habite les mers de la Nouvelle-Hollande. *Péron* et *le Sueur.*
Celui-ci est remarquable par sa forme presque régulière ; car
il ressemble à une olive ou à un gland hors de sa cupule. Il
est un peu cerclé transversalement, et son gros bout offre
une fossette orbiculaire. Longueur, trois centimètres.

### 4. Cellépore oculé. *Cellepora oculata.*

*C. incrustans, ramosissima, subcespitosa; ramis sparsim
oculatis ; cellulis confusis echinatis.*

Mus. n.º

Habite l'Océan austral. *Péron* et *le Sueur.* Ce polypier enveloppe des tiges de gorgone, de fucus, etc., et de sa croûte
s'élèvent des ramifications cylindriques, subdichotomes,
qui forment de petites touffes arrondies et assez élégantes.
Toutes ces ramifications sont percées çà et là de trous ronds,
comme dans certaines éponges. Etendue, quatre à cinq centimètres.

### 5. Cellépore endive. *Cellepora endivia.*

*C. complanata, lobato-foliacea, subplicata, variè con-
torta ; cellulis confusis subglobosis ; ore mutico.*

Mus. n.º

Habite l'Océan austral. *Péron* et *le Sueur.* Mon cabinet.

Celui-ci forme des expansions un peu épaisses, comme pierreuses, aplaties, lobées, foliacées, plissées, et diversement contournées. Les cellules sont confuses, mutiques,
comme entremêlées de duvet pulvériforme. Etendue, quatre
à sept centimètres.


### 6. Cellépore à crêtes. *Cellepora cristata.*

*C. incrustans, multiloba; lobis verticalibus rotundatis,
compressis, carinatis, subspiralibus, utroque latere
echinatis.*

Mus. n.º

Habite l'Océan austral. *Péron* et *le Sueur.* Cette espèce semble perfoliée par les tiges des plantes marines qu'elle enveloppe; et, comme ses lobes sont verticaux, arrondis, comprimés, carinés et en crêtes, ils ressemblent presque aux
pas d'une vis de pressoir. Ses crêtes sont hérissées des deux
côtés, et n'ont que quelques millimètres de hauteur.


### 7. Cellépore spongite. *Cellepora spongites.*

*C. basi incrustans; explanationibus è crusta surgentibus
tubuloso-turbinatis, ramosis, variè coalescentibus; cellulis seriatis; osculo suborbiculari.*

*Cellepora spongites.* Lin. Esper. vol. 1. t. 3.

*Millepora spongites.* Soland. et Ell. p. 132.

*Porus anguinus*, etc. Gualt. Ind. *post.* tab. 70.

*Eschara spongites.* Pall. zooph. p. 45. de Moll. t. 1. f. 3.]

B. *eadem? humilior, tenuior, subcrispa.*

Seba. mus. 3. tab. 100. f. 12.

Soland. et Ell. tab. 41. f. 3.

Mus. n.º

Habite la Méditerranée, et sa variété, la mer des Indes. Ma
collection. Sa base est une plaque qui recouvre les pierres,
etc. Il s'en élève des expansions tubuleuses, turbinées, irrégulières, diversement divisées et coalescentes. Les cellules
sont sériales, toujours un peu ventrues, et ont leur ouverture le plus souvent orbiculaire, quelquefois semi-orbicu-
laire. Cette espèce devient assez grande. Elle est mollasse ou
un peu flexible sous l'eau, pendant la vie des polypes.

*Espèces que je n'ai point vues.*

— Cellépore transparent. *Cellepora hyalina.*

> *C. reptans , subincrustans ; cellulis seriatis ovato-oblon-*
> *gis diaphanis ; ore obliquo simplici.*
>
> Cavolin. pol. p. 242. t. 9. f. 8—9.
>
> Esper. vol. 1. tab. 1.
>
> Habite l'Océan. . . . sur des fucus. Il faudra peut-être le ranger
> parmi les tubulipores.

*Espèces fossiles.*

— Cellépore mégastome. *Cellepora megastoma.*

> *C. incrustans , cellulis irregulariter acervatis, obovatis ,*
> *distinctissimis ; ore amplo.*
>
> Cellép. Mégastome. *Desmarets* et *le Sueur.* Bull. des sc. p. 54.
> pl. 2. f. 5.
>
> Habite. . . . sur les corps fossiles de la craie des environs de
> Paris.

— Cellépore globuleux. *Cellepora globulosa.*

> *C. incrustans ; cellulis globulosis , distinctis ; ore trans-*
> *verso.*
>
> Cellép. globuleux. *Desmarets* et *le Sueur.* Bull. des sc. p. 54.
> pl. 2. f. 7.
>
> Habite. . . . sur les fossiles de la craie.

---

# ESCHARE. (Eschara.)

Polypier presque pierreux , non flexible , à expansions
aplaties, lamelliformes, minces, fragiles, très-poreuses
intérieurement , entières ou divisées.

Cellules des polypes disposées en quinconces sur les deux faces du polypier.

*Polyparium sublapideum ; explanationibus rigidulis, lamelliformibus , tenuibus , fragilibus , intùs porosissimis , integris aut divisis.*

*Polyporum cellulæ quincunciales , in utrâque superficie polyparii.*

### OBSERVATIONS.

Les *eschares* sont distingués des cellépores et des rétépores, parce que les deux surfaces de leurs expansions sont également garnies de cellules ; tandis que dans les cellépores et les rétépores , les cellules ne se trouvent que sur une de leurs surfaces.

Ces polypiers présentent des expansions aplaties, minces, lamelliformes, non flexibles., mais fragiles , très-poreuses intérieurement , c'est-à-dire , dans leur épaisseur , tantôt entières, diversement contournées ou anastomosées , et tantôt divisées en lanières rameuses.

Les cellules dont les deux surfaces de ces expansions sont garnies , sont petites , presque superficielles, et régulièrement disposées en quinconces.

Les *eschares*, bien moins pierreux que les millépores, puisque leur substance est par-tout très-poreuse intérieurement, ont dû en être séparés, ainsi que les cellépores, les rétépores, etc., pour former autant de genres particuliers. *Pallas* et M. le *baron de Moll* les ont, mal-à-propos, confondus avec les flustres, qui sont des polypiers flexibles , dont les cellules ont une forme très-différente.

## ESPÈCES.

**1. Eschare bouffant.** *Eschara foliacea.*

> *E. lamellosa, conglomerata ; laminis plurimis variè flexuo-*
> *sis et coalescentibus ; poris quincuncialibus interstitio*
> *separatis.*

*Millepora foliacea.* Soland. et Ell. p. 133, n.º 6.

Ellis corall. t. 3o. *fig. a. A.B.C.*

*Eschara fascialis.* Pall. zooph. p. 42. de Moll. t. 1. f. 2.

*Cellepora lamellosa.* Esper. vol. 1. t. 6.

Mus. n.º

Habite l'Océan européen. Mon cabinet. Ce polypier forme de grosses masses comme enflées, caverneuses, légères et fragiles. Ses pores sont fort petits, arrondis, séparés.

**2. Eschare cartacé.** *Eschara chartacea.*

> *E. complanata, subsimplex ; laminis perpaucis, magnis,*
> *undato-flexuosis, coalescentibus ; poris contiguis, qua-*
> *dratis.*

Mus. n.º

Habite les mers de la Nouvelle-Hollande. *Péron* et *le Sueur.* Ses expansions présentent un petit nombre de lames, grandes, ondées, coalescentes, légères, fragiles et qui ressemblent à des pièces de carton réunies angulairement. Pores très-grands.

**3. Eschare croisé.** *Eschara decussata.*

> *E. complanata, lamellosa ; laminis tenuibus, integris,*
> *undatis, variè decussantibus ; poris minutis subpro-*
> *minulis.*

Mus. n.º

Habite l'Océan austral. *Péron* et *le Sueur.* Ses cellules sont un peu saillantes, presque comme celles des *cellépores.* Sa taille et sa forme sont à-peu-près les mêmes que celles du *millepora agariciformis.*

**4. Eschare à bandelettes.** *Eschara fascialis.*

> *E. plano-compressa, ramosissima ; ramis tænialibus, an-*

*gustis, flexuosis, variè coalitis,* **subclathratis**; *poris impressis.*

*Millepora fascialis.* Lin. *Eschara fascialis.* de Moll. t. 1. f. 1.
*Millepora tænialis.* Soland. et Ell. p. 133.
Ellis. corall. t. 30. *fig. b.* Bonan-mus. Besl. t. 286. f. 13.
Marsil. hist. t. 33. f. 160. n.º 1—3.
Mus. n.º

Habite la Méditerranée. Il forme des touffes larges, élégantes, très-divisées et subcancellées par l'anastomose des bandelettes et de leurs divisions. Pores non saillans. Mon cabinet.

5. Eschare cervicorne. *Eschara cervicornis.*

*E. ramosissima, subcompressa ; ramis perangustis ; poris prominulis, subtubulosis.*
*Millepora cervicornis.* Soland. et Ell. p. 134. n.º 8.
Marsil. hist. t. 32. f. 152.
*An millepora aspera ?* Lin.
Mon cabinet.
Habite la Méditerranée. Il forme des touffes assez fines, très-divisées, fort jolies. Le *millepora aspera,* Esper. suppl. 1. t. 18. n'appartient point à cette espèce.

6. Eschare grêle. *Eschara gracilis.*

*E. ramosa, subdichotoma, gracilis, cylindracea ; ramis obsoletè compressis ; poris vix prominulis.*
*Millepora tenella.* Esper. suppl. 1. t. 20.
Mon cabinet.
Habite. . . . Quoique très-voisin du précédent par ses rapports, il constitue une espèce distincte. Sa tige et ses rameaux sont cylindracés, obscurément comprimés, et offrent des pores tantôt superficiels, tantôt un peu saillans, plus rapprochés entr'eux vers le sommet que ceux de la base de ce polypier.

7. Eschare lichénoïde. *Eschara lichenoides.*

*E. cespitosa, ramosissima ; ramulis complanatis lobatis obtusis ; poris superficialibus asperulatis.*
Seba. mus. 3. t. 100. f. 10.
Mus. n.º
Habite l'Océan indien. *Péron* et *le Sueur.* Il constitue de très-

petites touffes lichéniformes, élégamment découpées et lobées ; ses ramifications sont tortueuses. Il s'en trouve à ramifications coalescentes. C'est une espèce différente de celle
qui suit. Couleur, blanchâtre.

### 8. Eschare lobulé. *Eschara lobulata.*

*E. nana, subramosa, compressa, palmato-lobata ; lobis
apice dilatatis, obtusis ; superficiebus utrisque granulato-
asperatis.*

Mus. n.o

Habite les mers de la Nouvelle-Hollande. *Péron* et *le Sueur.*
Sa base enveloppe et encroûte les tiges des plantes ma_
rines, etc., et il s'en élève des expansions aplaties, sub-
rameuses, lobées, palmées, élargies et obtuses à leur sommet. Ces expansions n'ont qu'un à quatre centimètres de
hauteur. Leur couleur est d'un cendré violâtre ou bleuâtre.

### 9. Eschare petite râpe. *Eschara scobinula.*

*E. lamelliformis, ovato - rotundata, undata, sublobata ;
cellulis creberrimis, obliquè prominulis.*

Mus. n.º

Habite.... D'une base encroûtante et médiocre, s'élève un
lobe lamelliforme, ovoïde, arrondi, ondé, et dont les deux
surfaces sont hérissées par la saillie des cellules. Ces cellules
sont très-petites, serrées, quinconciales. Elles ressemblent
un peu à celles des cellépores.

### 10. Eschare porite. *Eschara porites.*

*E. lamellosa, undato-lobata ; lobis rotundatis ; cellulis super-
ficialibus in reticulum dispositis ; margine denticulato.*

Mus. n.º

Habite.. ... Il est petit, et offre des lames assez minces, ondées, contournées diversement, arrondies en crête. Les
deux surfaces de ces lames sont garnies de cellules en réseau comme dans le *cellepora reticularis*, et l'on voit de
petites dents sur le bord des cellules.

### 11. Eschare encroûtant. *Eschara incrustans.*

*E. incrustans, de formis, raro lobata ; poris impressis,
distinctis quincuncialibus.*

*Tome II.*                        12

Mus. n.o

Habite.... Cette espèce provient du voyage de Baudin. Elle encroûte les tiges et branches des plantes marines; et leur donne l'aspect d'incrustations calcaires.

---

# ADÉONE. (Adeona.)

Polypier presque pierreux, caulescent, frondescent ou flabelliforme.

Tige subarticulée; à articulations comme encroûtées, obscurément granuleuses; à expansions foliacées ou flabellées, couvertes de cellules sur les deux faces.

Cellules très-petites, serrées, sériales ou en quinconces; à oscule rond.

*Polyparium sublapideum, caulescens, frondescens aut flabelliforme.*

*Caulis subarticulatus; articulis crustâ superficiali indutis, obsoletè granulosis; explanationibus foliïformibus vel flabellatis, in utrâque superficie celluliferis.*

*Cellulæ minimæ, contiguæ, seriales, quincunciales, osculo rotundo pertusæ.*

### OBSERVATIONS.

Les *adéones* sont des polypiers tellement voisins des eschares par leurs rapports, qu'on serait autorisé à les réunir dans le même genre, si la tige très-singulière des *adéones* ne les distinguait pas considérablement des eschares.

Les *adéones* tiennent aussi beaucoup des rétépores, et même l'adéone crible est fenestrée comme le rétépore manchette de mer [*retepora cellulosa*]; mais les expansions des adéones offrent des cellules sur les deux faces, ce qui n'a pas lieu dans les rétépores.

J'ai adopté le nom générique *adeona*, donné par M. *Lamouroux* à l'une des espèces de ce genre; mais je ne puis partager son opinion en plaçant l'*adeona* dans la famille des isis, qui sont de véritables corticifères. Il s'en est, sans doute, laissé imposer par la tige singulière des adéones, ne considérant pas que leurs expansions et leurs cellules sont parfaitement analogues à celles des eschares. Ces cellules ne sont point immergées dans un encroûtement partout distinct de l'axe qu'il enveloppe comme dans les isis. C'est seulement sur la tige de l'*adéone* que des cellules anciennes et presqu'effacées, forment, par leur contiguïté, l'espèce de croûte annulaire et granuleuse, qui fait paraître la tige articulée. Cette tige semble se perdre dans l'expansion aplatie qui la termine, ou dans celles qui en émanent latéralement. Elle y forme quelques nervures peu saillantes.

## ESPÈCES.

1. Adéone foliifère. *Adeona foliifera.*

>*A. caule subramoso, frondifero; frondibus laciniato-palmatis; lobis oblongis, subacutis, inæqualibus.*
>
>*Frondiculina.* Extrait du C. de zool. p. 25.
>
>Mus. n.º
>
>Habite les mers de la Nouvelle-Hollande. *Péron* et *le Sueur.* Ce beau polypier ressemble entièrement à un arbuste, portant des feuilles alternes, découpées à-peu-près comme celles du *cratægus azerola.* Ses expansions foliiformes conservent en partie l'apparence d'une nervure qui n'est que

l'extrémité couverte d'une ramification de la tige. Elles ont d'ailleurs la structure de celles des eschares.

2. **Adéone crible.** *Adeona cribriformis.*

*A. caule subsimplici, supernè in laminam flabellatam, proliferam et fenestratam explanato.*

*Adeona.* Lamouroux, nouveau bull. des sc. n.o 63. p. 188. n.o 40.

Mus. n.o

Habite les mers de la Nouvelle - Hollande, côte du sud-est. *Péron* et *le Sueur.*

Au premier aspect, ce polypier paraît devoir être distingué du précédent, comme constituant un genre particulier, tant il en diffère par la forme de ses expansions. Effectivement sa tige soutient une lame flabelliforme, obronde, assez grande, bordée de crénelures tronquées, et percée à jour dans son disque, à la manière d'un crible, par quantité de trous ronds, assez larges. Cette lame est prolifère, en ce que, souvent, il s'en élève d'autres semblables de son disque même.

Malgré cette forme singulière des expansions de cette adéone, et dont on a un exemple dans le *retepora cellulosa*, les cellules de ce polypier sont tout-à-fait du même ordre que celles de la première espèce.

Au reste, cette forme de crible ou de réseau à jour, n'est que le résultat de bandelettes régulièrement anastomosées.

---

# RÉTÉPORE. (Retepora.)

Polypier pierreux, poreux intérieurement, à expansions aplaties, minces, fragiles, composées de rameaux quelquefois libres, le plus souvent anastomosés en réseau ou en filet.

Cellules des polypes disposées, d'un seul côté, à la surface supérieure ou interne du polypier.

*Polyparium lapideum, intùs porosum ; explanatio-nibus tenuiusculis, fragilibus, vel in ramos liberos, vel in reticulum præstantibus.*

*Cellulæ polyporum unilaterales, ad supernam vel internam superficiem polyparii pertusæ.*

### OBSERVATIONS.

Quoique pierreux, les *rétépores* ont leur substance bien moins solide que celle des millépores ; car elle est cellu-leuse ou poreuse intérieurement, et d'une structure ana-logue à celle des eschares, des adéones, des cellé-pores, etc.

Ces polypiers présentent des expansions en général apla-ties, minces, fragiles, tantôt frondiculées, tantôt réticu-lées ou percées en crible, enfin, diversement contournées et unies entre elles. Celles qui sont réticulées paraissent composées de rameaux anastomosés sous cette forme.

En général, ces polypiers sont délicats, fragiles, assez élégans et ne présentent que des masses peu considé-rables.

On a observé à leur égard, comme à celui des eschares et des cellépores, que tant qu'ils sont dans l'eau avec leurs polypes vivans, leur partie supérieure est mollasse et flexible ; mais en les sortant de l'eau, tout le polypier s'affermit, se solidifie et devient cassant.

Les *rétépores* se distinguent des adéones et des eschares, en ce qu'ils n'ont leurs cellules polypifères que sur une seule des faces de leurs expansions. Ils ne sont point en-croûtans comme les cellépores.

## ESPÈCES.

1. **Rétépore réticulé.** *Retepora reticulata.*

> *R. explanationïbus clathratis undato - convolutis ; internâ superficie verrucosâ porosissimâ.*
>
> *Millepora reticulata.* Lin. Soland. et Ell. , p. 138.
>
> Esper. vol. 1. Millep. tab. 2.
>
> Marsill. hist. t. 34. f. 165—166.
>
> Mus. n.º
>
> Habite la Méditerranée. Mon cabinet. Ce rétépore présente des expansions grossièrement treillissées , irrégulièrement contournées en cornet ou en coupe, et qui ont une de leurs surfaces lisse , tandis que l'autre est très-poreuse et verruqueuse.

2. **Rétépore dentelle de mer.** *Retepora cellulosa.*

> *R. explanationïbus submembranaceis , tenuibus , reticulatim fenestratis , turbinatis , undato-crispis , basi subtubulosis ; internâ superficie porosâ*
>
> *Millepora cellulosa.* Lin. Esper. vol. 1. t. 1.
>
> *Retepora.* Ellis. corall. t. 35. *fig. d. D. F.*
>
> Rumph. amb. 6. t. 87. f. 5. Soland. et Ell. t. 26. f. 2.
>
> Knorr. delic. tab. A. III. f. 3.
>
> Manchette de Neptune. Daubent. ic. t. 23.
>
> Mus. n.º
>
>> Habite la Méditerranée et l'Océan indien. Mon cabinet. Ce rétépore est élégant , délicat, presque membraneux, et remarquable par les trous elliptiques dont ses expansions sont régulièrement percées.
>
> MM *Péron* et *le Sueur* en ont rapporté des mers de l'Inde, des variétés fort jolies. Il y en a de couleur pourpre ; parmi celles qui sont d'un blanc fauve , les unes sont en entonnoir simple ; d'autres sont turbinées et prolifères intérieurement ; d'autres, plus petites, sont tubuleuses, et même à tubes rameux et dichotomes.

3. **Rétépore frondiculé.** *Retepora frondiculata.*

*R. ramosissima ; ramis polychotomis , subflabellatis ; internâ superficie poris prominulis scabrâ; externâ lœvi, fissuris lineatâ.*

*Millepora lichenoides.* Lin. , Soland. et Ell. t. 26. f. 1.

*Millepora tubipora.* Soland. et Ell. p. 139.

Esper. vol. 1. tab. 3. Millep.

Ellis corall. t. 35. *fig. b. B.*

Seba. mus. 3. t. 100. *fig.* 4—5—6.

Mus. n.°

Habite la Méditerranée. Mon cabinet. Ce rétépore est dendroïde, finement ramifié , très-délicat et fort joli. Ses ramifications sont flabelliformes, irrégulièrement contournées, scabres, et subépineuses en leur face interne ; lisses en leur face extérieure avec des linéoles qui ressemblent à des fissures. Hauteur, cinq à sept centimètres.

## 4. Rétépore versipalme. *Retepora versipalma.*

*R. nana, ramosissima ; ramis ramuloso-palmatis ; palmis brevibus varie versis ; internâ superficie poris prominulis scabrâ ; externâ sublœvigatâ.*

Mus. n.°

Habite les mers australes. *Péron* et *le Sueur.* Cette espèce, beaucoup plus petite que la précédente, est néanmoins plus grande que celle qui suit, et semble tenir à l'une et à l'autre par ses rapports, sans cesser d'en être distincte réciproquement. Le dos de ses ramifications n'offre point de linéoles en forme de fissures comme dans le rétépore frondiculé. Etendue , trois à quatre centimètres.

## 5. Rétépore rayonnant. *Retepora radians.*

*R. pumila ; ramis è basi radiatim divaricatis patentissimis , dichotomo-ramulosis ; latere superiore spinis serialibus muricato.*

Mus. n.°

Habite les mers de la Nouvelle-Hollande. *Péron* et *le Sueur.* Cette espèce, très petite et fort jolie , tient à la précédente par ses rapports ; mais au lieu de s'élever en ramifications droites , elle s'étale élégamment en une étoile rameuse ,

épineuse et celluleuse en sa surface supérieure. Diamètre, deux à quatre centimètres ; couleur, rougeâtre ou
bleuâtre.

### 6. Rétépore frustulé. *Retepora frustulata.*

*R. frustulis explanatis, fenestratis, uno latere pori-*
*feris.*

Habite.... fossile des environs d'Angers, communiqué par
M. *Ménard.* Mon cabinet. On ne le trouve qu'en petits
morceaux.

### 7. Rétépore ambigu. *Retepora ambigua.*

*R. membranacea, concava, irregularis, reticulatim fe-*
*nestrata; interná superficie poris magnis quincuncialibus;*
*externè gibbosula, tenuissimè porosá.*

Mus. n.º

Habite.... provient du voyage de MM. *Péron et le Sueur.*
Ce rétépore est percé en crible comme l'espèce précédente, et cómme la deuxième espèce d'adéone, et il paraît
qu'il n'a point de tige. Ses ouvertures en crible sont beaucoup plus grandes et plus arrondies que celles du rétépore-
dentelle de mer. Ce qui le rend très-remarquable, c'est que
le côté extérieur de ses expansions est bosselé, et très-finement poreux. Des grains oviformes se trouvent en grand
nombre sur sa surface intérieure, en certains temps, et
contiennent probablement les gemmes réproducteurs des
polypes.

---

# ALVÉOLITE. (Alveolites.)

Polypier pierreux, soit encroûtant, soit en masse libre,
formé de couches nombreuses, concentriques, qui se
recouvrent les unes les autres.

Couches composées chacune d'une réunion de cellules tubuleuses, alvéolaires, prismatiques, un peu courtes, contigues et parallèles, et offrant un réseau à l'extérieur.

*Polyparium lapideum, vel incrustans, vel in massam liberam, è tabulis plurimis concentricis invicèm sese involventibus compositum.*

*Tabulæ ex cellulis tubulosis, alveolatis, prismaticis, breviusculis, contiguis et parallelis formatæ, extùs reticulatìm concatenatæ.*

### OBSERVATIONS.

Les polypes, qui forment les *alvéolites*, paraissent avoir le corps moins allongé que ceux qui produisent les tubipores, et même que ceux des favosites ; puisqu'ils donnent lieu à des loges un peu courtes, dont la réunion forme des couches enveloppantes, qui, souvent, se recouvrent les unes les autres.

Ces loges constituent des tubes prismatiques, courts, parallèles, contigus les uns aux autres ; et les couches qu'elles forment par leur réunion sont enveloppantes ou recouvrantes, et constituent des masses, soit allongées, soit subglobuleuses ou hémisphériques ; plus ou moins considérables.

Les *alvéolites* ont beaucoup de rapports avec les favosites ; ce sont, de part et d'autre, des polypiers pierreux, néanmoins les alvéolites, ayant leur substance bien moins compacte, ou plus poreuse intérieurement que celle des favosites, doivent encore faire partie des polypiers à réseau.

La plupart des alvéolites ne sont encore connues que dans l'état fossile.

## ESPÈCES.

1. **Alvéolite escharoïde.** *Alveolites escharoides.*

    *A. subglobosa ; superficie cellulis rhombeis reticulatâ ; cellularum margine biporoso.*

    Habite.... fossile des environs de Dusseldorf. Mon cabinet. Masse subglobuleuse, irrégulière, de la grosseur d'une pomme moyenne, composée de couches assez minces, nombreuses, qui s'enveloppent les unes les autres.

2. **Alvéolite suborbiculaire.** *Alveolites suborbicularis.*

    *A. hemisphærica ; superficie cellulis obliquis subimbricatis perforatâ.*

    Habite.... fossile des environs de Dusseldorf. Mon cabinet. Les masses de celle-ci sont assez grandes, convexes et presque turbinées d'un côté, aplaties et même un peu concaves de l'autre, hémisphériques, irrégulières, et composées de différentes couches assez épaisses dont les intérieures sont les moins grandes. Les tubes qui, par leur réunion, forment ces couches, sont très-inclinés.

3. **Alvéolite madréporacée.** *Alveolites madreporacea.*

    *A. tereti-oblonga, subramosa, superficie reticulatim alveolata.*

    Guettard, mém. 3. pl. 56. f. 2.

    Habite.... fossile des environs de Dax. Mon cabinet. Cette alvéolite a l'aspect d'un madrépore allongé, roulé, fossile, à cellules non saillantes comme dans le *madrep. porites* ; mais l'examen de son intérieur présente de grandes différences, et montre que sa masse n'est qu'un composé de cellules tubuleuses, pentagones et hexagones, par couches superposées.

4. **Alvéolite encroûtante.** *Alveolites incrustans.*

*A. corpora marina incrustans ; superficie reticulatim al-
veolatâ ; cellulis verticalibus inæqualibus, prismaticis
confertis.*

Mus. n.o

Habite . . . . elle enveloppe et encroûte des corps marins, tels
que des madrépores, des gorgones, etc. ; et son encroûtement se compose d'une seule couche de tubes serrés. A l'extérieur, sa surface présente un réseau assez fin de mailles
petites, inégales, pentagones ou hexagones.

---

# OCELLAIRE. (Ocellaria.)

Polypier pierreux, aplati en membrane, diversement
contourné, subinfundibuliforme, à superficie arénacée ;
muni de pores sur les deux faces.

Pores disposés en quinconces, ayant le centre élevé
en un axe solide.

*Polyparium lapideum, explanato-membranaceum,
variè convolutum, subinfundibuliforme ; superficie
arenaceâ, utroque latere porosâ.*

*Pori quincunciales, cylindrici ; centro in xem so-
lidum elevato.*

### OBSERVATIONS.

On ne connaît de ce genre de polypier que deux espèces, l'une et l'autre dans l'état fossile.

Elles offrent l'aspect d'un eschare ou d'un rétépore ; mais ces polypiers s'en distinguent particulièrement en ce qu'il s'élève de chacun de leurs pores, un axe central, solide, qui atteint jusqu'à l'orifice du pore, et qui y forme une espèce de papille.

## ESPÈCES.

1. **Ocellaire nue.** *Ocellaria nuda.*

> *O. infundibuliformis, variè expansa et ramosa.*
> Ramond, voyage au mont Perdu. p. 128. pl. 2. f. 1. et
> p. 345.
> Bullet. des sc. p. 177. n.o 47.
> Habite .... Se trouve dans la pierre calcaire du mont Perdu,
> aux Pyrénées.

2. **Ocellaire enveloppée.** *Ocellaria inclusa.*

> *O. conica, siliceobvallata.*
> Guett. mém. 3. pl. 41.
> Ramond, voyage au mont Perdu. pl. 2. f. 2.
> Bullet. des sciences, p. 177.
> Habite .... Trouvée en Artois, renfermée dans un étui sili-
> ceux, moulé sur sa superficie.

---

# DACTYLOPORE. ( Dactylopora. )

Polypier pierreux, libre, cylindracé, un peu en massue et obtus à une extrémité, plus étroit et percé à l'autre.

Surface extérieure réticulée, à mailles rhomboïdales, à réseau poreux en dehors.

Pores très-petits.

*Polyparium lapideum , liberum , cylindraceo-cla-vatum , extremitate angustiore perforatum.*

*Externa superficies reticulato - scrobiculata ; scro-biculis rhombœis ; rete extrorsùm poroso.*

*Pori minimi.*

### OBSERVATIONS.

Le dactylopore, par son réseau porifère , et par ses mailles distinctes des cellules, semble se rapprocher beau-coup des rétépores. Ce n'est , malgré cela, qu'une appa-rence ou qu'un rapport assez éloigné ; car le *dactylopore* est un polypier libre, simple, sans lobes, sans ramifications, sans frondescence , et qui a une conformation très-particulière ; tandis que les rétépores sont des polypiers fixés , frondes-cens , lobés ou rameux , et qui n'ont pas , comme le *dacty-lopore* , une ouverture unique et essentielle au polypier.

Le réseau, dont se compose le dactylopore , est double, l'un intérieur et l'autre extérieur , et c'est près de l'ou-verture de ce polypier que ces deux réseaux s'unissent. Il était donc nécessaire qu'une entrée particulière donnât issue à l'eau qui va porter la nourriture aux polypes du réseau intérieur.

### ESPÈCE.

1. **Dactylopore cylindracé.** *Dactylopora cylindracea.* D.

*Rétéporite.* Bosc , journal de physique , juin 1806.

Habite ....

# QUATRIÈME SECTION.

## POLYPIERS FORAMINÉS.

*Polypiers pierreux , solides , compactes intérieurement. Cellules perforées ou tubuleuses , non garnies de lames.*

En arrivant à cette quatrième section , nous trouvons les polypiers tout-à-fait pierreux , solides , et dont la substance entre les cellules est , en général , pleine ou compacte.

Quelle énorme différence entre ces polypiers et ceux des premières sections dans lesquels la matière membraneuse ou cornée était la seule dominante, et même d'abord la seule existante ! En effet, on a vu dans les *polypiers fluviatiles* une substance uniquement membraneuse , et dans les *polypiers vaginiformes* des tubes simplement membraneux ou cornés. Ensuite, les *polypiers à réseau* ont offert une substance encore cornée , mais mélangée de particules pierreuses ; en sorte que ces derniers polypiers, quoiqu'encore flexibles , étaient lapidescens , et offraient, de genre en genre, plus de consistance , et une substance de plus en plus pierreuse.

Ici, les polypiers sont des masses solides, non flexibles, tout-à-fait pierreuses, dans lesquelles la matière membraneuse ou cornée, loin d'être dominante, est tellement réduite, qu'elle ne paraît même plus.

La compacité de la substance de la plupart des *polypiers foraminés* ne permet pas de croire que tous les polypes vivans qu'ils contiennent, puissent communiquer ensemble. Ainsi, il paraît certain que tous les polypes à polypier ne sont pas généralement des animaux composés.

Dans la section suivante, tous les polypiers sont encore tout-à-fait pierreux; mais, outre que leur substance est lacuneuse et poreuse entre les cellules, ils sont bien distingués de ceux-ci par les lames rayonnantes dont leurs cellules sont garnies.

Assurément les polypes qui transudent une matière capable de former autour d'eux une enveloppe aussi solide, sont plus avancés en animalisation que ceux des trois sections précédentes.

Dans les *polypiers foraminés*, les cellules sont, en général, fort petites, et ne paraissent que des pores à leur ouverture. Elles ne sont point garnies de lames à l'intérieur, et semblent simplement perforées, n'offrant que des trous subcylindriques, à parois lisses ou quelquefois striées.

Par ce caractère des cellules, les polypiers dont il s'agit se rapprochent des polypiers à réseau; et si, par leur substance tout-à-fait pierreuse, ils tiennent aux polypiers lamellifères, ils en sont bien distingués par leurs cellules non lamelleuses.

Il n'est pas possible d'assigner aucune forme générale aux *polypiers foraminés*, parce que ces polypiers, véritablement multiformes, se présentent presque sous autant de formes particulières qu'on en connaît d'espèces. Tantôt ils recouvrent ou encroûtent simplement des corps marins, tantôt ils constituent des masses irrégulièrement lobées, plus ou moins finement divisées, et tantôt ils présentent des expansions rameuses ou frondescentes comme des plantes pierreuses.

Puisque les cellules des *polypiers foraminés* ne sont point garnies de lames, on en peut conclure que les polypes qui ont habité ces cellules n'ont point leur corps muni d'appendices extérieurs, comme doit l'être celui des polypes qui forment les polypiers lamellifères ; car il est évident que la forme des cellules résulte de celle des polypes qu'elles contenaient.

On ne connaît que huit genres qui appartiennent à cette section ; ce sont les suivans :

Ovulite.
Lunulite.
Orbulite.
Distichopore.
Millépore.
Favosite.
Caténipore.
Tubipore.

# OVULITE. (Ovulites.)

Polypier pierreux, libre, ovuliforme ou cylindracé, creux intérieurement, souvent percé aux deux bouts.

Pores très-petits, régulièrement disposés à la surface.

*Polyparium lapideum, liberum, ovuliforme aut cylindraceum, intùs cavum, extremitatibus sæpiùs perforatum.*

*Pori minutissimi, ad superficiem examussìm dispositi.*

### OBSERVATIONS.

Les *ovulites* sont de petits corps ovoïdes, plus ou moins allongés, quelquefois cylindracés, bien réguliers, creux intérieurement, et le plus souvent ouverts ou percés aux deux extrémités. Ces petits corps n'ont que deux à six millimètres de longueur.

On les prendrait d'abord pour des coquilles ; mais en les examinant attentivement, on s'aperçoit que leur surface est chargée d'une multitude de pores extrêmement petits, régulièrement disposés les uns à côté des autres : ainsi ce sont des polypiers.

Les ovulites ne sont connues que dans l'état fossile ; elles sont blanches, fragiles, et se trouvent à *Grignon*. Tous les individus ne sont pas percés, et l'on a lieu de croire que ceux qui le sont ne le doivent qu'à des cassures.

## ESPÈCES.

1. **Ovulite perle.** *Ovulites margaritula.*
O. ovalis ; poris minutissimis.
Mus. n.º    Velin, n.º 48. f. 8.
Habite. . . . . fossile de Grignon.

2. **Ovulite allongée.** *Ovulites elongata.*
O. cylindracea ; alterâ extremitate truncatâ.
Velin , n.º 48. f. 10. mus. n.º    .
Habite. . . . fossile de Grignon.

— — —

# LUNULITE. (Lunulites.)

Polypier pierreux , libre , orbiculaire , aplati , convexe d'un côté, concave de l'autre.

Surface convexe , ornée de *stries rayonnantes* et de
pores entre les stries ; des rides ou des sillons divergens à
la surface concave.

*Polyparium lapideum , liberum , orbiculare , uno
latere convexum , altero concavum.*

*Convexa superficies radiatìm striata ; poris intersti-
tialibus ; concava rugis aut sulcis divergentibus radiata.*

### OBSERVATIONS.

Les *lunulites* sont de véritables polypiers , et paraissent
avoir des rapports assez considérables avec les orbulites.

Elles sont, en effet, libres, orbiculaires, et d'un petit volume comme les orbulites; mais on les en distingue, 1.º par les stries rayonnantes et les sillons divergens de leurs surfaces; 2.º parce que leurs pores ou cellules polypifères ne paraissent que sur leur face convexe.

On ne connnaît ces polypiers que dans l'état fossile.

## ESPÈCES.

**1.** Lunulite rayonnée. *Lunulites radiata.*

> *L. latere concavo, striis radiata, supernè porosa.*
> Velin, n.º 49. f. 10.
> Habite.... fossile de Grignon et des env. de Magnitt. Mon cabinet.

**2.** Lunulite urcéolée. *Lunulites urceolata.*

> *L. cupulæformis ; latere convexo - clathrato porosissimo.*
> Habite.... fossile de Parnes et de Liancourt, communiqué par M. *Beudant.* Il ressemble à une cupule de gland ou à un dé à coudre.

———————

# ORBULITE. (Orbulites.)

Polypier pierreux, libre, orbiculaire, plane ou un peu concave, poreux des deux côtés ou dans le bord, ressemblant à une nummulite.

Pores très-petits, régulièrement disposés, très-rapprochés, quelquefois à peine apparens.

*Polyparium lapideum, liberum, orbiculare, planum
s. concavum, utrinquè vel margine porosum, nummu-
litem referens.*

*Pori minimi, adamussìm dispositi, conferti, inter-
dùm vix conspicui.*

### OBSERVATIONS.

Les *orbulites* sont de petits polypiers pierreux, non adhérens, orbiculaires, aplatis comme des pièces de monnaie, quelquefois concaves d'un côté et convexes, de l'autre,
et poreux, soit à la superficie des deux côtés, soit seulement dans leur bord. Leurs pores sont très-petits, régulièrement disposés, et chacun d'eux semble occuper la
maille d'un treillis très-fin. Ils sont souvent encroûtés de
particules calcaires qui les rendent à peine perceptibles.

On distingue ces polypiers des nummulites par leurs pores
ouverts à l'extérieur, et parce que ces petites cavités ou
cellules ne forment point une rangée spirale.

Sauf une seule espèce, découverte par M. *Sionest* de
Lyon, les autres orbulites ne sont connues que dans l'état
fossile.

### ESPÈCES.

1. Orbulite marginale. *Orbulites marginalis.*
   *O. utrinquè plana ; margine poroso.*
   Habite les mers d'Europe, sur les corallinés, fucus, etc.
   *Sionest.* Cette espèce est la seule connue vivante ; elle n'a
   que deux millimètres de largeur. Mon cabinet.

2. Orbulite plane. *Orbulites complanata.*
   *O. tenuis, fragilis, utrinquè plana et porosa.*

Guett. mém. 3. p. 434. t. 13. f. 36—32.

Habite.... fossile de Grignon où elle est très-commune. Mon cabinet.

**3. Orbulite lenticulée. *Orbulites lenticulata.***

*O. lentiformis, supernè convexa, subtùs planiuscula.*

Habite.... se trouve fossile à la perte du Rhône, près du fort de l'Ecluse, à huit lieues de Genève. Elle y forme des masses considérables. M. *Brard.* Mon cabinet.

**4. Orbulite soucoupe. *Orbulites concava.***

*O. uno latere convexa, subantiquata; altero concava.*

Habite.... Fossile de la commune de Ballon, département de la Sarthe, à quatre lieues N.-E. du Mans. Communiquée par MM. *Menard* et *Desportes.* Sa surface convexe offre souvent des cercles concentriques d'accroissement.

**5. Orbulite macropore. *Orbulites macropora.***

*O. complanata, centro depressa; poris utroque latere majusculis.*

Habite.... fossile de.... Mon cabinet.

**6. Orbulite calotte. *Orbulites pileolus.***

*O. uno latere convexa, altero concava; margine sulco exarato.*

Habite.... fossile de.... Mon cabinet. Ses pores ne sont point apparens.

---

# DISTICHOPORE. (Distichopora.)

Polypier pierreux, solide, fixé, rameux, un peu comprimé.

Pores inégaux, *marginaux,* disposés sur deux bords opposés, en séries longitudinales et en forme de sutures.

Des verrues stelliformes, ramassées par places, à la surface des rameaux.

*Polyparium lapideum, solidulum, ramosum , fixum, compressiusculum.*

*Pori inæquales, marginales, longitudinaliter seriati, suturam disticham mentientes.*

*Verrucæ stellatæ, ad superficiem ramorum passìm acervatæ.*

## OBSERVATIONS.

Je ne puis résister à la nécessité de séparer des millépores, le *millepora violacea* de Pallas, et d'en former un genre particulier. Ce polypier offre des caractères si singuliers dans la forme et la disposition de ses pores polypifères, que, quoiqu'il soit encore la seule espèce connue dans ce cas, il est probable qu'on en découvrira d'autres qui appartiendront au même genre. Par ses caractères, il s'éloigne autant des vrais millépores que les rétépores et les eschares ; mais sa substance est plus solide , et on ne peut convenablement le rapporter à aucun des genres connus parmi les polypiers pierreux.

## ESPÈCE.

1. Distichopore violet. *Distichopora violacea.*
    *D. ramosa; ramulis ascendentibus flexuosis, tereticompressis.*
    *Millepora violacea.* Pall. zooph. p. 258.
    Soland. et Ell. p. 140.
    Habite l'Océan des Grandes-Iudes et austral. Mon cabinet.

# MILLÉPORE. (Millepora.)

Polypier pierreux, solide intérieurement, polymorphe, rameux ou frondescent, muni de pores simples, non lamelleux.

Pores cylindriques, en général très-petits, quelquefois non apparens, perpendiculaires à l'axe ou aux expansions du polypier.

*Polyparium lapideum, intùs solidum, polymorphum, ramosum aut frondescens, poris simplicibus non lamellosis terebratum.*

*Pori cylindrici, ut plurimùm minimi, interdùm non perspicui, axi vel explanationibus polyparii perpendiculares.*

### OBSERVATIONS.

Avant Linné, presque tous les polypiers pierreux portaient le nom de madrépores ; mais cet habile naturaliste, commençant, ici comme ailleurs, à introduire un ordre convenable dans les distinctions, sépara, sous le nom de *millépores,* les polypiers pierreux, non tubuleux, qui n'offrent, pour cellules des polypes, que des pores simples nón lamelleux. Néanmoins, cette coupe, déjà utile, n'était pas suffisante, surtout depuis que les découvertes des voyageurs naturalistes se sont plus étendues, et que nos collections se sont plus enrichies. Aussi, de même que j'ai cru convenable de diviser en plusieurs genres les *madrépores* de Linné, il m'a paru pareillement nécessaire de partager ses *millépores* en plusieurs genres particuliers.

Maintenant, les *millépores* réduits et distingués des rétépores, des eschares, etc., sont des polypiers pierreux assez solides, dont les rameaux ou les expansions frondescentes, sont garnis de pores perpendiculaires à l'axe des rameaux ou au plan des expansions ; et ces pores sont, en général, épars vers les sommités du polypier. Ces mêmes pores sont cylindriques ou turbinés, très-petits, quelquefois même peu remarquables et à peine apparens. Ils constituent des cellules qui indiquent que le corps des polypes qu'elles contenaient est allongé, cylindrique et extrêmement grêle.

Les *millépores* nous présentent des masses pierreuses très-variées dans leur forme selon les espèces. Ce sont tantôt des expansions assez simples, presque crustacées ; tantôt des expansions aplaties, frondescentes et comme foliacées ; tantôt enfin, et plus souvent, ce sont des ramifications phytoïdes ou dendroïdes ; en sorte que le caractère de ce genre de polypier n'emprunte rien de la forme des masses.

## ESPÈCES.

* *Pores polypifères toujours apparens.*

1. Millépore squarreux. *Millepora squarrosa.*

> *M. compressa, subfoliacea ; frondibus erectis, basi verrucosis, utraque superficie lamellosis ; lamellis longitudinalibus, verticalibus distantibus.*

Mus. n.º

Habite.... Je le crois des mers de l'Amérique. Ce millépore se rapproche du suivant par ses rapports, et en est extrêmement distinct. Ses expansions aplaties et subfoliacées sont contournées et ont sur les deux faces des lames longitudinales élevées et un peu distantes.

## 2. Millépore aplati. *Millepora complanata.*

*M. compressa, latissima, lævis; lobis erectis, planis, apice divisis, subplicatis, rotundato - truncatis; poris sparsis, obsoletis.*

*An Moris. hist. 3. sect. 15. t. 10. f. 26. non bene.*

Sloan. jam. hist. 1. t. 17. f. 1. *frustulum.* Knorr. delic. t. A. XI. f. 4.

*Millep. alcicornis.* var. V. Pall. zooph. p. 261.

B. *eadem lobis angustis, elongatis.* Esper. vol. 1. t. 8.

Mus. n.º

Habite les mers d'Amérique. Mon cabinet.

C'est le plus grand des millépores connus. Il est élevé, très-large, aplati, composé de lobes foliacés, droits, plissés et légèrement divisés à leur sommet qui est comme tronqué. Quoiqu'ayant des rapports avec le suivant, il en est fortement distinct. Je n'en connais aucune bonne figure.

## 3. Millépore corne d'élan. *Millepora alcicornis.*

*M. lævis, multifrons; frondibus laciniato-palmatis, sub-ramosis; laciniis acutis; poris sparsis minimis.*

*Millepora alcicornis.* Lin. Pall. zooph. p. 260.

Esper. vol. 1. t. 5 - 7. et suppl. 1. t. 26.

B. *eadem frondibus tenuiter divisis, ramosissimis.*

Mus. n.º

Habite l'Océan des Antilles. Mon cabinet. Ce millépore forme des touffes très-élégantes, lâches, à foliations palmées, multifides, écartées, quelquefois divergentes, un peu piquantes aux extrémités.

La figure d'Esper, vol. 1. t. 9. paraît appartenir à quelque race particulière, qui ne m'est pas encore connue.

## 4. Millépore rude. *Millepora aspera.*

*M. ramosissima, subcompressa; ramulis brevibus, tuber-culosis et muricatis; poris hinc fissis prominulis.*

Esper, suppl. 1, t. 18.

Gualt. ind. t. 55. *in verso.*

Mus. n.º

Habite la mer Méditerranée. Il est blanc, à ramifications un peu flabellées, mais sur plusieurs plans. Sa hauteur est d'environ un décimètre.

### 5. Millépore tronqué. *Millepora truncata.*

*M. ramosa, dichotoma; ramis teretibus truncatis; poris quincuncialibus operculatis.* Soland. et Ell. t. 23. f. 1—8.

*Millepora truncata.* Lin. Esper. vol. 1. t. 4.

Marsil. hist. p. 145. t. 32. f. 154—156.

Cavolin. pol. 1. t. 3. f. 9.—11—21. et t. 9. f. 7.

Mus. n.º

Habite la Méditerranée. Mon cabinet. Il est commun et vient en petits buissons lâches, de trois à cinq pouces de hauteur. Dans l'eau, et pendant la vie des polypes, il paraît rouge; alors les pores sont operculés.

### 6. Millépore tubulifère. *Millepora tubulifera.*

*M. ramosa, solida; poris tubulosis sparsis; ramis confluentibus extremo attenuatis, scabris.* Pall. zooph. p. 259.

Marsill. hist. t. 31. f. 147—148.

Habite la Méditerranée. Il est blanc, solide, haut de quatre à cinq pouces. Ses rameaux sont coniques, courbés, scabres.

### 7. Millépore pinné. *Millepora pinnata.*

*M. dichotoma erecta; poris tubulosis, pinnulatim digestis.* Pall. zooph. p. 247.

Marsill. hist. t. 34. f. 167. n.º 1—3—5 et f. 168. n.º 1—3.

Habite la Méditerranée. Il est fort petit, et ne s'élève qu'à environ un pouce de hauteur.

### 8. Millépore rouge. *Millepora rubra.*

*M. minima, sublobata; poris crebris minutis punctata.* Soland et Ell. p. 137.

*Millepora miniacea.* Gmel. Esper. vol. 1. t. 17.

Habite l'Océan américain, indien, etc., sur les coraux. Ma Collection.

** *Pores polypifères peu ou point apparens.*
( Nullipores. )

**9.** Millépore informe. *Millepora informis.*

> M. *irregularis , glomerata , solida ; ramulis grossis, bre-*
> *vibus , obtusis , subnodosis.*
> Ellis corall. t. 27. *fig. C.*
> *Millep. polymorpha , var.* Lin.
> Habite différentes mers. Mon cabinet. Sous le nom de *n.illep.*
> *polymorpha,* on a confondu différentes races que je crois
> devoir distinguer. Celui-ci présente un polypier informe , à
> rameaux grossiers , courts , comme noueux, irrégulière-
> ment ramassés.

**1o.** Millépore grappe. *Millepora racemus.*

> M. *cespitosa , racemum compositum et densissimum simu-*
> *lans ; ramulis inæqualibus apice globiferis.*
> Mon cabinet.
> Habite les mers de la Guiane ? Il vient de la collection de
> M. Turgot. Il forme une grappe dense , très-composée, à
> rameaux terminés par des tubercules globuleux.

**11.** Millépore fasciculé. *Millepora fasciculata.*

> M. *glomerata , densè cymosa ; ramis erectis, fasciculatis,*
> *confertis , apice incrassatis , obtusis.*
> A. *fasciculus densissimus ; ramis obsoletè divisis.*
> Mus. n.°
> B. *fasciculus, cymosus, laxiusculus ; ramis polychotomis.*
> Mus. n.°
> Habite différentes mers. Ce millépore est très-distinct de l'es-
> pèce précédente. Toutes ses ramifications, serrées en faisceau
> plus ou moins dense, sont régulièrement nivelées au som-
> met , en cyme ou en masse convexe.

**12.** Millépore byssoïde. *Millepora byssoides.*

> M. *glomerata , cespitoso-pulvinata , tenuissimè divisa ;*
> *ramulis brevissimis compressis, apice lobatis , subverru-*
> *cosis.*

A. *fasciculus globosus , ramulis minùs compressis.*
Espér. vol. 1. t. 13. *Millepora.*
Seba. thes. 3. t. 116. f. 7.
B. *fasciculus pulvinatus ovatus vel oblongus incrustans ; ramulis minimis compressis.*
*An millepora  lichenoïdes ?* Soland. et. Ell. n.º 4. tab. 23. f. 10—12.

Habite , la variété A dans la Méditerranée , la variété B sur les côtes de la Manche. Mon cabinet. Cette espèce est extrêmement distincte des précédentes. Elle est finement divisée à sa surface, surtout la variété B qui est très-délicate.

13. Millépore cervicorne. *Millepora calcarea.*
*M. laxè ramosa , polychotoma , solida ; ramulis gracilibus , infernè coalescentibus , apice obtusis.*
*Millep. calcarea.* Soland. et Ell. n.º 1. t. 23. f. 13.
An Seba. mus. 3. t. 108. f. 7—8.
Mus. n.
Habite l'Océan européen , la Méditerranée. Mon Cabinet.

14. Millépore agariciforme. *Millepora agariciformis.*
*M. lamellata ; laminis sessilibus semicircularibus , variè congestis.*
*Millep. agariciformis.* Pall. zooph. p. 263.
*Millep. decussata.* Soland. et Ell. t. 23. f. 9.
Mus. n.º
Habite l'Océan atlantique , etc. Mon cabinet.

---

# FAVOSITE. (Favosites.)

Polypier pierreux , simple, de forme variable, et composé de tubes *parallèles,* prismatiques, disposés en faisceau.

Tubes contigus , pentagones ou hexagones , plus ou moins réguliers , rarement articulés.

*Polyparium lapideum, simplex, formâ varium, tubulis parallelis, prismaticis et fasciculatis compositum.*

*Tubuli contigui, 5. s. 6. goni, regulares aut irregulares, raro articulati.*

### OBSERVATIONS.

Malgré les rapports qui paraissent exister entre les *favosites* dont il s'agit ici et les tubipores, les premières néanmoins en sont tellement distinguées, qu'on est forcé d'en constituer un genre particulier.

Dans les *favosites*, les tubes qui constituent les cellules des polypes, sont contigus les uns aux autres, et non réunis par des diaphragmes transverses, comme dans les tubipores. Ces tubes sont prismatiques, réguliers selon les espèces, plus ou moins longs, et composent, par leur réunion, une masse simple, pierreuse, alvéolée comme les gâteaux de cire que forment les abeilles.

Les *favosites* connues sont dans l'état fossile ; on les distingue des alvéolites, parce que leur masse n'est point composée de couches concentriques, qui s'enveloppent mutuellement, et que leur substance est tout-à-fait compacte.

### ESPÈCES.

1. Favosite alvéolée. *Favosites alveolata.*

F. *turbinata, irregularis, extùs transversè sulcata ; tubulis majusculis subhexagonis ; pariete internâ striatâ.*

*Madrepora truncata.* Esper. suppl. 2. t. 4.

Mon cabinet.

Habite... Fossile de... Ce polypier présente une masse tu
binée et comme tronquée au sommet. Sa surface tronquée
supérieure offre un plan de cellules pentagones et hexagone
inégales, presque contiguës, et qui la font paraître r
ticulée.

**2.** Favosite de Gothland. *Favosites Gothlandica.*

F. *prismis solidis, hexaedris, parallelis, contiguis.*

*Corallium gothlandicum.* Lin. Amæn. Acad. 1. p. 10
tab. 4. *fig.* 27.

Mon cabinet, et celui de M *de France.*

Habite..... Se trouve fossile dans l'île de Gothland. Les pri
mes petits, parallèles et réunis comme des prismes d
basalte, paraissent, dans des parties cassées de leur masse
offrir des cubes anguleux, remplis de matière pierreuse
et divisés par des cloisons transverses. Est-ce un poly
pier?

---

# CATÉNIPORE. (Catenipora.)

Polypier pierreux, composé de tubes parallèles, insé
rés dans l'épaisseur de lames verticales, anastomosée
en réseau.

*Polyparium lapideum, è tubulis parallelis, in la-
minas verticales insertis, compositum; laminis in reticulum anastomosantibus.*

### OBSERVATIONS.

Les polypiers dont il s'agit sont trop particuliers par
leurs caractères, pour que je ne les sépare point des tubipores avec lesquels on les a réunis. On ne les connaît que
dans l'état fossile, et même, des deux espèces que je rap-

porte à ce genre, je n'ai vu que la première, qui m'a suffi pour m'assurer de la distinction de cette coupe. Les tubes, insérés dans l'épaisseur des lames, sont les cellules de ces polypiers.

## ESPÈCES.

**1. Caténipore escharoïde.** *Catenipora escharoides.*

C. tubulis longis, parallelis, seriatis, subdepressis, in lami-
nas anastomosantes connexis; osculis ovalibus.

*Tubipora catenulata.* Gmel. p. 3753.

*Millepora...* Lin. Amæn. acad. 1. p. 103. tab. 4. f. 20.

Knorr. petr. 2. tab. F. IX.* *fig.* 4.

Habite.... fossile des rivages de la mer Baltique. Du cabinet
du célèbre artiste M. *Valenciennes.*

**2. Caténipore axillaire.** *Catenipora axillaris.*

C. tubulis cylindricis, erectis, brevissimis, distantibus, sub-
axillaribus.

*Millepora....* Lin. Amæn. acad. 1. p. 105. tab. 4. f. 26.

Knorr. petr. 2. tab. F. IX. *fig.* 1—2—3 ?

Habite.... fossile des rives de la mer Baltique. Il semble que,
d'après son état fossile, il n'y ait que le bord supérieur
des lames qui soit en saillie, sous la forme d'une réticulation rampante sur la masse pierreuse du polypier.

---

# TUBIPORE. (Tubipora.)

Polypier pierreux, composé de tubes cylindriques, droits, parallèles, séparés entr'eux, mais réunis les uns aux autres par des cloisons externes et transverses.

Tubes articulés, communiquant entr'eux par les cloisons rayonnantes et poreuses qui les réunissent.

*Polyparium lapideum , è tubulis cylindricis erectis , parallelis et separatis compositum ; dissepimentis externis et transversis tubulos connectentibus.*

*Tubuli articulati , ad genicula dissepimentis radiatis et porosis invicèm communicantes.*

### OBSERVATIONS.

Le *tubipore* constitue un genre de polypier si remarquable par son caractère particulier, que l'espèce même qui a servi à l'établir, me paraît encore la seule connue qu'on puisse y rapporter.

Il forme une masse arrondie, quelquefois fort grosse, et ayant plus d'un pied de diamètre. Cette masse est composée d'une multitude énorme de tubes cylindriques, parallèles, perpendiculaires au centre de la masse, séparés les uns des autres, mais réunis entr'eux par des diaphragmes ou cloisons transverses, poreuses, de même nature que les tubes et qui leur sont extérieures. Ces cloisons résultent d'une expansion horizontale et rayonnante, qui se forme au sommet des tubes et autour de leur bord, qui les unit les uns aux autres, et qui se change en cloison lorsque ces tubes se sont allongés au-dessus. Les différens allongemens de ces mêmes tubes constituent leurs articulations, et à chaque station, ils forment tous une expansion nouvelle, rayonnante et horizontale autour du bord de leur ouverture.

Toute la masse du polypier, c'est-à-dire, de ses tubes et des diaphragmes qui les réunissent, est d'un rouge vif et éclatant.

Voici la citation de la seule espèce qui soit connue, et qui puisse être rapportée à ce genre.

## ESPÈCE.

1. **Tubipore pourpre.** *Tubipora musica.* L.

*T. tubis cylindricis distinctis ; dissepimentis distantibus.*
Soland. et Ell. t. 27. Pall. zooph. p. 337.
*Tubularia.* Tournef. inst. t. 342.
Seba. mus. 3. t. 110. f. 8.—9. Dargenv. t. 4. *fig. A.*
Mus. n.o

Habite l'Océan des Indes orientales, la mer Rouge, etc. On le nomme vulgairement l'orgue de mer. Mon cabinet.

*Péron*, qui a observé les polypes de ce beau polypier, nous a dit, sans détails, qu'ils ont des tentacules frangés et d'un beau vert. Ces polypes, a-t-il ajouté, forment au-dessus des flots de grandes masses semi-globuleuses, d'un très-beau vert, et qui semblent autant de pelouses de verdure, reposant sur une roche de corail.

---

# CINQUIÈME SECTION.

## POLYPIERS LAMELLIFÈRES.

*Polypiers pierreux, offrant des étoiles lamelleuses, ou des sillons ondés, garnis de lames.*

### OBSERVATIONS.

Les *polypiers lamellifères* sont encore des polypiers tout-à-fait pierreux ; ce sont même ceux de cette nature qui forment les masses les plus considérables, qui ont le plus d'influence sur l'état de la surface de notre globe ; enfin ce sont ceux qui sont les plus nombreux et les plus diversifiés en espèces.

Ces polypiers solides sont très-remarquables en ce que les cellules qui contenaient les polypes, présentent tantôt des étoiles lamelleuses, et tantôt des sillons ondés, irréguliers, prolongés comme des ambulacres, et garnis de lames latérales.

Dans ceux qui ont leurs cellules en étoiles, les lames de ces cellules sont disposées comme des rayons autour du corps du polype et en dehors ; d'où il résulte que les polypes qui forment les étoiles ont leur corps isolé, petit et paraissant fort court. Dans ceux, au contraire, qui offrent des sillons ondés, les lames de ces sillons sont parallèles entr'elles, situées sur deux côtés opposés, et semblent pinnées. Or, les polypes qui ont produit ces sillons allongés et ondés, sont, sans doute, soit très-élargis latéralement, soit cohérens les uns aux autres par rangées oblongues et tortueuses. Dans les uns comme dans les autres, le corps des polypes est garni en dehors de lames charnues, entre lesquelles se forment des lames pierreuses qui remplissent les intervalles que laissent les premières.

Ainsi, il est évident que les polypes qui ont formé ces polypiers pierreux et lamellifères, ont le corps à l'extérieur garni d'appendices latéraux et lamelliformes : probablement le corps de chaque polype occupe le centre ou le milieu de l'étoile ; et comme les sillons ondés que séparent les collines, ne sont eux-mêmes que des étoiles allongées ou des rangées d'étoiles cohérentes et confluentes, les polypes de ces polypiers occupent le milieu de ces sillons.

On peut donc assurer que les polypes des *polypiers*

*lamellifères* ont à l'extérieur, des parties que ne possèdent point ceux des *polypiers foraminés,* et qu'ils sont en quelque chose plus avancés en animalisation.

Or, si non seulement le corps de chaque polype, mais en outre ses appendices latéraux, ses franges lacuneuses, en un mot, ses lames en étoile, transsudent la matière du polypier, on sent que les interstices des corps et des appendices des polypes devront se remplir de matière qui, après sa sécrétion, se concrètera et deviendra pierreuse. On sent aussi que toute la porosité du polypier ; que tous les vides conservés dans son intérieur, ainsi que ceux qui se trouvent entre les lames des étoiles et des sillons, enfin que les enfoncemens qui se montrent au centre des cellules ou dans le milieu des sillons, ne sont que les résultats de la place qu'occupaient les polypes et leurs appendices latéraux.

Ainsi, du vivant de ces animaux, il ne se trouve aucun vide entre les parties du polypier ; lui-même n'est nulle part à nu ou à découvert ; et cependant aucune portion quelconque du polypier ne se trouve nullement dans l'in_térieur des polypes ; ce que je vais prouver.

Les polypes dont il s'agit sont des êtres véritablement distincts et séparés les uns des autres dans une portion de leur longueur, en un mot, dans celle qui leur est antérieure, quoiqu'ils puissent communiquer ensemble postérieurement et adhérer les uns aux autres par leurs appendices latéraux et supérieurs. Or, le polypier remplissant par ses parties les interstices des corps des polypes, et tous les vides que laissent entr'eux les appendices de ces corps se trouvant même recouverts à l'extérieur par la chair mince que fournit l'extrémité antérieure de chaque polype ; ce polypier, dis-je, n'est intérieur qu'à la masse commune que forment les polypes, sans cesser d'être positivement extérieur à chacun d'eux ; ce qui est de la plus grande évidence.

J'ajoute qu'il est facile de concevoir, d'après cet exposé, que la masse commune des polypes, considérée abstraction faite du polypier, est une masse remplie de vides ou d'interstices différens qui communiquent entr'eux ; que de même la masse commune que forme un de ces polypiers, considérée sans les polypes, est aussi une masse remplie de vides ou d'interstices différens qui communiquent pareillement entr'eux. Ainsi, la connaissance d'un de ces polypiers peut donner une idée des polypes qui l'ont formé ; et si l'on pouvait se procurer celle d'une masse de ces polypes, on pourrait se faire une idée du polypier qu'ils peuvent produire.

Enfin, l'examen du polypier et de chacune de ses parties, constate qu'il est lui-même un corps parfaitement inorganique, étranger aux animaux qui l'ont fait exister, et qu'il résulte de matière successivement déposée, qui s'est ensuite concrétée et solidifiée. Si l'on examine, en effet, une lame séparée d'une étoile ou d'un ambulacre, à la transparence, on est bientôt convaincu que cette lame, d'une substance continue comme un morceau de verre, est tout-à-fait inorganique.

Il est donc aisé de reconnaître que, quoique les nombreux polypes d'un madrépore, d'une méandrine, d'une astrée, etc., adhèrent ensemble et enveloppent leur polypier, s'ils laissent entr'eux des vides, et si leurs appendices

latéraux ont des lacunes, ils rempliront de matière pierreuse tous les vides qui existent entr'eux, formeront ainsi
toutes les parties de leur polypier, n'en laisseront aucune
à nu, en recouvriront même la surface supérieure, et
néanmoins ce polypier leur sera véritablement extérieur,
ne sera nullement organisé, et aura été réellement formé
par juxta-position : voilà ce qu'il s'agissait de démontrer.
Ainsi, ce polypier ne peut être comparé en rien aux végétaux qui se développent et s'accroissent par une organisation intérieure, et par résultats de fonctions vitales.

Les polypiers pierreux dont il s'agit, nous offrent des
masses très-diversifiées dans leur forme, et contenant,
outre leur porosité, une multitude de cellules diversement
amoncelées et disposées selon les genres et les espèces.

Ces polypiers semblent croître, et augmentent, en
effet, continuellement en volume, tant qu'ils sont au dessous du niveau de la mer, par les générations des polypes
qui se succèdent rapidement et perpétuellement.

Chaque polype ne fait par lui-même qu'une très-petite
addition au polypier commun ; mais l'énorme multiplication des polypes dans les mers des climats favorables, et
conséquemment les nouvelles générations qui succèdent
promptement aux précédentes, font que ces *polypiers*
augmentent sans cesse leur volume, forment des bancs
sous-marins d'une étendue illimitée, et ne rencontrent de
borne à leur accroissement que lorsqu'en dessus ils attei-
gnent la surface des eaux, et latéralement qu'ils arrivent
à des climats défavorables aux animaux qui les produisent.

Que de considérations importantes ne pourrais-je pas

présenter, si je voulais m'arrêter à montrer toute la puissance de cette cause pour modifier et changer perpétuellement les îles, les continens, en un mot, la surface du globe que nous habitons !

Je reviens aux *polypiers*, puisque c'est leur considération qui nous aide à déterminer l'ordre des rapports parmi les polypes qui en produisent.

Jusqu'à présent tous les polypiers que nous avons examinés se sont trouvés composés chacun d'une seule sorte de matière; mais nous avons vu ces corps se solidifier progressivement, passer de l'état membraneux à l'état corné, devenir ensuite lapidescens, et enfin se terminer par être solides et tout-à-fait pierreux. C'est en effet dans ce dernier état que nous avons trouvé les *polypiers foraminés* et surtout les *polypiers lamellifères* dont il est ici question.

Ceux-ci offrent réellement le maximum de la solidité que des polypiers puissent obtenir.

Très-diversifiés néanmoins dans leur épaisseur et leur forme, plus poreux même que les polypiers foraminés, les uns présentent des masses tantôt peu divisées, qui recouvrent ou enveloppent les corps marins, tantôt plus isolées, formant des expansions aplaties, lobées ou comme foliacées, et tantôt très-divisées, ramifiées comme des plantes ou des arbustes.

Soit que les polypes des polypiers pierreux composent eux-mêmes la matière calcaire ou la perfectionnent par les actes de leur organisation, soit seulement qu'ils la recueillent dans les eaux marines, il est évident que ces polypes ont une faculté que ne possèdent pas ceux des deux premières sections de cet ordre, puisqu'ils produisent des polypiers tout-à-fait pierreux (1).

Mais, en avançant de plus en plus l'animalisation, la nature doit abandonner le polypier ; et comme elle ne passe jamais brusquement d'un ordre de choses à un autre, nous verrons effectivement cette enveloppe des polypes changer de nature et d'état dans les deux sections suivantes, perdre par degrés sa solidité, finir par devenir charnue et par se confondre avec le corps commun des animaux qui l'ont produite, en un mot, se terminer avec l'ordre des polypes qui en sont munis. Les polypiers mous et flexibles doivent donc se trouver les uns au commencement de l'ordre, et les autres à la fin.

———

(1) Je doute fort que la matière calcaire que l'on trouve en analysant les eaux marines ou les sels qu'elles tiennent en dissolution, y soit dans un état propre à former directement des dépôts pierreux. Aucune observation ne me paraît constater un pareil fait ; tandis que la *matière calcaire* provenue des animaux, donne lieu, d'une manière bien connue, à des terreins calcaires, ainsi qu'à des masses énormes de pierres calcaires qui s'observent presque partout à la surface de notre globe ; et l'on sait que la portion de ces masses qui provient des polypes, n'est pas la moins considérable.

La véritable origine de ces masses calcaires est reconnaissable lorsqu'elle est encore assez récente pour que les corps qui, par leur amoncèlement ou leur entassement, les ont formées, y soient conservés entièrement ou en partie. Mais cette origine cesse d'être reconnaissable, lorsque ces mêmes corps ont été détruits, et que leurs molécules séparées et déplacées par les eaux, ont été déposées et aggrégées en masses compactes. Alors on leur a donné inconsidérément le nom de *calcaire primitif* : celui de *calcaire ancien* eût été, sans contredit, préférable.

Les polypes des polypiers pierreux, et surtout ceux des *polypiers lamellifères* sont les moins connus des animaux de cette classe, et ceux qui ont été le moins observés. On n'a encore presque rien écrit, d'après l'observation, sur ces singuliers animaux, si l'on en excepte ceux du *millepora truncata*, et ceux du *madrepora arborea* dont je fais une caryophyllie. Mais, par des observations générales que m'ont communiquées des voyageurs naturalistes, je sais que les polypes des *polypiers lamellifères* sont analogues aux autres polypes dans tout ce qu'il y a d'essentiel à leur organisation, et que la plupart offrent cela de particulier, qu'ils adhèrent latéralement les uns aux autres, enveloppant totalement le polypier de leur chair, comme s'il leur était intérieur.

J'ai déjà fait voir que les polypes des polypiers dont il est ici question, adhèrent les uns aux autres, dans leur partie antérieure, par des appendices latéraux de leur corps, appendices qui sont lamelliformes; que la transudation de ces appendices remplit leurs interstices de matière qui, en se concrétant, y forme les lames et autres parties pierreuses du polypier; qu'enfin l'appendice le plus antérieur du corps de chaque polype se réunissant horizontalement à ceux des polypes voisins, il en résulte une couche ou membrane gélatineuse qui recouvre entièrement le polypier au dehors. Or, les observations qui m'ont été communiquées confirment ce fait.

On a effectivement observé que, dans la mer, les polypiers glomérulés dont il s'agit, étaient recouverts d'une chair gélatineuse peu épaisse, sur laquelle, dans les temps de calme, on apercevait des rosettes de tentacules parsemées à sa surface. Quelquefois ces rosettes, toujours à huit rayons, paraissaient sessiles sur la chair commune ; et d'autres fois, la partie antérieure et exsertile de ces polypes, s'élançant sous la forme d'un globule pédiculé, s'épanouissait ensuite en une étoile à huit rayons. Le pédicule, strié longitudinalement, offrait les indices des lames latérales de ces polypes.

*Imperato*, auteur italien, est, à ce qu'il paraît, le premier qui ait dit que les madrépores, que tout le monde regardait alors comme des végétaux marins, étaient au moins une production moyenne entre les plantes et les animaux.

En effet, il observa que leurs cellules, dont la nature est véritablement pierreuse, étaient chargées ou couvertes d'une substance membraneuse, animale et vivante.

Par la suite, *Donati* et *Ellis* confirmèrent son opinion, mais donnèrent très-peu de détails sur les animaux mêmes qui produisent et habitent les madrépores. Ce qui résulte de leurs observations, c'est que le corps des polypes des madrépores, qu'ils ont vu dans l'état frais ou vivant, est beaucoup plus court que celui des autres polypes.

Un naturaliste qui a eu occasion d'observer les animaux vivans de plusieurs madrépores, dans ses voyages, aux Antilles et à Cayenne, m'a assuré que, dans les madrépores glomérulés, les astroïtes, les méandrites, etc., toute la masse du madrépore lui a paru couverte d'une matière animale et gélatineuse sans discontinuité, comme c'était un seul animal, et que la superficie de cette masse de matière était parsemée de rosettes de tentacules correspondantes aux cavités en étoiles du madrépore. Il a ajouté que la substance animale dont il vient d'être question, ne s'élevait dans son entier épanouissement que d'une ligne ou un peu plus, au-dessus de la superficie du madrépore, et qu'au moindre bruit, mouvement ou attouchement, cette substance animale vivante s'affaissait subitement en s'enfonçant dans les porosités de ce polypier ; que néanmoins, dans son état d'affaissement, toute la surface du madrépore n'en était pas moins couverte d'une substance membraneuse, quoiqu'ayant peu d'épaisseur.

Il est clair, d'après cette observation, que tous les polypes d'un madrépore, sont véritablement cohérens entr'eux, et que leur corps, pénétrant jusqu'à une certaine profondeur du polypier, remplit, par ses appendices divers, les interstices et la porosité qu'on y observe. Cette cohérence, néanmoins, n'empêche pas que chaque étoile n'indique le centre d'habitation d'un polype particulier ; en sorte que les nombreux polypes d'un *madrépore*, d'un *astroïte*, etc., ne doivent pas être considérés comme un seul et même animal, mais comme de nombreux individus d'une même espèce, vivans et adhérans ensemble dans le même polypier. Les nouveaux gemmes qu'ils multiplient ne se séparent jamais, mais produisent de nouveaux polypes qui restent adhérens aux autres.

Si, malgré ce que j'ai exposé à cet égard, l'on voulait considérer les polypes réunis d'un madrépore, d'une astrée, etc., comme un seul animal à plusieurs bouches, cet animal aurait des qualités qui répugnent à la nature de tout corps vivant ; car il posséderait la faculté de ne jamais mourir, et celle de n'avoir point de bornes à ses développemens. Une masse d'astrées ou de méandrines, quoique mourant peu-à-peu dans sa base, continue de vivre en dessus et sans terme, tant que l'eau ne lui manque pas. Cette observation, très-fondée relativement à la partie commune et vivante des polypiers dont il s'agit, décide la question d'une manière qui me paraît sans réplique.

Passons maintenant à la distribution des *polypiers lamellifères*, et aux divisions qu'il est nécessaire d'établir parmi eux.

---

## DIVISION DES POLYPIERS LAMELLIFÈRES.

### * *Etoiles terminales.*

[1] Cellules cylindriques et parallèles.

> Styline.
> Sarcinule.

[2] Cellules, soit cylindriques, soit turbinées, soit épatées, non parallèles.

> Caryophyllie.
> Turbinolie.
> Cyclolite.
> Fongie.

### ** *Étoiles latérales ou répandues à la surface.*

[1] Cellules non circonscrites, comme ébauchées, imparfaites ou confluentes.

> Pavone.
> Agarice.

Méandrine.
Monticulaire.

[ 2 ] Cellules circonscrites.

(*a*) Expansion seulement stellifère à la surface supérieure.

Echinopore.
Explanaire.
Astrée.

(*b*) Expansions partout stellifères, c'est-à-dire, sur toute surface libre.

Porite.
Pocillipore.
Madrépore.
Sériatopore.
Oculine.

# STYLINE. (Stylina.)

( *Fascicularia*. Extrait du Cours, etc. )

Polypier pierreux, formant des masses simples, hérissées en-dessus.

Tubes nombreux, cylindriques, fasciculés, réunis, contenant des lames rayonnantes et un axe solide : les axes styliformes, saillans hors des tubes.

*Polyparium lapideum, massas simplices, crassas, supernè echinatas sistens.*

*Tubuli plurimi cylindrici, fasciculatim aggregati, lamellis radiantibus et axe solido farcti : axibus styliformibus extrà tubos prominentibus.*

### OBSERVATIONS.

Rien assurément n'est plus singulier que la structure de ce polypier; en sorte que l'on ne saurait se dispenser de le considérer comme le type d'un genre particulier parmi les polypiers lamellifères.

Les *stilines* constituent des masses pierreuses, épaisses, composées de tubes verticaux, cylindriques et réunis. Chacun de ces tubes est sans doute la cellule d'un polype ; et néanmoins leur intérieur est rempli de lames rayonnantes autour d'un axe central, plein, solide et cylindrique, qui laisse aux lames très-peu d'espace entre lui et la parois interne du tube. Cet axe, strié longitudinalement à l'extérieur, fait une assez grande saillie hors du tube ; ce qui est cause que la surface supérieure du polypier paraît hérissée d'une multitude de cylindres séparés, tronqués et styliformes. Je ne connais encore qu'une seule espèce de ce genre.

### ESPÈCE.

1. **Styline échinulée.** *Stylina echinulata.*

> *S. crassa, fasciculata, sessilis, supernè stylis truncatis echinata.*
>
> **Mus. n.º**
>
> Habite l'océan austral. *Péron* et *le Sueur.* Elle forme une masse épaisse, dense, composée de tubes verticaux et parallèles, comme dans le tubipore, la favosite et la sarcinule.

# SARCINULE. (Sarcinula.)

Polypier pierreux, libre ; formant une masse simple et épaisse, composée de tubes réunis.

Tubes nombreux, cylindriques, parallèles, verticaux, réunis en faisceau par des cloisons intermédiaires et transverses.

Des lames rayonnantes dans l'intérieur des tubes.

*Polyparium lapideum, liberum; massam simplicem, crassam, è tubis coadunatis constitutam, sistens.*

*Tubuli plurimi cylindrici paralleli verticales, fasciculatìm aggregati, septisque intermediis et transversis coacti.*

*Lamellæ stellatìm radiantes intrà tubos.*

## OBSERVATIONS.

La *sarcinule* serait un tubipore si l'intérieur des tubes n'était garni de lames rayonnantes en étoile ; elle se distingue de la styline, en ce que les lames rayonnantes de l'intérieur des tubes ne sont point traversées par un axe central et solide.

Ce singulier polypier présente une masse pierreuse qui imite un gâteau d'abeilles, paraît n'avoir pas été fixée, et se compose d'une multitude de tubes droits, parallèles, séparés les uns des autres, mais réunis ensemble, soit par des cloisons intermédiaires, transverses et nombreuses, soit par une masse non interrompue et celluleuse. Ces tubes sont, en quelque sorte, disposés comme des tuyaux d'orgue.

Ce genre avoisine les caryophyllies ; mais le polypier libre, et le parallélisme de ses tubes, l'en distinguent suffisamment. Je n'en connais encore que deux espèces.

## ESPECES.

### 1. Sarcinule perforée. *Sarcinula perforata.*

*S. tubis in massam planulatam aggregatis, erectis, utrinque perforatis ; interná pariete lamelloso-striatá.*

Mus. n.o

Habite l'océan austral. *Péron* et *le Sueur.* Cette espèce ne paraît pas fossile. Elle forme d'assez grandes masses pierreuses, aplaties, un peu épaisses, et qui ressemblent à des gâteaux d'abeilles. Ces masses résultent de l'aggrégation de quantité de tubes droits, parallèles, presque contigus ou à interstices pleins, sans interruption. Ces tubes sont percés à jour, par suite ouverts aux deux bouts et semblent vides ; mais leur parois interne est striée par des lames longitudinales, rayonnantes et étroites. On en voit néanmoins qui forment l'étoile, et qui sont sur le point de se réunir. Mon Cabinet.

### 2. Sarcinule orgue. *Sarcinula organum.*

*S. tubis cylindricis erectis, separatis, in massam crassam aggregatis ; septis externis transversisque tubos connectentibus.*

*Madrepora organum.* Lin. Amæn. acad. 1. t. 4. f. 6.

Mus. n.o

Habite dans la Mer rouge. Mon cabinet. On la trouve fossile sur les côtes de la mer Baltique. Ses tubes, verticaux et rangés comme des tuyaux d'orgue, sont séparés, mais réunis en masses larges et épaisses, par une matière celluleuse, disposée en cloisons transverses. Ces mêmes tubes ne sont point perforés, c'est-à-dire, en partie vides, comme dans la 1.re espèce ; mais des lames longitudinales rayonnantes remplissent leur cavité, et présentent aux deux extrémités de ces tubes, des étoiles lamelleuses complètes.

# CARYOPHYLLIE. (Caryophyllia.)

Polypier pierreux, fixé, simple ou rameux; à tige et rameaux subturbinés, striés longitudinalement, et terminés chacun par une cellule lamellée en étoile.

*Polyparium lapideum, fixum, simplex vel ramosum; caulè ramisque subturbinatis, longitudinaliter striatis, cellulâ unicâ, lamelloso-stellatâ, terminatis.*

## OBSERVATIONS.

Les *caryophyllies* forment un genre bien circonscrit dans ses caractères, et qui m'a paru tellement distingué des madrépores, que je n'ai nullement balancé à l'établir.

Ainsi que les madrépores, ces polypiers pierreux ne forment jamais de masses uniquement crustacées ou glomérulées en boule, mais ils s'élèvent en tige, soit simple, soit rameuse, ou forment des touffes. Ce qui les distingue essentiellement des madrépores, c'est que leurs cellules polypifères sont véritablement terminales, en sorte que l'extrémité de la tige et celle de chaque rameau se trouvent terminées par une seule étoile lamelleuse.

Dans quelques espèces, la tige est simple, isolée, et n'offre conséquemment qu'une seule étoile terminale. Dans d'autres, elle est fasciculée, c'est-à-dire, qu'il naît un grand nombre de ces tiges ensemble, rapprochées et comme agglomérées en faisceau, et chacune d'elles est encore terminée par une seule étoile lamelleuse. Enfin, dans beaucoup d'autres, la tige se divise en rameaux, et chaque rameau offre toujours une étoile terminale.

Les oculines se distinguent des caryophyllies, parce qu'elles ne sont point striées longitudinalement, et parce que beaucoup de leurs étoiles sont sessiles et latérales.

La tige et les rameaux des *caryophyllies* sont cylindracés, quelquefois turbinés, toujours striés longitudinalement en dehors, et leur étoile terminale les fait paraître généralement tronqués à leur extrémité, ce qui les a fait comparer à des œillets.

La base de ces polypiers est toujours fixée et adhérente à des corps marins, même dans les espèces à tige simple, ce qui distingue ces dernières des turbinolies.

Les polypes qui forment les *caryophyllies* ont le corps allongé, muni d'un fourreau appendiculé antérieurement, et sont terminés chacun par huit tentacules plumeux, disposés en rayons.

*Donati*, qui a observé et décrit le polype de la caryophyllie en arbre, n.o II, nous a fait connaître dans ce polype des particularités bien remarquables, et qui montrent que les caryophyllies constituent un genre non seulement très-distinct par le polypier, mais encore très-singulier par ses polypes. Ils ont la bouche polygonale, entourée d'appendices qui se terminent en pince de crabe, et à l'orifice, un corps à huit rayons oscillatoires que *Donati* nomme leur tête.

La bouche polygonale paraît n'être que l'ouverture terminale d'un fourreau membraneux, bordée d'appendices rayonnans et en pince. Quant au corps à huit rayons oscillatoires, aperçu à l'orifice de cette ouverture, c'est, selon moi, celui même du polype ; les rayons sont ses tentacules.

# ESPÈCES.

** Tiges simples , soit solitaires , soit fasciculées.*

1. Caryophyllie gobelet. *Caryophyllia cyathus.*
    C. *stirpe solitaria , clavato-turbinata*; *stellá concavá*; *cen-
        tro papilloso.*
    *Madrep. cyathus.* Soland. et Ell. t. 28. f. 7.
    *Madrep. anthophyllum.* Esper. 1. t. 24.
    Planc. t. 18. *fig. M.* Marsil. hist. t. 28. f. 128. n.° 11.
    Mus. n.°
    Habite la Méditerranée. Mon cabinet.

2. Caryophyllie caliculaire. *Caryophyllia calycularis.*
    C. *cylindris è crustá fixá surrectis , brevibus , fuscis*; *stel-
        lis excavatis , centro prominulo.*
    *Madrep. calycularis.* Lin. Esper. 1. t. 16.
    Cavolin. pol. rar. 1. t. 3. f. 1—5.
    Mus. n.°
    Habite la Méditerranée. Mon cabinet.

3. Caryophyllie tronculaire. *Caryophyllia truncularis.*
    C. *aggregata*; *cylindris crassis , extùs reticulatis , crustá
        lamellosá connexis; stellis margine radiatim striato.*
    Mus. n.°
    Habite... Mon cabinet. Ses cylindres sont des billots courts,
    épais, fasciculés, munis en dehors de stries longitudinales
    lamelleuses, dont les interstices sont occupés par des stries
    transverses plus petites.

4. Caryophyllie fasciculée. *Caryophyllia fasciculata.*
    C. *cylindris clavato-turbinatis , longiusculis , è crustá sur-
        rectis , divergentibus ; stellarum lamellis exsertis.*
    *Madrep. fascicularis.* Lin. Soland. et Ell. t. 30.
    Rumph. amb. 6. t. 87. f. 3.
    Esper. 1. t. 28.
    Mus. n.°          Vulg. l'œillet.

Habite l'océan des Gr. Indes. Mon cabinet. On la trouve fossile en Europe. Ses cylindres vont en s'élargissant vers leur sommet.

## 5. Caryophyllie astréenne. *Caryophyllia astreata.*

*C. incrustans, convexa, glomerato-globosa; cylindris brevissimis, truncatis, è crustâ surrectis ; lamellis stellarum margine eminentioribus.*

*An madrep. musicalis?* Esper. vol. 1. t. 3o. f. 1.

Mus. n°.

Habite... l'océan indien? Mon cabinet. Quoique voisine de la suivante par ses rapports, cette caryophyllie en est très-distincte. Ses cylindres, extrêmement courts au-dessus de la croûte commune, ne sont point turbinés comme dans l'espèce n.° 4, et ne sont point unis ensemble par des cloisons lamelleuses transverses, comme dans l'espèce qui suit, mais par un empâtement utriculaire, partout égal.

## 6. Caryophyllie musicale. *Caryophyllia musicalis.*

*C. cylindris truncatis, distinctis, suprà crustam prominulis, et infrà per membranas transversas et crustaceas contextis.*

*Madrep. musicalis.* Lin. *Madrep. organum.* Pall. zooph. p. 317. *Madrep. musicalis.* Esper. 1. t. 3o. f. 2.

Guett. mém. 3. tab. 33.

Shaw. miscel. vol. XI. tab. 414.

Habite l'océan indien. On la trouve fossile sur les côtes de l'Irlande. Mon cabinet.

### ** *Tiges divisées ou rameuses.*

## 7. Caryophyllie en touffe. *Caryophyllia flexuosa.*

*C. cylindris ramosis, flexuosis, subcoalescentibus, in fasciculum rotundatum aggregatis.*

*Madrep. flexuosa.* Lin. Amæn. acad. 1. p. 96. t. 4. f. 13.

Soland. et Ellis. t. 32. f. 1. *optima, sed absque descript.*

Gualt. ind. t. 106. *fig.* G. Esper. suppl. 2. petrif. t. 6.

Mon cabinet.

Habite... l'océan indien? Elle est très-distincte de la suivante.

### 8. Caryophyllie en gerbe. *Caryophyllia cespitosa.*

*C. cylindris rectis, furcatis, distinctis, in fasciculum erec-*
*tum aggregatis.*

*Madrep. cespitosa.* Lin. Gualt. ind. t. 61. in verso.
*Madrep. flexuosa.* Soland. et Ell. t. 31. f. 5. 6.
*Madrep. fascicularis.* Esper. 1. t. 29.
Habite la Méditerranée. Mon cabinet.|

### 9. Caryophyllie anthophylle. *Caryophyllia anthophyl-lum.*

*C. fasciculata; ramis elongatis, infundibuliformibus, infernè*
*attenuatis, erectis ; stellarum lamellis inclusis.*

*Madrep. anthophyllites.* Soland. et Ell. t. 29.
Esper. suppl. 1. t. 72. *Anthophyllum Saxum.* Rumph. amb. 6.
t. 87. f. 4 ?
Habite . . . l'océan des Gr. Indes. Mon cabinet.

### 10. Caryophyllie cornigère. *Caryophyllia cornigera.*

*C. laxè ramosa ;  ramulis lateralibus elongatis, arcuatis,*
*infundibuliformibus, ascendentibus.*

*Madrep. ramea. var.* Esper. 1. tab. 10.
Mus. n.º

Habite . . . l'océan indien ? Cette espèce bien distincte ne doit
pas être confondue avec la suivante. Elle tient beaucoup de la
C. anthophylle par ses rameaux.

### 11. Caryophyllie en arbre. *Caryophyllia ramea.*

*C. dendroides, ramosa; ramulis lateralibus, brevibus, inæ-*
*qualibus,  cylindricis.*

*Madrep. ramea.* Lin. Soland. et Ell. t. 38.
Tournef. inst. t. 340. Esper. 1. t. 9. et t. 10 A.
Mus. n.º

Habite la Méditerranée , le golfe de Venise. Commune dans les
collections. Voyez *Donati,* hist. nat. de la mer Adr. p. 50.
pl. 7.

### 12. Caryophyllie en cyme. *Caryophyllia fastigiata.*

*C. erecta, dichotoma, fastigiata; ramis crassis, striato-*
*angulatis; stellis margine plicatis.*

*Madrep. fastigiata.* Lin. pall. zooph. p. 3o1.

Soland. et Ell. t. 33. Esper. suppl. 1. t. 82.

Mus. n.°

2. Madrep. capitata. Esper. suppl. 1. t. 81.

Seba. mus. 3. t. 109. f. 1.

Habite les mers de l'Amérique méridionale.

## 13. Caryophyllie anguleuse. *Caryophyllia angulosa.*

*C. cespitosa; ramis brevibus, erectis, creberrimis; stellis
orbiculato-sinuatis, irregularibus.*

Seba. mus. 3. t. 109. f. 6. Esper. vol. 1. t. 8.

Mus. n.°

2. *var. stellis margine patulis, echinatis.*

Seba. mus. 3. t. 109. f. 2.—3. Esper. 1. t. 7 ?

3. *var. limbo stellarum explanato, sinuato.*

Esper. 1. t. 25. Seba mus. 3. t. 109. f. 4.

Knorr. delic. tab. A III. f. 1.

Mus. n.°

Habite les mers d'Amérique.

## 14. Caryophyllie sinueuse. *Caryophyllia sinuosa.*

*C. cespitosa; ramis brevibus, supernè dilatato-compressis
sinuosis; stellis elongatis, compressis, flexuosis, echinatissimis.*

*Madrep. angulosa.* Soland. et Ell. t. 34.

*Madrep. cristata.* Esper. 1. t. 26.

Mus. n.

Habite les mers d'Amérique. Quoique voisine de la précédente,
cette espèce en paraît constamment distincte.

## 15. Caryophyllie piquante. *Caryophyllia carduus.*

*C. cymosa; ramis crassissimis; sulcato-muricatis; stellis
maximis, orbiculatis; lamellis serrato-dentatis.*

*Madrep. carduus.* Soland. et Ell. t. 35.

Esper. 1. t. 25. f. 2. (et forte t. 7. )

Seba. mus. 3. t. 108. f. 4. t. 109. f. 5. t. 110. f. 4. et f. 6.
litt. A.

Mus. n.°

Habite les mers d'Amérique. Mon cabinet.

# TURBINOLIE. (Turbinolia.)

Polypier pierreux, libre, simple, turbiné ou cunéi-
forme, pointu à sa base, strié longitudinalement en dehors, et terminé par une cellule lamellée en étoile, quelquefois oblongue.

*Polyparium lapideum, liberum, simplex, turbi-
natum vel cuneiforme, extùs longitudinaliter striatum,
basi acutum.*

*Cellula unica, terminalis, lamelloso-stellata, inter-
dùm oblonga.*

### OBSERVATIONS.

Par leurs rapports, les *turbinolies* tiennent, d'une part,
aux caryophyllies simples, et de l'autre, aux fongies. Elles
ne sont point fixées comme les caryophyllies, et leur base
se rétrécissant en pointe, les distingue suffisamment des
fongies.

Ce sont des polypiers simples, libres, peu volumineux,
turbinés ou cunéiformes, striés longitudinalement en dehors, et qui n'ont chacun qu'une seule étoile terminale, dont
les lames sont rayonnantes.

Comme ces polypiers n'ont qu'une seule étoile, qui est
terminale et à lames en rayons, on ne saurait douter que
chacun d'eux n'ait été formé par un seul animal.

Je ne connais encore que huit espèces de ce genre, et
toutes se trouvent dans l'état fossile.

## ESPÈCES.

1. **Turbinolie patellée.** *Turbinolia patellata.*

> *T. brevis, turbinato-truncata ; stellá orbiculari plano-con-*
> *cavá ; lamellis radiantibus tenuissimis.*
> Mon cabinet.
> Habite... fossile des environs du Mans. *Ménard.*

2. **Turbinolie turbinée.** *Turbinolia turbinata.*

> *T. turbinato-concava, extùs substriata ; stellæ margine*
> *recto ; centro discoideo.*
> *Madrepora turbinata.* Lin. Amæn. acad. 1. t. 4. f. 2—3—7.
> Mon cabinet.
> Habite... fossile de....

3. **Turbinolie cyathoïde.** *Turbinolia cyathoides.*

> *T. brevis ; stellá maximá ; margine expanso ; centro dis-*
> *coideo.*
> *Madrepora turbinata.* Lin. Amæn. acad. 1. t. 4. f. 1.
> Esper. suppl. 2. petrif. t. 2.
> Habite...

4. **Turbinolie comprimée.** *Turbinolia compressa.*

> *T. brevis, turbinata, compressa ; stellá oblongá ; lamellis*
> *inæqualibus denticulatis.*
> Mon cabinet.
> Habite... fossile de....

5. **Turbinolie crépue.** *Turbinolia crispa.*

> *T. cuneata, extùs sulcis longitudinalibus crispis exarata ;*
> *stellá oblongá ; lamellis latere asperis.*
> Mon cabinet.
> Habite... fossile de Grignon.

6. **Turbinolie sillonnée.** *Turbinolia sulcata.*

> *T. cylindraceo-turbinata ; sulcis longitudinalibus elevatis,*
> *ad interstitia transversè striatis.*

Mon cabinet.

Habite... fossile de Grignon.

7. **Turbinolie clou.** *Turbinolia clavus.*

    *T. turbinato-clavata, recta, basi acuta; striis longitudi-*
       *nalibus, granulatis, subdentatis.*

    Mon cabinet.

    Habite... fossile des environs d'Agen. Se trouve aussi près
       d'Aix-la-Chapelle.

8. **Turbinolie girofle.** *Turbinolia caryophyllus.*

    *T. tereti-turbinata ; striis externis, simplicibus.*

    Mon cabinet.

    Habite... fossile d'Angleterre. Il est cylindrique-turbiné, de
       la longueur d'un clou de girofle ou un peu plus.

---

# CYCLOLITE. (Cyclolites.)

Polypier pierreux, libre, orbiculaire ou elliptique,
convexe et lamelleux en dessus, sublacuneux au centre,
aplati en dessous avec des lignes circulaires concentriques.

Une seule étoile lamelleuse, occupant la surface supérieure. Les lames très-fines, entières, non hérissées.

*Polyparium lapideum, liberum, orbiculatum vel
ellipticum, supernè convexum et lamellosum, centro
sublacunoso ; infernâ superficie planâ, lineis circula-
ribus concentricis exaratâ.*

*Stella unica lamellosà, supernam superficiem occu-
pans : lamellis tenuissimis, integris, glabris.*

## OBSERVATIONS.

Les *cyclolites*, que l'on ne connaît encore que dans l'état fossile, ont les plus grands rapports avec les fongies ; mais elles s'en distinguent éminemment par les lignes circulaires concentriques de leur surface inférieure, et par les lames glabres de leur étoile. L'enfoncement du centre de leur étoile est plus ou moins oblong, et manque dans une espèce.

Tout ce que l'on peut présumer relativement aux polypes dont elles proviennent, c'est que les cyclolites sont chacune le polypier d'un seul animal, comme dans les fongies, puisqu'elles ne présentent qu'une seule étoile lamelleuse.

## ESPÈCES.

**1** Cyclolite numismale. *Cyclolites numismalis.*

C. *orbiculata; supernè stellá lamellosá, convexá: lacuná centrali rotundatá.*

*Madrepora porpita.* Lin. Esper. suppl. petrif. t. 1. f. 1—3.

Guettard, mém. 3. pl. 23. f. 4, 5.

Habite l'océan indien. Fossile.... Mon cabinet. Orbiculaire, comme une pièce de monnaie, les lignes concentriques de sa face inf. sont traversées par d'autres lignes rayonnantes.

**2.** Cyclolite hémisphérique. *Cyclolites hemisphærica.*

C. *orbiculata, supernè convexa; lacuná centrali oblongá; stellá tenuissimè lamellosá.*

Schenchz. herb. diluv. t. 13. f. 1.

Habite... Fossile du Dauphiné. Mon cabinet. Elle est presqu'une fois plus grande que celle qui précède, et plus fortement convexe en dessus.

3. **Cyclolite à crêtes.** *Cyclolites cristata.*

> *C. orbiculata, supernè convexa, lamellosa; carinis variis,*
> *cristatis, subdecussantibus; lacuná nullá.*

Habite .... fossile de .... Mon cabinet. Espèce extrêmement distincte par les crêtes diverses de sa surface supérieure.

4. **Cyclolite elliptique.** *Cyclolites elliptica.*

> *C. elliptica, supernè convexa, lamellis obsoletis stellata;*
> *lacuná centrali elongatá.*

Mus. n.o                    Vulg. la cunolite.

Guettard. mém. vol. 3. tab. 21. f. 17. 18.

Habite .... fossile des environs de Perpignan. Mon cabinet. C'est la plus grande des espèces connues de ce genre. Sa forme ovale ou elliptique lui est particulière.

---

# FONGIE. ( Fungia. )

Polypier pierreux, libre, simple, orbiculaire ou oblong, convexe et lamelleux en dessus, avec un enfoncement oblong au centre, concave et raboteux en dessous.

Une seule étoile lamelleuse, subprolifère, occupant la surface supérieure; à lames dentées ou hérissées latéralement.

*Polyparium lapideum, liberum, simplex, orbiculatum vel oblongum, supernè convexum et lamellosum, cum lacuná centrali oblongá, infernè concavum et scabrum.*

*Stella unica lamellosa, subprolifera, supernam superficiem occupans : lamellis dentatis aut latere asperis.*

## OBSERVATIONS.

Presque toutes les espèces de fongies sont connues dans l'état frais ou marin; et comme chacune d'elles ne présente réellement qu'une seule étoile complète, laquelle occupe toute la surface supérieure du polypier, il y a lieu de croire que chacun de ces polypiers a été formé par un seul animal, comme les turbinolies et les cyclolites.

## ESPÈCES.

**1. Fongie croissante.** *Fungia semilunata.*

> *F. lateribus compressa, extùs striata; limbo arcuato, sulco longitudinali exarato; pediculo brevi.*
> Mus. n.º
> Habite.... fossile de.... Cette fongie singulière ressemble à un croissant dont le bord arqué ou arrondi serait en haut, et qui aurait un pédicule court, inséré dans l'échancrure de sa base. L'étoile occupe toute la longueur du limbe, et se trouve partagée par un sillon.

**2. Fongie comprimée.** *Fungia compressa.*

> *F. cuneata, compressa, lœvis, infernè papillosa; stellâ elongatâ, angustâ, sulco divisâ; lamellis inæqualibus.*
> Mon cabinet.
> Habite l'Océan indien. Celle-ci est, comme la précédente, comprimée sur les côtés, cunéiforme, presque flabelliforme, à bord supérieur arrondi, offrant une étoile allongée, lamelleuse, partagée par un sillon. Ses lames sont inégales, dentelées, échinulées sur leurs faces. Cette fongie est fort jolie, non fossile, et a sa surface externe légèrement striée en rayons. Elle confirme, par ses rapports, le rang de la première espèce. Hauteur, vingt-neuf millimètres.

### 3. Fongie cyclolite. *Fungia cyclolites.*

*F. orbicularis , subelliptica, subtùs concava , tenuissimè radiata; stellá convexá; lamellis inœqualibus, crenulatis, ad latera asperis.*

Mus. n.°

Habite les mers Australes. **Péron** et *le Sueur.* Nouvelle espèce fort jolie , l'une des plus petites du genre, et qui serait une cyclolite si sa face inférieure offrait des cercles concentri- ques. Elle ressemble, en petit, par son aspect, à la fongie agariciforme, dont elle est néanmoins très-distincte. Elle est orbiculaire où un peu elliptique, légèrement concave en dessous avec des stries fines , rayonnantes. En dessus elle offre une étoile élevée, très-convexe, lamelleuse, ayant au sommet un sinus oblong.

### 4. Fongie patellaire. *Fungia patellaris.*

*F. orbicularis , subtùs mutica , radiatim striata; stellá planulatá; lamellis inœqualibus, latere muricatis.*

*Madrepora patella.* Soland. et Ell. p. 148. t. 28. f. 1—4.

Esper. suppl. 1. tab. 62. f. 1—6.

Rumph. amb. 6. tab. 88. f. 1.

Mus. n.°

Habite les mers de l'Inde et de la Méditerranée. Mon cabinet. Elle a quelquefois un pédicule court en dessous.

### 5. Fongie agariciforme. *Fungia agariciformis.*

*F. orbicularis , subtùs scabra ; stellá convexá; lamellis inœqualibus , denticulatis ; majoribus radiorum longitu- dine.*

*Madrep. fungites.* Lin. Forsk. ic. t. 42.

Soland. et Ell. p. 149. t. 28. f. 5—6.

Seba. mus. 3. t. 111. f. 1. *Madrep.* Esper. 1. t. 1. f. 1.

2. *var. lamellis elatioribus , acutè serratis.*

Mus. n.°

Habite la mer Rouge et celle de l'Inde. Mon cabinet. Cette espèce n'est point rare.

### 6. Fongie bouclier. *Fungia scutaria.*

*F. oblongo - elliptica , utrinque planulata ; lamellis inœ-*

*qualibus, undulatis; subintegris; majoribus radiorum lon-gitudine.*

Rumph. amb. 6. t. 88. f. 4.

Seba. mus. 3. t. 112. f. 28—29—30.

Mus. n.o

Habite les mers de l'Inde. Mon cabinet. Cette espèce fait une sorte de transition à la suivante par ses lames presqu'entières, inégales et ondées.

### 7. Fongie limace. *Fungia limacina.*

*F. oblonga, convexa, subtùs concava et echinata; stellâ elongatâ; lamellis inæqualibus.*

*Madrep. pileus.* Lin. Soland. et Ell. p. 159. t 45.

Seba. mus. 3. t. 111. f. 3—5. Esper. suppl. 1. t. 63.

2. *var. lobata, subfurcata.*

Esper. suppl. 1. t. 73.

Mus. n.o

Habite l'Océan des Indes orientales. Mon cabinet. Cette espèce qu'on nomme vulgairement la limace de mer, devient très-grande. Elle n'est point rare.

### 8. Fongie taupe. *Fungia talpa.*

*F. oblonga, subtùs concava et echinata ; lamellis dorsalibus, subserialibus, brevissimis, scabris.*

Seba. mus. 3. t. 111. f. 6 et t. 112. f. 31.

Mus. n.°

Habite l'Océan des Indes orientales. Mon cabinet. On la nomme *taupe de mer.* Elle est bien distincte de la précédente, et toujours beaucoup plus petite.

### 9. Fongie bonnet. *Fungia pileus.*

*F. hemisphærico-conica, subtùs concava ; lamellis dorsalibus proliferis ; rimâ subnullâ.*

*Mitra polonica.* Rumph. amb. 6. t. 88. f. 3.

Mus. n.o

2. *var. oblonga.*

Mus. n.o

Habite l'Océan des Grandes-Indes. Mon cabinet. Cette fongie se nomme vulgairement le *Bonnet de Neptune ;* elle n'est

nullement dans le cas de se confondre avec la F. lima-
cine, même sa variété oblongue. Ses lames amoncelées par
places, forment des étoiles imparfaites et éparses. Par ses
étoiles nombreuses, quoiqu'à peine ébauchées, cette dernière espèce commence la transition aux pavones.

# PAVONE. (Pavonia.)

Polypier pierreux, fixé, frondescent ; à lobes aplatis,
subfoliacés, droits ou ascendans ; ayant les deux surfaces
garnies de sillons ou de rides stellifères.

Étoiles lamelleuses, sériales, sessiles, plus ou moins
imparfaites.

*Polyparium lapideum , fixum , frondescens ; lobis
complanatis , subfoliaceis , erectis vel ascendentibus ;
utroque latere sulcis aut rugis stelliferis.*

*Stellæ lamellosæ , seriales , sessiles , subimperfectæ.*

### OBSERVATIONS.

Les *pavones* et les agarices ont entr'elles de très-grands
rapports : ce sont des polypiers munis de rides ou de sillons
stellifères, qui commencent à donner l'idée des méandrines.
Mais ces polypiers sont frondescens, et leurs étoiles, quoiqu'irrégulières ou imparfaites , sont encore distinctes.
Malgré les rapports qui se trouvent entre les *pavones*
et les agarices , ces deux genres néanmoins sont bien dis-

tingués. En effet, dans les *pavones*, les deux surfaces des expansions foliacées sont constamment munies de rides ou sillons stellifères ; tandis que, dans les agarices, il n'y a qu'une seule surface qui ait de semblables sillons.

Les étoiles des *pavones*, quoique lamelleuses, ne sont point circonscrites et sont souvent tellement imparfaites qu'elles ne présentent que des trous ou des enfoncemens lamelleux, et un peu irréguliers. Elles sont toutes sessiles et placées dans les sillons.

## ESPÈCES.

**1. Pavone agaricite.** *Pavonia agaricites.*

 P. *frondibus brevibus, crassis, semi-rotundis, diffusis ; rugis stelliferis, acutis, transversis, flexuosis.*

 *Madrep. agaricites.* Lin. Pall. zooph. p. 287.

 Soland. et Ell. t. 63. Esper. vol. 1. t. 20.

 Mus. n.o

 Habite les mers d'Amérique. Mon cabinet. Ses expansions foliacées sont diffuses et ne s'allongent jamais comme dans l'espèce qui suit.

**2. Pavone à crêtes.** *Pavonia cristata.*

 P. *frondibus oblongis, erectis lobatis; lobis rotundatis, cristatis ; rugis transversis, sinuosis, obtusis, stelliferis.*

 Mus. n.º

 An Knorr. Delic. p. 25. tab. A. X. f. 1.

 Habite les mers d'Amérique. Mon cabinet. Cette espèce, qui paraît jusqu'à présent non décrite, devient grande et forme de belles touffes foliacées, à crêtes nombreuses.

**3. Pavone laitue.** *Pavonia lactuca.*

 P. *frondibus tenuissimis, subplicatis, laciniosis, lamelloso-striatis ; stellis magnis irregularibus.*

 *Madrep. lactuca.* Pall. zooph. p. 289.

Soland. et Ell. tab. 44. Esper. suppl. 1. t. 33. A. B.
Seba. mus. 3. t. 89. f. 10.
Mus. n.º
Habite l'Océan américain? Mon cabinet. Espèce très-belle,
très-curieuse et bien connue.

**4. Pavone bolétiforme.** *Pavonia boletiformis.*

*P. frondibus erectis, planulatis, undatis, cristatis; stel-*
*lis serialibus imperfectis, centro impressis.*
*Madrep. cristata.* Soland. et Ell. p. 158. t. 31. f. 3. 4.
*Madrep. boletiformis.* Esper. suppl. 1. t. 56.
Mus. n.o
2. *eadem? fronde unicâ, indivisâ, flabellatâ.*
Mus. n.º
Habite l'Océan indien et austral. Mon cabinet. Ses lames lon-
gitudinales sont élevées et bien apparentes.

**5. Pavone divergente.** *Pavonia divaricata.*

*P. frondibus erectis, lobatis, flexuoso-divaricatis, angu-*
*laribus; lamellis laxis; stellis difformibus.*
Mus. n.º
Habite l'Océan indien. Mon cabinet. Quoique voisine de la
précédente par ses rapports, cette pavone en est fortement
et constamment distincte. Elle forme des touffes arrondies,
à foliations confuses, multangulaires, divergentes, ayant
le bord aigu.

**6. Pavone plissée.** *Pavonia plicata.*

*P. frondibus erectis, lobatis, flexuoso-plicatis; lamellis*
*minimis, arenulosis, confertis; stellis minutis.*
*Madrep. contigua.* Esper. suppl. 1. t. 66.
Mus n.º
Habite l'Océan indien. Mon cabinet. Elle est très-différente
des deux espèces qui précèdent, par ses lames presqu'imper-
ceptibles, serrées, arénacées. Ses étoiles sont petites, presqu'analogues à celles des porites, et semblent par rangées
lâches et longitudinales. Elle vient aussi en touffe.

**7. Pavone obtusangle.** *Pavonia obtusangula.*

*P. frondibus erectis, flexuoso-plicatis, multilobatis, ob-*

*tusis ; lamellis perparvis extremitatibus coalescentibus;
stellis superficialibus.*

Mus. n.º

Habite.... probablement l'Océan des Grandes - Indes. Mon
cabinet. C'est une espèce tranchée , un peu plus petite que
les trois précédentes , et qui forme des touffes arrondies et
denses. Ses foliations plissées, multilobées et très-obtuses ,
sont très-remarquables. Leurs lames sont petites, réunies à
leurs extrémités.

## 8. Pavone frondifère. *Pavonia frondifera.*

*P. erecta, divisa , ramoso - lobata ; lobis explanatis ,
folii-formibus , ovatis, undato-plicatis , acutè striatis.*

Mus. n.₀

Habite les mers australes. *Péron* et *le Sueur.* Cette pavone
semble avoir des rapports avec l'agarice flabelline ; mais elle
est divisée en expansions foliacées, multicarinées et stellifères
sur les deux faces. Ses frondicules sont droits, diversement
contournés, à stries cariniformes longitudinales, échinés,
très-rudes. Hauteur, quinze centimètres.

---

# AGARICE. (Agaricia.)

Polypier pierreux, fixé ; à expansions aplaties, subfoliacées , ayant une seule surface garnie de sillons ou de
rides stellifères.

Étoiles lamelleuses , sériales , sessiles , souvent imparfaites et peu distinctes.

*Polyparium lapideum, fixum ; massam explanatam,
subfoliaceam constituens ; supernâ superficie tantùm
modò sulcis stelliferis exaratâ.*

*Stellæ lamellosæ, seriales, sessiles , sæpiùs imper-
fectæ , vix distinctæ.*

*Tome II.* 16

## OBSERVATIONS.

On ne peut disconvenir que les *agarices* n'ayent les plus
grands rapports avec les *pavones* ; car quelquefois leurs expansions se plient de manière que les surfaces inférieures
des deux duplicatures se trouvent appliquées l'une contre
l'autre, et alors il en résulte des productions foliacées
ascendantes, qui ont les deux surfaces garnies de sillons
stellifères. Néanmoins on retrouve toujours dans ces polypiers quelques portions qui ne sont point doublées ou
pliées en deux, et qui ont alors un côté nu, non stellifère.

Ainsi, les *agarices* sont des polypiers à expansions di-
latées, aplaties, lobées, subfoliacées, qui ressemblent à
celles des pavones, mais qui s'en distinguent en ce
qu'elles n'ont de sillons stellifères que sur leur surface supérieure.

## ESPÈCES.

1. **Agarice contournée. *Agaricia cucullata.***

   *A. explanata; frondibus basi coalitis, cristatis; subcon-*
   *volutis; rugis transversis, flexuosis, carinatis; stellis pro-*
   *fundis irregularibus.*

   *Madrepora cucullata.* Soland. et Ell. p. 157. tab. 42.

   Esper. suppl. 1. tab. 67.

   Mus. n.°

   Habite..... Ses expansions sont nues et finement striées en
   dessous. Elle devient assez grande ; ce n'est qu'alors que ses
   expansions s'enroulent.

2. **Agarice ondée. *Agaricia undata.***

   *A. frondibus latissimis ; rugarum carinis crassis, rotunda-*
   *tis, transversis ; interstitiis stellarum elevatis.*

*Madrepora undata.* Soland. et Ell. p. 157. tab. 40.

Esper. suppl. 1. t. 78.

Habite....

## 3. Agarice ridée. *Agaricia rugosa.*

*A. frondibus brevibus, undato-contortis, rugosissimis; rugis confertis, elevatis, irregularibus, lamelloso-striatis.*

Mus. n.o

Habite les mers australes. *Péron* et *le Sueur.* Elle est singulièrement ridée en dessus, et ses rides sont élevées, serrées les unes contre les autres, inégales, contournées, et transversalement striées par de petites lames. Le dessous de ses expansions est nu, avec des stries fines vers les bords; mais ces expansions se contournent et souvent se replient de manière que leur surface supérieure est la seule apparente. Les étoiles ne paraissent point.

## 4. Agarice flabelline. *Agaricia ampliata.*

*A. frondibus subflabellatis, longitudinaliter rugosis; rugarum carinis, lamelloso-serratis, asperrimis; stellis rariusculis, imperfectis.*

*Madrepora ampliata.* Soland. et Ell. p. 157. t. 41. f. 1—2.

Mon cabinet.

2 *var.? Madrep. elephantopus.* Pall. zooph. p. 290.

Esper. 1. tab. 18.

Habite les mers de l'Inde. D'après le morceau que je possède et que j'y rapporte, cette espèce est tout-à-fait distincte de la pavone frondifère.

## 5. Agarice papilleuse. *Agaricia papillosa.*

*A. frondibus subflabellatis, supernè papillosis; papillis obtusis, asperiusculis, longitudinaliter seriatis.*

Mus. n.o

Habite les mers australes. *Péron* et *le Sueur.* Les papilles sont par rangées serrées et souvent se réunissent plusieurs ensemble. Les étoiles sont de petits trous rariuscules, cachés entre les rides ou les rangées de papilles.

## 6. Agarice lime. *Agaricia lima.*

*A. frondibus flabellatis, subcucullatis; supernâ superficie rugis longitudinalibus, angustis, papillosis asperatâ ; papillis exilibus.*

Mus. n.°

Habite les mers australes. *Péron* et *le Sueur.* Dans cette espèce, les papilles sont très-fines, forment des rangées étroites, serrées et rudes au toucher. Les étoiles sont à peine apparentes. La surface inférieure, quoique nue, offre quelques bosselettes éparses, rares.

7. **Agarice explanulée.** *Agaricia explanulata.*

*A. explanata, partim incrustans ; stellis confertis, inter se implexis ; lamellis medio latioribus et crassioribus.*

*Madrep. pileus.* Esper. vol. 1. t. 6. *synonimis exclusis.*

Mon cabinet.

Habite.... probablement l'Océan indien. Ce polypier n'a aucun rapport avec le *madrep. pileus* de Linné, qui est une fongie. Il tient un peu des explanaires ; mais ses étoiles non circonscrites lui donnent plus de rapport avec les agarices. Sa surface inférieure est nue, légèrement striée.

---

# MÉANDRINE. ( Meandrina. )

Polypier pierreux, fixé, formant une masse simple, convexe, hémisphérique ou ramassée en boule.

Surface convexe, partout occupée par des ambulacres plus ou moins creux, sinueux, garnis de chaque côté de lames transverses, parallèles, qui adhèrent à des crêtes collinaires.

*Polyparium lapideum, fixum, in massam simplicem hemisphæricam vel sphœroideam glomeratum.*

*Convexa superficies ambulacris subexcavatis, repandis, sinuosis, utroque latere lamellosis obtecta. Lamellæ transversæ et parallelæ, cristis collinaribus adnatæ.*

## OBSERVATIONS.

Les *méandrines* forment évidemment un genre particulier, bien remarquable et facile à distinguer au premier aspect. En effet, au lieu d'étoiles isolées ou circonscrites, on ne voit à la surface de ces polypiers, que de longs sillons sinueux, plus ou moins creux, irréguliers, et qui ont leurs côtés garnis de lames transverses et parallèles, qui aboutissent à des crêtes collinaires. Ces ambulacres peuvent être comparés à des vallons tortueux, séparés par des collines pareillement tortueuses.

Les sillons ou vallons de ces polypiers ne sont que des étoiles allongées, confluentes latéralement; et c'est dans ces vallons que se trouvent des polypes qui adhèrent les uns aux autres. Les collines lamelleuses, au contraire, occupent les interstices de ces rangées tortueuses de polypes, et les séparent.

Ici, les vallons ainsi que les collines ne sont point véritablement circonscrits, quoiqu'ils offrent des interruptions diverses. Mais, dans les monticulaires, les cônes saillans et les monticules sont généralement circonscrits.

Les lames qui, de chaque côté, garnissent les collines, sont perpendiculaires à la direction de ces collines et de leurs vallons. Ces lames, le plus souvent, sont inégales entr'elles, quoique parallèles et dentées en leur bord.

Ces polypiers forment des masses simples, convexes, hémisphériques, souvent glomérulées en tête ou en boule, dont le volume est quelquefois considérable.

Lorsqu'ils commencent à se former, ils ne constituent qu'un corps turbiné, calyciforme, fixé inférieurement par un pédicule central très-court. Alors on voit que leur sur-

face supérieure offre seule des sillons sinueux et lamelleux , tandis que leur surface inférieure est nue , à-peu-
près lisse.

Les *méandrines* vivent dans les mers des climats chauds
des Deux-Indes.

## ESPÈCES.

1. Méandrine labyrinhforme. *Meandrina labyrinthica.*

> *M. hemisphærica ; anfractibus longis, tortuosis, basi dila-*
> *tatis ; collibus simplicibus , subacutis.*
> *Madrep. labyrinthica.* Lin. Soland. et Ell. t. 46. f. 3—4.
> Esper. vol. 1. tab. 3.
> Mus. n.º
> 2. *var.* à masses sublobées.
> Habite les mers d'Amérique. Mon cabinet. Les lames des sil-
> lons sont étroites.

2. Méandrine cérébriforme. *Meandrina cerebriformis.*

> *M. subsphærica ; anfractibus tortuosis , prælongis ; lamellis*
> *basi dilatatis, denticulatis ; collibus truncatis , subbicari-*
> *natis , ambulacriformibus.*
> Seba. mus. 3. tab. 112. f. 1—5—6. Gualt. ind. t. 10 et t. 29. *in*
> *verso.*
> Solan. jam. hist. 1. t. 18. f. 5. Shaw. miscell. 4. t. 118.
> Mus. n.º
> Habite les mers d'Amérique. Ce polypier acquiert un très-grand
> volume. Mon cabinet.

3. Méandrine dédale. *Meandrina dœdalea.*

> *M. hemisphærica ; anfractibus profundis, brevibus ; lamellis*
> *dentatis , basi laceris ; collibus perpendicularibus.*
> *Madrep. dœdalea.* Soland. et Ell. tab. 46. f. 1.
> Esper. suppl. 1. t. 57. f. 1—3.
> Mus. n.º
> Habite les mers des Indes orientales. Mon cabinet.

**4. Méandrine pectinée.** *Meandrina pectinata.*

*M. subhemisphærica ; anfractibus profundis , angustis ; col-
libus pectinatis ; lamellis latis remotis subintegris.*

Madrep. meandrites. Lin. Soland. et Ell. t. 48. f. 1.

Gualt. Ind. t. 51. in verso. Seba. 3. t. 111. f. 8.

Knorr. delic. tab. A. XI. f. 1—2.

Mus. n.°

Habite les mers d'Amérique. Mon cabinet.

**5. Méandrine aréolée.** *Meandrina areolata.*

*M. turbinato - hemisphærica ; anfractibus latis , ad ex-
trema dilatatis ; lamellis angustis, denticulatis ; collibus
passim duplicatis.*

Madrep. areolata. Lin. Soland. et Ell. t. 47. f. 4—5.

Specimina juniora.

Pall. zooph. n.° 172. Esper. vol. 1. Madr. t. 5.

Rumph. amb. 6. t. 87. f. 1. Seba. 3. t. 111. f. 7.

Habite l'Océan des Deux-Indes. Mon cabinet. Ce polypier est
calyciforme dans ses premiers développemens.

**6. Méandrine crêpue.** *Meandrina crispa.*

*M. turbinato - hemisphærica ; anfractibus latis , ad ex-
trema dilatatis , lamelloso - crispis ; lamellis serrato-spi-
nulosis.*

Seba. mus. 3. tab. 108. f. 3. et 5.

Mus. n.°

Habite l'Océan indien ? Il ne faut pas la confondre avec la M.
aréolée ; les dents des lames étant fort différentes. Mon
cabinet.

**7. Méandrine ondoyante.** *Meandrina gyrosa.*

*M. hemisphærica; anfractibus longis, latiusculis ; lamellis
foliaceis , basi latioribus, muticis ; collibus truncatis.*

Madrep. gyrosa. Soland. et Ell. t. 51. f. 2.

Esper. suppl. 1. Madr. t. 80. f. 1. Seba. mus. 3. t. 109.
f. 9—10.

Habite.... Ce polypier devient grand et fort large. Mon cabinet.

8. **Méandrine ondes-étroites.** *Meandrina phrygia.*

> *M. Subhemisphœrica ; anfractibus perangustis, longis,
> nunc rectis, nunc tortuosis ; lamellis parvis, remotius-
> culis; collibus perpendicularibus.*

*Madrep phrygia.* Soland. et Ell. t. 48. f. 2.

*Madrep. filograna.* Esper. 1. t. 22.

Seba. mus. 3. t. 112. f. 4.

Mus. n.º

Habite l'Océan des Grandes-Indes et la mer Pacifique. Elle
n'est point rare dans les collections. Mon cabinet. Elle a
quelques rapports avec la M. labyrinthiforme.

9. **Méandrine filograne.** *Meandrina filograna.*

> *M. globosa, subgibbosa ; anfractibus superficialibus, an-
> gustissimis, tortuosis ; lamellis parvis, remotis ; collibus
> filiformibus.*

*Madrep. filograna.* Gmel. n.º 114.

Gualt. ind. t. 97. *in verso.*

Mus. n.º

Habite les mers de l'Inde. Espèce très-distincte, et qui varie à
masses gibbeuses, sublobées. Mon cabinet.

---

# MONTICULAIRE. (Monticularia.)

Polypier fixé, pierreux, encroûtant les corps marins,
ou se réunissant, soit en masse subglobuleuse, gibbeuse ou
lobée, soit en expansions subfoliacées ; à surface supérieure hérissée d'étoiles élevées, pyramidales ou collinaires.

Étoiles élevées en cône ou en colline; ayant un axe central solide, soit simple, soit dilaté, autour duquel adhèrent des lames rayonnantes.

*Polyparium lapideum, fixum, strata incrustans, vel in massam subglobosam, gibbosam aut lobatam conglomeratum, vel in lobos subfoliaceos explanatum; supernâ superficie stellis elevatis, pyramidatis aut collinaribus echinatâ.*

*Stellæ prominulæ, conicæ aut colliniformes; axe solido centrali, simplici vel dilatato, lamellis radiantibus hinc adnatis circumvallato.*

### OBSERVATIONS.

Dans les *monticulaires*, comme dans les méandrines, les cônes élevés et les monticules sont des parties qui occupent les interstices que les polypes laissent entr'eux; en sorte que c'est dans les vallons mêmes que se trouvent les polypes, où ils paraissent adhérer les uns aux autres par une espèce de confluence.

Cette considération, que confirme l'examen des polypiers, fait sentir les grands rapports qui existent entre les *monticulaires* et les méandrines; mais, dans les monticulaires, les cônes, ainsi que les monticules, sont isolés, circonscrits; tandis que, dans les méandrines, les collines ne le sont pas.

Ainsi les *monticulaires* constituent un genre particulier très-distinct des méandrines, et qui l'est davantage encore des autres genres qui appartiennent aux polypiers pierreux lamellifères.

Depuis que j'ai établi ce genre dans mes Cours, M. *Fischer*, demeurant à *Moscow*, l'a reconnu de son côté, et l'a institué sous le nom d'*hydnophora*. Il y a rapporté plusieurs espèces qui ne me sont pas connues.

# ESPÊCES.

1. **Monticulaire feuille.** *Monticularia folium.*

> *M. explanato foliacea, orbiculato-lobata , subconcava ; co-*
> *nulis inæqualibus, in disco minoribus ; ad periphœriam*
> *dilato-compressis ; infernâ superficie radiatâ,*
> *An hydnophora Demidovii ?* Fisch. rech. n.º 1.
> Mus. n.₀

> Habite.... probablement l'Océan des Grandes – Indes. Très-
> belle espèce non fossile , formant une expansion foliacée, on-
> dée, large, subtrilobée, un peu concave en dessus, à sur-
> face inférieure libre , lisse , avec des stries rayonnantes et lé-
> gères.

2. **Monticulaire lobée.** *Monticularia lobata.*

> *M. conglomerata , supernè gibboso-lobata ; conulis confer-*
> *tis , dilatato compressis ; lamellis laxis.*
> Mon cabinet.

> Habite.... probablement l'Océan des Grandes – Indes. Cette
> monticulaire, non fossile, ne le cède nullement à la précé-
> dente en beauté et en conservation. Elle forme une assez
> grande masse glomérulée, gibbeuse, fortement lobée, fixée
> par sa base , et qui ne laisse apercevoir nulle part la face in-
> férieure de ses expansions. Ses cônes sont des monticules
> élargis , comprimés, serrés, inégaux, à lames lâches , sub-
> serrulées.

3. **Monticulaire polygonée.** *Monticularia polygonata.*

> *M. glomerato-lobata , subramosa ; conulis confertis, com-*
> *pressis, inæqualibus ; lamellis serrulatis.*
> Mon cabinet.

> Habite... Cette monticulaire , que m'a communiquée M. *Des-*
> *vaux ,* est singulièrement différente de l'espèce ci – dessus
> par sa forme générale , et me paraît mériter d'en être dis-
> tinguée.

**4. Monticulaire petits cônes.** *Monticularia microconos.*

*M. incrustans ; conulis parvis, confertis, obsoletè compressis ; lamellis serrulatis.*

*Madrep. exesa.* Pall. zooph. p. 290.

Soland. et Ell. t. 49. f. 3. Esper. vol. 1. t. 31. f. 3.

*Hydnophora pallasii.* Fisch. rech. n.º 2.

An Guett. mém. 3. pl. 15. f. 6.

Mus. n.º

Habite l'Océan des Grandes-Indes. *Péron* et *le Sueur.* Cette espèce couvre et encroûte des corps marins : elle offre à sa surface des cônes petits, serrés, peu élargis, presqu'égaux.

**5. Monticulaire méandrine.** *Monticularia meandrina.*

*M. incrustans ; colliculis compressis, elongatis, flexuosis, inœqualibus ; lamellis subserratis.*

*Madrep. exesa.* Esper. vol. 1. t. 31. f. 1—2.

*An hydnophora Esperi ?* Fisch. rech. n.º 3.

Habite.... Je ne connais cette espèce que d'après la figure citée d'Esper. Elle paraît plus que les autres se rapprocher des méandrines.

**6. Monticulaire de Cuvier.** *Monticularia Cuvieri.*

*M. stellis altissimis ; lamellis numerosis, tenuibus, subserratis, parùm incurvis.*

*Hydnophora Cuvieri.* Fisch. rech. n.º 4. t. 1. f. 2.

An Guett. mém. 3. t. 40. f. 1.

Habite.... fossile de Russie.

**7. Monticulaire de Moll.** *Monticularia Mollii.*

*M. stellis, parùm elevatis ; lamellis grossis, superiùs obtusis.*

*Hydnophora Mollii.* Fisch. rech. n.º 5. t. 1. f. 1.

Habite..... fossile de Russie. Elle se trouve en masse arrondie ou globuleuse.

**8. Monticulaire de Knorr.** *Monticularia Knorrii.*

*M. stellis approximatis ; lamellis incurvatis, brevibus.*

*Hydnophora Knorrii.* Fisch. rech. n.º 6.

Guett. mém. 3. pl. 27 f. 2—4.
Knorr. vers. t. III. p. 191. pl. supp. VI. d. 4.
Habite. . . . Fossile de. . . .

9.  Monticulaire de Guettard. *Monticularia Guettardi.*
*M stellis elevatis, magnis, elongatis; lamellis incurvatis
    formam S. æmulantibus.*
*Hydnophora Guettardi.* Fisch. rech. n.º 7.
Guett. mém. 3. pl. 64. f. 1—4—5.
Habite. . . . Fossile des environs de l'abbaye de Molême.

10.  Monticulaire de Bourguet. *Monticularia Bourguetii.*
*M. stellis elevatis, conicis; lamellis basi bifurcatis.*
*Hydnophora Bourguetii.* Fisch. rech. n.º 8.
Guett. mém. 3 pl. 44. f. 5—7—8.
Habite. . . . Fossile du même endroit que le précédent.

*Nota* Appartiennent à ce genre, les fossiles figurés dans Bourguet :

Pl. III. *fig.* 19, 21, 22 et 23.
Pl VIII. f 40.
Pl I . . f. 41.
Pl X. f. 46.

———————

# ÉCHINOPORE. (Echinopora.)

Polypier pierreux, fixé, aplati et étendu en membrane
libre, arrondie, foliiforme, finement striée des deux
côtés. La surface supérieure chargée de petites papilles,
et, en outre, d'orbicules rosacés, convexes, très-hérissés
de papilles, percés d'un ou deux trous, recouvrant chacun une étoile lamelleuse.

Étoiles éparses, orbiculaires, couvertes; à lames iué-
gales, presque confuses, saillantes des parois et du fond,
et obstruant en partie la cavité.

*Polyparium lapideum, fixum, complanatum, in membranam rotundatam, liberam et foliiformem expansum, utroque latere tenuissimè striatum. Superna superficies papillis parvulis echinulata, prætereà orbiculis rosaceis, convexis, echinatissimis, poro uno alterove pertusis, stellas obtegentibus prædita.*

*Stellæ sparsæ, orbiculares, obtectæ : lamellis inæqualibus, subconfusis, è fundo parietibusque prominentibus, cavitatem partìm obturantibus.*

### OBSERVATIONS.

Les *échinopores* sont des polypiers si singuliers, que j'ai eu beaucoup de peine à reconnaître qu'ils appartiennent aux polypiers lamellifères. Leurs cellules cependant sont véritablement lamellifères et en étoile ; mais ces cellules, remplies de lames inégales, en partie coalescentes, presque confuses, constituent des étoiles singulières, tout-à-fait couvertes, et par-là méconnaissables. La lame superficielle qui les recouvre, forme sur chaque étoile une bosselette orbiculaire, convexe, très-hérissée, percée d'un ou deux petits trous inégaux.

J'eusse rapporté ce polypier au genre des explanaires, sans l'extrême singularité de ses étoiles : je n'en connais encore qu'une espèce.

## ESPÈCE.

1. **Échinopore à rosettes.** *Echinopora rosularia.*

    *E. explanato - foliacea, suborbiculata ; supernâ superficie striis asperis et orbiculis echinatis obtectâ ; infernâ muticâ, striatâ.*

Mus. n.º

Habite les mers de la Nouvelle-Hollande, fixé sur les corps
marins. *Péron* et *le Sueur*. Mon cabinet. Ses expansions sont
ondées, larges d'environ un pied. Elles ne paraissent atta-
chées que vers le centre de leur disque inférieur.

---

# EXPLANAIRE. (Explanaria.)

Polypier pierreux, fixé, développé en membrane libre,
foliacée, contournée ou onduleuse, sublobée; à une seule
face stellifère.

Étoiles éparses, sessiles, plus ou moins séparées.

*Polyparium lapideum, fixum, in membranam libe-
ram, foliaceam, undatam aut convolutam et sublobatam expansum : unâ superficie stelliferâ.*

*Stellæ sparsæ, sessiles, subdistinctæ.*

### OBSERVATIONS.

La constance de ces polypiers à offrir, dans tous les âges,
des expansions foliacées, qui laissent une grande partie de
leur surface inférieure libre et à découvert, me paraît
indiquer en eux une coupe particulière qu'il faut distinguer des astrées.

Effectivement, toutes les astrées, formant des masses encroûtantes, ou se réunissant en masse, soit hémisphérique,
soit globuleuse, et ne laissant voir leur surface inférieure
que dans le polypier très-jeune, sont très-distinctes des

*explanaires*; celles-ci ne se glomérulant jamais en boule ou en masse hémisphérique, et montrant toujours leur face inférieure.

Ainsi, les *explanaires* présentent, à tout âge, des expansions comme foliacées, développées en membrane pierreuse, et fixées inférieurement par une base courte, en général peu élargie. Ces expansions sont entières ou sublobées, ordinairement contournées ou onduleuses, et ne sont stellifères qu'en leur face supérieure.

On ne confondra point ces polypiers avec les agarices, puisque leurs étoiles sont circonscrites, et ne sont pas immergées dans des rides ou des sillons.

## ESPÈCES.

1. **Explanaire entonnoir.** *Explanaria infundibulum.*

  *E. turbinata, infundibuliformis, interiùs prolifera. Madrepora crater.* Pall. zooph. p. 332.

  Esper. suppl. 2. t. 86. f. 1. et suppl. 1. t. 74.

  Mus. n.₀

  Habite l'Océan indien. Mon cabinet. Ce polypier n'est point strié en dehors, mais finement poreux.

2. **Explanaire mésentérine.** *Explanaria mesenterina.*

  *E. variè convoluta, contorta et sinuosa; stellarum interstitiis porosis, arenoso-scabris.*

  *Madrepora cinerascens.* Soland. et Ell. n.° 26. t. 43.

  Esper. suppl. 1. t. 68.

  Gualt. ind. t. 70.

  Mus. n.₀

  Habite l'Océan indien. J'en possède un exemplaire orbiculaire, ondé et contourné dans ses replis nombreux, mésentériforme, ayant plus d'un demi-mètre de largeur ( près de deux pieds ) et très-bien conservé. Ses étoiles sont creuses, à lames très-étroites et nombreuses.

**3. Explanaire boutonnée.** *Explanaria gemmacea.*

> *E. variè expansa, gibbosula, asperrima; stellis obliquè prominulis, acervatis, extùs et ad interstitias lamellosis; lamellis dentato-laceris.*

*An madrep. scabrosa?* Soland. et Ell. p. 156.

*Madrep. lamellosa?* Esper suppl. 1. t. 58.

Mus. n.º

2. *var. stellis comosis.*

Mus. n.º

Habite.... l'Océan indien? Mon cabinet. Cette espèce a ses expansions singulièrement tourmentées, ondées, comme bossues : leur surface supérieure est couverte de cellules saillantes, la plupart obliquement inclinées et renflées comme des boutons, surtout dans la variété 2 où elles sont fortement hérissées en dehors. Les interstices sont striés par des lames très-dentées.

**4. Explanaire piquante.** *Explanaria aspera.*

> *E. irregulariter explanata, asperrima; stellis magnis, extùs et ad interstitias lamelloso-dentatis; infernâ superficie striatâ.*

*Madrepora aspera.* Soland. et Ell. t. 39.

Mus. n.º

Habite l'Océan des Indes orientales. Mon cabinet. Cette espèce avoisine évidemment la précédente par ses rapports; mais elle en est très-distincte; ses étoiles sont plus grandes, moins saillantes, plus séparées. Elle est très-rude et même piquante au toucher.

**5. Explanaire grimaçante.** *Explanaria ringens.*

> *E. subturbinata, lobata; cellulis irregularibus, subconfluentibus, sinuosis, contiguis; margine crasso convexo.*

Mus. n.º

Habite.... Je la crois des mers d'Amérique. Elle est bien remarquable par l'irrégularité de ses cellules, par les lames nombreuses, serrées et dentelées qui en tapissent les parois, et par le bord épais, convexe et lamelleux de ces mêmes cellules. Sa surface inférieure est striée.

**6. Explanaire à crêtes.** *Explanaria cristata.*

> *E. partim incrustans, plicato - cristata ; stellis minimis ;
> sparsis, non prominulis.*

*An madrep. acerosa ?* Soland. et Ell. n.o 3o.

Mus. n.o

Habite l'Océan austral. *Péron* et *le Sueur.* Cette explanaire forme des expansions en partie appliquées sur les rochers, et en partie relevées et repliées en crêtes saillantes. Leur surface inférieure est finement arénacée, mais sans stries.

---

## ASTRÉE. ( Astrea. )

Polypier pierreux, fixé, encroûtant les corps marins, ou se réunissant en masse hémisphérique ou globuleuse, rarement lobée.

Surface supérieure chargée d'étoiles orbiculaires ou subanguleuses, lamelleuses, sessiles.

*Polyparium lapideum, fixum, conglomeratum, strata incrustans, vel in massam subglobosam rarò lobatam aggregatum.*

*Superna superficies stellis orbiculatis aut subangulatis, lamellosis, sessilibus obtecta.*

### OBSERVATIONS.

Les *astrées*, comme les explanaires, n'ont qu'une seule surface stellifère, et, de part et d'autre, les étoiles sont circonscrites. Mais les *astrées* sont en général des poly-

*Tome II.* 17

piers appliqués, encroûtant les corps marins, ou conformés en masse subglobuleuse qui ne laisse voir que sa surface supérieure.

Ainsi, les polypiers dont il s'agit maintenant ne forment point des expansions relevées et développées en feuilles libres, comme les explanaires; et ne présentent point des tiges rameuses, phytoïdes ou dendroïdes, comme les madrépores, etc. Ils constituent donc un genre particulier bien distinct, assez nombreux en espèces, et facile à reconnaître au premier aspect.

On les connaît en général sous le nom d'*astroïtes*; mais l'usage ayant consacré cette terminaison pour les objets dans l'état fossile, nous avons changé cette dénomination en celle d'*astrées*.

La surface supérieure des *astrées* est parsemée assez régulièrement d'étoiles circonscrites, orbiculaires ou subanguleuses, lamelleuses et sessiles, quoique dans certaines espèces, ces étoiles soient un peu saillantes.

Tantôt ces étoiles sont séparées les unes des autres, laissant entr'elles des interstices; et tantôt elles sont contiguës les unes aux autres, ce qui fournit un moyen de diviser le genre.

## ESPÈCES.

*Étoiles séparées, même dès leur base.*

1. **Astrée rayonnante.** *Astrea radiata.*

> A. *stellis orbiculatis, concavis, margine elevatis; lamellis perangustis; interstitiis sulcato-radiatis.*
>
> *Madrepora radiata.* Soland. et Ell. tab. 47. f. 8.
>
> Mus. n.º
>
> Habite les mers d'Amérique. Mon cabinet. Ses étoiles sont grandes, très-concaves, à lames étroites, et à bords élevés. Elles sont rayonnantes à l'extérieur.

**2. Astrée argus. *Astrea argus*.**

*A. stellis magnis, orbiculatis, multiradiatis ; margine elevato obtuso, extus lamellis denticulatis radiato.*

*Madrepora cavernosa.* Esper. suppl. 1. t. 37.

*An madrepora astroites ?* Pall. zooph. p. 320.

Mus. n.º

Habite les mers d'Amérique. Mon cabinet. Ses étoiles ne sont pas creuses et presque vides, comme celles de la précédente. Elles sont fort grandes, largement rayonnées à l'extérieur, en sorte que leurs interstices sont remplis par ces rayons externes. On la nomme vulgairement le *grand astroïte.*

**3. Astrée annulaire. *Astrea annularis*.**

*A. stellis orbiculatis, remotiusculis, margine elevatis extus subradiantibus ; interstitiis plano-concavis, radiatis.*

*Madrepora annularis.* Soland. et Ell. p. 169. t. 53. f. 1—2.

*An* Seba. mus. 3. tab. 112. f. 19.

2. *var. stellarum fundo tuberculis annulato.*

Mus. n.º

Habite les mers d'Amérique. Mon cabinet. Ses étoiles sont une fois plus petites que celles de l'A. argus, cannelées en-dehors et moins écartées entr'elles. La variété 2 vient de la Nouvelle-Hollande.

**4. Astrée rotuleuse. *Astrea rotulosa*.**

*A. stellis orbiculatis, prominulis, pauci-radiatis ; lamellis circa marginem erectis acutis ; radiis basi spinula erecta auctis.*

*Madrepora rotulosa.* Soland. et Ell. p. 166. t. 55. *fig.* 1—3.

Sloan. jam. hist. 1. t. 21. f. 4.

*An madrep. acropora ?* Esper. suppl. 1. t. 38.

Mus. n.º

Habite les mers d'Amérique. Mon cabinet. Jolie espèce, parfaitement rendue dans les figures citées de l'ouvrage de *Solander et Ellis*. Elle forme des masses subglobuleuses, à étoiles assez petites, peu écartées entr'elles, et un peu saillantes.

**5. Astrée ananas.** *Astrea ananas.*

> *A. stellis subangulatis, inæqualibus, multiradiatis; marginibus convexis, lamellosis; lamellis denticulatis; interstitiis concavis.*

*Madrepora ananas.* Lin. Soland. et Ell. t. 47 f. 6.

*Madrep. ananas.* Esper. 1. tab. 19.

2. *Madrep. uva.* Esper. suppl. 1. t. 43. *var? stellis amplioribus.*

Mus. n.°

Habite les mers d'Amérique. Les étoiles sont lamellées en dehors et en dedans, et ont leurs lames dentelées.

**6. Astrée usée.** *Astrea detrita.*

> *A. stellis oblongis, inæqualibus, irregularibus, immersis; interstitiis lævibus subdetritis.*

*Madrepora detrita.* Esper. suppl. 1. p. 26. t. 41.

Mus. n.°    Mon cabinet.

Habite. . . .

**7. Astrée crévassée.** *Astrea porcata.*

> *A. subglobosa; stellis inæqualibus, irregularibus, oblongis, margine elevatis; interstitiis granulatis.*

*Madrepora porcata.* Esper. suppl. 1. t. 71.

Mus. n.°    Mon cabinet.

Habite. . . .

**8. Astrée punctifère.** *Astrea punctifera.*

> *A. globosa; stellis suborbiculatis, inæqualibus, cavis, exiguis; interstitiis lævibus, poroso-punctatis.*

Mon cabinet.

Habite la mer de l'Inde. Cette espèce est tout-à-fait globuleuse, ou sphérique comme un petit boulet de canon, et ne montre aucun point de sa surface qui eût été adhérent. Ses étoiles sont petites, inégales, non saillantes au-dessus des interstices.

**9. Astrée mille-yeux.** *Astrea myriophthalma.*

> *A. incrustans; stellis orbiculatis, prominulis, cavis, ex-*

*tùs echinatis ; lamellis internis vix conspicuis; inters-
titiis porosissimis.*

*An madrep. muricata. var ?* Esper. suppl. 1. p. 59. tab. 54. B.
f. 2.

Mon cabinet.

Habite.... Espèce rare, très-remarquable, et qui n'a rien
de commun avec celles que Linné a réunies sous son *madrepora muricata.* Elle forme de larges plaques encroûtantes, très-rudes, inégales et gibbeuses à leur surface. Les
cellules sont creuses, sans étoiles, mais à parois striées.

10. Astrée petits-yeux. *Astrea microphthalma.*

*A. stellis exiguis, orbiculatis, prominulis, margine den-
tatis, extùs striatis ; interstitiis granulatis.*

Mus. n.º

Habite les mers de la Nouvelle-Hollande. *Péron* et *le Sueur.*
Joli petit polypier glomérulé, qui semble tenir de l'astrée
annulaire, mais à étoiles plus petites et à interstices différens.

11. Astrée pléiades. *Astrea pleiades.*

*A. stellis orbiculatis ; marginibus elevatis ; subacutis ; in-
terstitiis concavis, læviusculis ; hinc cavernosis.*

*Madrepora pleiades.* Soland. et Ell. p. 169. t. 53. f. 7—8.

Mus. n.º

Habite les mers de l'Inde. Elle est glomérulée, à étoiles petites, élégantes.

12. Astrée vermoulue. *Astrea stellulata.*

*A. stellis orbiculatis, margine elevatis, intùs cavis, ad
parietes striatis, distantibus ; interstitiis planiusculis,
arenoso-scabris.*

*Madrepora interstincta.* Esper. suppl. 1. p. 10. tab. 34.

*An madrepora stellulata ?* Soland. et Ell. p. 165. t. 53.
f. 3—4.

Mon cabinet.

Habite... les mers d'Amérique ? Ses cellules sont distantes,
et presqu'analogues à celles de notre pocillipore bleu. Elles
sont profondes, à peine étoilées, et leurs parois ont des

lames étroites qui les font paraître striées. Mais les interstices des étoiles sont ici fort différens de ceux du pocillipore bleu. (Madrep. interstincta. Lin.)

**13. Astrée oblique.** *Astrea obliqua.*

> *A. explanata, subincrustans ; stellis tubulosis , obliquis ;
> extùs scabris, striatis ; interstitiis inæqualiter porosis ,
> subexesis.*

Mon cabinet.

Habite les mers de la Guiane. Elle forme des masses aplaties,
comme encroûtantes, à surface presqu'arénacée, parsemée
de cellules un peu saillantes, subtubulenses, inclinées obliquement. Ces cellules n'ont que cinq ou six lames en étoiles.

**14. Astrée palifère.** *Astrea palifera.*

> *A. glomerata , subglobosa, mamillata ; stellis cylindricis ,
> prominulis, crassis, arenulosis ; osculo parvo , intùs den-
> tibus perpaucis radiato.*

Mon cabinet.

Habite les mers Australes. Ses masses sont subglobuleuses, gib-
benses, à surface mamelonnée ou tuberculée par la saillie
d'une multitude de petits cylindres, courts et épais, serrés,
mais séparés , et perforés au sommet.

**15. Astrée pulvinaire.** *Astrea pulvinaria.*

> *A. incrustans , undosa, pulvinata ; stellis prominulis ,
> conoideis , extùs echinatis , cavis, intùs striatis ; inters-
> titiis subnullis.*

Mus. n.º

Habite les mers Australes. *Péron* et *le Sueur*. Cette astrée
semble presque une variété de l'A. Mille-yeux : mais ses
cellules en-dehors sont arrondies , conoïdes , bien séparées à
leurs bords , et presque sans interstices à leur base. Elles sont
d'ailleurs pareillement hérissées et perforées.


** Étoiles contiguës.


**16. Astrée cardère.** *Astrea dipsacea.*

> *A. conglomerata ; stellis magnis, inæqualibus , angulatis ; mar-*

*gine lato echinato ; parietibus multilamellosis ; lamellis serrato-dentatis.*

*Madrep. favosa.* Soland. et Ell. p. 167. t. 50. f. 1.

Seba. thes. 3. t. 112. f. 8.

Mus. n.o

Habite l'Océan des Grandes-Indes. Cette astrée, plus rare que la suivante, s'en rapproche beaucoup, et néanmoins en est distincte. Sa masse convexe ou hémisphérique, offre de grandes étoiles irrégulières, anguleuses, à bord large, hérissé de dents aiguës, et à parois garnies de beaucoup de lames dentelées en scie.

**17. Astrée alvéolaire.** *Astrea favosa.*

*A. subglobosa ; stellis majusculis, inœqualibus, angulatis ; margine subacuto ; parietibus multilamellosis ; lamellis dentatis.*

*An Madrep. favites.* Pall. Zooph. p. 321.

*Madrep. favosa.* Esper. suppl. 1. t. 45. f. 1.

Gualt. ind. t. 19. *in verso.*

Mus. n.o

Habite l'Océan des Grandes-Indes. Mon cabinet. Elle forme de grosses masses hémisphériques ou subglobuleuses à étoiles grandes, quoiqu'un peu moins que dans l'espèce ci-dessus. Ces étoiles sont inégales, très-anguleuses, multilamellées, fort excavées, et donnent à la masse l'aspect d'un gâteau alvéolaire. Leur bord est un peu aigu, et n'est point hérissé. Elles sont, en général, pentagones. On la trouve fossile en France, près de *Givet.*

**18. Astrée denticulée.** *Astrea denticulata.*

*A. stellis inœqualibus ; lamellis margine elevatis ; majoribus basi processu auctis ; marginorum interstitiis sulco tenui exaratis.*

*Madrepora denticulata.* Soland. et Ell. p. 166. tab. 49. f. 1.

2. *eadem ? stellis minoribus.*

Mus. n.

Habite l'Océan indien. Dans cette astrée, les cellules sont véritablement contiguës, sans interstices à leur base ; mais leur bord offre un léger sillon qui les sépare. Les lames rayonnantes sont plus élevées que le bord des cellules ; elles sont alternativement grandes et petites.

## 19. Astrée versipore. *Astrea versipora.*

*A. incrustans, convexa; stellis inæqualibus, profundis ; marginibus sulco separatis; lamellis supra marginem elevatis.*

Mus. n.º

Habite l'Océan indien. Mon cabinet. Ce n'est presque qu'une variété de la précédente, et cependant son aspect et la forme de ses étoiles sont fort différens. Ses étoiles sont petites, diversiformes, profondes, à lames étroites et dentelées.

## 20. Astrée difforme. *Astrea deformis.*

*A. stellis majusculis, inæqualibus, irregularibus, multi-lamellosis : lamellis suprà marginem elevatis ; sulco interstitiali nullo.*

Mus. n.º

Habite.... probablement l'Océan indien. Celle-ci tient à l'astrée denticulée par ses lames ; mais les bords des cellules ne sont pas plus séparés que dans l'A. alvéolaire. Elle a des cellules, les unes arrondies, les autres subanguleuses, les autres encore oblongues, difformes.

## 21. Astrée réticulaire. *Astrea reticularis.*

*A. subglobosa ; stellis angulatis, inæqualibus, difformibus; profundis, centro radiatis ; parietibus subnudis ; margine lævi.*

*Madrep. favosa.* Lin. Amœn. acad. 1. t. 4. f. 16.

Mon cabinet.

2. *var. parietibus striato-lamellosis.*

Habite.... Quoique cette espèce ait des rapports avec l'astrée alvéolaire, elle en est bien distincte, par ses étoiles moins grandes, très-irrégulières, et dont le bord est lisse et nullement lamelleux. Les parois mêmes de ces étoiles ne sont lamellées que dans leur partie inférieure. Ce polypier se trouve souvent fossile.

**22. Astrée anomale. *Astrea abdita.***

*A. conglomerata, lobata; stellis angulatis, patulis, margine acutis, multilamellosis; lamellis crenulato-dentatis.*

Madrep. abdita. Soland. et Ell. t. 50. f. 2.

Esper. suppl. 1. t. 45. A. f. 2.

Mon cabinet.

Habite.... probablement les mers des Grandes-Indes. Espèce très-singnlière et bien distincte de l'astrée alvéolaire par sa forme irrégulière et lobée, ainsi que par le bord aigu et tranchant de ses étoiles. Elle forme d'assez grosses masses.

**23. Astrée réseau. *Astrea retiformis.***

*A. plano-convexa; stellis angulatis, reticuli instar coalitis, concavis; parietibus striato - lamellosis; lamellis perangustis.*

Mon cabinet.

Habite. ... Cette astrée présente à sa surface un réseau tout-à-fait semblable à celui du *madrepora retepora*, Soland. et Ell. t. 54. f. 3—5; mais le polypier de Solander est une véritable espèce de porite.

**24. Astrée héliopore. *Astrea heliopora.***

*A. planulata; stellis orbiculatis, majusculis, multiradiatis; margine separatis; lamellis extùs supernèque incrassatis; centro papilloso.*

Mus. n.º

Habite les mers Australes. Très - belle espèce, à étoiles peu excavées, élégamment rayonnées, et dont les interstices des bords sont creusés en sillons. Ses lames sont épaissies et comme calleuses en dessus, surtout vers le bord de la cellule.

**25. Astrée crêpue. *Astrea crispata.***

*A. incrustans; stellis suborbiculatis, infundibuliformibus, margine separatis, multilamellosis; lamellis denticulatis.*

Mus. n.º

Habite l'Océan indien. Du voyage de *Péron* et *le Sueur.* Elle a des rapports avec la précédente; mais ses étoiles sont plus petites, plus profondes, élégantes, un peu inégales, et comme crêpues. Elle ressemble un peu au *madrep. as-troites*. Esper. suppl. 1. tab. 35.

**26. Astrée diffluente.** *Astrea diffluens.*

*A. incrustans, plano-undata ; stellis contiguis, inæqualibus, diffluentibus , majusculis ; lamellis integris.*

Mus n.º

Habite. . . . Du voyage de *Péron* et *le Sueur*. Par leur dif-fluence , ses étoiles , la plupart, se confondent , sont dif-formes , serrées néanmoins , et donnent l'idée de la forma-tion des méandrines.

**27. Astrée calyculaire.** *Astrea calycularis.*

*A. glomerata, superficie reticulata ; cellulis subpentagonis, contiguis, calyciformibus , ad parietes striatis : fundo papillis senis substellatis.*

Mus. n.º

Habite les mers de la Nouvelle-Hollande. *Péron* et *le Sueur.* Les stries des parois de chaque cellule sont un peu sail-lantes au-dessus du bord , et rendent les bords des cellules dentelés. Cinq ou six papilles s'élèvent du fond de chaque cel-lule sans atteindre son orifice.

**28. Astrée cloturée.** *Astrea intersepta.*

*A. incrustans, superficie reticulata ; stellis subangulatis , contiguis ; margine mutico , lineolis notato ; axe centrali.* An madrep. intersepta ? Esper. suppl. 1. t. 79.

Mon cabinet.

2. var. axe nullo.

Mus. n.º

Habite les mers Australes. Cette espèce forme de larges plaques un peu convexes, et offre à sa surface un réseau assez fin , constitué par les bords réunis des cellules. On voit un petit axe au centre de chaque étoile ; il manque dans la variété 2, dont les cellules sont un peu plus grandes.

**29. Astrée maigrine.** *Astrea emarciata.*

*A glomerata, superficie reticulata ; stellis subpentagonis, cavis , contiguis ; lamellis perpaucis ab axe separatis.*

Mus. n.º

Habite. . . . Fossile de Grignon , près de Versailles.

**3o.** Astrée étoilée. *Astrea siderea.*

> *A. subglobosa ; stellis confertis , subangulatis , multilamel-*
> *losis ; parietibus patulis ; centris impressis.*
>
> *Madrep. siderea.* Soland. et Ell. p. 168. tab. 49. f. 2.
> Mon cabinet.
>
> Habite. . . . Les étoiles ont leurs parois très - ouvertes , multi-
> rayonnées , à lames étroites , inégales , dentelées. Leur centre
> est petit et enfoncé.

**31.** Astrée galaxée. *Astrea galaxea.*

> *A. incrustans, subglobosa; stellis confertis, excavatis, mul-*
> *tilamellosis ; lamellis serrulatis : majoribus perpaucis ad*
> *centrum impressum extensis.*
>
> *Madrep. galaxea.* Soland. et Ell. p. 168. tab. 47. f. 7.
> Mon cabinet.
>
> Habite l'Océan indien , sur le *voluta turbinellus* de Linné.
> Elle avoisine la précédente par ses rapports ; mais ses étoiles
> sont plus petites, plus enfoncées.

---

# PORITE. (Porites).

Polypier pierreux , fixé , rameux ou lobé et obtus ; à
surface libre , partout stellifère.

Étoiles régulières , subcontiguës , superficielles ou
excavées ; à bords imparfaits ou nuls ; à lames filamen-
teuses, acéreuses ou cuspidées.

*Polyparium lapideum , fixum , ramosum vel loba-*
*tum , obtusum ; externâ superficie undique stelliferâ.*

*Stellæ regulares , subcontiguæ , superficiales aut*
*excavatæ ; margine nullo aut imperfecto ; lamellis*
*filamentosis , acerosis vel cuspidatis.*

## OBSERVATIONS.

Par leur port , les *porites* semblent appartenir au genre des madrépores , et cependant ils tiennent de très-près aux astrées; ils paraissent même n'être que des astrées rameuses; mais les étoiles des *porites* sont bien différentes de celles des madrépores, des astrées, et même des explanaires. Elles sont très-singulières, non circonscrites , ou imparfaitement circonscrites. Leurs lames ne sont que des filamens , que des pointes en épingle, soit tuberculeuses , soit cuspidées , et le bord de chaque étoile est denté , échiné, confondu le plus souvent avec les interstices pareillement échinés de ces polypiers. Les petites pointes qui forment les lames rayonnantes des étoiles partent des parois de chaque étoile sans se réunir au milieu , et d'autres s'élèvent du fond même de l'étoile. Ces mêmes étoiles sont le plus souvent contiguës, superficielles, plus ou moins excavées , à bords rarement circonscrits, et jamais simples. Il suffit d'avoir vu attentivement une étoile de porite pour ne point la confondre avec celle d'une astrée, d'un madrépore , etc.

Les *porites* varient beaucoup dans leur forme générale ; néanmoins, leurs rameaux s'élèvent peu , sont en général dichotomes, à lobes obtus, quelquefois un peu comprimés sur les côtés. Il y en a même qui sont aplatis en lames, et d'autres qui s'étalent en croûte. Ces polypiers sont nombreux en espèces , et semblent se rapprocher des madrépores à étoiles sessiles; mais le caractère de leurs étoiles les distingue toujours. Leur genre me paraît naturel.

## ESPECES.

**1. Porite réticulé.** *Porites reticulata.*

P. glomerato-globosa; stellis angulatis, reticulatim coalitis ; parietibus dentatis, fenestratis; margine erecto
denticulis scabro.

*Madrepora retepora.* Soland. et Ell. p. 166. tab. 54. f. 3-5.
Mus. n.º

Habite. . . . Mon cabinet. Quoique ce polypier forme une
masse simple, convexe, subglobuleuse, et ait l'aspect d'une
astrée, ses étoiles sont parfaitement celles des *porites.*

**2. Porite congloméré.** *Porites conglomerata.*

P. glomerata, globoso-gibbosa, sublobata; stellis parvis;
angulatis, contiguis, aceroso-scabris.

*Madrep. conglomerata.* Esper. suppl. 1. t. 59. A.
Mus. n.o

2. var. nana ; ramulis brevissimis, lobatis, subcapitatis.
Soland. et. Ell. t. 41. f. 4. *Absque descriptione.*
3. var. ramosa, subdichotoma.
Esper. suppl. 1. t. 59.

Habite. . . : probablement l'Océan américain. Mon cabinet.
La forme de ce *porite* paraît très-variable ; mais le caractère de ses étoiles ne laisse aucun doute sur son genre. Ces
étoiles sont plus petites que dans l'espèce n.º 1 ; elles sont
excavées, contiguës et en réseau.

**3. Porite astréoïde.** *Porites astreoides.*

P. incrustans, undato-gibbosula ; stellis parvis, profundis,
contiguis; parietibus lamelloso-striatis, denticulatis ; margine scabro.

Mus. n.o

Habite l'Océan américain. Mon cabinet. Ce porite forme de
larges plaques encroûtantes ; ondées et gibbeuses à leur surface.

### 4. Porite arénacé. *Porites arenacea.*

*P. incrustans, simplicissima; stellis superficialibus perpar-
vis, contiguis, subconcavis.*

*An madrepora arenosa ?* Lin. Gmel. p. 3766.

Esper. suppl. 1. p. 80. tab. 65.

Mon cabinet.

Habite la mer Rouge, l'Océan indien, sur le *mytilus marga-
ritiferus*, l'avicule à perles.

### 5. Porite clavaire. *Porites clavaria.*

*P. dichotomo-ramulosa; ramulis crassis, subclavatis, obsoletè
compressis; stellis latis, planulatis, contiguis, superficialibus.*

*Madrepora porites.* Lin. Soland. et Ell. t. 47. f. 1.

Esper. vol. 1. t. 21. Seba. thes. 3. t. 109. f. 11.

*Porus S. corallium astroites...* Moris. hist. 3. sect. 15. t. 10.
f. 11.

Mus. n.º

Habite les mers d'Amérique et de l'Inde. Mon cabinet.

### 6. Porite scabre. *Porites scabra.*

*P. dichotomo-ramulosa; ramulis subclavatis, obsoletè com-
pressis; stellis distinctis, prominulis, sexdentatis; margine superiore fornicato.*

*Madrep. digitata.* Pall. zooph. p. 326. Soland. et Ell. n.º 74.

Mus. n.º

Habite l'Océan indien. Cette espèce ressemble presqu'entièrement à la précédente par son port; mais elle en diffère
considérablement par ses étoiles. Elles sont séparées, saillantes, profondes, à bord supérieur en voûte.

### 7. Porite allongé. *Porites elongata.*

*P. ramulosa; ramulis elongatis, cylindricis, erectis; stellis
distinctis, sexdentatis; margine superiore subprominente.*

Mus. n.º

Habite.... probablement l'Océan indien. J'aurais regardé
cette espèce comme une variété de la précédente, si son
port et ses étoiles à peine saillantes, ne la distinguaient pas
suffisamment.

**8. Porite fourchu.** *Porites furcata.*

*P. cespitosa, multicaulis, dichotomo-ramulosa; ramis bre-
vibus furcatis, stellis contiguis, perparvis, excavatis.*

*An porus albus pumilus ramosior ?...* Moris. hist. 3. sect. 15.
tab. 10. f. 12.

2. *var. lobis ultimis compressis.* Mon cab.

Mus. n.o

Habite.... Cette espèce forme des touffes larges, à tiges nombreuses, peu élevées, et à rameaux courts, lobés, obtus,
colorés en brun ou en noir par les animaux qui y ont péri.
Ses étoiles sont fort petites.

**9. Porite anguleux.** *Porites angulata.*

*P. ramis contortis, lobatis, compressis; angulatis; stellis
in fossulis immersis : margine denticulis scabro.*

Mus. n.o

Habite l'Océan austral, *Péron* et *le Sueur.* Cette espèce est
singulière par son port.

**10. Porite subdigité.** *Porites subdigitata.*

*P. cespitosa, lobato-ramulosa; ramis brevibus subdigitatis;
stellis sexdentatis; interstitiis prominulis echinulatis.*

Habite l'Océan des Grandes-Indes ou Austral. Il diffère du
précédent par son port, mais il s'en rapproche par ses
étoiles.

**11. Porite cervine.** *Porites cervina.*

*P. pumila, gracilis, dichotomo-ramulosa; stellis distinctis;
margine prominulo ciliato.*

Habite l'Océan des Grandes - Indes. Mon cabinet. Il ne
s'élève qu'à un pouce ou un peu plus de hauteur, et forme
un petit buisson à ramifications grêles, en corne de cerf, un
peu en pointe au sommet.

**12. Porite verruqueux.** *Porites verrucosa.*

*P. explanata, undato-gibbosa, verrucifera; stellis immer-
sis, profundis, separatis; interstitiis porosis, convexis;
variis, verrucæformibus.*

*An madrepora spongiosa?* Soland. et Ellis. n.° 49.

Mon cabinet.

Habite.... Très-belle espèce à expansion large, aplatie, on
duleuse, bosselée. Les étoiles sont enfoncées, séparées, po
cilliformes, à lames rayonnantes et très-petites au fond
Leurs interstices sont poreux, comme écumeux, convexes
le plus souvent élevés en verrues inégales, quelquefois mêm
assez grandes. Ce porite est très-différent de celui qui suit

### 13. Porite tuberculeux. *Porites tuberculosa.*

*P. incrustans, rudis, indivisa; stellis exiguis, ad inters-
titia tuberculis, echinatis, prominentibus, columnifor-
mibus.*

Mus. n.º

Habite..... Du voyage de *Péron* et *le Sueur*. Il est aisément reconnaissable par les tubercules graniformes ou co-
lumniformes, dont sa surface est parsemée. Ces tubercules
sont souvent réunis plusieurs ensemble, et forment des
crêtes ou des collines en différentes places. Étoiles très-
petites.

### 14. Porite aplati. *Porites complanata.*

*P. in laminam partim liberam explanata; supernâ superficie
subundatâ, stelliferâ; stellis exiguis; immarginatis.*

Mus. n.º

Habite....... Du voyage de *Péron* et *le Sueur*. Comme le Muséum ne possède qu'un fragment presque de la largeur de la
main, j'ignore si ce fragment appartient à un polypier à
expansions foliacées et relevées, ou s'il dépend d'une seule
lame adhérente aux rochers par le centre de sa surface inférieure. Mais ce même fragment nous suffit pour constater
l'existence d'une espèce bien distincte.

### 15. Porite rosacé. *Porites rosacea.*

*P. convoluta, subinfundibuliformis, rosæ instar lobis folia-
ceis composita; stellis exiguis, ad marginem interstitia-
que verrucosis.*

*Choanà saxea crispata,* etc. Gualt. ind. tab. 42. *in verso.*
*Corallium infundibuliforme,* etc. Seba. mus. 3. t. 110. f. 7.
Esper. tab. 58. A.

2. an varietas? *Madrepora foliosa.* Soland. et Ell. tab. 52.
Esper. t. 58. B.

Mus. n.º

Habite l'Océan indien. Mon cabinet. Cette espèce n'est point
rare , mais elle est remarquable par la forme de son polypier.

Dans la figure citée de Solander et Ellis , le bord des étoiles présente un anneau verruqueux ; mais les interstices ne paraissent point
hérissés de tubercules : c'est peut-être une espèce. Elle ne paraît pas
la même que le *madrep. foliosa* de Pallas. (zooph. p. 333 ).

### 16. Porite écumeux. *Porites spumosa.*

*P. lobato-ramosa ; ramis brevibus, inæqualibus, crassis , ob-
tusis , subcompositis , tuberculato-gibbosis ; stellis parvis
interstitiisque echinulatis.*

Knorr. delic. tab. A. 1. f. 4.

Mus. n.º

Habite.... C'est encore un véritable *porite* par le caractère
de ses étoiles et de leurs interstices , mais bien distinct de
tous ceux ci-dessus exposés.

---

# POCILLOPORE. (Pocillopora.)

Polypier pierreux , fixé , phytoïde , rameux ou lobé ;
à surface garnie de tous côtés de cellules enfoncées , ayant
les interstices poreux.

Cellules éparses , distinctes , creusées en fossettes , à
bord rarement en saillie , et à étoiles peu apparentes ,
leurs lames étant étroites et presque nulles.

*Tome II.* 18

*Polyparium lapideum, fixum, phytoideum, ramosum aut lobatum ; superficie cellulis immersis undique insculptâ ; interstitiis porosis.*

*Cellulæ sparsæ, distinctæ, excavato - saccatæ, margine raró prominentes, obsoletè stellatæ ; lamellis angustis, subnullis.*

### OBSERVATIONS.

Les *pocillopores* tiennent de si près aux madrépores, que, d'abord, je ne les en avais pas distingués. Cependant, considérant que leurs cellules sont enfoncées, pocilloformes, à bord rarement en saillie, et qu'ils ont par-là un aspect particulier, qui ne permet pas de les confondre avec les madrépores dont les cellules sont cylindriques, tubuleuses, très-saillantes, j'ai cru devoir les en séparer.

Les cellules de ces polypiers présentent des fossettes plus creuses, plus vides, et fort différentes de celles des porites; aussi ces deux genres ne sauraient être confondus.

## ESPÈCES.

1. Pocillopore aigu. *Pocillopora acuta.*
   *P. ramosissima ; ramis divisis, attenuatis ; ramulis acutis ; stellis crebris, cavis, obsoletè lamellosis.*
   *Madrepora damicornis.* Soland. et Ell. p. 170. n.° 73.
   Pall. zooph. p. 334. var. V.
   Mus. n.o
   Habite l'Océan indien. Il est constamment distinct du suivant, et semble tenir au *millepora apera.*

2. Pocillopore corne de daim. *Pocillopora damicornis.*

*P. ramosissima ; ramis subtortuosis, crassiusculis, variè
divisis ; ramulis brevibus, obtusis, subdilatatis.*

Madrepora damicornis ? Pall. zooph. p. 334. var. a. B.

Esper. suppl. 1. t. 46. et t. 46. A.

Gualt. ind. tab. 104 *in verso.*

Moris. hist. 3. sect. 15. t. 10. n.° 9.

2. var. *ramis crassioribus, apice turgescentibus, lobatis.*

Vulg. le chou-fleur.

Mus. n.°

Habite l'Océan indien. Il est commun dans les collections.


### 3. Pocillopore amaranthe. *Pocillopora verrucosa.*

*P. ramosissima ; ramis supernè compressis, dilatatis, obtu-
sis ; ramulis brevibus, simplicibus, verrucæformibus.*

Madrepora verrucosa. Soland. et Ell., p. 172. n.° 78.

*An.* Moris. hist. 3. sect. 15. t. 10. n.°s 11 et 12.

Mus. n.°

Habite l'Océan des Grandes-Indes. Mon cabinet. Espèce très-
distincte des précédentes par les ramuscules en forme de verrues, dont ses rameaux épais et courts sont chargés ; mais elle
leur ressemble par ses cellules.


### 4. Pocillopore brévicorne. *Pocillopora brevicornis.*

*P. multicaulis, cespitosa ; caulibus brevibus, dichotomo-
ramulosis, subcompressis ; stellis cavis, margine denticulatis.*

Mus. n.°

Habite l'Océan des Grandes-Indes. *Péron* et *le Sueur.* Sa base
forme un encroûtement duquel s'élève une multitude de
petites tiges divisées, lobées, à peine plus hautes qu'un
pouce. Les cellules sont creuses, presque nues, à bords et
à interstices chargés de points graniformes.


### 5. Pocillopore fenestré. *Pocillopora fenestrata.*

*P. dichotomo-ramosa ; ramis crassis, subgibbosis, obtusis-
simis ; stellis cavis, profundis, subangulatis ; intùs filiferis ; parietibus fenestratis.*

Mus. n.°

Habite l'Océan austral. *Péron* et *le Sueur.* Espèce extrêmement remarquable par son port et le caractère de ses cellules. Elles sont creuses, assez profondes, contiguës, subanguleuses, et à parois criblées de petits trous. De ces parois naissent des filets pierreux qui tiennent lieu de lames, et dont les inférieurs seulement se réunissent dans le fond de la cellule. Ce beau polypier est d'une assez grande taille.

## 6. Pocillopore stigmataire. *Pocillopora stigmataria.*

*P. ramosa ; ramis cylindricis, apicibus plerisque coadunatis ; stellis obliquis, sparsis ; interstitiis rudibus, porosis.*

Knorr. delic. tab. AX. f. 3. *frustulum.*

*An madrep. muricata?* Esper. suppl. 1. t. 54. A. f. 1.

Mus. n.o

Habite.... Espèce très-distincte par son port, ses cellules obliques, peu ou point saillantes, et par les interstices raboteux qui les séparent.

## 7. Pocillopore bleu. *Pocillopora cœrulea.*

*P. compressa, frondescens, in lobos erectos et complanatos divisa, intùs cœrulea ; poris cylindricis, parietibus lamelloso-striatis : interstitiis scabris.*

*Madrepora interstincta.* Soland. et Ell. tab. 56.

Esper. suppl. 1. t. 32.

*Millepora cœrulea.* Soland. et Ell. p. 142. t. 12. f. 4.

Pall. zooph. p. 256. Gmel. p. 3783.

Mus. n.o

Habite les mers de l'Inde. Mon cabinet. Ce singulier polypier, dont la substance n'offre point de compacité intérieure, ne saurait être rangé convenablement parmi les millépores. Sa surface est parsemée de cellules non saillantes, cylindriques, à parois striées par des lames étroites qui eussent formé une étoile si elles eussent été plus larges. Les interstices des cellules sont poreux, et remplis de papilles arénacées. Ce polypier forme d'assez grandes masses, grisâtres au dehors, mais d'une couleur bleue à l'intérieur.

# MADRÉPORE. (Madrepora.)

Polypier pierreux, fixé, subdendroïde, rameux ; à surface garnie de tous côtés de cellules saillantes ; à interstices poreux.

Cellules éparses, distinctes, cylindracées, tubuleuses, saillantes ; à étoiles presque nulles ; à lames très-étroites.

*Polyparium lapideum, fixum, subdendroideum, ramosum ; superficie cellulis prominentibus undiquè muricatâ ; interstitiis porosis.*

*Cellulæ sparsæ, distinctæ, cylindraceæ, tubulosæ, prominentes ; stellis subnullis ; parietis internæ lamellis perangustis.*

### OBSERVATIONS.

Linné et Pallas donnaient le nom de *madrépores* à tous les polypiers pierreux qui composent notre section des polypiers lamellifères, et conséquemment à quantité de polypiers fort différens les uns des autres. Cette détermination fut le produit d'un premier aperçu, et non celui d'une étude particulière de ces nombreux corps marins. On a agi à cet égard, comme l'on faisait autrefois en donnant le nom de *scarabé* à la plupart des coléoptères ; mais les entomologistes ont senti la nécessité de réduire considérablement ce genre, comme nous avons reconnu celle de réduire le genre des *madrépores*, aux polypiers lamellifères den-droïdes, dont la surface est hérissée par des cellules sail-lantes.

Les *madrépores*, en général, ne forment point de sim-ples encroûtemens, et nous n'en connaissons point qui soient non divisés, glomérulés en boule ; mais ils consti-tuent des expansions relevées ou ascendantes, soit lobées ou comme foliacées, soit caulescentes et ramifiées comme des plantes ou des arbustes. Leurs lobes ou leurs ramifications offrent partout à leur surface libre, des cellules éparses, fréquentes, saillantes, obliques, subcylindriques, tubu-leuses, et à peine stellifères ; les lames rayonnantes de leurs parois internes étant en général fort étroites. Il résulte de la saillie des cellules que les *madrépores* ont leur surface toujours plus ou moins muriquée, ce qui les rend très-re-connaissables.

Partout, les interstices qui séparent les cellules présen-tent une surface finement poreuse ou échinulée, et les cellules elles-mêmes sont pareillement échinulées à l'exté-rieur.

Les polypes des *madrépores* vivent en abondance dans les mers des climats chauds, et principalement dans celles de la Zone Torride.

## ESPÈCES.

1. Madrépore palmé. *Madrepora palmata.*

*M. latissima, complanata, basi convoluta, profundè di-visa, utrinque muricata; ramis laciniato-palmatis.*
*Corallium porosum, latissimum,* etc. Sloan. jam. hist. 1. t. 17. f. 3.
*Madrepora muricata, var.* Esper. suppl. 1. tab. 51.

Seba. mus. 3. tab. 113. Esper. suppl. 1. t. 83.

Mus. n.º

Habite les mers d'Amérique. Grande et belle espèce, appelée vulgairement le *char de Neptune*. Ses expansions sont aplaties, muriquées des deux côtés, convolutes à leur base, profondément divisées, laciniées, presque palmées.

2. **Madrépore éventail.** *Madrepora flabellum.*

*M. explanato-flabellata, erecta; margine superiore diviso ramuloso; cellulis subprominulis, inæqualibus.*

Mus. n.º

Habite.... probablement l'Océan américain. Espèce rare, distincte de la précédente, moins grande, droite, tout-à-fait flabelliforme, non enroulée à sa base.

3. **Madrépore en corymbe.** *Madrepora corymbosa.*

*M. ramosissima orbiculata; ramis ascendentibus, ramulosis; ramulis creberrimis, in corymbum latissimum et obliquum digestis.*

Rumph. amb. 6. tab. 86. f. 2.

Mus. n.º

Habite l'Océan indien, les mers de l'île de France. *Péron et le Sueur.* Grande et belle espèce, toujours très-distincte, fortement muriquée, et commune dans les collections. Ses cellules tubuleuses sont inégales, serrées et striées en dehors. Mon cabinet.

4. **Madrépore plantain.** *Madrepora plantaginea.*

*M. cespitosa; ramis numerosis, erectis, spicæformibus, sub-proliferis; cellulis tubuloso-turbinatis, margine incrassatis, rotundatis.*

*Madrep. muricata* var. Esper. suppl. 1. tab. 54. *non bene.*

*Planta marina lapidea.* Besl. mus. t. 28.

Mus. n.º

2. *eadem, ramis gracilioribus.* vulg. l'épi de blé.

Habite les mers de l'Inde. Espèce très-distincte, à rameaux droits, nombreux, courts, spiciformes, en gerbe ou en touffe. Cellules turbinées, obtuses, en saillie inégale. Ces cellules sont tubuleuses.

5. **Madrépore pocillifère.** *Madrepora pocillifera.*

*M. ramosa; ramis teretibus, ascendentibus, proliferis, apice
   perforatis ; cellulis confertis , prominulis , cochlearifor-
   mibus.*

Mus. n.o

Habite l'Océan des Grandes-Indes ou Austral. *Péron* et *le
   Sueur.* Espèce très-remarquable par la forme des cellules ,
   et par ses rameaux percés à l'extrémité , comme offrant une
   cellule terminale , grande , profonde et orbiculée. Les sommités de ce polypier sont teintes de violet ou de lilas dans
   une variété. Comme les cellules inférieures sont peu saillantes , ce polypier semble se rapprocher des pocillopores.
   Hauteur, dix à quinze centimètres.

6. **Madrépore lâche.** *Madrepora laxa.*

*M. laxè ramosa ; ramis teretibus, undiquè expansis ,
   apice proliferis; cellulis tubulosis, inœqualibus , extùs
   echinulatis.*

Mus. n.o

Habite les mers australes. *Péron* et *le Sueur.* Ce madrépore
   s'étale plus qu'il ne s'élève, et offre beaucoup de rameaux
   en touffe lâche. Ces rameaux sont cylindriques, prolifères
   vers leur sommet, et hérissés de cellules saillantes. Hauteur , environ deux décimètres.

7. **Madrépore abrotanoïde.** *Madrepora abrotanoides.*

*M. ramosa , erecta ; ramis compositis , pyramidato-atte-
   nuatis ; ramulis lateralibus brevibus ; sparsis , crebrius-
   culis.*

*Madrepora muricata.* Soland. et Ell. tab. 57.

*Gualt.* ind. tab. ante p. 20.

*Porus albus, erectior, ramosus*, etc. Moris. hist. 3. sect. 15.
   t. 10. f. 3.

Mus. n.o

Habite l'Océan indien. Mon cabinet. Grande et belle espèce,
   peu commune dans les collections. Elle se divise en branches
   assez épaisses , la plupart droites, rameuses, et qui se terminent, ainsi que leurs divisions , en pyramides. Ces bran-

ches et leurs divisions sont presque partout chargées de ramuscules latéraux extrêmement courts, épars, hérissés de papilles tubuleuses. Hauteur, environ quatre décimètres. Entre les papilles tubuleuses, on aperçoit des étoiles sessiles ou superficielles assez nombreuses.

8. **Madrépore corne-de-cerf.** *Madrepora cervicornis.*

*M. ramosa; ramis subsimplicibus, teretibus, acutis, crassis, variè curvis; papillis stelliferis, brevibus.*

*Corallium album, porosum, maximum muricatum.* Sloan. jam. hist. 1. tab. 18. f. 3. Seba. mus. 3. tab. 114. f. 1.

2. *eadem ramis divisis.*

Esper. suppl. 1. tab. 49.

Mus. n.º

Habite les mers d'Amérique. Mon cabinet. Ce madrépore et le suivant n'ont pas leurs branches couvertes de ramuscules courts et nombreux comme le précédent. Celui-ci a des branches simples ou peu divisées, cylindriques, épaisses, pointues, scabres, à papilles courtes, sans étoiles superficielles dans les interstices.

9. **Madrépore prolifère.** *Madrepora prolifera.*

*M. ramosa; ramis longis, gracilibus, teretibus, ad apices proliferis; papillis tubulosis, longiusculis.*

*Corallium album, minus muricatum?* Sloan. jam. hist. 1. t. 17. f. 2.

*Madrepora muricata.* Esper. suppl. 1. tab. 50.

Knorr delic. tab. A. 11. f. 1.

Mus. n.º

Habite les mers d'Amérique et des Grandes-Indes. Mon cabinet. Cette espèce est fort différente de celle qui précède et des autres citées. Elle forme des touffes lâches, à branches longues, grêles, prolifères au sommet, et chargées de papilles tubuleuses ascendantes, striées en dehors.

# SÉRIATOPORE. (Seriatopora.)

Polypier pierreux, fixé, rameux; à rameaux grêles, subcylindriques.

Cellules perforées, lamelleuses et comme ciliées sur les bords, et disposées latéralement par séries, soit transverses, soit longitudinales.

*Polyparium lapideum, fixum, ramosum; ramis gracilibus, subteretibus.*

*Cellulæ perforatæ, sublamellosæ vel margine ciliatæ, seriis transversis aut longitudinalibus ordinatæ.*

### OBSERVATIONS.

Les *sériatopores* semblent presque appartenir à la section des polypiers foraminés. Leurs cellules n'offrent point à l'intérieur de lames disposées en étoile, au moins d'une manière apparente; mais le bord des cellules est comme cilié par de très-petites lames ou par des pointes presque piliformes. Ces lames, bien apparentes dans la première espèce, motivent la place que je donne à ce genre.

## ESPÈCES.

1. Sériatopore piquant. *Seriatopora subulata.*

> *S. ramosissima, diffusa; ramis attenuato - subulatis; stellis longitudinaliter seriatis; margine prominulo, ciliato.*

*Madrep. seriata.* Pall. zooph. p. 336.

Soland. et Ell. t. 31. f. 1—2.

*Millepora lineata.* Esper. suppl. 1. t. 19.

Mus. n.º

Habite l'Océan des Grandes-Indes. Mon cabinet. Vulgairement le buisson épineux.

2. **Sériatopore annelé.** *Seriatopora annulata.*

> *S. gracilis, laxè ramosa ; ramis teretibus, scabris, annu-*
> *latis ; stellulis prominulis, transversim seriatis.*
> Mus. n.º
> Habite l'Océan austral. Voyage de *Péron* et *le Sueur.* Petit
> polypier grêle, rameux, de deux à trois pouces de hau-
> teur.

3. **Sériatopore nud.** *Seriatopora nuda.*

> *S. gracilis, laxè ramosa ; ramis teretibus, nudis, apice*
> *obtusis ; poris cellulis impressis, punctiformibus, trans-*
> *versim seriatis.*
> Mus. n.º
> Habite l'Océan austral. *Péron* et *le Sueur.* Mon cabinet. Même
> port que le précédent ; mais les cellules non saillantes.

---

# OCULINE. ( Oculina. )

Polypier pierreux, le plus souvent fixé, rameux,
dendroïde ; à rameaux lisses, épars, la plupart très-
courts.

Étoiles, les unes terminales, les autres latérales et superficielles.

*Polyparium lapideum, sœpiüs fixum, ramosum, dendroïdeum ; ramulis lœvibus, sparsis, plerisque brevissimis.*

*Stellæ aliæ terminales, aliæ laterales non prominulæ.*

### OBSERVATIONS.

Les *oculines* semblent tenir de très-près aux caryophyllies à cause de leurs étoiles terminales. Néanmoins leurs tiges et leurs rameaux ne sont point striés longitudinalement comme dans les caryophyllies, et la plupart des espèces offrent des étoiles, latérales superficielles ou non saillantes, indépendamment de celles qui terminent les rameaux.

Quoique rameuses et dendroïdes comme les madrépores, les *oculines* s'en distinguent facilement en ce que leur substance est solide, presque point poreuse, et que leurs étoiles sont rares ; tandis que, dans les madrépores, les étoiles sont serrées et éparses de tous côtés sur les tiges et les rameaux.

D'ailleurs, l'analogie qui existe entre les espèces déjà connues, indique évidemment qu'elles forment une coupe particulière, bien distincte.

En terminant les polypiers lamellifères par cette coupe, on passe assez bien aux polypiers corticifères qui sont pierreux comme le *corail*, et même quelques oculines ont reçu vulgairement le nom de *corail blanc*, quoique ce nom soit fort inconvenable.

## ESPÈCES.

### 1. Oculine vierge. *Oculina virginea.*

*O. ramosissima , subdichotoma , lactea ; ramis tortuosis, coalescentibus; stellis sparsis , aliis immersis, aliis prominulis; lamellis inclusis.*

*Madrep. virginea.* Lin. Pall. zooph. p. 310.

Soland. et Ell. t. 36. Esper. vol. 1. t. 13.

Seba. mus. 3. t. 116. f. 2.

2. *Madrep. oculata.* Lin. Esper. vol. 1. t. 12.

Seba. mus. 3. t. 116. f. 1. Gualt. ind. p. 24. n.o 3. *ante* tab. 1.
  Besl. mus. t. 25. *fig. mediana.*

Mus. n.o

Habite l'Océan des Deux-Indes , la Méditerranée. Mon cabinet.
  On donne vulgairement le nom de *corail blanc* à ce polypier.

### 2. Oculine hirtelle. *Oculina hirtella.*

*O. ramosissima , dichotoma , diffusa; basi caulescente; stellis omnibus prominulis, echinulatis ; lamellis exsertis.*

*Madrep. hirtella.* Pall. zooph. p. 313.

Soland. et Ell. t. 37. Petiv. gaz. t. 76. f. 8.

Esper. vol. 1. t. 14. mus. n.o

Habite l'Océan des Indes orientales. Les lames de ses étoiles
  sont entières , et la bosselette de chaque étoile est finement
  striée en dehors.

### 3. Oculine diffuse. *Oculina diffusa.*

*O. ramosissima , dichotoma , diffusa ; caule nullo ; stellis prominulis , echinulatis ; lamellis exsertis, serrulatis ; centro papilloso.*

Mus. n.o

Habite l'Océan américain , et se trouve sur le sable presque
  sans adhérence à aucun corps solide. Elle forme des touffes

libres, diffuses, d'environ trois pouces de hauteur. Je l'ai d'abord regardée comme une variété de la précédente. Cette espèce a été rapportée par *Mauger*. Mon cabinet.

## 4. Oculine axillaire. *Oculina axillaris.*

*O. dichotoma; ramis brevibus, divaricatis; stellis termina-libus et axillaribus.*

*Madrep. axillaris.* Soland. et Ell. t. 13. f. 5.

*An* Rumph. amb. 6. t. 87. f. 3.

Habite l'Océan des Indes orientales. Les étoiles sont turbinées.

## 5. Oculine prolifère. *Oculina prolifera.*

*O. ramosa, subdichotoma; stellis turbinatis, margine proliferis.*

*Madrep. prolifera.* Lin. Pall. zooph. p. 307.

Soland. et Ell. t. 32. f. 2.

Seba. mus. 3. t. 116. f. 3. Esper. vol. 1. t. XI.

Mus. n.º

Habite la mer de Norvège, selon Pallas.

## 6. Oculine hérissonnée. *Oculina echidnœa.*

*O. ramosa; ramulis lateralibus creberrimis, cylindricis, spiniformibus; stellis parvis, aliis terminalibus, aliis immersis, rariusculis.*

*Madrep. rosea.* Esper. vol. 1. tab. 15.

Mus. n.º

Habite l'Océan des Indes orientales? Espèce rare, très-remarquable par les petits rameaux nombreux dont elle est hérissée latéralement. Ce polypier est blanc, et n'a point sa surface lisse, mais finement hispidule. Mon cabinet.

## 7. Oculine infundibulifère. *Oculina infundibulifera.*

*O. ramosissima, subflabellata; ramulis ultimis minimis, flexuosis; stellis infundibuliformibus, internè striatis; margine crenulato.*

Habite.... probablement l'Océan des Grandes-Indes. Cette belle oculine a des rapports avec l'espèce suivante, et s'en rapproche par sa forme presqu'en éventail ainsi que par les très-petits rameaux en zig-zag qui terminent et accompagnent latéralement les plus gros ; mais ses étoiles sont plus grandes et fort remarquables. Ce sont de petits entonnoirs crénelés en leur bord , et élégamment striés en leur parois interne. Les gros rameaux et même les petits sont coalescens.

### 8. Oculine flabelliforme. *Oculina flabelliformis.*

*O. ramosissima , flabellata ; ramulis ultimis minimis, brevissimis , crebris , stelliferis ; stellis minutis, vix perspicuis.*

Seba. mus. 3. tab. 110. f. 10.

Mus. n.º

Habite l'Océan des Indes orientales. Espèce grande, très-belle et extrêmement rare. On la prend , au premier aspect , pour un millépore.

Le *madrepora gemmascens* , Esper. suppl. 1. p. 60. t. 55 , semble avoir quelque rapport avec notre espèce ; mais l'exemplaire figuré est fruste, très-incomplet.

### 9. Oculine rose. *Oculina rosea.*

*O. pumila , ramosissima , rosœa; ramis attenuatis , verruciferis ; stellis inæqualiter sparsis ; aliis lateralibus sessilibus ; aliis terminalibus.*

*Madrep. rosea.* Pall. zooph. p. 312. Soland. et Ell. p. 155. Esper. suppl. 1. tab. 36.

Mus. n.º

Habite l'Océan américain , près de l'île de Saint-Domingue. Mon cabinet. Ce petit polypier est fort élégant , un peu flabelliforme, et n'a guère plus de deux pouces de grandeur.

# SIXIÈME SECTION.

## POLYPIERS CORTICIFÈRES.

*Polypiers phytoïdes ou dendroïdes, composés de deux sortes de parties distinctes, savoir : d'un axe central, solide, et d'un encroûtement charnu qui le recouvre et contient les polypes.*

*Axe plein, inorganique, soit corné, soit en partie ou tout-à-fait pierreux.*

*Encroûtement polypifère, constituant, lorsqu'il subsiste après la sortie de l'eau, une enveloppe corticiforme, poreuse, plus ou moins friable, cellulifère.*

### OBSERVATIONS.

En arrivant aux *polypiers corticifères*, on observe un nouvel ordre de choses à l'égard du polypier ; et probablement un nouvel ordre de choses existe pareillement dans l'organisation des polypes qui ont donné lieu à cette enveloppe de leur corps.

Ici, en effet, on trouve un changement singulier dans la structure du polypier, et l'on ne saurait douter qu'il ne s'en soit opéré un aussi dans l'organisation même des po-

-lypes. A la vérité, ce changement n'est point brusque,
et la nature n'en fait jamais de cette sorte dans ses opérations ; mais, quoique s'exécutant peu-à-peu et comme par
nuances, ce changement devient bientôt très-remarquable, parce qu'il est effectivement fort grand, et qu'il s'en
est sans doute opéré un aussi très-grand dans l'organisation des polypes qui ont formé ce polypier.

En effet, tous les polypiers jusqu'ici mentionnés, quoique très-variés et progressivement solidifiés jusqu'à parvenir à être entièrement pierreux, ne nous ont offert,
dans leur composition, qu'une seule sorte de substance
plus ou moins mélangée de particules hétérogènes ; et,
dans ces polypiers, aucun corps intérieur ne s'est trouvé
étranger à l'enveloppe des polypes.

Il n'en est pas de même des polypiers de cette sixième
section, ainsi que de ceux de la suivante ; car ils vont nous
montrer, dans leur structure, deux sortes de parties et
de substances bien séparées, très-distinctes, et dont une
est constamment étrangère à l'enveloppe des polypes. De
ces deux sortes de parties, l'une, intérieure, constitue
l'axe du polypier, tandis que l'autre, nécessairement externe, forme l'encroûtement corticiforme qui enveloppe
cet axe. Or, l'une et l'autre de ces parties sont constamment distinctes, et de nature toujours différente. Quant à
l'axe dont je viens de parler, il constitue cette partie
étrangère à l'enveloppe des polypes ; car jamais le corps
des polypes ne pénètre dans son intérieur.

Puisque les *polypiers corticifères* ont une autre structure, et sont plus composés dans leurs parties que ceux
des cinq premières sections, on est fondé à penser que

*Tome II.*                          19

leurs polypes sont aussi moins simples dans leur organisation que ceux qui forment ces premiers polypiers. Ainsi,
le rang que nous assignons aux *polypiers corticifères* est
conforme à nos principes, et ces polypiers attestent effectivement les progrès de la nature dans la composition
de l'organisation des animaux, et dans leurs produits.
Nous verrons que c'est en établissant ce nouvel ordre de
choses à l'égard du polypier, que la nature amène graduellement l'anéantissement de cette enveloppe des polypes.

Si les premiers polypiers se sont progressivement solidifiés jusqu'à devenir tout-à-fait pierreux, ceux dont nous
allons faire mention perdent graduellement leur solidité,
deviennent à mesure plus flexibles, plus frêles, et enfin
disparaissent et s'anéantissent réellement avant la fin de la
classe.

Anciennement, je pensais, comme tous les zoologistes,
que les polypiers flexibles, non pierreux, et que l'on
connaît en général sous le nom de *cératophytes*, devaient être rapprochés les uns des autres. En conséquence, plaçant d'abord les polypiers membraneux ou
cornés des deux premières sections, je les faisais suivre
immédiatement par les polypiers, la plupart encore
flexibles, qui constituent les *corticifères* et les *empâtés*,
et je terminais par les polypiers solides, tout-à-fait pierreux. C'est ainsi qu'on voit ces polypiers distribués dans
ma *Philosophie zoologique*, vol. 1, pag. 288.

Ayant depuis considéré plus attentivement la nature
des polypiers *corticifères*, je me suis convaincu qu'ils s'é-
loignaient beaucoup des polypiers vaginiformes et des
polypiers à réseau; que même les polypiers tout-à-fait

pierreux se rapprochaient davantage de ces derniers, malgré leur solidité et la nature de leur substance.

Bientôt, ensuite, me rappelant l'observation qui nous apprend que la nature ne fait jamais une transition brusque d'un objet à un autre qui en est très-différent, j'ai senti que, ne devant pas toujours conserver le polypier, elle avait dû le former graduellement, l'amener à son *maximum* de masse et de solidité, et ensuite l'affaiblir progressivement jusqu'au point de le faire disparaître.

Ainsi, la nature, parvenue à la formation des polypiers lamellifères, qui sont les plus solides et tout-à-fait pierreux, a commencé, dans les polypiers *corticifères* qui les suivent et s'y lient parfaitement, le nouvel ordre de choses qui devait amener l'anéantissement du polypier.

On remarque ici, en effet, qu'elle commence à préparer l'anéantissement de cette enveloppe des polypes, en l'amollissant graduellement, diminuant pour cela de plus en plus la matière crétacée qui est si abondante dans les polypiers pierreux, et faisant au contraire dominer progressivement la matière purement animale; en sorte qu'à la fin de la section suivante [des polypiers empâtés], le polypier tout-à-fait gélatineux finit par se confondre avec la chair même du corps commun des polypes.

Si les polypiers des cinq premières sections n'offrent réellement qu'une seule sorte de substance par l'effet du mélange intime des particules plus ou moins diverses qui entrent dans leur composition, tandis que les polypiers des sixième et septième sections [les polypiers corticifères et les polypiers empâtés] présentent évidemment deux sortes de parties bien séparées et très-distinctes, il

devient évident que, dans les polypiers *corticifères*, la
nature a commencé un nouvel ordre de choses qui amène
peu-à-peu l'anéantissement complet du polypier.

Suivons en effet ce qui se passe, et nous obtiendrons bientôt les preuves du fondement de ce que je viens d'exposer.

La nature devant abandonner le polypier, puisqu'elle
dut changer même l'organisation des polypes afin d'a-
me ner l'existence de celle des radiaires, et étant parvenue, dans e  polypiers des quatrième et cinquième
sections, à former les plus solides et les plus pierreuses
de ces enveloppes, ne pouvait alors les anéantir brusquement sans contrevenir à ses propres lois. Il lui a donc
fallu commencer ici les changemens propres à s'en dé-
faire. Aussi, allons-nous voir ces polypiers à deux substances, d'abord très-solides dans leur axe, perdre progressivement de leur solidité, s'amollir de plus en plus,
surabonder graduellement en matière animale, et finir
par se confondre avec la chair gélatineuse du corps
commun des polypes.

Si, effectivement, nous suivons cet ordre d'affaiblissement du polypier, qui conduit à son anéantissement complet, nous le verrons commencer et faire des progrès
dans ceux de cette sixième section, sans néanmoins offrir nulle part aucun doute sur son existence, aucun embarras pour le reconnaître. Mais dans les polypiers empâtés de la septième et dernière section, les progrès vers
l'anéantissement du polypier deviennent tels que, dans
les derniers genres, cette enveloppe n'est plus qu'hypo-
thétique, ce qui est vraiment admirable.

On sait, par exemple, que les *polypiers corticifères*

présentent généralement un axe central et longitudinal ; or , l'on voit d'abord cet axe tout-à-fait pierreux et inflexible dans le *corail* qui commence le nouvel ordre de choses, et l'encroûtement charnu qui le recouvre n'a encore que peu d'épaisseur. Bientôt après, l'axe central du polypier se montre , dans les *Isis*, en partie pierreux et en partie corné; ce qui le fait paraître articulé, et commence à rendre le polypier flexible. Enfin , dans les antipates et les gorgones, ce même axe est devenu entièrement corné, n'a plus rien de pierreux, et la flexibilité du polypier s'accroît ensuite d'autant plus que l'axe, uniquement corné, diminue lui-même de plus en plus d'épaisseur à mesure que les races se diversifient.

L'axe dont je viens de parler est plein, inorganique, et ne contient jamais les polypes. Il est partout recouvert par une enveloppe charnue, gélatineuse, plus ou moins remplie ou mélangée de particules terreuses, et qui , dans son desséchement, devient ferme, poreuse, friable, et constitue une croûte *corticiforme* , qui est toujours distincte de l'axe.

L'espèce de chair qui enveloppe l'axe de ces polypiers est la seule partie qui contienne les polypes. Aucun d'eux n'a pénétré dans cet axe ; et comme, en se desséchant, cette chair forme autour de l'axe un encroûtement distinct, elle conserve encore les cellules qu'habitaient les polypes.

Ainsi, voilà, pour les *polypiers corticifères*, deux parties très-différentes, qui ont leur usage propre, qui tiennent à une formation particulière, et dont nous n'avons pas trouvé d'exemple dans les polypiers précédens.

L'observation constate que l'axe central de ces polypiers, quoiqu'offrant quelquefois des couches concentriques, ne fut jamais organisé, n'a contenu ni vaisseaux quelconques, ni aucune portion du corps des polypes ; qu'il est le résultat de matières excrétées par ces polypes, matières qui se sont épaissies, condensées, épurées par l'affinité, réunies, juxta-posées successivement, et ont formé, par leur réunion, l'*axe* central et longitudinal dont il s'agit. Aussi cet axe est-il d'une substance continue, non poreuse.

Il n'en est pas de même de l'encroûtement charnu qui couvre ce même axe. Dans l'état frais, cet encroûtement consiste en une matière charnue, polypifère, dans laquelle les polypes communiquent entr'eux sans la pénétrer, se développent et se régénèrent. Souvent la partie postérieure de leur corps forme, à la surface extérieure de l'axe, des empreintes qui la rendent striée longitudinalement.

En général, les *polypiers corticifères* s'élèvent en tige, se ramifient comme des plantes ou des arbustes, et leur base dilatée forme un empâtement fixé sur les corps marins ; mais ils ne tiennent du végétal qu'une apparence dans leur forme ; ce que j'ai déjà prouvé.

Quoique fort nombreux en espèces, les *polypiers corticifères* connus ne nous présentent qu'un petit nombre de genres, et ce sont les suivans :

Corail.
Mélite.
Isis.
Antipate.
Gorgone.
Coralline.

## CORAIL. (Corallium.)

Polypier fixé, dendroïde, non articulé, roide, corticifère.

*Axe* caulescent, rameux, pierreux, plein, solide, strié à la surface.

*Encroûtement* cortical constitué par une chair molle et polypifère dans l'état frais, et formant, dans son desséchement, une croûte peu épaisse, poreuse, rougeâtre, parsemée de cellules.

Huit tentacules ciliés et en rayons à la bouche des polypes.

*Polyparium fixum, dendroideum, inarticulatum, rigidum.*

*Axis caulescens, ramosus, lapideus, solidus, ad superficiem striatus.*

*Crusta corticalis in vivo mollis, carnosa, polypifera; in sicco indurata, porosa; cellulis sparsis octovalvibus.*

*Tentacula 8 ciliata et radiantia ad orem polyporum.*

### OBSERVATIONS.

Le premier genre de cette section présente un polypier réellement *corticifère*, et qui cependant est très-voisin des polypiers lamellifères et surtout du genre des *oculines* par ses rapports.

En effet, sauf l'encroûtement cortical qui enveloppe l'axe du *corail*, et qui contient exclusivement les polypes, ce polypier est tout-à-fait solide et pierreux, comme ceux de la section précédente; mais sa chair corticiforme et polypifère l'en distingue fortement.

Comme la nature ne fait ici que commencer le nouvel ordre de choses à l'égard des polypiers, qu'elle le commence par un genre qui suit immédiatement les polypiers pierreux par ses rapports, l'axe du *corail* est solide et tout-à-fait pierreux, et la chair qui le recouvre n'a encore que peu d'épaisseur. Cette chair néanmoins suffit pour les cellules qui contiennent la partie antérieure des polypes; car leur partie postérieure se prolonge à la surface de l'axe, sous son enveloppe charnue.

Le *corail* n'est point articulé comme les isis avec lesquelles *Linné* l'a confondu; et la nature pierreuse de son axe ne permet point de le ranger, avec *Solander*, parmi les gorgones.

Lorsqu'on examine attentivement le *corail*, on a les preuves les plus évidentes que les polypes de ce polypier n'habitent ou ne sont contenus que dans la chair qui recouvre son axe pierreux, et qu'aucune portion de leur corps ne pénètre dans cet axe. En effet, l'examen de cet axe n'offre qu'une substance partout continue, solide, pierreuse, et dont la cassure, même dans les individus les plus frais, est lisse, comme vitreuse, et ressemble à celle d'un bâton de cire d'Espagne, à cause de sa couleur rouge. Mais sous l'encroûtement corticiforme de ce polypier, la surface extérieure de l'axe dont il s'agit est finement striée dans sa longueur par les impressions que les prolongemens postérieurs des polypes y ont formées. Aussi ces stries sont onduleuses comme les corps délicats qui y ont donné lieu.

Le *corail* se trouve fixé par sa base et comme appliqué ou collé sur différens corps marins et immergés. On le trouve communément sous les avances des rochers ou autres corps solides qui lui servent de base, et toujours dans une situation renversée, et comme pendante.

## ESPÈCE.

1. **Corail rouge.** *Corallium rubrum.*

> *Isis nobilis* Lin.
> *Gorgonia nobilis.* Soland. et Ell. t. 13.
> 2. var. d'un rouge clair ou rose.
> C. var d'un blanc légèrement teint de rose.
> Habite la Méditerranée, l'Océan des climats chauds.

---

# MÉLITE. ( Melitæa. )

Polypier fixé, dendroïde, composé d'un axe articulé, noueux, et d'un encroûtement corticiforme persistant.

*Axe* central, caulescent, rameux, formé d'articulations pierreuses, substriées, à entrenœuds spongieux et renflés.

*Encroûtement* cortical, contenant les polypes dans l'état frais, mince, cellulifère, et persistant dans l'état sec.

*Polyparium fixum, dendroideum, axe articulato, lapideo, nodoso, crustaque corticiformi persistente compositum.*

*Axis centralis caulescens, ramosus; articulis lapideis substriatis; internodiis spongiosis, turgidis.*

*Crusta corticalis in vivo carnosa, polypifera; in sicco tenuis, cellulosa persistens.*

### OBSERVATIONS.

J'emprunte à M. *Lamouroux* le nom de *mélite* pour un genre qui n'est pas tout-à-fait le même que le sien, puisqu'il y rapporte une espèce (*M. verticillaris*) qui appartient évidemment aux isis, et qu'il ne cite point le principal caractère des *mélites*, celui d'avoir les entrenœuds renflés ou noueux. Néanmoins M. *Lamouroux* a senti la nécessité de séparer les mélites des isis, et en cela mon sentiment se trouve conforme au sien.

Les *mélites* ont un port particulier qui les fait reconnaître au premier aspect; elles ne sont qu'imparfaitement articulées; car leur axe est composé de portions pierreuses plus étroites et plus solides, qui sont jointes les unes aux autres par des entrenœuds encore pierreux, mais plus poreux, comme spongieux, et renflés ou nodiformes. Toutes ces parties néanmoins sont unies entr'elles presque sans discontinuité.

Il n'en est pas de même de nos *isis* : les articulations pierreuses de l'axe de ces polypiers étant jointes entr'elles par des entrenœuds resserrés, jamais nodiformes, et d'une substance principalement cornée.

Dans toutes les espèces, la chair enveloppante qui contenaît les polypes se conserve sur l'axe dans son desséchement, et y forme une croûte corticiforme, mince, poreuse et cel-lulifère. Cette croûte est en général vivement colorée, mais sa couleur varie tellement qu'on n'en saurait obtenir aucun caractère distinctif des espèces.

L'axe presqu'entièrement pierreux des *mélites* semble indiquer que ces polypiers doivent faire la transition du co-rail à la cymosaire et aux isis, comme ces dernières la font aux antipates et aux gorgones.

Ces polypiers, ainsi que les isis, étant fixés par leur base, ayant une forme dendroïde et des ramifications sans ordre, sont très-distingués des encrines qui constituent des corps libres et flottans.

## ESPÈCES.

1. **Mélite ochracée.** *Melitæa ochracea.*

   *M. subdichotoma, ramosissima, explanata; geniculis no-dosis; ramis ramulisque erectis, flexuosis, liberis.*

   *Isis ochracea.* Lin. Soland. et Ell. p. 105.

   Esper. 1 tab. 4. et 4 a. Suppl. tab. XI. f. 1—3.

   (a) *var. purpurea; ramulis numerosissimis.*

   (b) *var. albido-lutea; ramulis subrarioribus.*

   (c) *var. lutea; osculis purpureis, ad latera seriatis.*

   Mus. n.º  mém. du mus. vol. 1. p. 411.

   Habite l'Océan indien. Ce polypier, commun dans les collec-tions, varie dans ses couleurs et un peu dans ses divi-sions.

2. **Mélite rétifère.** *Melitæa retifera.*

   *M. caule crasso, ramoso, ad genicula nodoso; ramis in plano ramulosis; ramulis divaricatis, flexuosis, subreti-culatis, creberrimè verrucosis.*

   *Isis aurantia.* Esper. suppl. 2. tab. 9.

   2. *eadem purpurea.*

3. *eadem lutea ; osculis purpureis.*
Mus. n.º    mém. du mus. p. 412. n.º 2.
Habite l'Océan des Grandes-Indes. *Péron* et *le Sueur.* Mon
cabinet. Cette espèce est fort remarquable par ses palmes ré-
tiformes, ses nombreuses variétés et ses vives couleurs.

### 3. Mélite textiforme. *Melitœa textiformis.*

*M. caule brevi; nodoso, in flabellum tenuissimum explanato;
ramulis numerosis, filiformibus, reticulatim coalescentibus; catenarum annulis elongatis.*
Mus. n.º    mém. du mus. p. 412. n.º 3.
Habite les mers australes. *Péron* et *le Sueur.*

### 4. Mélite écarlate. *Melitœa coccinea.*

*M. pumila, variè ramosa; ramis gracilibus, tortuosis, di-
varicatis; internodiis, obsoletis; verrucis subsparsis, os-
culiferis.*
*Isis coccinea.* Soland. et Ell. p. 107. t. 12. f. 5.
Esper. vol. 1. tab. 3. A. f. 5. et suppl. 2. tab. X.
2. *eadem albida.*
Mus. n.º    mém. du mus. p. 413. n.º 4.
Habite l'Océan indien, les côtes de l'île de France.

---

# ISIS. (Isis.)

Polypier fixé, dendroïde, composé d'un axe articulé
et d'un encroûtement corticiforme non adhérent, caduc.

Axe central, caulescent, rameux, formé d'articulations
pierreuses, striées, à entrenœuds cornés, resserrés.

Encroûtement cortical, contenant les polypes dans l'état
frais, caduc en totalité ou en partie dans le polypier retiré de l'eau.

*Polyparium fixum, dendroideum, axe articulato crustâque corticiformi non adhærente compositum.*

*Axis centralis caulescens, ramosus; articulis lapideis, striatis; internodiis corneis coarctatis.*

*Crusta corticalis in vivo carnosa polypifera; in polypario ex aquâ emerso non adhærente, planè vel partìm decidua.*

### OBSERVATIONS.

Les *isis* sont éminemment distinctes des mélites, avec lesquelles *Linné* les réunissait, par la nature et la forme de leur axe, et parce que leur chair corticiforme est tellement caduque, qu'on ne voit guère dans les collections que l'axe à nud de ces polypiers.

On peut dire que l'axe des *isis* est en quelque sorte composé de deux substances distinctes; car ses articulations pierreuses et striées, sont réunies entr'elles par des entrenœuds de matière cornée et noirâtre, qui se distinguent des articulations. Ces mêmes entrenœuds sont toujours resserrés et forment des isthmes plus étroits que les articulations; tandis que, dans les mélites, ils sont renflés et nodiformes.

Par les parties cornées de leur axe, les *isis* annoncent le voisinage des antipates et des gorgones, dans lesquelles l'axe n'a plus rien de pierreux, mais est tout-à-fait corné.

Dans la première espèce seule, les polypes de l'isis ont été observés, et l'on sait qu'ils ont huit tentacules; mais il est fort rare de voir ce polypier muni de son écorce. Nous savons seulement par *Ellis* que cette écorce est épaisse, et que les oscules des cellules ne font point de saillies à sa surface.

# ESPÈCES.

1. **Isis queue de cheval.** *Isis hippuris.*

> *I. sparsim ramosa ; cortice lœvi, crasso, osculifero ; axe articulis lapideis , sulcatis , irregularibus : ultimis com-pressis ; internodiis corneis.*
>
> *Isis hippuris.* Lin. Soland. et Ell. p. 105. t. 3. f. 1—5.
> Pall. zooph. p. 233. Esper. 1. tab. 1, 2, 3, 3A.
> Rumph. amb. 6. tab. 84.
> Mus. n.°    mém. du mus. vol. 1. p. 415. n.° 1.
> Habite l'Océan des Grandes-Indes. Mon cabiuet.

2. **Isis allongée.** *Isis elongata.*

> *I. laxè ramosa ; ramis teretibus, elongatis , articulatis , lapideis striatis ; internodiis perangustis ; cortice ignoto.*
> *Isis elongata.* Esper. 1. tab. 6.
> Seba. mus. 3. tab. 106. f. 4.
> Mus. n.°    mém. du mus. p. 415. n.o 2.
> Habite. . . . probablement l'Océan indien.

3. **Isis dichotome.** *Isis dichotoma.*

> *I. ramosa , filiformis , articulata, diffusa ; articulis la-pideis , sublœvibus ; internodiis perangustis.*
> *Isis dichotoma.* Pall. zooph. p. 229.
> Esper. 1. tab. 5.
> Petiv. gaz. tab. 3. f. 10.
> Mus. n.o    mém. du mus. p. 415. n.o 3.
> Habite l'Océan indien. Espèce petite, ne s'élevant qu'à dix ou douze centimètres.

4. **Isis encrinule.** *Isis encrinula.*

> *I. ramosa ; ramis pinnatis et subbipinnatis ; ramulis filifor-mibus, papilliferis ; papillis sparsis, ascendentibus.*
> Mus. n.°    mém. du mus. p. 415. n.° 4.
> Habite les mers de la Nouvelle-Hollande. *Péron* et *le Sueur.*

5. **Isis coralloïde.** *Isis coralloides.*

> *I. ramosa, disticho-ramulosa, rubens ; ramulis remotis,*
> *breviusculis ; cortice papillis, raris, ascendentibus.*
> Mus. n.°    mém. du mus. p. 416. n.°5.
> Habite les mers australes. *Péron* et *le Sueur.*

*Nota.* Le genre *cymosaire* ( mém. du mus. vol. 1. p. 467. ) doit
être supprimé. Je le fondai, par erreur, sur la vue d'une
portion d'axe à nu, d'une isis, dont la base offre un empâtement rameux et en cyme ombelliforme.

---

# ANTIPATE. (Antipathes.)

**Polypier** fixé, subdendroïde, composé d'un axe central et d'un encroûtement corticiforme très-fugace, caduc.

*Axe* épaté et fixé à sa base, caulescent, simple ou rameux, corné, plein, flexible, un peu cassant, ordinairement hérissé de petites épines.

*Encroûtement* corticiforme, gélatineux, polypifère,
recouvrant l'axe et ses rameaux pendant la vie des polypes, mais qui tombe et disparaît lorsque le polypier est
retiré de l'eau.

Polypes inconnus.

*Polyparium fixum, subdendroideum, axe centrali*
*crustâque corticiformi evanidâ et deciduâ compositum.*

*Axis basi explanatus et fixus, caulescens, subra-*
*mosus, corneus, solidus, flexilis, subfragilis, spinis*
*exiguis ut plurimùm obsitus.*

*Crusta corticalis gelatinosa , polypifera, in vivo axem ramosque vestiens, in speciminibus ex aquâ emersis evanidâ.*

*Polypi ignoti.*

### OBSERVATIONS.

Les *antipates* sont aux gorgones, ce que les éponges sont aux alcyons. Dans les éponges, la croûte qui recouvre ou empâte les fibres cornées de l'intérieur, n'est qu'une chair gélatineuse, fugace et qui disparaît en grande partie après l'extraction de l'éponge hors de la mer ; tandis que dans les alcyons la croûte qui empâte les fibres cornées, est une chair persistante, qui devient ferme et même dure ou coriace en se desséchant.

De même, dans les *antipates*, la chair qui enveloppe l'axe et ses rameaux, est gélatineuse, très-fugace , et disparaît presqu'entièrement sur le polypier retiré de la mer, tandis que dans les gorgones, cette chair persiste et forme sur le polypier desséché, une croûte ferme , poreuse, et souvent d'une assez grande épaisseur. La cause qui a empêché de connaître les polypes des éponges , est donc la même que celle qui ne nous a pas permis de connaître les polypes des antipates. De part et d'autre , les polypes ne peuvent être observés que dans la mer même.

Ainsi, la principale différence qui distingue les *antipates* des gorgones, consiste en ce que , dans les antipates, la chair qui contient les polypes et qui enveloppe l'axe corné du polypier, est gélatineuse et tellement caduque, que les antipates retirés de la mer sont entièrement ou presqu'entièrement dépouillés de cette chair corticale, et n'offrent plus que l'axe corné, nu et toujours noir de ces polypiers. Au lieu que les gorgones conservent leur chair polypifère ; et dans son desséchement cette chair forme autour de l'axe une croûte poreuse, à la surface de laquelle on aperçoit les cellules des polypes.

La substance de l'axe des antipates est cornée comme celle qui forme l'axe des gorgones; mais, en général, elle est plus compacte, plus dure ; elle est même un peu cassante et comme vitreuse. On voit distinctement que cette substance est le produit d'un dépôt graduellement opéré, qu'elle fut formée par *juxta-position*, et que l'axe qu'elle constitue ne fut jamais organisé et n'a nullement contenu les polypes.

Les petites épines qu'offre cet axe dans plusieurs espèces, ne sont que de très-petits rameaux que les polypes ont cessé d'allonger.

Il importe de ne pas confondre parmi les *antipates*, de véritables gorgones dont l'axe mis à nu, tantôt par la chute accidentelle de l'écorce, et tantôt par l'art, n'offre plus d'encroûtement. Le défaut complet des petites pointes spiniformes de l'axe des antipates, peut servir à faire reconnaître cette supercherie, ou cet accident.

## ESPÈCES.

1. Antipate spiral. *Antipathes spiralis.*

*A. simplicissima, scabra, subspiralis.*
*Antipathes spiralis.* Soland. et Ell. p. 99. t. 19 f 1—6.
Pall. zooph. p. 217. Esper. 2. t. 8.
Rumph. amb. 6. tab. 78. *fig. C.*
Mus. n.º
2. var. *longissima, undato-flexuosa.*
Rumph. amb. 6. tab. 78. *fig. A. B.*
Mus. n.º      mém. du mus. vol. 1. p. 471. n.º 1.
Habite l'Océan indien, les mers de l'Ile de France.

2. Antipate lisse. *Antipathes glaberrima.*

> *A. parce ramosa, incurvato-flexuosa, superficie lævigata ; spinis raris, validis ; ramis interdùm anastomosantibus.*

*Antipathes glaberrima.* Esper. 2. p. 160. tab. 9.

Knorr. delic. tab. A 1. f. 1.

Mns. n.o     mém. du mus. p. 471. n.o 2.

Habite.... Cet antipate, dont on voit des portions frustes dans les collections, constitue une espèce particulière très-distincte.

3. Antipate à écorce. *Antipathes corticata.*

> *A. caule parce ramoso, corticato, spinis numerosis echinato ; cortice poris nullis.*

Mus. n.o     mém. du mus. p. 472. n.o 3.

Habite.... l'Océan indien, d'après l'espèce d'huître dont il est chargé.

4. Antipate déchiré. *Antipathes lacerata.*

> *A. caule ramoso, spinis echinato ; ramis sarmentosis, tortuosis, sensim attenuatis ; ramulis lateralibus, tenuibus, sublaceris.*

Mus. n.o     mém. du mus. p. 472. n.o 4.

Habite... probablement l'Océan indien.

5. Antipate pyramidal. *Antipathes pyramidata.*

> *A. olivaceo-lutescens, nitidula ; caule rigido indiviso ; ramulis lateralibus creberrimis, quaquaversùm sparsis, in pyramidam dispositis, dichotomis.*

Mus. n.o     mém. du mus. p. 472. n.o 5.

Habite.... probablement l'Océan des Grandes-Indes.

6. Antipate pectiné. *Antipathes pectinata.*

> *A. in plano ramosa, flabellata ; ramis compressis, pinnato-pectinatis ; ramulis filiformi-subulatis, subdivisis ; spinis raris.*

Mus. n.o     mém. du mus. p. 473. n.o 6.

Habite.... C'est encore une espèce très-remarquable, bien distincte, et que je crois inédite.

7. Antipate en balais. *Antipathes scoparia.*

> *A. ramosa, supernè paniculato-corymbosa; ramis ramulisque teretibus, asperis; ramulis ultimis, longis, filiformibus, hispidulis, scabris.*
>
> *An antipathes virgata.* Esper. suppl. 2. tab. 14.
>
> *Antipathes dichotoma?* Pall. zooph. p. 216.
>
> Marsil. hist. de la mer. tab. 21. f. 101. et tab. 40. f. 179.
>
> Mus. n.º    mém. du mus. p. 473 n.º 7.
>
> Habite la Méditerranée.

8. Antipate mimoselle. *Antipathes mimosella.*

> *A. ramosissima, paniculata, expansa; ramis patentibus, alternis decomposito-pinnatis; pinnulis setaceis, distichis, hispidis.*
>
> *An antipathes ulex?* Soland. et Ell. p. 100. t. 19. *Fig.* 7–8.
>
> Petiv. gaz. tab. 35. f. 12.
>
> Mus. n.º    mém. du mus. p. 473. n.º 8.
>
> Habite l'Océan des Grandes-Indes, la mer des Philippines, près de l'île de Luçon.

9. Antipate myriophylle. *Antipathes myriophylla.*

> *A. incurva, ramosissima, in plano paniculata, subtripinnata; pinnulis setaceis, brevibus, creberrimis, scabris.*
>
> *Antipathes myriophylla.* Soland. et Ell. t. 19. f. 11—12.
>
> Esper. suppl. 1. tab. 10.
>
> Mus. n.º    mém. du mus. p. 473. n.º 9.
>
> 2. *var. minus incurva; ramulis pluribus uno latere pectinatis.*
>
> Mus. n.º
>
> Habite l'Océan indien.

10. Antipate cyprès. *Antipathes cupressus.*

> *A. scabra, caudiformis; ramulis lateralibus, brevibus, sparsis, recurvatis, bipinnatis.*
>
> *Antipathes cupressus.* Soland. et Ell. p. 103.
>
> Gorgonia abies. Lin. syst. nat. ed. 12. p. 1290.
>
> *Antipathes cupressina.* Pall. zooph. p. 213.
>
> Esper. 2. tab. 3. *fig. mala, et forte.* suppl. 1. tab. 12.

Seba. 3. t. 1o6. f. 1.

2. *var. caule supernè diviso.* Rumph. amb. 6. t. 8o. f. 2.

Mus. n.o     mém. du mus. p. 474 , n.o 1o.

Habite l'Océan indien. Mon cabi net.

11. **Antipate mélèse.** *Antipathes larix.*

*A. stirpe simplici , prælongá; ramulis lateralibus , seta-ceis , longissimis , quaquaversùm sparsis , patentibus.*

*Antipathes larix.* Esper. 2. tab. 4.

Mus. n.°     mém. du mus. p. 474. n.o 11.

Habite la Méditerranée , dans le golfe de Venise. Mon ca-binet.

12. **Antipate fenouil.** *Antipathes fœniculum.*

*A. ramosissima , laxa ; ramis infernè spinosis , subcom-pressis , ramuloso-paniculatis ; ramulis ultimis setaceis , lævigatis.*

*An antipathes fœniculacea?* Pall. zooph. p. 2o7.

Rumph. amb. 6. t. 8o. f. 3 ?

Mus. n.°     mém. du mus. p. 475. n.o 12.

Habite.... probablement les mers de l'Inde. Cette espèce n'est pas fort grande, et se présente sous la forme d'un petit ar-buste en buisson lâche , très-rameux et paniculé.

13. **Antipate ericoïde.** *Antipathes ericoïdes.*

*A. ramosissima , diffusa , subclathrata ; ramis ramu-lisque filiformibus , hispidulis, intertextis, sœpius anas-tomosantibus.*

*An antipathes ericoïdes?* Pall. zooph. p. 2o8.

Esper. 2. t.6.

Mus. n.°     mém. du mus. p. 475. n.° 13.

Habite.... probablement l'Océan indien.

14. **Antipate rayonnant.** *Antipathes radians.*

*A. humilis , in plano ramosissima , subspinosa; ramis di-varicato-radiantibus , hinc ramulosis.*

*Antipathes fœniculacea.* Esper. 2. tab. 7.

Mus. n.o     mém. du mus. p. 475. n.o 14.

Habite.... la Méditerranée ?

15. Antipate treillissé. *Antipathes clathrata.*

> *A. ramosissima, in latum expansa, intricata; ramulis coalescentibus, junioribus subsetaceis.*
>
> *An antipathes clathrata?* Pall. zooph. p. 212.
>
> Esper. 2. tab. 2.
>
> Mus. n.º   mém du mus. p. 475. n.º 15.
>
> Habite... l'Océan indien?

16. Antipate éventail. *Antipathes flabellum.*

> *A. explanata, ramosissima; ramis striatis, ad latera compressis; ramulis lateralibus reticulatim anastomosantibus, subspinosis.*
>
> *An flabellum marinum planum?* Rumph. amb. 6. p. 205. tab. 89.
>
> *Antipathes flabellum.* Pall. zooph. p. 211. Esper. 2. t. 1.
>
> Mus. n.º   mém. du mus. p. 476. n.º 16.
>
> Habite l'Océan indien. Grande et belle espèce, tout-à-fait flabelliforme et réticulée.

17. Antipate ligulé. *Antipathes ligulata.*

> *A. flabelliformis clathrata; ramis compressis; ramulis ligulatis, reticulatim coalescentibus.*
>
> *Antipathes ligulata.* Esper. 2. p. 149. t. 5.
>
> Mon cabinet. mém. du mus. p. 476. n.º 17.
>
> Habite.... Cet antipate est moins grand et plus finement réticulé que celui qui précède.

---

# GORGONE. (Gorgonia.)

Polypier fixé et dendroïde, composé d'un axe central et d'un encroûtement corticiforme.

*Axe* épaté et fixé à sa base, caulescent, rameux, substrié en dehors, plein, corné, flexible.

*Encroûtement* recouvrant l'axe et ses rameaux ; mou, charnu et contenant les polypes dans l'état frais ; spongieux, poreux, friable dans son desséchement, et parsemé de cellules superficielles ou saillantes.

Huit tentacules en rayons à la bouche des polypes.

*Polyparium fixum, dendroideum, axe centrali crustáque corticiformi compositum.*

*Axis, basi explanatá fixáque, caulescens, ramosus, substriatus, solidus, corneus, flexilis.*

*Crusta corticalis axem ramosque vestiens ; in vivo mollis, carnosa, polypifera ; in sicco spongiosa, porosa, friabilis, oscula cellularum ad superficiem insculpta, vel prominula.*

*Tentacula 8 ad orem polyporum.*

OBSERVATIONS.

Si l'on se représente un axe entièrement corné, flexible, épaté et fixé à sa base, s'élevant comme une tige, se ramifiant ensuite comme un arbuste, s'amincissant graduellement vers son sommet, et recouvert, sur le tronc et sur les branches, d'une chair corticiforme assez épaisse, molle et polypifère dans l'état frais ; spongieuse, poreuse, friable, mais persistante dans son état de desséchement ; offrant alors à sa superficie des cellules éparses ou sériales, on aura une juste idée d'une *gorgone*.

Les polypiers dont il s'agit sont donc essentiellement composés de deux sortes de substances bien distinctes, savoir :

1.º D'un axe qui occupe le centre de la tige et de ses rameaux ;

2.º D'une chair enveloppante ou encroûtante qui recouvre l'axe dans toute sa longueur.

L'axe central des *gorgones* est un corps homogène, d'une nature cornée, parfaitement plein, non organisé, et qui n'a jamais contenu les polypes ni aucune portion de leur corps. Il est le résultat d'une sécrétion de leur corps, d'un dépôt qui s'est épuré par le rapprochement vers le centre des parties d'une nature tout-à-fait cornée, et qui s'est opéré par *juxta-position*, postérieurement aux animaux qui yont donné lieu. La cassure de cet axe est lisse, comme vitreuse ; et si elle offre quelquefois différentes couches superposées à l'extérieur, c'est parce qu'il s'est accru en épaisseur par de nouveaux dépôts extérieurs provenus des nouvelles générations de polypes qui se sont succédées pendant la formation du polypier. Souvent la surface extérieure de cet axe conserve les impressions du corps des polypes qui se prolonge le long de cette surface, et alors l'axe est strié en dehors.

La chair qui enveloppe l'axe des *gorgones* est d'une nature et dans une circonstance bien différentes de celles de l'axe ; car cette chair est la seule partie du polypier qui contienne les polypes, et sa nature est évidemment hétérogène. En effet, cette même chair est composée d'un mélange de particules terreuses et de matière animale gélatineuse sécrétées ou exsudées, formant un tout très-distinct du corps même des polypes. S'il est probable que les polypes, immergés dans cette chair, adhèrent les uns aux autres par leur partie postérieure, il l'est aussi qu'ils n'adhèrent nullement à cette chair ; car on n'en voit aucune trace, et elle ne peut

être autre chose que le résultat d'une exsudation de ces animaux.

En se desséchant, cette chair forme sur l'axe qu'elle enveloppe, une croûte corticiforme, plus ou moins épaisse
selon les espèces, poreuse, comme terreuse, et plus ou
moins friable. Sa surface présente les ouvertures des cellules qui contenaient les polypes : elles sont tantôt éparses
et tantôt disposées par rangées plus ou moins régulières.

La face interne de cette croûte corticiforme montre aussi,
comme la surface de l'axe, des stries longitudinales plus ou
moins marquées, qui ne sont que les impressions du corps
des polypes qui se prolongeait entre l'axe et la chair enveloppante ; et il est facile de s'assurer par l'observation,
que le corps d'aucun polype n'a pénétré dans l'intérieur de
l'axe.

Ainsi, l'observation constate qu'il n'y a absolument rien
de végétal dans les *gorgones*, que non seulement la croûte
poreuse de ces polypiers, mais encore l'axe plein et corné
qui la supporte, sont des matières étrangères aux corps des
animaux de ce genre, et que ces matières bien séparées de
ces corps, en sont des productions immédiates.

Les espèces de *gorgones* déjà observées sont très-nombreuses ; mais leurs caractères distinctifs sont encore si imparfaitement déterminés, qu'il est souvent difficile de les
reconnaître, surtout les bonnes figures n'étant encore qu'en
petit nombre.

En conséquence, je vais me borner à la citation de celles
que j'ai pu voir, et sur lesquelles je ne donnerai que quelques notes essentielles.

## ESPECES.

** Cellules, soit superficielles, soit en saillies granuleuses
ou tuberculeuses.*

**1.** Gorgone éventail. *Gorgonia flabellum.*

> *G. ramosissima, flabellatim complanata, reticulata; ra-
> mulis creberrimis, subcompressis, coalescentibus; osculis
> minimis, sparsis.*
>
> *Gorgonia flabellum.* Lin. Soland. et Ell. p. 92. n.º 18.
> *Flabellum veneris.* Ellis corall. t. 26. *fig. A.*
> Esper. 2. tab. 2—3. et 3 A.
> Mus. n.º     mém. du mus. vol. 2. p. 79. n.º 1.
> Habite l'Océan indien, américain, et la Méditerranée.

**2.** Gorgone réseau. *Gorgonia reticulum.*

> *G. ramosissima, flabellatim complanata, reticulata, indi-
> visa; ramulis teretiusculis, decussatim coalitis, obso-
> letè granulosis; cortice rubro.*
>
> *G. reticulum.* Pall. zooph. p. 167. et *G. clathrus.* p. 168.
> *An. G. ventalina?* Esper. 2. tab. 1.
> Habite l'Océan indien. Mon cabinet. mém. du mus. vol. 2.
> p. 79. n.º 2.

**3.** Gorgone à filets. *Gorgonia verriculata.*

> *G. ramosa, flabellata, amplissima; ramulis divaricatis, re-
> ticulatim coalescentibus; cortice albido; poris verrucæ-
> formibus, sparsis.*
>
> *Gorgonia reticulata.* Soland. et Ell. tab. 17.
> *Gorgonia verriculata.* Esper. 2. tab. 35.
> Mus. n.º     mém. du mus. vol. 2. p. 80. n.º 3.
> Habite les mers de l'Ile de France, l'Océan indien. C'est une
> des plus grandes espèces de ce genre.

## 4. Gorgone umbracule. *Gorgonia umbraculum.*

*G. ramosissima , flabelliformis , subreticulata ; ramis teretibus , granulatis , rubris , creberrimis.*

*Gorgonia umbraculum.* Soland. et Ell. p. 80. tab. 10.

Seba. mus. 3. t. 107. n.° 6.

*An gorgonia granulata ?* Esper. 2. tab. 4.

Mus. n.°    mém. du mus. vol. 2. p. 80. n.° 4.

Habite l'Océan des Grandes-Indes , les mers de la Chine. *Cossigny , fils.*

## 5. Gorgone raquette. *Gorgonia retellum.*

*G. in plano ramosissima , subreticulata ; ramulis lateralibus, brevibus , subtransversis ; cortice albido, granuloso.*

*An gorgonia furfuracea ?* Esper. suppl. 1. t. 41.

Mus n.°    mém. du mus. 2. p. 80. n.° 5.

Habite.... l'Océan indien ?

## 6. Gorgone serrée. *Gorgonia stricta.*

*G. ramosissima , flabellata , subreticulata , rubra ; ramis
crebris, strictis ; ramulis lateralibus, brevibus , patentioribus ; granulis , minimis , creberrimis.*

*An gorgonia sasappo ?* Esper. 2. p. 46. tab. 9. synonymis exclusis.

Mus. n.°    mém. du mus. p. 81. n.° 6.

Habite.... Elle a des rapports avec la précédente.

## 7. Gorgone lâche. *Gorgonia laxa.*

*G. laxè ramosa , flabellatim explanata ; ramis subdepressis , lævibus ; ramulis crebris , curvulis ; poris seriatis ,
submarginalibus.*

Mus. n.°    mém. du mus. p. 81. n.° 7.

Habite .... Celle-ci semble tenir quelque chose de la *gorgonia patula.* Soland. et Ell. p. 88 tab. 15. f. 3.

## 8. Gorgone flexueuse. *Gorgonia flexuosa.*

*G ramosissima, flabellata ; ramis ramulisque dichotomodivaricatis, flexuosis , reticulatim expansis , nodulosis ;
carne aurantiâ , crassiusculâ.*

*An gorgonia reticulum ?* Pall. zooph. p. 167.

Esper. suppl. 1. p. 161. tab. 44.

Mus. n.º    mém. du mus. p. 81. n.º 8.

Habite.... l'Océan indien ?

9. **Gorgone écarlate.** *Gorgonia flammea.*

G. *ramosa, complanato - flabellata , pinnata , coccinea ; caule ramisque compressis ; osculis parvis , sparsis , superficialibus.*

*Gorgonia flammea.* Soland. et Ell. p. 86. tab. 11.

*Gorgonia palma.* Esper. 2. tab. 5.

Pallas zooph. p. 189.

2. *eadem ramulis obsoletè granulatis.*

Mus. n.º    mém. du mus. p. 81. n.º 9.

Habite les mers du cap de Bonne-Espérance, l'Océan indien.

10. **Gorgone piquetée.** *Gorgonia petechizans.*

G. *ramosa, flabellata ; ramis compressis, pinnatis ; cortice flavo ; osculis purpureis , seriatis , submarginalibus.*

*Gorgonia petechizans.* Pall. zooph. p. 196. Gmel. p. 3808.

Esper. 2. p. 55. tab. 13.

*Gorgonia abietina.* Soland. et Ell. p. 95. t. 16.

Mus. n.º    mém. du mus. p. 82. n.º 10.

Habite l'Océan atlantique et les côtes d'Afrique. Mon cabinet.

11. **Gorgone tuberculée.** *Gorgonia tuberculata.*

G. *arborescens, ramosa, flabellata , subreticulata ; ramulis tortuosis , sœpe coalescentibus ; tuberculis sparsis, inœqualibus.*

*Gorgonia tuberculata.* Esper. 2. tab. 37. f. 2. *et forte fig.* 1.

Mus. n.º    mém. du mus. p. 82. n.º 11.

Habite la Méditerranée , sur les côtes de l'Ile de Corse.

12. **Gorgone verruqueuse.** *Gorgonia verrucosa.*

G. *laxè ramosa, flabellata ; ramis teretibus, flexuosis, proliferis , verrucosis ; carne albidá.*

*Gorgonia verrucosa.* Lin. Soland. et Ell. p. 89.

Seba. mus. 3. t. 106. n.º 3.

Esper. 2. t. 16. *fig. mala.*

Mus. n.º    mém. du mus. p. 82. n.º 12.

Habite la Méditerranée, l'Océan américain. Mon cabinet.

### 13. Gorgone granifère. *Gorgonia granifera.*

*G. in plano ramosissima, flabellata ; ramis ramulisque tenuibus, flexuosis, proliferis, subcoalescentibus ; graniferis ; cortice albido.*

Mus. n.º    mém. du mus. p. 83. n.º 13.

Habite l'Océan indien. Envoi de *Commerson* et de M. *Mathieu.*

### 14. Gorgone couronnée. *Gorgonia placomus.*

*G. ramosa, flabellatim explanata, rigidula; ramis teretibus, granuloso-verrucosis; verrucis creberrimis, sparsis, subcoronatis.*

*Gorgonia placomus.* Pall. zooph. p. 201.

Soland. et Ell. p. 86. Ellis corall. tab. 27. *fig. a. A.* A. 1—2—3.

Esper. 2. tab. 33—34. 34. A. Gmel. p. 3799.

2. *var. ramis subcompressis.*

Mus. n.º    mém. du mus. p. 83. n.º 14.

Habite la Méditerranée.

### 15. Gorgone amaranthoïde. *Gorgonia amaranthoides.*

*G. ramosa, laxa, flabellata ; ramis raris, crassis, teretibus, obtusis ; verrucis creberrimis subimbricatis.*

Mus. n.º    mém. du mus. n.º 15.

Habite. ... Celle-ci n'est peut-être qu'une variété de la précédente ; mais elle en diffère singulièrement par son aspect.

### 16. Gorgone fourchue. *Gorgonia furcata.*

*G. laxè ramosa, dichotoma, humilis ; ramis teretibus, raris variè curvis ; cortice albo, obsoletè verrucoso.*

An Knorr. delic. tab. A. 5. f. 1.

Mus. n.º    mém. du mus. p. 83. n.º 16.

Habite la Méditerranée? sur un *millepora polymorpha.*

### 17. Gorgone pinnée. *Gorgonia pinnata.*

*G. ramosa, pinnata ; pinnulis linearibus, distichis, creberrimis ; osculis in marginibus seriatim dispositis ; axibus pinnularum setosis.*

(a) *Cortice purpurascente.*

*Gorgonia setosa.* Lin. Esper. 2. tab. 17.

*Gorgonia acerosa.* Pall. zooph. p. 172.

(b) *Cortice albido-flavescente.*

*Gorgonia pinnata.* Soland. et Ell. p. 87. tab. 14. f. 3.

*Gorgonia acerosa.* Esper. 2. tab. 31.

*Gorgonia americana.* Gmelin. p. 3799.

Mus. n.º    mém. du mus. p. 84. n.º 17.

Habite l'Océan des Antilles. Mon cabinet.

8. **Gorgone gladiée.** *Gorgonia anceps.*

*G. ramosa, subdichotoma; ramis cortice complanato gla-
diatis; marginibus osculiferis.*

*Gorgonia anceps.* Lin. Soland. et Ell. p. 89. n.º 15.

Pall. zooph. p. 183. Esper. 2. tab. 7.

Mus. n.º    mém. du mus. p. 84. n.º 18.

Habite les mers d'Amérique, l'Océan atlantique près des
côtes d'Angleterre.

9. **Gorgone citrine.** *Gorgonia citrina.*

*G. humilis, ramosissima; ramulis cylindraceis, obsoletè
depressis, granulatis; cortice albido-flavescente; osculis prominulis.*

*Gorgonia citrina.* Esper. 2. t. 38.

Mus. n.º    mém. du mus. p. 84. n.º 19.

Habite.... l'Océan américain ?

10. **Gorgone rose.** *Gorgonia rosea.*

*G. dichotomo-ramosa, in plano expansa; ramis subpin-
natis; ramulis teretibus, inæqualibus, ascendentibus;
carne roseâ; poris subseriatis, oblongis.*

*An gorgonia ceratophyta.* Lin. Pall. zooph. p. 185.

*Gorgonia miniacea ?* Esper. 2. t. 36.

Mon cabinet.    mém. du mus. 2. p. 157. n.º 20.

Habite la Méditerranée, l'Océan Atlantique.

1. **Gorgone à verges.** *Gorgonia virgulata.*

*G. ramosa, laxissima; ramis teretibus, gracilibus, subsim-
plicibus, virgatis; osculis subseriatis.*

Seba. mus. 3. t. 107. n.o 3 ?
*An gorgonia ceratophyta ?* Esper. 2. t. 19.
Mus. n.º     mém. du mus. 2. p. 157. n.º 21.
Habite l'Océan Atlantique américain. Mon cabinet.

22. Gorgone sanguine. *Gorgonia sanguinea.*

G. *ramosa; ramis erectis gracilibus, tereti-setaceis; carne purpureâ; osculis oblongis, subseriatis.*
Mon cabinet. mém. du mus. 2. n.o 22.
Habite. . . .

23. Gorgone graminée. *Gorgonia graminea.*

G. *ramis erectis, subfasciculatis, gracilibus, teretibus, junceis; carne albidâ; poris oblongis, sparsis.*
Mus. n.o
2. *var. subtuberculosa.*
*Gorgonia viminalis.* var. Esper. 2. tab. XI. A.
Mon cabinet. mém. du mus. 2. n.º 23.
Habite la Méditerranée.

24. Gorgone moniliforme. *Gorgonia moniliformis.*

G. *simplex, filiformis, erecta; cellulis prominulis, turbinatis, apice umbilicatis, subsparsis: carne albidâ, membranaceâ.*
Mus. n.º     mém. du mus. 2. n.o 24.
Habite les mers de la nouvelle-Hollande. *Péron* et *le Sueur.*

25. Gorgone nodulifère. *Gorgonia nodulifera.*

G. *ramoso-paniculata, planulata; ramis ramulisque alternis, noduliferis; carne aurantiâ, squamulosâ; nodulis alternis, albis, subspongiosis.*
Mus. n.o     mém. du mus. 2. n.o 25.
Habite. . . . les mers de la Nouvelle-Hollande? *Péron* et *le Sueur.*

26. Gorgone blonde. *Gorgonia flavida.*

G. *ramosa, subpinnata, conferto-cespitosa; ramulis teretibus, numerosis; carne flavidâ; poris crebris, sparsis.*

Mus. n. mém. du mus. 2. n.º 26.

Seba. mus. 3. tab. 107. f. 8.

Habite l'Océan des Antilles. *Mauger.*

**17. Gorgone violette. *Gorgonia violacea.***

*G. in plano ramosa, pinnata, depressiuscula; ramulis crebris, cylindraceis, subgranulatis; carne violaceâ.*

*Gorgonia violacea.* Pall. zooph. p. 176.

Esper. 2. tab. 12.

Mus. n.º mém. du mus. 2. n.º 27.

Habite les mers d'Amérique.

**18. Gorgone penchée. *Gorgonia homomalla.***

*G. ramosissima; ramis teretibus, dichotomis, ascendentibus et subcernuis; cortice crasso; osculis sparsis.*

*Gorgonia homomalla.* Esper. 2. t. 29.

(a) *Cortice fusco-nigrescente.*

(b) *Cortice cinereo-rubente.*

(c) *Cortice cinereo.*

Mus. n.º mém. du mus. 2. n.º 28.

Habite les mers d'Amérique.

**19. Gorgone vermoulue. *Gorgonia vermiculata.***

*G. ramosa, dichotoma; ramis erectis, longis, teretibus; cortice crasso; osculis superficialibus, rotondatis, creberrimis, sparsis.*

*An gorgonia suberosa ?* Soland. et Ell. p. 93.

Mon cabinet.

2. *eadem humilior et debilior.*

*Gorgonia porosa.* Esper. 2. tab. 10.

Mus. n.º mém. du mus. 2. n.º 29.

Habite.... l'Océan indien ?

**20. Gorgone porte-sillon. *Gorgonia sulcifera.***

*G. in plano ramosa, laxa, altissima; ramulis saepius secundis, ascendentibus; cortice tenui luteo-rubenté, obsoletè verrucoso; sulco ad caulem ramosque decurrente.*

*An gorgonia suberosa.* Esper. suppl. 1. t. 49.

Mus. n.o      mém. du mus. 2. n.° 30.
Habite l'Océan indien.

31. Gorgone pectinée. *Gorgonia pectinata.*

G. *ramis obliquè erectis , pectinatis ; ramulis crebris se-*
*cundis, ascendentibus , subgranulosis ; carne rubrâ.*
Seba. mus. 3. tab. 105. f. 1. a.
*Gorgonia pectinata.* Gmel. p. 3808.
Soland. et Ell. p. 85.
Mus. n.°      mém. du mus. 2. n.° 31.
Habite l'Océan des Moluques.

32. Gorgone sarmenteuse. *Gorgonia sarmentosa.*

G. *ramosa , paniculata ; ramis tenuibus, teretibus, sul-*
*catis ; carne tenui rubescente ; osculis subseriatis.*
Mus n.°      mém. du mus. n.° 32.
2. *eadem cortice lutescente.*
*Gorgonia sarmentosa.* Esper. 2. tab. 21. et suppl. 1. t. 45.
Habite la Méditerranée ? Cette espèce se rapproche de la G.
porte-sillon par ses rapports.

33. Gorgone blanche. *Gorgonia alba.*

G. *ramosa , subcompressa ; ramis subpinnatis, erectis ;*
*ramulis teretibus ; carne candidâ ; osculis sparsis.*
Mus. n.°    mém. du mus. 2. n.° 33.
Habite. . . . Cette gorgone est petite , et paraît ne s'élever qu'à
deux décimètres de hauteur.

34. Gorgone jonc. *Gorgonia juncea.*

G. *simplicissima, longissima, teres ; carne ochraceâ, sub-*
*miniatâ ; osculis crebris , sparsis, subgranulatis.*
*An gorgonia juncea.* Soland. et Ell. p. 81.
Mus. n.°      Esper. suppl. 2. t. 52.
Mém. du mus. 2. n.° 34.
Habite l'Océan américain.

35. Gorgone allongée. *Gorgonia elongata.*

G. *longissima , dichotoma ; ramis junceis ; cortice ru-*
*bescente ; cellulis papillaribus , erectis laxissimè , imbri-*
*catis.*

*Gorgonia elongata.* Pall. zooph. p. 179.

Soland. et Ell. p. 96. Esper. suppl. 2. t. 55.

Mon cabinet.     mém. du mus. 2. n.º 35.

Habite l'Océan Atlantique. Elle est aussi longue que la précédente, et à-peu-près de la même couleur.

### 36. Gorgone antipate. *Gorgonia antipathes.*

*G. paniculato-ramosa ; axe nigro, striato, ramorum ultimorum setaceo subcapillaceo ; cortice lævi ; poris magnis sparsis.*

*Accabaar, S. corallium nigrum.* Rumph. amb. 6. tab. 77.

Seba. mus. 3. t. 104. f. 2.

*Gorgonia antipathes.* Esper. 2. tab. 23—24.

*Gorgonia antipathes.* Pall. zooph. p. 193.

Mus. n.o     mém. du mus. 2. n.o 36.

Habite l'Océan indien. Mon cabinet.

### 37. Gorgone dichotome. *Gorgonia dichotoma.*

*G. ramis ascendentibus, dichotomis ; axillis lunatis ; cortice crasso, lævi ; poris sparsis.*

*Gorgonia dichotoma.* Esper. 2. tab. 14.

Mus. n.º     mém. du mus. 2. n.º 37.

Habite.... l'Océan américain. Mon cabinet.

### 38. Gorgone multicaude. *Gorgonia multicauda.*

*G. ramosa, dichotoma, crassa ; ramis teretibus, apice obtusis ; cortice crasso ; osculis prominulis, margine crenatis, æquidistantibus.*

*An gorgonia crassa.* Soland. et Ell. p. 91.

Mus. n.º     mém. du mus. 2. n.o 38.

Habite l'Océan américain.

### 39. Gorgone hétéropore. *Gorgonia heteropora.*

*G. ramosa, dichotoma, crassa ; ramis cylindricis, raris ; cortice crasso, poris oblongis variè sitis pertuso.*

Mon cabinet. Mus. n.º

2. var. *poris angustatis, subobturatis.*

Mon cabinet.     mém. du mus. 2. n.o 39.

Habite.... Elle a quelques rapports avec la gorgone vermoulue, n.o 29.

*Tome II.*                         21

** *Cellules cylindriques ou turbinées, très-saillantes.*

[ Les papillaires. ]


40.  Gorgone faux antipate. *Gorgonia pseudo antipathes.*

> *G. ramosa, dichotoma ; ramis ascendentibus ; axe ad axillas compresso ; cortice crasso, papillis echinato.*
>
> *An gorgonia muricata ?* var. Esper. 2 tab. 39.
>
> Mus. n.o     mém. du mus. n.o 40.
>
> Habite.... les mers d'Amérique ?

41.  Gorgone épi de plantain. *Gorgonia plantaginea.*

> *G. ramosa, crassa, erecta ; ramis teretibus, echinulatis ; cortice spongioso fusco ; cellulis conicis, arrectis, creberrimis.*
>
> *An gorgonia succinea ?* Esper. suppl. 1. t. 46.
>
> An Soland. et Ell. tab. 18. f. 2.
>
> Mon cabinet.     mém. du mus. n.o 41.
>
> Habite. . . . l'Océan américain ? Cette espèce est très-distincte de la gorgone muriquée.

42.  Gorgone lime. *Gorgonia lima.*

> *G. ramosa, dichotoma, albida ; papillis exiguis densissimè confertis ; axe ad axillas compresso.*
>
> *Gorgonia muricata.* Esper. 2. tab. 8.
>
> Mus. n.o     mém. du mus. n.o 42.
>
> Habite l'Océan des Antilles. Mon cabinet.

43.  Gorgone muriquée. *Gorgonia muricata.*

> *G. ramosa, subdigitata, humilis ; ramis spicœformibus ; cortice papillis cylindricis, confertis et arrectis muricato.*
>
> *Gorgonia muricata ?* Pall. zooph. p. 198.
>
> *Lithophyton americanum minus album, tuberculis sursùm spectantibus obsitum.* Tournef. inst. p. 574.
>
> *An gorgonia muricata ?* Esper. suppl. 1. tab. 39. A.
>
> Mon cabinet.     mém. du mus. n.o 43.
>
> Habite l'Océan des Antilles.

**44. Gorgone épis lâches. *Gorgonia laxispica.***

>*G. ramosa ; ramis spicœformibus , longiusculis , laxè mu-*
>*ricatis ; papillis cylindricis , arrectis.*
>
>Mém. du mus. 2. n.º 44.
>
>Mus. n.₀
>
>Habite..... l'Océan américain ?

**45. Gorgone lépadifère. *Gorgonia lepadifera.***

>*G. ramosa , dichotoma ; papillis confertis , reflexis, campa-*
>*nulatis , squamosis , subimbricatis.*
>
>*Gorgonia lepadifera.* Lin. Soland. et Ell. p. 84. tab. 13.
>f. 1—2.
>
>*Gorgonia reseda.* Pall. zooph. p. 204.
>
>Mus. n.º    mém. du mus. n.º 45.
>
>Habite la mer du nord , sur les côtes de la Norvège. Ses pa-
>pilles sont toutes réfléchies , et comme imbriquées d'é-
>cailles.

**46. Gorgone verticillaire. *Gorgonia verticillaris.***

>*G. ramosa ; ramis pinnatis, flabellatis ; osculis papillaribus,*
>*ascendentibus, incurvatis, verticillatis.*
>
>*Gorgonia verticillaris.* Lin. Pall. zooph. p. 177.
>
>Soland. et Ell. p. 33. Ellis coral. t. 26. *fig. s. t. v.*
>
>Marsil. hist. de la mer, t. 20. f. 94—96.
>
>Mus. n.º    Esper. suppl. 1. t. 42.
>
>Mém. du mus. n.º 46.
>
>Habite la Méditerranée. Mon cabinet.

**47. Gorgone plume. *Gorgonia penna.***

>*G. canescens , laxè ramosa , complanata ; ramis furca-*
>*tis, pennaceis ; pinnulis, distichis, confertis, filiformibus ;*
>*cellulis papillaribus, ascendentibus, bifariis.*
>
>Mém. du mus. 2. n.º 47.
>
>Mus. n.º
>
>Habite les mers de la Nouvelle-Hollande. *Péron* et *le Sueur.*
>Très-belle et singulière espèce , dont l'aspect est celui d'une
>grande sertulaire en plume blanchâtre. Rameaux et pinnules
>sur un seul plan. Cellules papillaires et ascendantes, comme

dans la gorgone verticillaire, mais alternes et distiques. Hauteur, vingt à vingt-cinq centimètres.

**48. Gorgone queue de souris.** *Gorgonia myura.*

> *G. simplex, filiformis, caudata, albida; papillis oblongis ascendentibus, incurvatis, subbifariis.*

Mém. du mus. 2. n.º 48.

Mus. n.º

Habite..... Ses papilles viennent sur deux côtés opposés, par rangées doubles, et dans une disposition alterne.

---

# CORALLINE (Corallina.)

Polypier fixé, phytoïde, très-rameux, composé d'un axe central, et d'un encroûtement interrompu d'espace en espace.

Axe filiforme, inarticulé, plein, cartilagineux ou corné, un peu cassant dans l'état sec.

Encroûtement calcaire, dense, uni à sa surface, sans cellules bien apparentes, interrompu et comme articulé dans sa longueur.

Polypes non connus.

*Polyparium fixum, phythoideum, ramosissimum, axe centrali crustáque passim interruptá compositum.*

*Axis filiformis, inarticulatus, solidus, cartilagineus aut corneus, exsiccatione subfragilis.*

*Crusta corticalis calcarea , densa , superficie lœvi-
gata , articulatìm interrupta ; cellulis subinconspicuis.*

*Polypi ignoti.*

OBSERVATIONS.

Les *corallines* forment un genre bien singulier, qui a dû
toujours embarrasser les naturalistes dans la détermination
de leur rang parmi les autres polypiers.

Comme la plupart constituent des polypiers frêles, délicats, et assez finement ramifiés, en forme de très-petites plantes, on les a cru voisines des polypiers vaginiformes, et on les a placées près des sertulaires.

Leurs tiges et leurs branches ne sont cependant point
fistuleuses , quoique Ellis leur attribue ce caractère ; du
moins celles que j'ai examinées m'ont toujours offert un axe
corné sans cavité distincte. Ainsi ce sont des *polypiers corticifères ,* qui ont, comme les gorgones, un axe plein,
recouvert d'un encroûtement polypifère ; mais cet encroûtement est interrompu en articulations.

J'aurais donc découvert le véritable rang des *corallines,*
parmi les polypiers, en les plaçant à la fin des corticifères,
si *Solander ,* les éloignant des tubulaires, sertulaires , etc.
n'avait déjà eu le sentiment de leurs rapports ; car il les
groupe , dans son ouvrage , avec les corticifères, dans
l'ordre suivant : *gorgone , antipate , isis , coralline ,* et en
forme une transition aux millépores et madrépores.

Quoique *Solander* ait convenablement rapproché les
*corallines* des autres corticifères , je ne connais point ses
motifs pour ce rapprochement, et son ordre est différent
du mien. J'ai motivé le rang que j'assigne aux *corallines ,*

en montrant, d'une part, que la transition naturelle aux millépores se fait par les polypiers à réseau ; et, de l'autre part, que les corallines, comme véritables corticifères, terminent cette section, et forment une transition évidente aux polypiers empâtés, par les *pinceaux* et les *flabellaires*. Ainsi la détermination du véritable rang des corallines m'appartient, et serait probablement constatée si l'on pouvait connaître l'organisation des polypes qui forment ces polypiers.

La nature ne procédant que par des degrés presqu'insensibles dans ses opérations, n'a commencé à effectuer les fibres multiples des polypiers empâtés que dans les *pinceaux* et les *flabellaires*. Pour y parvenir, il lui a donc fallu atténuer les derniers polypiers corticifères, et réduire à une grande ténuité l'axe qu'elle a rendu si éminent dans les isis, les antipates et les gorgones ; c'est ce qu'elle a exécuté dans les *corallines*. Dès lors, en multipliant ou divisant cet axe, c'est-à-dire, en le transformant en fibres multiples, d'abord simplement parallèles ou fasciculées, ensuite mêlées, croisées et même feutrées, elle a amené les polypiers empâtés qui eux - mêmes entraînent l'anéantissement du polypier.

Ainsi, l'axe des *corallines*, quoique filiforme et très-fin, est encore entier, plein et continu, comme celui des gorgones, et ne présente point des fibres nombreuses et distinctes, comme dans les polypiers empâtés ; mais il est sur le point de se diviser ou de se composer, ce qui a lieu dans les pinceaux et les flabellaires.

L'encroûtement de l'axe délicat des corallines est interrompu et comme articulé. Il est assez dense dans l'état sec, paraît lisse à sa surface, et n'y offre point à l'œil nu, les cellules des polypes, comme celui des gorgones. Elles y existent néanmoins ; mais leur petitesse extrême les fait échapper à la vue. En effet, on prétend que, dans certaines espèces de ce genre, leur encroûtement moins serré, laisse voir des pores épars sur toute la surface des articulations ; on dit même que l'on aperçoit ces pores sur toutes les corallines vues dans l'état frais. Cela est d'autant plus vraisemblable, que les polypes ne peuvent réellement se trouver que dans l'encroûtement corticiforme de ces polypiers.

Les *corallines* étant des polypiers corticifères considérablement réduits, l'on conçoit que leurs polypes doivent être d'une petitesse extrême ; et quoiqu'il soit probable que ces polypes aient, dans leur organisation, de l'analogie avec ceux des autres polypiers corticifères, on ne pourra sans doute le constater positivement. M. *Lamouroux* dit avoir vu dans la mer des fibrilles saillantes hors de l'encroûtement, et y rentrer subitement à la moindre agitation de l'eau. *Ellis* les a vues pareillement, et même les a représentées ( Corall. tab.            ). Elles paraissent analogues à celles que *Donati* a vues dans l'*acétabule*. Ces fibrilles sont capillacées et d'une ténuité extraordinaire. On peut supposer que ce sont des tentacules très-atténués, et ici proportionnellement plus allongés qu'ailleurs ; que leur emploi est seulement de faire arriver l'eau à la bouche du petit polype qui les soutient.

Les *corallines* forment en général de jolies touffes ou de petits buissons assez finement ramifiés, souvent corymbiformes, et qui ressemblent beaucoup à des plantes. On vient de voir néanmoins que ce sont réellement des polypiers ; que leurs tiges et leurs ramifications ont un axe filiforme, plein, subcartilagineux ou corné ; que cet axe est enveloppé d'un encroûtement calcaire, divisé ou interrompu de distance en distance, ce qui le rend éminemment articulé, et augmente la flexibilité des tiges et des

ramifications. Quelques espèces même en paraissent toutes
noueuses, ce qui fut cause qu'*Imperati* leur donna le nom
de nodulaires ( *nodulariœ* ).

Les *corallines* sont très - nombreuses en espèces ; nos
mers et celles des climats chauds paraissent en contenir
abondamment. Leurs touffes, quoique petites en général ,
sont élégantes , très-diversifiées , variées en coloration, et
font l'ornement de nos collections de polypiers. Je ne citerai que les espèces que j'ai pu voir.

Je divise les corallines en trois sections, dont M. *Lamouroux* forme trois genres.

## ESPÈCES.

* *Polypier dichotome , à articulations courtes , dila-
tées et souvent comprimées supérieurement.*

1. Coralline officinale. *Corallina officinalis.*

> C. *trichotoma , subviridis ; ramis pinnatis ; pinnulis, disti-
> chis, cylindrico-clavatis ; ultimis subcapitatis ; articulis ,
> stirpium et ramorum cuneiformibus compressiusculis.*
> *Corallina officinalis.* Lin. Soland. et Ell. , p. 118. t. 23.
> f. 14—15.
> Ellis corall. tab. 24. n.º 2. *fig.* a. A. A 1. A 2. B. B 1. B 2.
> Esper. suppl. 2. t. 3. *fig. mala.*
> Mus. n.º     mém. du mus. vol. 2.
> 2. *var. minor et tenuior , subfastigiata.*
> Habite l'Océan européen , la Méditerranée.

2. Coralline lâche. *Corallina laxa.*

> C. *trichotomo-ramosa , laxa , elongata , subrufa ; ramis
> supernè pinnatis ; pinnulis brevibus , remotiusculis , cy-
> lindricis ; articulis stirpium et ramorum oblongis , tere-
> ti-compressis.*

Mus. n.o  mém. du mus. vol. 2.

Habite l'Océan européen, dans la Manche sur les côtes de France. Elle est d'un rouge livide.

## 3. Coralline longue tige. *Corallina longicaulis.*

*C. subtrichotoma ; surculis prælongis, apice ramisque pinnatis ; articulis creberrimis, stirpium et ramorum tereti-compressis ; ramulorum cylindricis.*

*Confer cum corallinâ loricatâ et cum corallinâ elongatâ.*

Ma collection. Mém. du mus. vol. 2.

Habite les mers d'Europe, la Méditerranée.

## 4. Coralline écailleuse. *Corallina squamata.*

*C. subtrichotoma ; ramis pinnatis, apice dilatatis ; ramulis angustis, depressiusculis ; articulis stirpium et ramorum cunciformibus, compressis ; ultimis complanatis, margine acutis.*

*Corallina squamata.* Soland. et Ell. p. 117.

Ellis corall. tab. 24. n.o 4. *fig. C. C.*

Ma collection. Mém. du mus. vol. 2.

Habite l'Océan européen, les côtes d'Angleterre.

## 5. Coralline sapinette. *Corallina abietina.*

*C. rubra, bipinnata ; pinnis pinnulisque confertis, penniformibus ; articulis, stirpium et pinnarum majusculis, turbinatis, subcompressis.*

*An corallina squamata?* Esper. suppl. 2. tab. 4.

Mus. n.o  mém. du mus. vol. 2.

Habite.... Couleur d'un rouge sombre ou pourpré.

## 6. Coralline pectinée. *Corallina pectinata.*

*C. surculis fasciculatis, erectis, supernè pectinatis, basi nudis ; pinnulis tereti-subulatis ; articulis cylindricis.*

Mus. n.o  mém. du mus. vol. 2.

Habite.... les mers d'Amérique ? Hauteur, quatre centimètres.

## 7. Coralline mille graine. *Corallina millegrana.*

*C. surculis gracilibus, supernè ramosis, subfastigiatis ;*

*ramis erectis , pinnatis ; pinnulis tereti-subulatis ; fer-*
*tilibus graniferis.*

Mus. n.º      mém. du mus. vol. 2.

Habite l'Océan Atlantique , sur les côtes de Ténérife. *Le*
*Dru.*

### 8. Coralline granifère. *Corallina granifera.*

*C. trichotomo-ramosa, tenuissima ; ramis subbipinnatis ,*
*lanceolatis ; pinnulis subsetaceis ; fertilibus apice vel in*
*ultimâ divisurâ graniferis.*

*Corallina granifera ?* Soland. et Ell. p. 120. t. 21. *fig. C. C.*

Mus. n.º      mém. du mus. vol. 2.

Habite l'Océan Atlantique , la Méditerranée. Elle forme des
touffes étalées en rosettes verdâtres et pourprées.

### 9. Coralline en cyprès. *Corallina cupressina.*

*C. humilis , trichotoma, subbipinnata ; ramulis pennaceis ,*
*supernè dilatatis , compressis ; pinnis pinnulisque con-*
*fertis , distichis.*

*Corallina cupressina.* Esper. suppl. 2. tab. 7.

2. *eadem albida, surculis ramisque basi denudatis.*

Mus. n.º      mém. du mus. vol. 2

Habite l'Océan Atlantique , près de Ténérife. *Le Dru.*

### 10. Coralline chapelet. *Corallina rosarium.*

*C. elongata, dichotomo-ramosa ; surculis ramisque moni-*
*liformibus ; articulis inferioribus cylindricis , supe-*
*rioribus subcompressis.*

*Corallina rosarium.* Soland. et Ell. p. 111. t. 21. *fig. h.*

*Corallina...* Sloan. jam. hist. 1. tab. 20. f. 3.

Ma collection.      mém. du mus. vol. 2.

Habite l'Océan des Antilles. Elle est très-blanche.

### 11. Coralline filicule. *Corallina filicula.*

*C. humilis , subtrichotoma, compressa , cristata ; ramis*
*ramulisque supernè dilatatis , complanatis ; articulis*
*compressis , cuneiformibus , angulato - lobatis , ultimis*
*subpalmatis.*

Mus. n.º      mém. du mus. vol. 2.

Habite l'Océan américain. Ma collection.

**12. Coralline en corymbe.** *Corallina corymbosa.*

*C. dichotomo - ramosa, corymbosa ; articulis inferioribus, brevibus, cylindraceis; superioribus cuneiformibus, compressiusculis; ultimis, subdigitatis.*

*An corallina palmata ?* Soland. et Ell. p. 118. t. 21. *fig.* a. *A.*

Ma collection.     mém. du mus. vol. 2.

Habite les mers d'Amérique. Elle est un peu plus élevée et moins aplatie que la précédente.

**13. Coralline livide.** *Corallina livida.*

*C. dichotomo-ramosa, supernè pinnato-paniculata ; articulis ramorum, cuneatis, compressis, convexiusculis, ad angulos lobiferis.*

Ma collection. mém. du mus. vol. 2.

Habite.... les mers d'Amérique? Couleur, vert olivacé ou rougeâtre.

**14. Coralline plumeuse.** *Corallina plumosa.*

*C. surculis subramosis, bipinnatis, pennaceis; articulis vix compressis ; pinnulis brevibus, tenuissimis.*

Mus. n.o     mém. du mus. vol. 2.

Habite les mers australes. *Péron* et *le Sueur.*

**15. Coralline rose.** *Corallina rosea.*

*C. ramosissima, purpureo-rosea ; ramis subbipinnatis; pinnis pennaceis ; pinnulis ciliiformibus ; articulis ramorum brevibus, creberrimis.*

Mus. n.°     mém. du mus. vol. 2.

2. *var. crispa, ramis distortis.*

Habite les mers australes. *Péron* et *le Sueur.* Espèce des plus jolies de ce genre.

**16. Coralline mucronée.** *Corallina mucronata.*

*C. ramosa, subdichotoma ; surculis ramisque pinnatis ; infernè subnudis ; pinnulis brevibus, exilibus acutis; articulis stirpium cuneatis.*

Ma collection.     mém. du mus. vol. 2.

Habite l'Océan d'Europe.

17. Coralline corniculée. *Corallina corniculata.*

*C. subcapillaris , dichotoma ; ramis pinnatis ; articulis stirpium bicornibus ; ramulorum teretibus.*

*Corallina corniculata.* Soland. et Ell. p. 121.

Ellis corall. tab. 24. n.o 6. *fig. d. D.*

Ma collection. mém. du mus. vol. 2.

Habite les mers d'Europe.

** *Polypier capillacé , subdichotome , à articulations cylindriques.*

18. Coralline porte-graine. *Corallina spermophoros.*

*C. dichotoma , capillaris , muscosa , albida ; ramulis fili-formibus ; articulis cylindricis ; divisuris ultimis ad axillas graniferis.*

*Corallina spermophoros.* Lin. Soland. et Ell. p. 122.

Ellis corall. tab. 24. n.o 8. *fig. g. G.*

Esper. suppl. 2. tab. 10.

Mém. du mus. vol. 2.

Habite l'Océan européen. Ma collection.

19. Coralline flocconeuse. *Corallina floccosa.*

*C. pumila , tenuissima , dichotomo - ramosissima , nivea ; ramis ramulisque cylindricis , subpulvereis.*

Mus. n.o    mém. du mus. vol. 2.

Habite.... Ses ramifications sont chargées d'aspérités extrê-mement petites.

20. Coralline rougeâtre. *Corallina rubens.*

*C. dichotoma capillaris , muscosa ; ramulis filiformibus ; articulis cylindricis ; ultimis subclavatis , interdùm bi-lobis.*

*Corallina rubens.* Lin. Soland. et Ell. p. 123.

Ellis corall. tab. 24. n.o 5. *fig. e. E.*

Mus. n.o    mém. du mus. vol. 2.

2. *eadem corymboso-fastigiata.*

Habite l'Océan européen, la Méditerranée, etc. Ma collection. Elle est très-fine, jolie, et variée dans sa couleur.

**21.** Coralline à crêtes. *Corallina cristata.*

> C. dichotoma, ramosissima, capillaris; ramulis fasciculatis, fastigiato-cymosis, cristatis; articulis minimis, teretibus.
>
> Corallina cristata. Lin. Soland. et Ell. p. 121.
> Ellis corall. tab. 24. n.º 7. *fig. f. F.*
> Mus. n.º     mém. du mus. vol. 2.
> Habite la Méditerranée, l'Océan d'Europe. Ma collection.

**22.** Coralline pourprée. *Corallina purpurata.*

> C. cespitosa, subpurpurea, capillaris, subfastigiata; ramis pinnatis; articulis teretibus; ramulis ultimis, clavatis, subbilobis.
>
> Mus. n.o     mém. du mus. vol. 2.
> Habite l'Océan Atlantique, près de Ténérif. *Le Dru.*

*** *Polypier rameux, dichotome ou verticillé; à articulations allongées, séparées, laissant à découvert l'axe corné qui les soutient.*

**23.** Coralline gladiée. *Corallina anceps.*

> C. dichotoma, ramosissima; articulis inferioribus teretibus: superioribus elongatis, ancipitibus, supernè dilatatis.
>
> Mus. n.º     mém. du mus. vol. 2.
> Habite les mers australes ou de la Nouvelle-Hollande. *Péron et le Sueur.*

**24.** Coralline éphédrée. *Corallina ephedræa.*

> C. dichotomo-ramosissima, laxa; articulis longis, gracilibus, subteretibus : ultimis ancipitibus.
>
> Mus. n.º     mém. du mus. vol. 2.
> Habite.... les mers australes ou de la Nouvelle-Hollande? *Péron et le Sueur.*

25. Coralline cylindrique. *Corallina cylindrica.*

*C. dichotoma, ramosissima, debilis, alba; articulis cylin-
dricis, subæqualibus; ramulis apice furcatis.*
*Corallina cylindrica.* Soland. et Ell. p. 114. t. 22. f. 4.
Ma collection.  mém. du mus. vol. 2.
Habite les mers d'Amérique.

26. Coralline cuspidée. *Corallina cuspidata.*

*C. subtetrachotoma, alba; articulis cylindricis; geniculis
tendinaceis; ramullis ultimis, acutis.*
*Corallina cuspidata.* Soland. et Ell. p. 124. t. 21. *fig. f.*
Ma collection.  mém. du mus. vol. 2.
Habite les mers d'Amérique.

27. Coralline chaussetrape. *Corallina tribulus.*

*C. subpentachotoma, ramosissima, diffusa, indurata, mu-
ricata; ramulis ad genicula stellatis, divaricatis; articulis inferioribus ancipitibus : superioribus cylindricis.*
*Corallina tribulus.* Soland. et Ell. p. 124. t. 21. *fig. C.*
Ma collection.  mém. du mus. vol. 2.
Habite les mers d'Amérique.

28. Coralline interrompue. *Corallina interrupta.*

*C. tenuis, ramosissima, diffusa; ramulis ad genicula, bi-
nis vel ternis; articulis interdùm remotis, cylindricis,
in pluribus gibbosulis.*
Mus. n.º  mém. du mus. vol. 2.
Habite l'Océan Atlantique. Ma collection.

29. Coralline stellifère. *Corallina stellifera.*

*C. subpentachotoma, ramosissima; ramis elongatis, laxis,
jubatis; ramulis aciculatis, ad genicula stellatis.*
*2. var. internodiis subcrinitis.*
Mus. n.º  mém. du mus. vol. 2.
Habite les mers australes ou de la Nouvelle-Hollande. *Péron
et le Sueur.*

**3o. Coralline charagne.** *Corallina chara.*

>*C. polychotoma ; ramis ramulisque ad genicula verticilla-*
>*tis, ascendentibus ; articulis cylindricis, uno latere*
>*verrucosis.*
>
>*2. eadem, ramis gracilioribus, ad genicula fractis, par-*
>*ciùs verrucosis.*
>
>*3. eadem, ramis filiformibus, fractis, articulis præ-*
>*longis.*
>
>Mus. n.º   ·mém. du mus. vol. 2.
>
>Habite..... les mers de la Nouvelle-Hollande. *Péron* et *le Sueur.* Ma collection. Les deux suivantes n'en sont peut-être encore que des variétés.

**3i. Coralline rayonnée.** *Corallina radiata.*

>*C. polychotoma, albo-purpurascens, lævigata, verticil-*
>*laris ; ramulis ad genicula radiatis, erectis, sublæ-*
>*vibus.*
>
>Mus. n.º   mém. du mus. vol. 2.
>
>Habite les mers de la Nouvelle-Hollande. *Péron* et *le Sueur.*

**3a. Coralline gallioïde.** *Corallina gallioides.*

>*C. subpentachotoma, ramosa, candida, fragilissima; arti-*
>*culis cylindricis ; ramulis inæqualibus, verrucosis, ad*
>*genicula verticillatis.*
>
>Mus. n.o   mém. du mus. vol. 2.
>
>Habite les mers australes ou de la Nouvelle-Hollande. *Péron* et *le Sueur.*

---

# SEPTIÈME SECTION.

~~~~

## POLYPIERS EMPATÉS.

*Polypiers diversiformes, composés de deux sortes de parties distinctes :*

*1.º De fibres nombreuses, cornées, soit fasciculées ou rayonnantes, soit enlacées, croisées ou feutrées ;*

*2.º D'une pulpe charnue ou gélatineuse, qui recouvre, enveloppe ou empâte les fibres, contient les polypes, et prend, en se desséchant, une consistance plus ou moins ferme, coriace ou terreuse.*

### OBSERVATIONS.

Voici la dernière section de l'ordre des *polypes à polypier* ; celle dans laquelle on voit le polypier s'anéantir définitivement, se confondant à la fin avec le corps commun des polypes ; celle enfin qui fournit une transition évidente des polypes à polypier aux *polypes tubifères*, et de ceux-ci aux *polypes flottans*.

Les *polypiers empâtés* sont en général épais, très-mous dans l'état frais, et la plupart, en se desséchant, prennent une consistance assez ferme, souvent même coriace.

Ces polypiers sont formés de deux sortes de parties dis-
~~~~

tinctes, savoir : d'une pulpe charnue ou gélatineuse, qui contient, elle seule, les polypes ; et de fibres cornées ou cartilagineuses, diversement disposées, recouvertes, enveloppées ou empâtées par la pulpe polypifère.

Sous le rapport des deux sortes de parties qui les composent, ces polypiers se rapprochent essentiellement de ceux que j'ai nommés *corticifères* ; mais au lieu d'avoir, comme ces derniers, un axe central, entier et plein, ils ont des fibres multiples, très-grêles, souvent même d'une finesse extrême, d'une substance cornée, et qui ne sont jamais fistuleuses. Ces fibres remplacent l'axe du polypier, et en sont une véritable dégénérescence par la voie de la division. Elles sont d'abord en faisceau central et axiforme ; bientôt après elles se dispersent, s'enlacent, se croisent en réseau, et sont cohérentes dans les points de leur croisement. Ces mêmes fibres ont quelquefois beaucoup de roideur, comme dans certaines éponges ; néanmoins, dans les derniers genres de cette section, elles ont une ténuité si grande qu'à peine sont-elles perceptibles.

La pulpe charnue ou gélatineuse qui enveloppe, empâte, ou recouvre les fibres cornées, est plus ou moins épaisse, selon l'espèce de polypier dont elle fait partie ; et dans ceux de ces polypiers où elle subsiste après leur sortie de la mer, elle forme, en se desséchant, un encroûtement assez ferme, coriace, poreux, et le plus souvent cellulifère, qui rend évidente sa nature de polypier.

Ainsi, les *polypiers empâtés* présentent des masses diversiformes, charnues, pulpeuses ou gélatineuses, et remplies de fibres cornées, plus ou moins fines, dont la disposition varie selon les espèces.

C'est dans la substance charnue ou pulpeuse de ces polypiers, que sont immergés les polypes, et qu'ils communiquent probablement les uns avec les autres.

*Tome II.* 22

Dans certains de ces polypiers, comme dans les *alcyons*, la pulpe enveloppante est si molle, et recouvre des fibres si menues, que, dans l'état frais, elle se confond avec le corps commun des polypes. Aussi, c'est avec les *alcyons* que le polypier se termine, et il le fait si insensiblement, qu'il est difficile d'assigner le point où il cesse d'exister; ce qui fut cause qu'on a rangé parmi les alcyons beaucoup de polypes qui n'y appartenaient point. Dans ceux néanmoins où la pulpe enveloppante subsiste en entier après s'être desséchée, il est facile de reconnaître que cette pulpe est un corps tout-à-fait étranger aux animaux qu'il a contenus; aussi les cellules des polypes s'observent-elles presque toujours alors, et se distinguent même très-bien.

On sent que la nature n'a pu produire les *polypiers empâtés* qu'après les *polypiers corticifères*; et que c'est en divisant la matière qui formait l'axe central de ces derniers, en diminuant ensuite de plus en plus la quantité de cette matiere transformée en fibres, enfin, en augmentant au contraire la pulpe enveloppante, qu'elle a produit successivement les différens polypiers empâtés.

Or, en augmentant la pulpe enveloppante, la rendant de plus en plus gélatineuse, presque fluide, et diminuant la matière des fibres, elle a terminé d'une manière insensible le polypier, et a produit, par une sorte de transition, des corps vivans, communs à beaucoup de polypes; corps qui n'ont plus de polypier, mais qui ont encore l'aspect des derniers polypiers.

Les polypes des *polypiers empâtés* ont l'organisation au moins aussi avancée que celle des polypes à polypiers corticifères, si elle ne l'est même davantage encore; car ils participent évidemment au nouvel ordre de choses qui a commencé dans ces corticifères.

Peut-être offrent-ils, comme les polypes tubifères que

M. *Savigny* vient de nous faire connaître un corps muni d'une cavité abdominale sous-gastrique, divisée longitudinalement par huit demi-cloisons, et contenant huit intestins, ainsi que six ovaires ou six grappes de gemmules. Peutêtre, au moins, ce nouveau mode d'organisation, qui a dû commencer avec les polypiers corticifères, n'y est-il encore qu'ébauché, et ne se trouve achevé que dans les polypes tubifères et dans les polypes flottans.

S'il en est ainsi, comme cela paraît vraisemblable, les polypes des quatre premières sections des polypiers, seraient tous, comme les *hydres*, à intestin unique et simple, et à cavité intérieure sans division ; ceux de la cinquième section commenceraient à offrir une tunique double ; enfin ceux de la sixième et de la septième section seraient à intestins multiples, et auraient une cavité abdominale sous-gastrique, divisée dans sa longueur par huit demi-cloisons ou espèces de mésentères.

Comme je n'ai connu que tard, et pendant l'impression de cet ouvrage, les intéressantes observations de M. *Savigny*, je n'ai pu les annoncer au commencement de la classe des polypes ; mais je vois avec satisfaction qu'elles confirment les rangs que j'avais assignés aux différens animaux de cette classe.

Les *polypiers empâtés* conservent toujours, en se desséchant, leur forme, et la plupart leur empâtement. On ne les a encore divisés qu'en un petit nombre de genres, parce qu'en général leurs polypes sont peu connus : voici ces genres.

*** *Polypiers subphytoïdes.***

Pinceau.
Flabellaire.

** *Polypiers polymorphes.*

Éponge.
Téthie.
Géodie.
Alcyon.

---

# PINCEAU. (Penicillus.)

Polypier à tige simple, encroûtée à l'extérieur, remplie intérieurement de fibres nombreuses, cornées, fasciculées, se divisant à son sommet en un faisceau de rameaux filiformes, dichotomes, articulés.

*Polyparium stirpe simplici, externè incrustato, intùs fibris corneis numerosis fasciculatis longitudinaliter farcto.*

*Rami terminales, filiformes, articulati, dichotomi, fastigiati, fasciculatìm digesti.*

### OBSERVATIONS.

Quoique les polypiers connus sous le nom de *pinceau,* aient de grands rapports avec les corallines, non seulement leur port et leur aspect les en distinguent facilement, mais la composition de leur tige est si différente, qu'on doit les considérer comme appartenant à un genre très-particulier, et même à une autre section.

Ces polypiers, surtout la première espèce, présentent assez bien la forme d'un pinceau, et sont composés d'une tige simple, cylindrique, que termine un faisceau de rameaux nombreux. Tout le polypier est recouvert d'un encroûtement calcaire, blanchâtre et comme farineux. Dans l'intérieur de la tige, on trouve une multitude de fibres cornées, libres, disposées en faisceau longitudinal. Il semble que la nature, par cette disposition, ait ici commencé la division de l'axe simple et central des coraliines, des gorgones, etc., le transformant en un faisceau de fibres longitudinales.

Les rameaux qui terminent la tige sont grêles, filiformes, dichotomes, articulés, très-nombreux et disposés en un faisceau quelquefois corymbiforme.

## ESPÈCES.

1. **Pinceau capité.** *Penicillus capitatus.*

> *P. stirpe incrustato lævi ; ramis fasciculatis, fastigiato-capitatis, dichotomis, articulatis, filiformibus.*
>
> *Corallina penicillus.* Lin. Soland. et Ell. t. 25. f. 4—6.
>
> *C. penicillus.* Pall. zooph. p. 428.
>
> Seba. thes. 1. tab. 1. f. 10.
>
> Mus. n.º annales du mus. vol. 20. p. 299. n.º 1.
>
> Habite les mers d'Amérique. Mon cabinet.

2. **Pinceau annelé.** *Penicillus annulatus.*

> *P. stirpe simplici, membranaceo, annulatim rugoso ; ramis fasciculatis, fastigiatis, dichotomis, articulatis.*
>
> *Corallina peniculum.* Soland. et Ell. p. 127. tab. 7. f. 5—8. et tab. 25. f. 1. annales du mus. 20. p. 299. n.º 2.
>
> Habite les mers d'Amérique.

3. **Pinceau flabellé.** *Penicillus phœnix.*

> *P. stirpe simplici, incrustato ; fronde oblongâ ; ramis*

*undique fasciculatis ; erumpentibus , complanato - con-*
*natis.*

*Corallina phœnix.* Soland. et Ell. tab. 25. f. 2—3.
Annales du mus. 20. p. 299. n.° 3.
Habite sur les côtes des îles Barbades.

---

# FLABELLAIRE. (Flabellaria.)

Polypier caulescent , flabelliforme , encroûté , souvent
divisé ; à expansions aplaties , subarticulées , prolifères.

Tige courte , cylindrique ; tissu composé de fibres entrelacées ; articulations subréniformes , plus larges que
longues , à bord supérieur arrondi , ondé , sublobé.

*Polyparium caulescens , flabellatum , incrustatum ,*
*sæpiùs divisum : ramis complanatis , subarticulatis ,*
*proliferis.*

*Stirps brevis , teres ; textura è fibris implexis com-*
*posita ; articuli subreniformes , transversi : margine*
*superiore rotundato , undulato , sublobato.*

### OBSERVATIONS.

Quoiqu'avoisinant les corallines , les *flabellaires* , ainsi
que les pinceaux , appartiennent évidemment à la section des
polypiers empâtés ; puisque leur tissu , plus ou moins encroûté , est composé d'une multitude de fibres très-petites ,
entrelacées , presque feutrées. Leur tige , qui varie en longueur selon les espèces , tantôt soutient des expansions
simples , aplaties , flabelliformes , dont les articulations sont

réunies ; et tantôt se divise en rameaux munis d'articulations distinctes, comprimées, réniformes, plus larges que longues.

Ici, l'on voit le faisceau fibreux et central de la tige des pinceaux transformé en un tissu de fibres intérieures enlacées et feutrées presque comme dans les éponges.

Dans quelques flabellaires, et principalement dans celles dont les articulations sont réunies, ces articulations aplaties sont minces, presque membraneuses, et si légèrement encroûtées, qu'on est tenté de prendre ces polypiers pour des végétaux. Il y en a même qui ont entièrement l'aspect de la *tremella* ou de l'*ulva pavonia* des botanistes.

---

## ESPÈCES.

### * *Articulations réunies.*

1. Flabellaire simple. *Flabellaria conglutinata.*

> F. *stirpe simplici, subincrustato ; ramis omnibus conglutinatis ; fronde flabelliformi nudá.*
> *Corallina conglutinata.* Soland. et Ell. p. 125. tab. 25. f. 7.
> Annales du mus. vol. 20. p. 301. n.º 1.
> Habite les côtes des îles Bahama.

2. Flabellaire pavone. *Flabellaria pavonia.*

> F. *stirpe simplici, incrustato ; ramis conglutinatis ; fronde flabelliformi incrustatá, undatá, sublobatá.*
> *Corallina flabellum.* Soland. et Ell. p. 124. tab. 24. *fig. A.*
> B. Esper. suppl. 2. t. 9. *fig. A. B.*
> Mus. n.º
> 2. var. *lobata.* Soland. et Ell. tab. 24. *fig. C.* Esper. suppl. 2. t. 9. *fig. C.*

3. *var. profundè incisa.*

*Fucus maritimus,* etc. Moris. hist. 3. sect. 15. t. 8. f. 7.

Esper. suppl. 2. tab. 8.

Annales du mus. 20. p. 3o1. n.º 2.

Habite les mers d'Amérique.


** *Articulations distinctes.*


3. Flabellaire grosse-tige. *Flabellaria crassicaulis.*

*F. stirpe tereti, crasso, incrustato ; ramis distinctis, articu-
latis ; articulis planis, incrustatis, reniformibus.*

*An* Soland. et Ell. tab. 24. *fig. D.*

Mon cabinet.

Annales du mus. 20. p. 3o1. n.º 3.

Habite.... Cette flabellaire, par son tissu fibreux, laineux,
feutré et tout-à-fait semblable à celui des éponges, montre
évidemment qu'elle appartient aux polypiers empâtés.


4. Flabellaire épaissie. *Flabellaria incrassata.*

*F. stirpe brevi ; ramis articulatis trichotomis , articulis
compressis , incrustatis : inferioribus cuneatis ; superioribus reniformibus.*

*Corallina incrassata.* Soland. et Ell. p. 111. tab. 20. *fig. d
d* 1—3. *D* 1—6.

Mus. n.º     annales. du mus. 20. p. 3o2. n.º 4.

Habite l'Océan des Antilles.


5. Flabellaire raquette. *Flabellaria tuna.*

*F. stirpe brevi ; ramis articulatis, subtrichotomis ; arti-
culis , compressis, planis , subrotundis , viridulis.*

*Corallina tuna.* Soland. et Ell. t. 20. *fig. E.*

Marsil. hist. de la mer. t. 7. f. 31.

*Corallina discoidea.* Esper. suppl. 2. t. XI.

Annales du mus. n.º 5.

Habite la Méditerranée. Mon cabinet.


6. Flabellaire multicaule. *Flabellaria multicaulis.*

*F. stirpibus pluribus, incrustatis, articulatis , ramosis ;*

*articulis inferioribus , subteretibus : superioribus reni-*
*formibus , planis , inciso-lobatis.*

Mus. n.º    annales du mus. n.º 6.

Habite.... Cette flabellaire ressemble presqu'entièrement à la
suivante par ses sommités.

7. Flabellaire festonnée. *Flabellaria opuntia.*

*F. stirpe subnullo ; ramis trichotomis , diffusis , articu-*
*latis ; articulis planis , reniformibus , undatis , incrus-*
*tatis.*

*Corallina opuntia.* Lin. Soland. et Ell. t. 20. *fig. b.*

Sloan. jam. hist. 1. t. 20. f. 2.

*Corallina.* Esper. suppl. 2. t. 1.

Mus. n.º    Annales du mus. n.º 7.

Habite les mers d'Amérique. Celle-ci est toute blanche, très-
rameuse , diffuse, presque sans tige. Son tissu intérieur,
très-distinctement laineux et fibreux , est recouvert d'un
encroûtement calcaire assez épais.

---

# É P O N G E. ( Spongia. )

Polypier polymorphe, fixé ; mou, gélatineux, et comme
irritable pendant la vie des polypes ; tenace , flexible ,
très-poreux et absorbant l'eau dans l'état sec.

(Axe.) Fibres nombreuses , cornées , flexibles , enlacées ou en réseau , adhérentes dans les points de leur
croisement.

(Croûte empâtante.) Pulpe gélatineuse, comme vivante,
enveloppant les fibres , contenant les polypes , mais très-
fugace , et ne se conservant que partiellement dans le
polypier retiré de la mer.

Polypes inconnus.

*Polyparium polymorphum, fixum, molle, gelati-*
*nosum et subirritabile in vivo ; exsiccatione tenax,*
*flexile, porosissimum, aquam respirans.*

*(Axis.) Fibræ innumeræ, corneæ, flexiles, reticu-*
*latìm contextæ et connexæ.*

*( Crusta.) Gelatina subviva, fibras vestiens, fuga-*
*cissima, in polypario è mari emerso partìm elapsa,*
*evanida.*

*Polypi ignoti.*

### OBSERVATIONS.

L'*éponge* est une production naturelle que tout le monde
connaît par l'usage assez habituel qu'on en fait chez soi ;
et, cependant, c'est un corps dont la nature est encore
bien peu connue, et sur lequel les naturalistes, même les
modernes, n'ont pu parvenir à se former une idée juste et
claire.

Après l'avoir considérée comme intermédiaire entre les
végétaux et les animaux, on s'accorde assez maintenant à
ranger cette production dans le règne animal ; mais on
pense qu'elle appartient aux plus imparfaits et aux plus
simples de tous les animaux ; en un mot, que les *éponges*
offrent effectivement le terme de la nature animale, c'est-
à-dire, que, dans l'ordre naturel, elles constituent le premier anneau de la chaîne que forment les animaux.

D'après cela, comment pouvoir considérer les *éponges*
comme des productions de polypes, en un mot, comme
de véritables polypiers ! Quelques naturalistes néanmoins
l'ont soupçonné ; mais, jusqu'à ce jour, personne n'en

ayant pu apercevoir les polypes , les idées , à l'égard de ces productions singulières , sont restées vacillantes, fort obscures , et l'hypothèse inconsidérée qui attribue ces corps aux plus imparfaits des animaux a prévalu ; malgré l'impossibilité évidente que des animaux qui seraient plus simples encore que les *monades* , puissent donner lieu à des corps aussi composés et aussi tenaces que le sont les *éponges*.

Si l'observation des animaux qui ont formé les *éponges* ne nous fournit rien qui puisse fixer nos idées sur la nature de ces animaux , examinons les corps eux-mêmes qu'ils ont produits , et voyons si parmi d'autres productions d'animaux que nous connaissons mieux , il ne s'en trouve point qui soient réellement rapprochés des *éponges* par leurs rapports.

Ceux qui possèdent , ou qui ont consulté de riches collections d'*alcyons* et d'*éponges*, savent ou ont dû remarquer , qu'entre ces deux sortes de corps , les rapports naturels sont si grands , qu'on est souvent embarrassé pour déterminer lequel de ces deux genres doit comprendre certaines espèces que les collections nous présentent.

De part et d'autre, ce sont des corps marins fixés , légers , diversiformes , et tous composés de deux sortes de substances , savoir : 1.º de fibres nombreuses , cornées , flexibles , plus ou moins fines , quelquefois à peine perceptibles , et diversement situées, entrelacées, croisées, réticulées ; 2.º d'une chair qui empâte ou recouvre ces fibres , qui s'affermit et devient comme coriace et terreuse dans son desséchement , et qui , dans les espèces , varie du plus au moins en épaisseur, en quantité , en ténacité, en porosité, etc., etc.

Ceux de ces corps dont la pulpe charnue , plus empreinte de parties terreuses , se trouve persistante après leur extraction de la mer , se dessèchent, et prenant une consistance ferme , subéreuse ou coriace , ont reçu le nom d'*alcyons*. Ceux au contraire dont la chair très-gélatineuse, et peu empreinte de parties terreuses , s'affaisse, s'évanouit et même s'échappe en partie lorsqu'on les retire de la mer , et qui ont des fibres cornées fort grandes , bien entrelacées , croisées , réticulées et adhérentes entr'elles , ont été nommés *éponges*.

Il n'y a donc de part et d'autre que du plus ou du moins dans la consistance de la pulpe qui empâte les fibres , c'est-à-dire , dans l'intensité du caractère essentiel de ces corps ; et ce plus ou ce moins se remarque même entre les espèces de chacun des deux genres dont il s'agit.

S'il en est ainsi , et j'en appelle à l'examen des objets , parce qu'ils en offrent les preuves les plus évidentes; enfin , si l'observation nous apprend que les *alcyons* nous présentent de véritables polypiers , les polypes de plusieurs alcyons ayant été observés et figurés, il ne peut donc rester aucun doute que les *éponges* ne soient pareillement des productions de polypes, et même de polypes qui avoisinent ceux des alcyons par leurs rapports; elles ne sont donc pas le produit des plus simples et des plus imparfaits des animaux.

Sans doute , en citant les alcyons, je n'entends pas parler de ces animaux composés, à corps commun , gélatineux et sans polypier, que l'on a confondus avec les alcyons , d'après une apparence extérieure; mais je parle des vrais alcyons , c'est-à-dire , de ceux qui ont un polypier, lequel , dans sa structure , offre des fibres cornées , empâtées d'une pulpe qui se conserve et s'affermit dans son dessèchement. **Or**, ce sont ces corps qui ont avec les *éponges* des rapports que l'on ne saurait contester.

Qu'on se rappelle maintenant que les polypes à polypier constituent la plupart des animaux composés , dont les individus adhèrent les uns aux autres, communiquent ensemble, participent à une vie commune, et ont un corps commun qui continue de subsister vivant, quoique ces individus, après s'être régénérés, périssent et se succèdent rapidement; alors on sentira que le corps gélatineux et commun des *alcyons* et des *éponges*, et que les polypes qui le terminent dans tous les points, peuvent remplir toute la porosité de leur polypier, comme cela arrive au corps commun des polypes qui forment les *astrées*, les *madrépores*, etc. On sentira aussi que ce corps commun et que celui des polypes qui y adhèrent, étant très-irritables, doivent se contracter subitement au moindre contact des corps étrangers qui les affectent, ce qui a été effectivement observé; qu'enfin, si dans les *éponges* la chair gélatineuse de ces corps, est très-transparente, hyaline, en un mot, sans couleur, les polypes très-petits de sa surface, doivent alors échapper à la vue, ce qui est cause que, jusqu'à présent, on ne les a point aperçus.

D'après ce que je viens d'exposer, toutes les observations, tous les faits connus qui concernent les éponges, s'expliquent facilement, et fixent incontestablement nos idées sur l'origine et la nature de ces corps.

On sait que l'*éponge* est un corps mou, léger, très-poreux, jaunâtre, grisâtre ou blanchâtre, et qui a la faculté de s'imbiber de beaucoup d'eau que l'on en fait sortir en le comprimant.

Les anciens, même avant *Aristote*, avaient pensé que ces corps étaient susceptibles de sentiment, parce qu'ils leur avaient remarqué une sorte de frémissement et une contraction particulière lorsqu'on les touche.

Ce fait, dont on ne saurait douter, et dont je viens de développer plus haut la cause, a donné lieu à une erreur, et celle-ci à une autre.

En effet, les anciens, et beaucoup de modernes, n'aya[nt]
pas fait attention que la nature a formé, dans le règn[e]
animal, beaucoup d'animaux composés, comme elle
fait parmi les végétaux beaucoup de plantes pareillemen[t]
composées, c'est-à-dire, qui adhèrent et communiquen[t]
ensemble, et participent à une vie commune, ont cons[i-]
déré *l'éponge* comme un seul animal. Cette erreur les [a]
conduits à regarder cet animal comme le plus imparfait de[s]
animaux, et comme formant la chaîne qui lie le règne ani[-]
mal au règne végétal par les algues, etc. [ *animal ambi-* ]
*guum, crescens, torpidissimum*, etc. Pallas. ]

J'ai assez fait connaître le peu de fondement de ces idées
sur lesquelles je ne reviendrai plus.

Il y a des *éponges* qui ont beaucoup de roideur dans leu[r]
tissu, parce qu'il est composé de fibres cornées fort roides
fortement agglutinées ensemble dans les points de leu[r]
croisement, et que plusieurs des espèces qui sont dans c[e]
cas, manquent presqu'entièrement de cette pulpe fugace
qui empâtait leurs fibres. Les autres espèces, quoique
plus ou moins encroûtées, n'offrent point cet encroûtement épais, ferme et terreux qui empâte le tissu fibreux des
alcyons.

Les trous assez grands qu'on voit épars sur diverses
*éponges* ne sont point des cellules de polypes ; mais ce
sont des trous de communication, qui fournissent une voie
commune pour les issues de plusieurs polypes, et par lesquels l'eau leur arrive. Quelquefois certaines excavations
qu'on leur observe ; sont le résultat de corps étrangers autour desquels les polypes se sont développés, ou des cavernosités utiles à la vie des polypes qui y ont des issues.

De tout ce que je viens d'exposer, d'après un examen
approfondi des polypiers dont il est question, il résulte :

1.º Que les *alcyons* constituent des polypiers empâtés,

dont l'encroûtement persiste entièrement après la sortie de l'eau et sa dessiccation, se durcit alors, et souvent même conserve encore les cellules des polypes ;

2.º Que les *éponges* sont aussi des polypiers empâtés, mais dont la pulpe enveloppante, plus molle et presque fluide, est si fugace que, s'échappant en partie lorsqu'on retire le polypier de la mer, elle conserve rarement les cellules des polypes, et que, dans son desséchement, elle n'offre toujours qu'une masse flexible, très-poreuse, et qui est propre à s'imbiber de beaucoup d'eau.

Comme les polypes des *éponges* doivent être extrêmement petits, ainsi que le sont sans doute ceux des flabellaires qui viennent avant, et qu'ils habitent dans une pulpe molle, très-fugace, on ne doit donc pas s'étonner de ce qu'ils ne sont pas encore connus. Leur petitesse et leur transparence en sont les causes, et ce ne pourrait être que dans l'eau même qu'on réussirait à les apercevoir, si on les y observait avec les précautions nécessaires.

La forme générale de chacun de ces polypiers est si peu importante, et varie tellement dans le genre, que sa considération peut à peine être employée à caractériser des espèces. Cependant on est forcé de s'en servir ; mais ce ne doit être qu'après s'être assuré des différences qu'offre le tissu ; différences qui constituent des caractères solides, mais difficiles à exprimer.

Cette diversité dans la forme est si considérable, qu'on peut dire avec fondement, que toutes les formes observées dans les polypiers pierreux, se retrouvent presque généralement les mêmes dans les *éponges*.

En effet, les unes présentent des masses simples, sessiles, plus ou moins épaisses, enveloppantes ou recouvrantes ; d'autres sont pédiculées, droites, soit en massue ou en co-

lonne , soit aplaties en éventail ; d'autres sont creuse[s]
soit tubuleuses ou fistuleuses , soit infundibuliformes ou e[n]
cratère ; d'autres sont divisées en lobes aplatis et foli[a]
cés ; d'autres enfin sont rameuses, diversement dendroïd[es]
ou en buisson. Les espèces offrent aussi toutes les nuance[s]
possibles , depuis celles dont toutes les fibres de la su[r]
face sont complètement encroûtées , jusqu'à celles q[ui]
ont toutes leurs fibres à nu , tant au dehors qu'en de[-]
dans.

Le genre de l'éponge étant très-nombreux en espèces[,]
je vais présenter la distinction de celles que j'ai vues, com[-]
parées, et dont je puis certifier la détermination ; mais, avan[t]
tout, je dois exposer les divisions qu'il me paraît conve[-]
nable d'établir pour faciliter l'étude et la connaissance d[e]
ces espèces.

# DIVISIONS DES ÉPONGES.

1.º Masses sessiles , simples ou lobées, soit recouvrantes[,]
    soit enveloppantes ;
2.º Masses subpédiculées ou rétrécies à leur base, simple[s]
    ou lobées ;
3.º Masses pédiculées, aplaties ou flabelliformes, simple[s]
    ou lobées ;
4.º Masses concaves , évasées , cratériformes ou infundi[-]
    buliformes ;
5.º Masses tubuleuses ou fistuleuses , non évasées ;
6.º Masses foliacées ou divisées en lobes aplatis, foliiformes [;]
7.º Masses rameuses , phytoïdes ou dendroïdes.

# ESPÈCES.

*Masses sessiles, simples ou lobées, soit recouvrantes, soit enveloppantes.*

1. **Éponge commune.** *Spongia communis.*

*Sp. sessilis, subturbinata, rotundata, supernè plano-convexa, mollis, tenax, grossè porosa; superficie lacinulis rariusculis; foraminibus magnis.*

*An spongia officinalis?* Lin.

1. *Sp. communis fusca.* L'éponge brune commune.

2. *Sp. communis lutea.* L'éponge blonde commune.

3. *Sp. communis aurantia.* L'éponge orangée commune.

Annales du mus. vol. 20. p. 370. n.° 1.

Habite la mer Rouge, l'Océan indien. Mon cabinet.

2. **Éponge pluchée.** *Spongia lacinulosa.*

*Sp. sessilis, subturbinata, planulata, obsoletè lobata, mollis, tomentosa, porosissima; superficie lacinulis creberrimis.*

*Spongia officinalis.* Esper. vol. 2. tab. 15—17.

Annales du mus. 20. p. 370. n.° 2.

Habite la mer Rouge, l'Océan indien. Mon cabinet.

3. **Éponge sinueuse.** *Spongia sinuosa.*

*Sp. sessilis, ovata, rigida, sinubus variis, lacunisque inæqualibus undique cavernosa.*

*Spongia sinuosa.* Pallas. zooph. p. 394.

Esper. vol. 2. t. 31.

Annales du mus. 20. p. 371. n.° 3.

Habite l'Océan indien. Mon cabinet.

4. **Éponge caverneuse.** *Spongia cavernosa.*

*Sp. sessilis, ovato-conica, cavernosa, incrustata; superficie lobis, crebris, erectis, attenuato-acutis, confertis.*

*Spongia cavernosa.* Pall. zooph. p. 394.

Annales du mus. 20. p. 371. n.o 4.

Habite les mers d'Amérique. Mon cabinet.

### 5. Éponge cariée. *Spongia cariosa.*

*Sp. informis , sublobata , rimoso - lacunosa, cavernosa ,
fulvo-ferruginea; foraminibus variis ; fibris inæqualiter
reticulatis.*

Seba. thes. 3. tab. 96. f. 5.

Annales du mus. n.o 5.

Habite l'Océan indien. Mon cabinet.

### 6. Éponge lichéniforme. *Spongia licheniformis.*

*Sp. glomerato-cespitosa , sessilis , asperata; fibris laxis-
simis, cancellatim connexis,   tenacibus, subramescen-
tibus.*

1. *Sp. licheniformis fuscata.*

Mus. n.o

2. *var. laxior , subpurpurea.*

Mus. n.°

3. *var. palidè fulva , fibris tenuioribus.*

Mus. n.°      annales du mus. n.° 6.

Habite dans différentes mers , et offre beaucoup de variétés.

### 7. Éponge barbe. *Spongia barba.*

*Sp. sessilis , in massam , suberectám et laxissimè reticu-
latam elongata ; fibris ramescentibus partim crustâ conglutinatis ; apicibus laceris.*

Annales du mus. 20. p. 372. n.° 7.

Habite.... la Méditerranée ? sur le *Spondylus gæderopus.*
Mon cabinet.

### 8. Éponge fasciculée. *Spongia fasciculata.*

*Sp. sessilis , ovato-globosa , fibrosa, rigidula ; fasciculis
fibrosis , ramosis , fastigiatim confertis; penicillis creberrimis ad superficiem.*

*Spongia fasciculata.* Pall. zooph. p. 381.

Esper. vol. 2. t. 32.

Planc. Conch. t. 15. *fig. E.*

Mus. n.°      annales du mus. n.o 8.

Habite la Méditerranée.

9. Éponge déchirée. *Spongia lacera.*

*Sp. sessilis, ovata, pulvinata, intùs clathrato-lacunosa;
lobulis terminalibus, ramescentibus, laceris.*

Mus. n.º    annales du mus. n.º 9.

Habite.... Elle forme une masse sessile, ovale, convexe,
fibreuse, remplie de petites lacunes intérieurement.

10. Éponge filamenteuse. *Spongia filamentosa.*

*Sp. sessilis, ovata, pulvinata, fibroso-fasciculata, aurea;
fasciculis erectis, creberrimis, distinctis, lateribus filamentosis.*

Annales du mus. n.º 10.

Mus. n.º

2. var. albida ; fasciculis brevissimis.

Habite les mers de la Nouvelle-Hollande , à l'île King. *Péron
et le Sueur.*

11. Éponge alvéolée. *Spongia favosa.*

*Sp. sessilis, ovata, pulvinata, citrina; superficie fa-
vis , subangulatis , confertis, inæqualibus; parietibus
submembranaceis.*

Mus. n.º    annales du mus. p. 373. n.º 11.

Habite les mers de la Nouvelle-Hollande , près l'île King.
*Péron et le Sueur.*

12. Éponge celluleuse. *Spongia cellulosa.*

*Sp. sessilis, ovata, sublobata , fulva , superficie favosa;
favis, subangulatis inæqualibus; interstitiis parietibusque
crassiusculis, porosis.*

Ellis et Solander , tab. 54. f. 1.

*Spongia cellulosa.* Esper. suppl. 1. tab. 60.

Mus. n.º    annales du mus. n.º 12.

Habite les mers de la Nouvelle - Hollande , près l'île King.
*Péron* et *le Sueur.*

13. Éponge cloisonnée. *Spongia septosa.*

*Sp. sessilis, multilamellosa ; lamellis suberectis, décussan-
tibus, in favos irregulares connatis ; parietibus porosis,
subasperis.*

Mus. n.º      annales du mus. n.º 13.

Habite les mers australes. *Péron* et *le Sueur.*

## 14. Éponge percée. *Spongia fenestrata.*

*Sp. incrustans, rigida, tonsa, rimis inæqualibus et sinuo-sis fenestrata; fibris reticulatis.*

Annales du mus. p. 374. n.º 14.

Habite l'Océan indien. Mon cabinet, sur un *trochus.*

## 15. Éponge à gros lobes. *Spongia crassiloba.*

*Sp. incrustans, profundè lobata; lobis erectis, crassis, compressis, conoideis; poris crebris, submarginalibus.*

Mus. n.º

Annales du mus. n.o 15.

Habite..... d'une base peu étendue qui encroûte les rochers, s'élèvent plusieurs gros lobes droits, épais, comprimés, presqu'ovales ou conoïdes, obtus.

## 16. Éponge planche. *Spongia tabula.*

*Sp. plana, oblonga, subindivisa, porosissima; utro-que latere rugis inæqualibus, transversis, supernè oscu-liferis.*

Mus. n°.      annales du mus. n.º 16.

Habite les mers de la Nouvelle-Hollande, le long des côtes de Leuwins. *Péron* et *le Sueur.*

## 17. Éponge gâteau. *Spongia placenta.*

*Sp. obliquè orbiculata, plano-convexa, rigida, porosissi-ma; limbo radiatim sulcato; foraminibus raris.*

Mus. n.o      annales du mus. n.o 17.

Habite les mers de la Nouvelle-Hollande, à l'île King. *Péron* et *le Sueur.*

## 18. Éponge byssoïde. *Spongia byssoides.*

*Sp. sessilis, simplex, prostrata, tumida, pellucida; fibris nudis, laxissimè cancellatis.*

Mus. n.o

2. *var. massis planulatis.*

Annales. du mus. p. 375. n.º 18.

Habite les mers australes ou de la Nouvelle-Hollande. *Péron et le Sueur.*

**19.** Éponge pulvinée. *Spongia pulvinata.*

*Sp. sessilis, ovata, pulvinata, rarò lobata, fulvò-aurea; fibris nudis, laxè implexis.*

Mus. n.º

Annales du mus. n.º 19.

Habite les mers de la Nouvelle-Hollande. *Péron et le Sueur.*

**20.** Éponge charboneuse. *Spongia carbonaria.*

*Sp. informis, subsolida, nigra, superficie incrustata; poris foraminibusque variis, irregularibus.*

Annales du mus. n.º 20.

Habite les mers d'Amérique, enveloppant de grandes portions du *millépora alcicornis.* Mon cabinet.

**21.** Éponge encroûtante. *Spongia incrustans.*

*Sp. crustacea, tenuis, fucos obtegens, fibrosa, laxè reticulata; foraminibus sparsis.*

Mus. n.º     annales du mus. n.º 21.

Habite les mers australes. *Péron et le Sueur.*

**22.** Éponge fuligineuse. *Spongia fuliginosa.*

*Sp. incrustans, fuscata, fuliginosa, fucos obtegens; foraminulis subseriatis.*

Mus. n.º     annales du mus. p. 376. n.º 22.

Habite.... Elle ressemble à un byssus très-court, brun ou noirâtre, fuligineux, qui encroûte les feuilles d'un fucus.

*Masses subpédiculées ou rétrécies à leur base, simples ou lobées.*

**23.** Éponge anguleuse. *Spongia angulosa.*

*Sp. erecta, subturbinata, porosissima; angulis lateralibus inæqualibus variis; foraminibus ad angulorum margines creberrimis, subdistinctis.*

Mus. n.o

2. *var. informis, sublobata.*

Annales du mus. 20. p. 376. n.o 23.

Habite les mers de la Nouvelle-Hollande , près l'île King. *Péron et le Sueur.*

### 24. Éponge plurilobée. *Spongia pluriloba.*

*Sp. erecta , fisso-lobata , rigidula , tenuissimè porosa ; lo=bis compresso - planis , variis , obtusis , subtruncatis ; osculis sparsis , distantibus.*

Mus. n.o     annalés du mus. p. 376. n.o 24.

Habite les mers de la Nouvelle-Hollande ? *Péron et le Sueur.*

### 25. Éponge crévassée. *Spongia rimosa.*

*Sp. erecta, elongata , fibrosa, sublanuginosa , rigidula; superficie rimis longitudinalibus excavátá ; foraminibus sparsis.*

1. *Sp. rimosa columnaris.*

Mus. n.o

2. *Sp. rimosa subclavata.*

Annales du mus. n.o 25.

Habite les mers de la Nouvelle-Hollande ? *Péron et le Sueur.*

### 26. Éponge à pinceaux. *Spongia penicillosa.*

*Sp. substipitata , erecta , obovato - clavata , fibrosa ; fibris nudis , laxè contextis ; superficie penicillis , pro-minulis creberrimis.*

1. *sp. penicillosa clavata.*

Mus. n.o

2. *var. brevior , subglobosa.*

Mus. n.o     annales du mus. p. 377. n.o 26.

Habite les mers de la Nouvelle-Hollande. *Péron et le Sueur.*

### 27. Éponge enflée. *Spongia turgida.*

*Sp. substipitata , ovato-turgida , erecta aut obliqua ; fibrosa; fibris nudis , laxè implexis ; foramine termi-nali.*

1. *Massa erecta, turgido-gibbosa ; foraminibus tribus.*

Mus. n.o.

2. *Massa oviformis , obliqua : foramine unico.*

Mus. n.º     annales du mus. n.₀ 27.

Habite les mers de la Nouvelle - Hollande , au port du Roi Georges. *Péron* et *le Sueur.*

## 28. Éponge bombicine. *Spongia bombycina.*

*Sp. substipitata , erecta , ovato-ventricosa , supernè multiloba ; fibris nudis , laxissimis , ad superficiem hispido-crispis ; foraminibus raris , subterminalibus.*

Mus. n.º

2. *var. minus ventricosa , subcompressa.*

Mus. n.º annales du mus. p. 378. n.₀ 28.

Habite les mers de la Nouvelle Hollande. *Péron* et *le Sueur.*

## 29. Éponge flammule. *Spongia flammula.*

*Sp. obsoletè stipitata , erecta , ovata vel ovato-lanceolata , laxissimè fibrosa ; fibris nudis : longitudinalibus divaricatis , ad apices crispatis.*

Mus. n.º     annales du mus. p. 378. n.º 29.

2. *var. turgida , obovata.*

Habite les mers australes. *Péron* et *le Sueur.*

## 30. Éponge mirobolan. *Spongia myrobolanus.*

*Sp. stipitata , obliquè ovalis , fusco-fulva ; fibris tenuissimis , densè contextis , subincrustatis ; foraminibus lateralibus.*

Mus. n.º     annales du mus. p. 378.

Habite.... Cette espèce est petite , portée sur un pédicule un peu grêle, et présente une masse ovale , légèrement comprimée.

## 31. Éponge pied de lion. *Spongia pes leonis.*

*Sp. substipitata , ovato-rotundata , compressa , mollis , porosissima ; margine superiore foraminoso.*

Mus. n.º

Annales du mus. p. 379. n.º 31.

Habite les mers australes. *Péron* et *le Sueur.*

## 32. Éponge patte d'oie. *Spongia anatipes.*

*Sp. stipitata , complanata , laxissimè fibrosa : explana-*

*tione subquadratâ , lobatâ ; fibris longitudinalibus , eminen-
tioribus.*

Mus. n.º

Annales du mus. n.º 32.

Habite les mers australes. *Péron et le Sueur.*

# Masses pédiculées , aplaties , flabelliformes , simples ou lobées.

## 33. Éponge palette. *Spongia plancella.*

*Sp. subpediculata , plana , ovato - truncata , tenuissimè po-
rosa ; foraminibus hinc creberrimis , versùs basim subserialibus.*

Mus. n.º      annales du mus. p. 379. n.º 33.

Habite.... Cette éponge a la forme d'une palette.

## 34. Éponge pelle. *Spongia pala.*

*Sp. pedata , spathulata , maxima , intùs fibris , densiùs confertis
longitudinaliter lineata ; margine superiore foraminoso ; fibris
nudis , laxissimè contextis.*

*2. var. superficie prolifera , lobata : lobis cylindraceis , subtubu-
losis , longitudinaliter adnatis.*

*3. var. spathulâ crassiore.*

*4. var. superficie lacunosâ , proliferâ.*

Mus. n.º      annales du mus. 20. p. 380.

Habite les mers de la Nouvelle-Hollande , près de l'île aux
Kanguroos. *Péron et le Sueur.*

## 35. Éponge flabelliforme. *Spongia flabelliformis.*

*Sp. erecta , pediculata , plana , suborbiculata ; fibris rigidis ,
subincrustatis , elegantissimè reticulatis : strigis superficialibus ,
undatis , decussatis in disco.*

*Sp. flabelliformis.* Lin. Pall. zooph. p. 380.

Rumph. amb. 6. t. 80. f. 1.

Seba. thes. 3. t. 95. f. 2—4.

Esper. vol. 2. t. 13.

Mus. n.º

2. *var. flabello elliptico ; strigis tenuioribus , laxioribus.*
Mus. n.o
3. *var. flabello parvo , fibroso , pellucido ; utrinque convexo.*
Mus. n.o    annales du mus. p. 380. n.o 35.
Habite l'Océan indien ,  les mers de la Nouvelle-Hollande.

## 36. Éponge plume. *Spongia pluma.*

*Sp. pediculata , flabellatim dilatata , albida , tenuissimè fibrosa ;
fibris nudis , laxissimis.*
Mus. n.o    annales du mus. p. 381. n.o 36.
Habite les mers australes. *Péron et le Sueur.*

## 37. Éponge chardon. *Spongia carduus.*

*Sp. pediculata , dilatato-flabellata , incrustata , albida ; flabello
rotundato , hinc productiore ; utroque latere , rugis lamellosis ,
spinoso-echinatis.*
Mus. n.o    annales du mus. n.o 37.
Habite les mers australes. *Péron et le Sueur.*

## 38. Éponge drapée. *Spongia pannea.*

*Sp. pediculata , erecta , flabelliformis , crassa , porosissima ;
fibris reticulatis ; margine superiore foraminoso.*
Mus. n.o
*An spongia compressa ?* Esper. suppl. 1. p. 200. t. 55.
2. *var. crassissima, compressa? rotunda.*
Annales du mus. p. 381. n.o 38.
Habite.... Cette espèce est très-épaisse , aplatie et pédi-
culée.

## 39. Éponge fendillée. *Spongia fissurata.*

*Sp. pediculata , plana , flabelliformis , corium expansum simu-
lans , sublobata ; superficie fissuris creberrimis notatâ.*
Mus. n.o annales, p. 382. n.o 39.
2. *var. incisa , sublaciniata ; fissuris majoribus et rarioribus.*
Habite les mers australes. *Péron et le Sueur.*

## 40. Éponge cancellaire. *Spongia cancellaria.*

*Sp. humilis , subpediculata , compresso - flabellata , rotun-
data ; ramulis incrustatis , rigidis , coadunato-cancellatis ;
margine muricato.*

Mus. n.º    annales , p. 382. n.º 40.

Habite.... Petite éponge à pédicule court , comprimée, formant un éventail arrondi.

## 41. Éponge en lyre. *Spongia lyrata.*

*Sp. stipitata, erecta, compresso - flabellata , ex tubulis coadunatis composita ; margine superiore rotundato , foraminoso.*

*Spongia lyrata.* Esper. suppl. 2. p. 41. t. 67. f. 1—2.

Annales du mus. p. 382.

Habite..... l'Océan indien ? Mon cabinet , provenant de la collection de M. *Turgot.*

## 42. Éponge deltoïde. *Spongia deltoidea.*

*Sp. erecta , flabellata , supernè truncata , incrustata ; utrâque superficie vermiculis nodosis crustaceis irregularibus.*

Mus. n.º    annales, p. 382. n.º 42.

Habite....

## 43. Épouge poële. *Spongia sartaginula.*

*Sp. pediculata , orbicularis , planulata , uno latere concava , altero convexa ; gradum scalæ seriebus pluribus obsoletis et osculis subseriatis in convexitate.*

Mus. n.º

Annales du mus. p. 383.

Habite.... Espèce très - singulière , ayant un peu la forme d'une poële à frire.

## 44. Éponge appendiculée. *Spongia appendiculata.*

*Sp. subpediculata , oblongo-spathulata , rigidula ; appendicibus digitiformibus , erectis , obtusis ; superficie porosissimâ ; osculis subsecundis.*

Mus. n.º

2. var. texturâ tenuiore , vix incrustatâ.

Annales du mus. p. 383.

Habite....

*Masses concaves, évasées, cratériformes ou infundi-*
*buliformes.*

## 45. Éponge usuelle. *Spongia usitatissima.*

*Sp. turbinata, tenax, mollis, tomentosa, porosissima, lacinulis*
*seabriuscula, supernè concava; foraminibus in cavitate subse-*
*riatis.*

2. *var. major, crateriformis; foraminibus in sulcos radiatos con-*
*fluentibus.*

3. *eadem extùs appendicibus inæqualibus lobata.*

Mus. n.º    annales, 20. p. 383. n.º 45.

Habite les mers d'Amérique. Cette espèce, très-distincte de
l'éponge commune, n.º 1, fait aussi un objet de commerce,
et est employée aux usages domestiques.

## 46. Éponge tubulifère. *Spongia tubulifera.*

*Sp. sessilis, mollis, porosissima; stellatim lobata; lobis tubu-*
*liferis.*

Mus. n.º    annales, p. 384. n.º 46.

Habite.... probablement les mers d'Amérique?

## 47. Éponge stellifère. *Spongia stellifera.*

*Sp. turbinata, crateriformis, mollis, tomentosa, poro-*
*sissima; foraminibus in parte cavâ sparsis, crebris, stel-*
*latis.*

Mus. n.º

2. *eadem amplissima, subauriformis.*

Esper. vol. 2. tab. 14.

Mus. n.º    annales, p. 384. n.º 47.

Habite.... les mers de l'Amérique? Elle est grande, turbinée, profondément creusée en cratère.

## 48. Éponge striée. *Spongia striata.*

*Sp. turbinata, infundibuliformis, tenuis, incrustata, nigra;*
*parietibus longitudinaliter striatis; striis asperis.*

Mus. n.º annales, n.º 48.

Habite.... les mers d'Amérique?

## 49. Éponge cloche. *Spongia campana.*

*Sp. turbinata , campanulata, amplissima ; rigidissima ; parietibus lamelloso - reticulatis , mucronibus asperis , foraminulatis.*

Mus. n.º    annales, p. 385. n.º 49.

Habite.... probablement les mers d'Amérique. Mon cabinet, venant de la collection de M. *Turgot.*

## 5o. Éponge trombe. *Spongia turbinata.*

*Sp. angusto-turbinata , prælonga , infundibuliformis , rigida ; incrustato - fibrosa , porosissima ; cavitate monticulis sparsis echinulatâ.*

Mus. n.º    annales , n.º 5o.

Habite les mers d'Amérique. Mon cabinet.

## 51. Éponge creuset. *Spongia vasculum.*

*Sp. turbinata, infundibuliformis, subrigida, incrustato - fibrosa , porosissima ; margine lanuginoso ; internâ superficie lœvi.*

Mus. n.º annales , p. 385. n.º 51.

Habite....

*Obs.* Il y a tant d'éponges qui sont infundibuliformes , que je ne vois pas comment deviner quelle est celle que Linné a désignée par son *spongia infundibuliformis.*

## 52. Éponge brassicaire. *Spongia brassicata.*

*Sp. incrustata , cyatho expanso conformis, subfoliacea; lobis planis , amplis , in rosam excavatam dispositis ; centro cyathi rimuloso ; ocellis sparsis prominulis.*

Mus. n.º    annales , n.º 5a.

Habite l'Océan des Grandes-Indes.

## 53. Éponge cyathine. *Spongia cyathina.*

*Sp. incrustata , turbinata , cyathiformis ; crustâ ubiquè rimulis , tenuissimè divisâ ; interstitiis interruptis ; ocellis parvis , sparsis.*

Mus. n.º    annales, p. 386. n.º 53.

Habite les mers australes ou de la Nouvelle - Hollande. *Péron* et *le Sueur.*

## 54. Éponge d'Othaïti. *Spongia othaitica.*

*Sp. partim incrustata , cyathiformis , subintegra ; crustâ grossè
rimulosâ; rimulis longitudinalibus ; interstitiis elevatis, asperatis ; ocellis immersis obsoletis.*

Soland. et Ell. tab. 59. f. 1—2. Esper. suppl. 1. t. 7. *fig.*
7—8.

Mus. n.°

2. *eadem inciso-lobata.*

Soland. et Ell. t. 59. f. 3.

Mon cabinet. Annales, p. 386. n.º 54.

Habite les mers d'Othaïti et celles de la Nouvelle-Hollande.
*Péron* et *le Sueur.*

## 55. Éponge porte-côtes. *Spongia costifera.*

*Sp. turbinata , cyathiformis, fibrosa , rigida ; costis longitudina-
libus, acutis, sublamellosis , crebris.*

Mus. n.°    annales du mus. 20. p. 432.

Habite l'Océan austral. *Péron* et *le Sueur.*

## 56. Éponge en cuvette. *Spongia labellum.*

*Sp. turbinato - ovata , labelliformis , chartacea , nervis , longi-
tudinalibus striata ; interstitiis cancellatis; margine undato
sublobato.*

Turgot, mém. instr. pl. 24. *fig. C.*

2. *var. amplior , parietibus undulato-plicatis.*

Annales du mus. p. 432. n.º 56.

Habite...... Mon cabinet, provenant de la collection de
M. *Turgot.*

## 57. Éponge caliciforme. *Spongia calyciformis.*

*Sp. substipitata , calyciformis , rigida , tenuissimè porosa et
rimosa.*

*Sp. calyciformis.* Esper. suppl. 1. p. 202. t. 57.

2. *var. calyce hinc fisso , subfenestrato.*

Annales , n.º 57.

Habite les mers du Nord. Mon cabinet, provenant de la collection de M. *Turgot.*

**58. Éponge veineuse. *Spongia venosa*.**

*Sp. turbinata , cyathiformis , patula , tenuissima; explanatione incrustatâ , venoso-reticulatâ , foraminosâ.*

Turgot mém. instr. pl. 24. *fig*. G.

Mon cabinet. Annales , p. 433. n.o 58.

Habite.... l'Océan indien ?

**59. Éponge corbeille. *Spongia sportella*.**

*Sp. subturbinata , sportam , vimineam et cyathiformem simulans ; nervis albis , nudis , sublignosis , reticulatim coalescentibus.*

*Planta marina lignosa*.... Seba. thes. 3. t. 95. f. 6.

Mus. n.º     annales du mus. n.º 59.

Habite l'Océan  près l'île de Madagascar.

**60. Éponge bursaire. *Spongia bursaria*.**

*Sp. bursis cuneatis , subcompressis , flabellatim aggregatis; externâ superficie tuberculis acuminatis muricatâ.*

Mus. n.º     annales , p. 433. n.º60.

Habite. ... Mon cabinet.

**61. Éponge bilamellée. *Spongia bilamellata*.**

*Sp. pedata , compressa , flabellata , basi infundibuliformis ; lamellis duabus terminalibus , amplissimis , rectis , parallelis , extùs scrobiculatis.*

Mus. n.º     annales , n.º 61.

2. *var. lamellis extùs sublævigatis.*

Habite l'Océan austral. *Péron et le Sueur*.

**62. Éponge calice. *Spongia calyx*.**

*Sp. stipitata , turbinata , calyciformis , laxè fibrosa , pellucida ; parietibus crassis : interna subgibbosa.*

Mus. n.º     annales, p. 434. n.º 62.

Habite les mers de la Nouvelle-Hollande. *Péron et le Sueur*.


### *Masses tubuleuses ou fistuleuses.*


**63. Éponge lacuneuse. *Spongia lacunosa*.**

*Sp. tubulosa , simplex , cylindrica , fibrosa , rigida , crassis-*

*sima ; externâ superficie lacunis sinuosis et irregularibus ex-*
*cavatâ.*

Mus. n.o

Annales, 20. p. 434. n.º 63.

Habite.... Cette éponge est lacuneuse en dehors.

## 64. Éponge en trompe. *Spongia tubæformis.*

*Sp. subaggregata, tubulosa, incrustato-fibrosa, longissima ;*
   *tubis simplicissimis, extùs tuberculosis ; basi subplicatâ.*

*Spongia fistularis.* Pall. zooph. p. 385.

Esper. vol. 2. tab. 20——21.

Mus. n.o   annales, p. 485. n.o 64.

Habite les mers d'Amérique.

## 65. Éponge fistulaire. *Spongia fistularis.*

*Sp. aggregata, tubulosa, prælonga, fibrosa ; tubis simpli-*
   *cibus, sensim ampliatis ; fibris denudatis, reticulatis, laxi con-*
   *textis.*

*Spongia fistularis.* Esper. vol. 2. tab. 21. A.

Seba thes. 3. t. 95. f. 1 ?

*2. var. tubo breviore, subinfundibuliformi.*

Mus. n.º   annales, n.º 65.

Habite les mers d'Amérique. Mon cabinet.

## 66. Éponge plicifère. *Spongia plicifera.*

*Sp. tubulosa, subinfundibuliformis, flexilis, luteo-fulva ; extùs*
   *plicis tortuoso-sinuosis inæqualiter anastomosantibus ; pariete*
   *internâ subfavosâ.*

*An* Seba. mus. 3. t. 95. f. 7.

Mus. n.o   annales, p. 435. n.o 66.

Habite.... probablement les mers d'Amérique. Mon cabinet,
   venant de la collection de M. *Turgot.*

## 67. Éponge à fossettes. *Spongia scrobiculata.*

*Sp. turbinato-oblonga, infundibuliformis, flexilis, utrâque su-*
   *perficiserobiculis, inæqualibus, rotundatis, favosis.*

Turgot, mém. instr. pl. 24. *fig. F.*

Annales, 20. p. 436. n.º 67.

Habite..... Mon cabinet.

### 68. Éponge vaginale. *Spongia vaginalis.*

*Sp. aggregata , tubulosa , subcompressa, ferruginea , dura externâ superficie tuberculis compressis asperâ ; foraminibu sparsis.*

An Sloan. jam. hist. 1. t. 24. f. 1.

Turgot, mém. instr. pl. 24. *fig. B.*

Annales, n.º 68.

Habite.... les mers d'Amérique ? Mon cabinet.

### 69. Éponge digitale. *Spongia digitalis.*

*Sp. subaggregata , tubulosa , rigida , albida ; superficie lacinu- lis rigidis muricatâ ; foraminibus sparsis.*

An Sloan. jam. hist. 1. t. 23. f. 4. *Spongia villosa.* Pall. p. 392.

Mon cabinet.

2. *var. tubulis elongatis.*

Rumph. amb. 6. t. 90. f. 2.

Annales, p. 436. n.º 69.

Habite l'Océan des Deux-Indes.

### 70. Éponge bullée. *Spongia bullata.*

*Sp. ramoso-fastigiata, tubulosa; tubulis bullatis , inflato-nodosis; foramine terminali constricto, marginato.*

Mus. n.º

2. *var. tubulis diffusis , obsoletè nodosis, fibroso-reticulatis. Spongia tubulosa.* Lin. Esper. suppl. 1. tab. 54.

Mus. n.,º  annales, p. 437. n.º 70.

Habite les mers de la Nouvelle-Hollande, près l'île aux Kau- guroos. *Péron* et *le Sueur.*

### 71. Éponge siphonoïde. *Spongia scyphonoïdes.*

*Sp. tubulosa , mollis , semi-pellucida; tubulis rectis , 2 S. 3-fidis, versùs basim sensim attenuatis ; fibris reticulatis læviter in- crustatis.*

Mus. n.º

2. *var. fibris subnudis.*

Annales, p. 437. n.º 71.

Habite les mers de la Nouvelle-Hollande , aux îles Saint- Pierre et Saint-François. *Péron* et *le Sueur.*

**72.. Éponge quenouille.** *Spongia colus.*

*Sp. stipitata, erecta, clavæformis, tubulosa; externâ superficie lacunosâ.*

2. *var. dilatato-spatulata; fibris laxioribus.*

Mus. n.o    annales, p. 437. n.o 72.

Habite les mers de la Nouvelle-Hollande, à l'île aux Kanguroos. *Péron* et *le Sueur.*

**73. Éponge tubuleuse.** *Spongia tubulosa.*

*Sp. tubulosa, ramosa, fibrosa, tenax ; tubulis variè versis, oculatis ; fibris subnudis, reticulatim contextis.*

Mon cabinet.    annales, p. 438.

2. *var. tubulis subsecundis, arrectis.*

*Spongia tubulosa.* Soland. et Ell. p. 188. t. 58. f. 7.

Habite l'Océan des Grandes-Indes.

**74. Éponge muricine.** *Spongia muricina.*

*Sp. tubulosa, subramosa, elongata, tuberculis acutis, undique muricata; osculis nullis.*

Mus. n.o

2. *var. aculeis minoribus et crebrioribus.*

Annales, 20. p. 438. n.o 74.

Habite les mers de la Nouvelle-Hollande. *Péron* et *le Sueur.*

**75. Éponge confédérée.** *Spongia confœderata.*

*Sp. erecta, crassa, subcompressa ; tubulis pluribus connexis fibris partim incrustatis, laxè reticulatis.*

Mus. n.o    annales, n.o 75.

Seba. thes. 3. tab. 97. f. 2.

Habite.... les mers de la Nouvelle - Hollande. *Péron* et *le Sueur.*

**76. Éponge intestinale.** *Spongia intestinalis.*

*Sp. pluriloba, fibrosa, rigidula, intùs cava; lobis inæqualibus variis, cylindraceis, fistulosis, rimoso - fenestratis.*

*An spongia cavernosa ?* Esper. 2. p. 189. tab. 5.

Mus. n.o    Seba. mus. 3. t. 96. f. 2.

*Tome II.*                                            24

Annales , 20. p. 439. n.° 76.
Habite la Méditerranée.

## 77. Éponge couronnée. *Spongia coronata.*

*Sp. simplex , tubulosa , minima , apice spinulis radiatis coro-*
*nata.* Soland. et Ell. p. 190. t. 58. f. 8—9.
Esper. supp. 1. tab. 61. f. 5—6. Annales , n.° 77.
Habite les côtes de l'Angleterre. Espèce très-petite.

*Masses foliacées , ou divisées en lobes aplatis ,*
*foliiformes.*

## 78. Éponge perfoliée. *Spongia perfoliata.*

*Sp. caule simplici, erecto, fistuloso, foliifero ; lobis foliaceis , ro-*
*tundatis basi fenestratis , spiraliter confertis.*
Mus. n.°
Annales , 20. p. 439. n.° 78.
Habite les mers de la Nouvelle-Hollande. *Péron et le Sueur.*
C'est de toutes les éponges la plus singulière et la plus re-
marquable.

## 79. Éponge pennatule. *Spongia pennatula.*

*Sp. stipitata , supernè foliaceo-pinnata ; lobis foliaceis erectis,*
*rotundato-cuneatis cristatis ; superficie porosissimâ.*
Mus. n.°　　annales , p. 440. n.° 79.
Habite les mers de la Nouvelle-Hollande. *Péron et le Sueur.*

## 80. Éponge cactiforme. *Spongia cactiformis.*

*Sp. frondosa , pediculata , flabellatim ramulosa ; frondibus pla-*
*nulatis , rotundato - cuneatis , incrustatis , crassiusculis ; uno*
*latere lacunis sparsis notato.*
Mus. n.°　　annales , p. 440. n.° 80.]
Habite les mers australes. *Péron et le Sueur.*

## 81. Éponge bouillonnée. *Spongia crispata.*

*Sp. explanationibus foliaceis , contortis, bullato - crispis ,*

*coalescentibus ; texturâ tenuissimè fibrosâ, foraminulatâ, subpel-*
*lucidâ.*

Mus. n.º    annales , p. 440. n.º 81.

Habite les mers australes. *Péron* et *le Sueur.*

## 82. Éponge panache noir. *Spongia basta.*

*Sp. substipitata, frondoso-cristata, fibrosa, nigra; explanationi-*
*bus convoluto-crispis , confertis ; fibris nudis , laxè con-*
*textis.*

*Spongia basta.* Pall. zooph. p. 379.

Esper. vol. 2. p. 244. t. 25. *fig. bona.*

Mon cabinet. Mus. n.º    annales , p. 441.

Habite l'Océan indien.

## 83. Éponge lamellaire. *Spongia lamellaris.*

*Sp. frondosa , sessilis ; lamellis pluribus , mollibus, erectis ,*
*subparallelis , supernè latioribus ; rimis porisque obsoletis ;*
*fibris tenuissimè contextis.*

Mus. n.º

2. var. *laminis incisis , subcrenatis , diffusiusculis.*

Mon cabinet. annales , p. 441.

Habite les mers australes ou des Grandes-Indes. *Péron* et *le*
*Sueur.*

## 84. Éponge endive. *Spongia endivia.*

*Sp. frondosa , mollis ; frondiculis numerosis , supernè dilatatis ,*
*in rosam dispositis ; limbo rotundato crispo ; foraminibus rarius-*
*culis.*

*An spongia lamellosa?* Esper. vol 2. t. 44.

Annales , p. 441. n.º 84.

Habite.... Mon cabinet.

## 85. Éponge polyphylle. *Spongia polyphylla.*

*Sp. frondibus pediculatis , erectis , rotundato-cuneatis , lobatis ,*
*convoluto-plicatis ; nervis longitudinalibus , uno latere eminen-*
*tioribus.*

Mus. n.º    annales , p. 441.

2. var. *frondium margine superiore laciniosc.*

*Spongia frondosa.* Pall. zooph. p. 395.

Esper. suppl. 1. t. 51.
Habite l'Océan Indien.

## 86. Éponge queue de paon. *Spongia pavonia.*

*Sp. stipitata, frondosa ; frondiculis rotundatis , subproliferis, in-crustatis , tenuibus ; uno latere foraminulato.*
Mus. n.o
2. *var. hinc crusta radiatim rugosa.*
Mus. n.º    annales, p. 442. n.º 86.
Habite les mers de la Nouvelle-Hollande.'*Péron* et *le Sueur.*

## 87. Éponge scarole. *Spongia scariola.*

*Sp. mollis , frondosa , multilamellosa ; lamellis erectis , inciso-lobatis , basi lacunosis , subcostatis , crispis; fibris tenuissimè contextis.*
Mus. n.o    annales, p. 442. n.o 87.
Habite les mers australes. *Péron* et *le Sueur.*

## 88. Éponge hétérogone. *Spongia heterogona.*

*Sp. sessilis , albida , subfrondosa ; explanationibus erectis , un-dato-plicatis , tubos hinc fissos simulantibus ; uno latere nervis striato : altero apiculis majusculis muricato.*
Mus. n.o    annales, p. 442. n.o 88.
*An sp. aculeata ?* Esper. vol. 2. tab. 7. **A.**
Habite.... espèce singulière , qui semble former par ses ex-pansions une réunion de tubes tous incomplets.

## 89. Éponge thiaroïde. *Spongia thiaroides.*

*Sp. erecta , frondosa , molliuscula , hispida ; lamellis porosis , supernè lobatis ; lobis crebris , angustis , erectis , coronam muricatam æmulantibus.*
Mus. n.º    annales, p. 443.
Habite.... Serait-ce une des variétés du *spongia fibrillosa* de Pallas?

## 90. Éponge feuille-morte. *Spongia xerampelina.*

*Sp. ramosa, frondosa , incrustato-stuposa ; frondibus ovatis , in-ciso-lobatis , nervis longitudinalibus, prominulis , reticulatis , poris favaginels.*

*An spongia ventilabrum ?* Lin.

Esper. vol. 2. tab. 12.

Seba. thes. 3. t. 95. f. 8. *bona. et forte* f. 6. *specimen ju-*
*nius.*

*An spongia strigosa.* Pall. zooph. p. 397.

Mus. n.º

2. *var. laxior frondibus profundè laciniatis.*

Annales, p. 443. n.º 90.

Habite.... l'Océan américain?

## 91. Éponge junipérine. *Spongia juniperina.*

*Sp. ramosa, in frondes nervosas, laciniosas fenestratasque expla-*
*nata ; superficie scabrosâ , foraminulatâ.*

*An spongia frondosa?* Pall. zooph. p. 395.

Esper. suppl. 1. t. 51.

Mus. n.º

2. *var. thuyæformis:* *frondibus cancellato - fenestratis , porosis-*
*simis.*

Mus. n.º      annales, p. 444. n.º 91.

Habite l'Océan indien. Mon cabinet.

## 92. Éponge raifort. *Spongia raphanus.*

*Sp. frondosa , tomentosa , foraminulata ; frondibus ovatis ,*
*inciso-lobatis , rotundatis , rugis longitudinalibus utrinque sul-*
*catis.*

Mus. n.º      annales, p. 444. n.º 92.

Habite les mers australes. *Péron et le Sueur.*

## 93. Éponge mésentérine. *Spongia mesenterina.*

*Sp. erecta , lamelloso - frondosa; lamellis latis , crassiusculis ,*
*undato - plicatis , gyratis , apice truncatis ; fibris reticulatis.*

Mus. n.º      annales , page 444. n.º 93.

Habite les mers australes. *Péron* et *le Sueur.*

## 94. Éponge léporine. *Spongia leporina.*

*Sp. incrustata , profundè laciniata , frondosa; laciniis planis ,*
*tenuibus , oblongis , versùs apicem dilatatis , sublobatis , ob-*
*tusis.*

Mus. n.º     annales, p. 444. n.º 94.

Habite les mers australes. *Péron et le Sueur.*

## 95. Éponge découpée. *Spongia laciniata.*

*Sp. frondosa, subsessilis, mollis, candida; laminis pluribus erectis, confertis, inciso-lyratis; superficie subrimosâ; poris sparsis.*

Seba, thes. 3. t. 96. f. 6.

Mus. n.º     annales, p. 445. n.º 95.

Habite l'Océan indien. Jolie éponge foliacée.

## 96. Éponge frondifère. *Spongia frondifera.*

*Sp. subramescens, frondosa, multiloba; lobis proliferis, rotundatis, incrustatis; limbo fibris, crispis, fimbriato; osculis sparsis, substellatis.*

Turgot, mém. ins. pl. 24. *fig. E.*

2. var. *magis deformis, crustâ compactiore.*

Annales, p. 445. n.º 96.

Habite.... Mon cabinet, venant de la collection de M. *Turgot.*

## 97. Éponge frangée. *Spongia fimbriata.*

*Sp. stipitata, subramescens, frondosa; frondibus ovato - subrotundis, incrustatis, poroso-punctatis; limbo fibris, crispis, fimbriato.*

Annales, p. 445. n.º 97.

Habite....... Mon cabinet, venant de la collection de M. *Turgot.*

## *Masses rameuses, phytoïdes ou dendroïdes.*
### (Ramifications distinctes).

## 98. Éponge arborescente. *Spongia arborescens.*

*Sp. ramosa, rigida, tenuissimè porosa; ramis subcompressis, apice palmato - digitatis; foraminibus sparsis, subseriatis.*

*Spongia rubens.* Pall. zooph. p. 389.

*Spongia*, Seba. thes. 3. t. 96. f. 2.

*Spongia digitata.* Esper. suppl. 1. t. 50. *Specimen junius.*

Mus. n.º    Mon cabinet. Annales, p. 446.

2. *var. lobis longioribus, erectis.*

*Spongia lobata.* Esper. vol. 2. tab. 46.

3. *var. lobis longis, compressis, erectis : margine fora-*
   *minoso.*

Mus. n.º

Habite les mers de l'Amérique.

99. Éponge à verges. *Spongia virgultosa.*

*Sp. stipite duro, erecto, ramoso; ramis subteretibus, virgatis*
   *erectis, acutiusculis; superficie panneâ.*

Mon cabinet. annales, p. 446. n.º 99.

2. *var. ramis flexuosis, divaricatis.*

Esper. suppl. 2. tab. 66.

Habite.... les mers du Nord de l'Europe ?

100. Éponge longues-pointes. *Spongia longicuspis.*

*Sp. ramosa; basi ramis, clathrato-coadunatis; supernè ramulis,*
   *subcylindricis, erectis, longis, cuspidiformibus; superficie la-*
   *cinulis, squamosis, reticulatis, hispidulis, minimis.*

Mus. n.º    annales, p. 447. n.º 100.

Habite les mers australes. *Péron* et *le Sueur.*

101. Éponge asperge. *Spongia asparagus.*

*Sp. erecta, multicaulis, ramosa; ramis raris, teretibus,*
   *virgulæformibus, prælongis, incrustatis; osculis subseria-*
   *libus.*

Mus. n.º    annales, p. 447. n.º 101.

Habite les mers de la Nouvelle-Hollande. *Péron* et *Le Sueur.*

102. Éponge dichotome. *Spongia dichotoma.*

*Sp. ramosa, caulescens, subdisticha, tenax; ramis dichotomis,*
   *erectis, tereti-subulatis, tomentosis.*

*Spongia dichotoma.* Lin. Soland. et Ell. p. 187.

*Spongia cervicornis.* Pall. zooph. p. 388.

Planc. Conch. tab. 12.

Mus. n.º    annales, p. 447. n.º 102.

2. var. *ramis curvato-tortuosis , sæpe anastomosantibus:*
Esper. vol. 2. tab. 4.
Habite la Méditerranée , la mer de Norvège.

### 103. Éponge muriquée. *Spongia muricata.*

*Sp. suberosa , ramosa ; ramis erectis , rigidis , divisis , tereti-*
*angulatis , acutis ; fasciculis , villosis , undique muricatis.*
*Sp. muricata.* Lin. Soland. et Ell. p. 185.
Pall. zooph. p. 389. *Sp. stuposa.* mém. societ. Wern. 2. 1.
p. 79. pl. 3 et 4.
*Spongia fruticosa.* Esper. vol. 2. t. 10.
Mon cabinet. Annales , p. 448 , n.º 103.
Habite l'Océan d'Afrique , les côtes de la Guinée.

### 104. Éponge hérissonnée. *Spongia echidnæa.*

*Sp. laxè ramosa , tenax ; ramis cylindricis , caudiformibus , pa-*
*pilloso - muricatis ; papillis lineari - spatulatis , brevibus , con-*
*fertissimis.*
*Spongia...* Seba. thes. 3. t. 99. f. 7.
Act. angl. vol. 55. tab. XI. *fig. F.*
*An spongia muricata ?* Esper. vol. 2. t. 3.
Mon cabinet.     annales , p. 448. n.º 104.
Habite... les côtes d'Afrique ?

### 105. Éponge vulpine. *Spongia vulpina.*

*Sp. erecta , ramosa , rigida , incrustata ; ramis caudiformibus ,*
*papilloso - echinatis ; papillis confertissimis , compressis , ra-*
*moso-lobatis , subclathratis.*
Mus. n.º     annales , p. 449. n.º 105.
Habite les mers australes. *Péron* et *le Sueur.*

### 106. Éponge porte-épis. *Spongia spiculifera.*

*Sp. multipartita , ramulosa , porosa , foraminulata ; ramulis*
*erectis, tuberculato - muricatis , spicæformibus ; tuberculis parvis*
*subcylindricis.*
Mus. n.º     annales , p. 449. n.º 106.
Habite les mers de la Nouvelle-Hollande , près l'île King.
*Péron* et *le Sueur.*

**107. Éponge carlinoïde.** *Spongia carlinoides.*

*Sp. ramosissima , flabellato-cymosa , incrustata ; ramis angu-
latis , membranaceo - alatis; laciniis subspinosis ; porositate
nullâ.*

Annales , p. 449. n.º 107.

Habite.... Mon cabinet, venant de la collection de M. *Turgot.*

**108. Éponge amaranthine.** *Spongia amaranthina.*

*Sp. erecta , ramosa , porosissima ; ramis supernè dilatatis , com-
pressis , diviso - lobatis , longitudinaliter striatis ; osculis crebris.*

Annales , p. 449. n.º 108.

Habite.... Mon cabinet , provenant de M. *Turgot.*

**109. Éponge en étrille.** *Spongia strigilata.*

*Sp. stipitata , ramosa , flabellata ; ramis planulatis , papilloso-
echinatis ; papillis creberrimis , compressis , subserialibus.*

Annales , 20. p. 450. n.º 109.

Habite.... Mon cabinet , venant de la collection de M. *Turgot.*

**110. Éponge nerveuse.** *Spongia nervosa.*

*Sp. flabellatim ramosa , tenax ; ramis nervosis , subreticula-
tis, versùs apices planulatis , laciniosis ; altero latere læ-
vioribus.*

Turgot, mém. instr. pl. 24. *fig. A.*

Annales , p. 450. n.º 110.

Habite.... probablement l'Océan indien. Mon cabinet.

**111. Éponge épine de ronce.** *Spongia rubispina.*

*Sp. flabellatim ramosa , tenax , crustâ coriaceâ obducta ; ramis
divisis , subcoalescentibus , undiquè echinatis ; tuberculis crebris , acutis.*

Annales , p. 450. n.º 111.

Habite.... Mon cabinet.

**112. Éponge sapinette.** *Spongia abietina.*

*Sp. stipitata , ramosa , patula ; ramis planulatis , incrustatis ,
papilloso-echinatis ; papillis acutis , filo terminatis.*

Mus. n.º    annales, p. 450. n.º 112.
Habite....

### 113. Éponge allongée. *Spongia elongata.*

*Sp. mollis, fibroso-porosa , longissima , cylindracea, subramosa ;
ramis raris ; fibris nudis , reticulatis.*
Mus. n.º    annales, p. 451. n.º 113.
Habite les mers australes. *Péron* et *le Sueur.*

### 114. Éponge sélagine. *Spongia selaginea.*

*Sp. ramosissima , diffusa , rigida ; ramis compressis , difformi-
bus , subcoalescentibus , carinato-asperis ; carinis creberrimis ,
spinulosis.*
Mus. n.º    annales , p. 451. n.o 114.
Habite.... Cette éponge rappelle l'aspect d'un *lycopodium.*

### 115. Éponge cornes-rudes. *Spongia aspericornis.*

*Sp. laxè ramosa , tenax , asperrima ; ramis subteretibus elongatis ,
undiquè aculeatis.*
Mus. n.º
*2. var. ramis subcompressis , latioribus.*
Mus. n.º    annales, 20. p. 451. n.º 115.
Habite les mers de la Nouvelle – Hollande. *Péron* et *le Sueur.*

### 116. Éponge hispide. *Spongia hispida.*

*Sp. ramosa , deformis , mollis , foraminulata , lacinulis sub-
ulatis hispida ; ramis subcylindricis , proliferis , coalescentibus.*
Mus. n.º    annales, p. 452.
Habite les mers australes. *Péron* et *le Sueur.* ....

### 117. Éponge serpentine. *Spongia serpentina.*

*Sp. ramosissima , mollis , irregularis , diffusa ; ramis ramulosis,
teretibus , difformibus , variè contortis ; osculis sparsis.*
Mus. n.o    annales, p. 452.
*2. var. ramis rectis , subcompressis , obsoletè incrustatis.*
Habite les mers de la Nouvelle-Hollande , à l'île King.

### 118. Éponge oculée. *Spongia oculata.*

*Sp. ramosissima , mollis ; ramis ascendentibus , tereti-compressis ,
2 S. 3-fidis ; osculis parvis , subbifariis.*

*Sp. oculata.* Lin. Soland. et Ell. p. 184.

*Act. angl.* vol. 55. t. 10. *fig. B.*

Seba. thes. 3. t. 97. f. 5 et 7.

Esper. vol. 2. t. 36. Annales, p. 452.

Habite l'Océan Européen, les côtes de la Manche. Mon cabinet.

## 119. Éponge botellifère. *Spongia botellifera.*

*Sp. ramosa, tenuissimè porosa, incrustata; ramis erectis, tuberculatis, bullato - lacunosis, difformibus; foraminibus, sparsis.*

Mus. n.º    annales, p. 453.

Habite les mers australes. *Péron* et *le Sueur.*

## 120. Éponge palmée. *Spongia palmata.*

*Sp. erecta, compressa, porosissima, ramoso -palmata; ramulis digitiformibus, àpice furcatis, subacutis; osculis inordinatis.*

*Sp. palmata.* Soland. et Ell. p. 189. t. 58. f. 6.

*An. sp. oculata.* Esper. vol. 2. tab. 1.

2. *var. ramis longioribus, versùs apicem dilatatis, furcato-acutis.*

Mus. n.₀    annales, p. 453.

Habite les mers d'Europe et de l'Inde. Mon cabinet.

## 121. Éponge laineuse. *Spongia lanuginosa.*

*Sp. ramosa, dichotoma, ad divisuras subcompressa; ramis teretibus erectis; texturâ è fibris nudis, tenuissimis, lanuginosis.*

*Sp. lanuginosa.* Esper. vol. 2. p. 243. t. 24.

Annales, p. 453. n.º 121.

Habite.... Mon cabinet.

## 122. Éponge tiffine. *Spongia typhina.*

*Sp. ramosa, mollis, fusco - fulva; ramis teretibus, erectis lanuginosis, fibris ascendentibus substriatis.*

*An spongia tupha.* Esper. vol. 2. tab. 38—39.

Mus. n.º    annales, p. 454. n.º 122.

Habite les mers de la Nouvelle-Hollande, à l'île King.

123. Éponge amentifère. *Spongia tupha.*

*Sp. ramosa , mollis , fibroso-reticulata , porosissima ; ramis
cylindraceis, obtusiusculis amentiformibus.*

*Spongia tupha.* Pall. zooph. p. 398.

*Typha marina.* Marsill. hist. t. 14. n.° 71.

*An spongia stuposa ?* Esper. vol. 2. t. 40.

Annales, p. 454. n.° 123.

Habite la Méditerranée. Mon cabinet.

124. Éponge porte-voûte. *Spongia fornicifera.*

*Sp. planulata , mollis, fibroso - reticulata , ramulosa ; ramulis
coalescentibus , clathratim fornicatis , villosulis.*

*An spongia hircina ?...* Planc. Conch. app. p. 116, tab. 14.
*fig. D.*

Annales, p. 454. n.o 124.

Habite la Méditerranée. Mon cabinet.

125. Éponge semi-tubuleuse. *Spongia semitubulosa.*

*Sp. mollis , ramosissima ; ramulis cylindraceis , tortuoso-diva-
ricatis , subcoalescentibus , interdùm forato-tubulosis.*

*Sp. velaria , ramosa ; ramis implexis.* Pl. Conch. app. p. 116.
tab. 14. *fig. C.*

Annales , p. 455. n.° 125.

Habite la Méditerranée. Mon cabinet.

126. Éponge cornes d'élan. *Spongia alcicornis.*

*Sp. cespitosa , multicaulis, ramosa ; ramis compressis , subdi-
chotomis ; apicibus attenuatis ; fibris tenuissimis , partim incrustatis.*

*Spongia alcicornis.* Esper. vol. 2. p. 248. t. 28.

Mon cabinet. annales, p. 455. n.o 126.

Habite.... Espèce bien distincte , et bien représentée dans
la figure citée d'*Esper.*

127. Éponge cornes de daim. *Spongia damicornis.*

*Sp. cespitosa, multicaulis , ramosa ; ramis compressis , porosis,
uno latere rimosis : apicibus palmatis.*

*Spongia damicornis.* Esper. vol. 2. p. 249. t. 29.

Mon cabinet. annales, p. 455. n.° 127.

Habite.... Cette éponge a beaucoup de rapports avec la précédente.

## 128. Éponge caudigère. *Spongia caudigera.*

*Sp. erecta, planulata, palmato-ramosa; lobis furcatis: ultimis longissimis, caudiformibus; fibris laxissimè reticulatis.*

Mus. n.°     annales, 20. p. 455. n.° 128.

Habite l'Océan indien? *Péron et le Sueur.*

## 129. Éponge loricaire. *Spongia loricaris.*

*Sp. laxè ramosa, porosa, fulva, alcyonio serpente onusta; ramis subcompressis, raris, elongatis.*

Mus. n.°     annales, p. 456.

Habite..... Du voyage de *Péron* et *le Sueur.*

## 130. Éponge treillissée. *Spongia cancellata.*

*Sp. ramosa, flabellata, incrustata; ramis teretibus, flexuosis, cancellatim coalescentibus; superficie tenuissimè reticulata.*

Mus. n.°     annales, p. 456. n.° 130.

Habite..... Du voyagé de *Péron* et *le Sueur.*

## 131. Éponge bourée. *Spongia stuposa.*

*Sp. ramosa, teres, stuposa atque villosa; ramis brevibus, obtusis.*

*Spongia stuposa.* Soland. et Ell. p. 186. n.° 5.

*Act. ang.* vol. 55. tab. 10.° *fig. C.*

Mus. n.°     annales, p. 456. n.° 131.

Habite les mers d'Europe, les côtes d'Angleterre.

## 132. Éponge lintéiforme. *Spongia lintciformis.*

*Sp. cespitosa, ramosissima; ramis fasciculatis, coalitis compressis; fibris subcancellatis.*

*Spongia lintciformis?* Esper. suppl. 1. p. 205. t. 58.

Mon cabinet.

2. *var. ramis submembranaceis , cancellatim coalitis.*
Mus. n.₀     annales , 20. p. 456. n.º 132.
Habite.... l'Océan indien ?

### 133. Éponge cancellée. *Spongia clathrus.*

*Sp. glomerata , mollis , ramosissima ; ramis cancellatim , coa-
lescentibus , foraminulatis , fibrosis ; apicibus turgidulis , obtusis.*

*Spongia clathrus.* Esper. vol. 2. tab. 9. A.
Mus. n.º     annales , p. 457. n.º 133.
Habite.... Cette espèce forme une touffe glomérulée qui imite
une tête de chou-fleur.

### 134. Éponge enveloppante. *Spongia coalita.*

*Sp. basi dilatata , corpora aliena obvolvens , ramosissima ,
ramis tereti-compressis , ramulosis ; superficie fibris appressis.*

*Spongia coalita.* Mull. zool. dan. p. 71. t. 120.
*Spongia lycopodium.* Esper. vol. 2. p. 269. t. 43.
Annales , 20. p. 457. n.º 134.
Habite l'Océan boréal , les mers de la Norvège. Mon cabinet.

### 135. Éponge fovéolaire. *Spongia foveolaria.*

*Sp. ramosa , elongata , nigricans ; ramis coalescentibus ,
subcylindricis , apice conicis ; superficie foveolis inæqualibus , margine asperis.*

*Spongia.* Planc. conch. append. c. 31. tab. 13.
Annales , 20. p. 457. n.₀ 135.
Habite dans la Méditerranée. Mon cabinet.

### 136. Éponge à longs doigts. *Spongia macrodactyla.*

*Sp. ramosa , elongata , molliuscula , fulva ; ramis longis ,
tereti-compressis , attenuatis , inæqualibus ; poris creberrimis.*

Mus. n.º     Annales , p. 458.
Habite......probablement l'Océan indien.

### 137. Éponge botryoïde. *Spongia botryoides.*

*Sp. tenerrima , ramosa quasi racemosa : lobulis oblongo-
ovatis , cavis , apicibus apertis.*

*Spongia botryoides.* Soland. et Ell. p. 190. t. 58. *fig.* 1—4.
Esper. supp. 1. t. 61. *fig.* 1—4.
Annales, 20. p. 458.
Habite les côtes de l'Angleterre. Mon cabinet.

**138. Éponge radiciforme.** *Spongia radiciformis.*

*Sp. ramosa, informis, rigida, nigricans ; ramis tortuosis, dichotomis, apice compressis.*
Mus. n.º    Annales, p. 458.
Habite.....Cette éponge semble encore particulière.

## *Appendice des Éponges.*

### Éponge strobiline. *Spongia strobilina.*

*Sp. membranacea, sessilis, in massam conicam, sublobatam et echinatam contexta, cavernis inæqualibus intùs concamerata.*
Mus. n.o
Habite.....la Méditerranée ? sur le *chama gryphoides.* Espèce très-singulière par sa forme et surtout par sa texture qui est plus membraneuse que fibreuse. Néanmoins, son tissu membraneux est formé de fibres empâtées réunies. Cette éponge présente une masse sessile, presque simple, conique, imitant assez la forme d'un cône de pin ou de sapin. Sa surface est hérissée de pointes courtes à base élargie ; et son intérieur est divisé en cavernosités irrégulières par des cloisons inégales, membraneuses, diversement disposées. A l'extérieur, de petits trous arrondis, tantôt rares, tantôt rapprochés dans certaines places, fournissent à l'eau des passages pour pénétrer dans l'intérieur. Hauteur, onze à douze centimètres.

### Éponge céranoïde. *Spongia ceranoides.*

*Sp. ramosa, rigida, fusca ; ramis cylindraceis, supernè subdigitatis ; texturâ è fibris arctè implicatis reticulatâ.*
*Conf. cum spongiâ stuposâ.* Esper. vol. 2. p. 265. t. 40.
Mus. n.o
Habite.......Cette espèce, qu'il faut rapprocher de notre

éponge amentifère, n.º 123 , est plus roide ; plus rembrunie et réellement particulière. Elle a un peu le port du *madre pora porites* de Linné. Hauteur, un décimètre.

*Nota.* Voyez, dans les mémoires de la *société Wernérienne*, (vol. 1 partie i. p. 78.) l'indication et les figures de quelques éponge qui ne sont pas ici mentionnées, ou qui peuvent rectifier le caractères, la synonymie , et les lieux d'habitation de plu sieurs de celles que j'ai citées.

# TÉTHIE ( Tethia. )

Polypier tubéreux , subglobuleux , très-fibreux inté rieurement ; à fibres subfasciculées , divergentes or rayonnantes de l'intérieur à la circonférence, et agglu tinées entr'elles par un peu de pulpe ; à cellules dans ur encroûtement cortical , quelquefois caduc.

Les oscules rarement perceptibles.

*Polyparium tuberosum , subglobosum , intùs fibro- sissimum ; fibris subfasciculatis , ab interiore ad pe- riphœriam divaricatis aut radiantibus , pulpâ parcis- simâ conglutinatis ; cellulis in crustâ corticali et inter- dùm deciduâ immersis.*

*Oscula raro perspicua.*

### OBSERVATIONS.

La structure intérieure des *téthies*, surtout celle de la première espèce , est si différente de celle des alcyons en général, que j'ai cru devoir distinguer ces polypiers comme constituant un genre à part. Ils présentent, en effet, une masse subglobuleuse, très-fibreuse intérieurement, et dont les fibres sont longues, fasciculées, divergentes ou rayonnantes de l'intérieur vers la surface externe. Parmi ces fibres divergentes ou rayonnantes, on en voit souvent d'autres entremêlées ou croisées ; mais, près de la surface externe, il n'y en a plus que de parallèles. Enfin, à cette surface, un encroûtement médiocre, plus ou moins caduc, contient les cellules des polypes.

Ainsi le caractère des *téthies* est d'avoir à l'intérieur des fibres divergentes ou rayonnantes, que le tissu des alcyons n'offre point, et à la surface un encroûtement cellulifère, comme cortical.

Comme l'encroûtement cellulifère des *téthies* tombe facilement dans ces polypiers desséchés, et quelquefois disparaît entièrement, on aperçoit rarement les oscules des cellules. [ Voyez les mémoires du mus. d'hist. nat. vol. 1. p. 69. ]

## ESPÈCES.

1. Téthie asbestelle. *Tethya asbestella.*

   *T. ingens, turbinato-capitata, fibris longissimis et fasciculatis densè compacta ; cortice nullo.*

   Mus. n.º    mém. du mus. 1. p. 70. n.º 1.

   Habite l'Océan du Brésil, et fut trouvée sur les bords de la rivière de la Plata, vers son embouchure.

2. Téthie caverneuse. *Tethya cavernosa.*

   *T. globosa, fossis angularibus et inæqualibus extùs excavata ; fibris è centro radiantibus, ad periphæriam fasciculatis.*

   Mus. n.º    mém. du mus. 1. p. 70. n.º 2.

   Habite.......Cette espèce est globuleuse et de la grosseur du poing.

3. Téthie pulvinée. *Tethia pulvinata.*

*T. subhemisphœrica , depressiuscula ; fibris exilibus, aliis radiantibus , aliis implexis , ad periphœriam fasciculatis et parallelis ; supernâ superficie tomentosâ.*

Mus. no.      Mém. du mus. 1. p. 71. n.o 3.

Habite.....les mers d'Europe ?

4. Téthie lacuneuse. *Tethya lacunata.*

*T. globosa , corticata; fibris centro implexis , versùs periphœriam radiatis et fasciculatis; lacunâ unicâ osculiferâ.*

Mon cabinet.      mém. du mus. 1. p. 71. n.o 4.

Habite.....les mers d'Europe ?

5. Téthie orange. *Tethya lyncurium.*

*T. globosa, subcorticata ; fibris è centro radiantibus ; su ; perficie verrucosâ.*

1. *Fibris radiantibus rectis.*

Marsill. hist. mar. t. 14. *fig.* 72—73.

Esper. suppl. 2. t. 19. *fig.* 3.

2. *Fibris radiantibus arcuatis , compositis.*

Donat. adr. p. 62. tab. 10. Esper. suppl. 2. t. 19. *fig.* 4—5.

Mém. du mus. 1. p. 71. n.o 5.

Habite la Méditerranée, la côte d'Afrique.

6. Téthie crane. *Tethya cranium.*

*T. tuberiformis , alba, setosa.*

*Alc. cranium.* Mull. zool. dan. t. 85. *fig.* 1.

Mém. du mus. 1. p. 71.

Habite les mers de la Norvége.

------

# GÉODIE. ( Geodia.)

Polypier libre , charnu , tubériforme, creux et vide intérieurement , ferme et dur dans l'état sec ; à surface extérieure partout poreuse.

Des trous plus grands que les pores, rassemblés en une facette latérale isolée et orbiculaire.

*Polyparium liberum, carnosum, tuberiforme, intùs cavum et vacuum, in sicco durum; externâ superficie undiquè porosâ.*

*Foramina poris majora in areâ unicâ orbiculari et laterali acervata.*

### OBSERVATIONS.

Le polypier singulier, dont nous formons ici un genre à part, appartient sans doute à la famille des alcyons; mais il est si particulier, qu'en le réunissant aux alcyons, l'on augmenterait encore la disparate qui existe déjà entre plusieurs des espèces que l'on rapporte à ce genre.

Les *géodies*, que l'on peut en effet comparer à des géodes marines, sont des corps subglobuleux, creux et vides intérieurement comme de petits ballons. Ils sont composés d'une chair qui empâte des fibres extrêmement fines, et qui, par le desséchement, devient ferme, dure même, et ne conserve que peu d'épaisseur.

La surface externe de ces corps est parsemée de pores enfoncés, séparés et épars; et, en outre, l'on voit en une facette particulière, orbiculaire et latérale, un amas de trous plus grands que les pores, qui donnent à cette facette l'aspect d'un crible isolé, et paraissent être les ouvertures des cellules, mais qui ne sont que des issues pour l'entrée de l'eau dans l'intérieur du polypier.

Ainsi, la forme d'une géode close, et la facette orbiculaire et en crible que l'on observe sur les *géodies*, constituent leur caractère générique. Je n'en connais encore qu'une espèce que je crois inédite.

## ESPÈCE.

1. **Géodie bosselée.** *Geodia gibberosa.*

> *G. tuberosa, rotundata, tumoribus tuberculisque inœ-*
> *qualibus passim obsita.*

Mon cabinet.         mém. du mus. 1. p. 334.

Habite......Je la crois des mers de la Guiane, l'ayant eue à la
vente du cabinet de *M. Turgot* qui fut gouverneur de ce
pays.

---

## ALCYON. ( Alcyonium. )

Polypier polymorphe, molasse ou charnu dans l'état
frais, plus ou moins ferme, dur ou coriace dans son
desséchement : composé de fibres cornées, très-petites,
entrelacées et empâtées par une pulpe persistante.

Des oscules le plus souvent apparens, et diversement
disposés à la surface. Polypes à 8 tentacules dans la
plupart.

*Polyparium polymorphum, molle S. carnosum in*
*vivo ; exsiccatione durum vel coriaceum ; fibris cor-*
*neis, minimis, implexis, et pulpâ persistente obductis.*
*Oscula ut plurimùm perspicua, ad superficiem*
*variè disposita. Polypi tentaculis octo in plurimis.*

### OBSERVATIONS.

Sous le nom d'*alcyon*, il ne s'agit ici que de polypes
munis d'un polypier empâté, constituant une enveloppe
étrangère au corps, soit particulier, soit commun, des polypes, et non des animaux que l'on a pu confondre

parmi les alcyons, et qui n'ont pas de véritable polypier.

Cela posé, les vrais *alcyons* nous présentent des polypiers polymorphes, et en général fixés. Dans l'état frais,
ils sont mollasses et constitués par une pulpe charnue, souvent un peu transparente, qui recouvre ou empâte des
fibres cornées, très-fines, diversement enlacées et feutrées.

Ces corps s'affermissent promptement lorsqu'ils sont
exposés à l'air; et comme leur chair est persistante, elle devient ferme, dure, coriace, et a un aspect terreux dans son
desséchement.

On aperçoit à la surface de beaucoup d'alcyons, des
oscules divers en grandeur et en disposition, et qui sont
les ouvertures des cellules des polypes. Souvent aussi l'on
voit des trous ronds, par lesquels l'eau pénètre pour
porter la nourriture aux polypes plus intérieurs. Il ne
faut pas confondre ces trous de communication avec les ouvertures des cellules.

Ainsi, les polypiers des vrais *alcyons* sont essentiellement
constitués de deux sortes de parties ; savoir :

1.º D'une chair mollasse, presque gélatineuse et persistante ;

2.º De fibres cornées très-fines, mélangées, enlacées et
empâtées par la chair qui les enveloppe.

La partie fibreuse qui fait le fond de ces polypiers, et
qui est empâtée ou encroûtée par la chair poreuse qui
l'enveloppe, se retrouve exactement la même que dans
les *éponges*, et prouve que les polypiers de ces deux
genres sont réellement d'une nature analogue. Mais dans
les *alcyons*, les fibres cornées sont en général d'une finesse
extrême, et la chair qui les empâte est ici entièrement
persistante, c'est-à-dire, se conserve en se desséchant,

s'affermit à l'air sur le polypier retiré de l'eau, et ne fléchit plus sous la pression du doigt. Ce caractère, joint à celui des cellules apparentes dans la plupart des espèces, distingue les *alcyons* des éponges; celles - ci perdant, à leur sortie de l'eau, au moins une partie de la chair presque fluide qui empâtait et recouvrait leurs fibres, et dans toutes leurs espèces le polypier sec se trouvant flexible.

Dans les uns comme dans les autres, les fibres cornées sont évidemment le résultat de l'axe central des polypiers corticifères, qui a été divisé et transformé en fibres nombreuses, diversement enlacées.

En effet, rapprochez et réunissez au centre, par la pensée, toutes ces fibres cornées qui, dans les *alcyons* et les éponges, sont dispersées et mélangées dans la pulpe; formez-en un axe allongé et central que vous recouvrerez d'une chair polypifère, sans mélange de fibres; et alors vous aurez le polypier qui constitue les gorgones, les antipates, etc.

On sait que les anciens donnaient le nom d'*alcyon* à des productions marines de diverses sortes, telles que des nids d'oiseau, des tubérosités roulées de racines de zostère, des ovaires de buccin, etc., etc.; mais maintenant on appelle *alcyons* de véritables polypiers. Ce sont des corps marins de diverses formes, mollasses, gélatineux ou charnus dans l'état frais; fermes, coriaces, assez durs même dans l'état de desséchement; mais alors légers, poreux, et subéreux, présentant souvent diverses cavités dans leur intérieur. Enfin, on est assuré que ce sont des polypiers, puisque dans plusieurs espèces les polypes ont été observés, et qu'on sait qu'ils ont autour de la bouche des tentacules en rayons, en général au nombre de huit.

Les polypes des alcyons étant des animaux composés,

qui adhèrent les uns aux autres , et participent à une vie commune , leur polypier s'accroît en masse par les nouvelles générations des polypes qui se succèdent continuellement. Aussi l'on ne doit pas être surpris de voir que , dans cet accroissement , leur polypier serve souvent de nid ou de moule à différens animaux, les re couvrant ou lesenveloppant peu-à-peu de différentes manières.

Très-variés dans leur forme, selon les espèces, les *alcyons* présentent des masses tantôt recouvrantes ou encroûtantes , tantôt tubéreuses , arrondies ou conoïdes , simples ou lobées , et tantôt ramifiées et dendroïdes. Ainsi leur genre n'emprunte aucun caractère de leur forme.

Ils avoisinent tellement les éponges par leurs rapports , que la limite que nous posons , à l'aide de caractères choisis , pour distinguer ces deux genres , laisse , pour certaines espèces , un arbitraire inévitable dans nos déterminations à leur égard. La même chose a lieu partout ailleurs , et se fait d'autant plus sentir , que nous sommes plus riches en objets observés , que nous connaissons mieux leurs rapports naturels , et que nos rapprochemens , sous ce point de vue , sont plus perfectionnés.

Le genre des *alcyons* paraît être fort nombreux en espèces , et même depuis long-temps nos collections en renferment quantité qui sont restées inédites ; mais nos observations et nos études à leur égard, n'ont pas fait beaucoup de progrès.

J'ai déjà dit que c'est avec les polypiers empâtés que se terminait l'existence du polypier ; que conséquemment , après cette dernière section des polypes à polypier , les polypes , quoique formant encore des animaux composés, n'avaient plus de polypier , mais offraient un corps commun vivant, presque semblable, par son aspect, au polypier des alcyons , et qui pouvait les faire confondre avec eux.

C'est ce qui est arrivé à l'égard de beaucoup d'animaux composés, que l'on a rangés parmi les alcyons, et qui n'appartiennent, ni à ce genre, ni même à l'ordre qui le comprend.

Depuis long-temps je me doutais que, parmi les nombreuses espèces que les auteurs plaçaient dans les alcyons, beaucoup d'entr'elles pouvaient appartenir à d'autres genres, peut-être à d'autres ordres ou même à d'autres classes ; mais ne me trouvant pas à portée d'observer sur le vivant un seul de ces corps, je n'ai pu entreprendre presqu'aucun redressement à cet égard.

Nous devons à M. *Savigny*, zoologiste très-distingué, d'avoir opéré les principales rectifications à faire parmi les animaux que l'on rapportait aux alcyons et à des genres voisins, en nous faisant connaître, par des observations exactes et très-délicates, la véritable organisation des animaux dont il s'agit. En effet, il est résulté des précieuses observations de ce savant, que certains de ces animaux que l'on nommait, les uns *alcyons* et les autres *botrylles*, n'étaient pas même des polypes, mais appartenaient à la division des *ascidiens*, dont l'organisation est bien plus avancée ; que d'autres ensuite, que l'on prenait encore pour des alcyons, n'avaient plus de polypier, et devaient constituer, dans la classe des polypes, un ordre particulier auquel j'ai donné le nom de *polypes tubifères*, ordre qui avoisine celui des polypes flottans, les animaux de l'un et de l'autre paraissant avoir une organisation analogue.

Ainsi, le genre des *alcyons*, maintenant réduit par la séparation de beaucoup de races qui n'y appartenaient pas, se trouve épuré, sinon totalement, du moins en grande partie par les observations importantes de M. *Savigny*. Ce genre néanmoins doit subsister dans la réunion des races en qui un véritable polypier empâté se trouvera constaté, et j'en connais encore un assez grand nombre d'espèces dans lesquelles cette enveloppe inorganique est évidente.

On a lieu de penser que l'organisation des polypes des alcyons est au moins aussi avancée dans sa composition, que celle des polypes des éponges et des polypiers corticifères; qu'elle offre de l'analogie avec la leur; et que cette organisation approche beaucoup de celle des polypes tubifères, qui viennent après les polypiers empâtés.

## ESPÈCES.

*** *Oscules des cellules apparens sur le polypier sec.***

1. **Alcyon guêpier de mer.** *Alcyonium vesparium.*

*A. Fixum, erectum, maximum, ovato-oblongum, apice obtusum, intùs cavernosum; osculis superficiei localiter acervatis.*

*An nidus vesparum marinus?* Rumph. amb. 6. p. 256.

Mém. du mus. vol. 1. p. 78. n.° 10.

Mus. n.o

Habite...... les côtes australes de l'Afrique ou des mers de l'Inde? Mon cabinet. Il forme de grandes et grosses masses droites, ovales-oblongues, pyramidales, obtuses ou tronquées au sommet. Hauteur, cinq à huit décimètres.

2. **Alcyon turban.** *Alcyonium cidaris.*

*A. Fixum, globosum, durum, sinubus tortuosis excavatum; fossá amplá terminali; osculis creberrimis, minimis, substellatis.*

*Alcyonium.* Donati. adr. p. 56. t. 9.

*Alc. durum, magnum, tortuosis sinubus excavatum.* Planc. conch. ed. 2. p. 44.

Mém. du mus. vol. 1. p. 77. n.° 9.

Mus. n.°

Habite la Méditerranée. Il est fort différent de *l'alcyonium cydonium.* Son volume est plus gros qu'un boulet de vingt-quatre.

### 3. Alcyon ficiforme. *Alcyonium ficiforme.*

*A. turbinatum, supernè planulatum ; foveâ terminali, in-
tùs favosâ.*

Marsill. hist. p. 87. t. 16. *fig.* 79.

Soland. et Ell. t. 59. *fig.* 4. Esper. suppl. 2. t. 20. *fig.* 4.

2. *var. foveis* 2. s. 3. *terminalibus.*

Mus. n.o     mém. du mus. vol. 1. p. 75. n°. 1.

Habite la Méditerranée. Mon cabiuet.

### 4. Alcyon domuncule. *Alcyonium domuncula.*

*A. tuberiforme, liberum ; osculis oblongis, subacervatis.*

*Alcyonium domuncula.* Bullet. des sc. n.º 46. p. 169.

*Alcyonium bulbosum?* Esper. suppl. 2. t. 12.

Mus. n.o     mém. du mus. 1. p. 76. u.º 2.

Habiie la Méditerranée. Mon cabinet. Ses oscules sont petits,
oblongs, semés comme par grouppes.

### 5. Alcyon bolétiforme. *Alcyonium boletiforme.*

*A. sessile, simplex, rotundatum, uno latere planum, altero
convexum; cellulis sparsis, prominulis, tuberculiformibus.*

Mém. du mus. vol. 1. p. 332. n.º 46.

Mus. n.o

Habite.... Il a la forme d'un de ces bolets sessiles que l'on trouve
sur les troncs d'arbre.

### 6. Alcyon alvéolé. *Alcyonium favosum.*

*A. incrustans, tenuè; superficie alveolatâ ; cellulis latis, conti-
guis, subpentagonis, brevibus.*

Mus. n.o

Habite les mers australes? *Péron* et *le Sueur.* Il forme une
croûte peu épaisse qui recouvre des corps marins. Sa surface
présente un réseau alvéolaire, composé de cellules contigues,
grandes, larges, sans rebord saillant. Dans chaque cellule
on voit encore le polype desséché qui la remplit, offrant au
milieu une ouverture resserrée, à bord comme plissé, et sans
tentacules apparens.

### 7. Alcyon crible. *Alcyonium cribrarium.*

*A. latè incrustans, coriaceum, subalbidum ; osculis crebris, dis-
tinctis, subdifformibus.*

Mém. du mus. vol. 1. p. 78. n.o 13.

Mus. n.o

Habite.... Il forme de larges plaques encroûtantes, blanchâtres, criblées d'oscules qui n'ont point de bourrelets et terminent des cellules tubuleuses.

## 8. Alcyon ocellé. *Alcyonium ocellatum.*

*A. coriaceum, ferrugineum ; ocellis marginatis, prominulis, sub-radiatis ; cellulas cylindricas terminantibus.*

*Alcyonium ocellatum.* Soland. et Ell. p. 180. t. 1. f. 6.

Sloan. jam. hist. 1. t. 21. f. 1.

2. *var. ocellis retusis.* Esper. suppl. 2. t. 23 ?

Mus. n.o

Mém. du mus. vol. 1. p. 79. n.o 14.

Habite l'Océan des Antilles, les côtes de Saint-Domingue, fixé sur les rochers.

## 9. Alcyon mamelonné. *Alcyonium mammillosum.*

*A. coriaceum, subalbidum ; mamillis convexis, centro cavo, substellato coadunatis.*

*Alc. mammillosum.* Soland. et Ell. p. 179. t. 1. f. 4--5.

Sloan. jam. hist. 1. t. 21. f. 2--3.

Mus. n.o

Mém. du mus. vol. 1. p. 79. n.o 15.

Habite les mers d'Amérique.

## 10. Alcyon sinueux. *Alcyonium sinuosum.*

*A. lamellatum ; lamellis erectis, crassis, tortuoso-sinuosis, cerebri anfractus, referentibus ; osculis crebris, margina-libus.*

Mém. du mus. vol. 1. p. 80. n.o 17.

Mus. n.o

Habite.... La partie supérieure de sa masse offre des lames droites, courtes, épaisses, tortueuses et sinueuses, piquetées d'oscules en leur bord terminal. -

## 11. Alcyon plissé. *Alcyonium plicatum.*

*A. latum, orbiculatum, lamelliferum ; lamellis crassis, sinuoso-plicatis, subcristatis ; osculis minimis, sparsis.*

Mém. du mus. vol. 1. p. 80. n.º 18.

Mus. n.º

Habite les mers de la Nouvelle-Hollande. *Péron* et *le Sueur*. J'en possède une variété difforme, à lames irrégulièrement relevées, plissées, mésentériformes.

Mon cabinet.

## 12. Alcyon difforme. *Alcyonium distortum.*

*A.* deforme, distortum, lobato-angulatum ; protuberantiis gularibus ; osculis orbiculatis, raris, sparsis.

Mém. du mus. vol. 1. p. 80. n.º 19.

Seba. mus. 3. tab. 97. f. 4.

2. *idem ? lobis digitiformibus.*

*Alcyonium manus diaboli.* Lin.

Seba. mus. 3. t. 97. f. 3. Esper. suppl. 2. t. 21 et 22.

Mon cabinet.

Habite.... l'Océan indien ? Il est grand, difforme, à substance ferme, coriace : il varie à lobes allongés, digitiformes. Le *spongia clavata*, Esper. vol. 2. tab. 19, paraît en être une autre variété.

## 13. Alcyon trigone. *Alcyonium trigonum.*

*A.* carnosum, cellulosum, subtrigonum, osculis undique notatum.

Mém. du mus. vol. 1. p. 78. n.º 11.

Mus. n.º

Habite....

## 14. Alcyon cylindrique. *Alcyonium cylindricum.*

*A.* teres, albidum, carnoso-spongiosum ; foraminibus majusculis, secundis, remotis.

Mém. du mus. vol. 1. p. 77. n.º 7.

Mus. n.º

Habite... Il ressemble à un bâton de la grosseur du doigt ou un peu plus, et offre des trous sur une rangée latérale.

## 15. Alcyon coing de mer. *Alcyonium cydonium.*

*A.* ovatum, convexum, supernè lacunis, irregularibus, raris, excavatum ; osculis evanidis, vix perspicuis.

Mém. du mus. vol. 1. p. 77. n.º 8.

Bonan. mus. Kirch. p. 287. *fig. mediana.*

Besl. mus. t. 23. *alcyonii altera species.*

Seba. thes. 3. tab. 99. f. 4.

2. var. *dorso non lacunoso.*

Mus. n.º

Habite l'Océan d'Afrique et celui de l'Inde. La variété 2 est plus petite , et a été rapportée par MM. *Péron* et *le Sueur.*

16. **Alcyon enveloppant.** *Alcyonium incrustans.*

*A. subturbinatum , lobatum , intùs spongioso - fibrosum ; poris parvis, confertis, substellatis.*

*Alcyonium incrustans.* Esper. suppl. 2. p. 47. t. 15.

Mém. du mus. vol. 1. p. 76. n.º 6.

Mon cabinet.

Habite les mers d'Europe. Ses masses sont très-blanches.

17. **Alcyon masse.** *Alcyonium massa.*

*A. subconicum , fulvum , spongiosum ; stellis quinque radiatis.*

*Alc. massa.* Mull. zool. dan. tab. 81. f. 1-2.

Mém. du mus. vol. 1. p. 76. n.º 4.

Habite la mer de Norvège. Je cite cette espèce, sous l'autorité de *Muller.* Son *alcyonium rubrum* ( Zool. dan. 3. t. 82. f. 1-4. ) , paraît être une espèce d'*anthelia* de l'ordre des tubifères.

18. **Alcyon diffus.** *Alcyonium diffusum.*

*A. ramosissimum , diffusum , deforme ; ramis tereti-compressis , irregularibus , coalescentibus; osculis crebris, sparsis ; foraminibus majoribus , raris.*

Mém. du mus. vol. 1. p. 162. n.º 22.

Mus. n.º

Habite..... Il tient un peu de l'alcyon difforme , mais il en est très-distinct. Hauteur , vingt-huit à trente centimètres.

19. **Alcyon sceptre.** *Alcyonium sceptrum.*

*A. elongatum , cylindricum , obsoletè clavatum ; superficie tenuissimè porosâ , passim foraminosâ ; foraminibus subacerratis.*

Mus. n.o      mém. du mus. 1. p. 168. n.o 23.

Habite. . . . Il paraît avoir des rapports avec le *spongia cla-*
*vata*, Esper. vol. 2. p. 220. t. 19; mais l'exemplaire du
Muséum n'est point rameux.

20. Alcyon épiphite. *Alcyonium epiphytum.*

*A. cinereum, arenoso -carnosum, plantulas obvolvens; osculis*
*prominulis, verrucæformibus.*
*An alcyonium gorgonoides ?* Soland. et Ell. p. 181. t. 9. f. 1--2.
Mus. n.o   mém. du mus. 1. p. 163. n.o 24.
Habite. . . . probablement les mers d'Amérique.

21. Alcyon rampant. *Alcyonium serpens.*

*A. carnosum, tæniatum, repens, undato - tortuosum; osculis*
*prominulis, verrucæformibus, subradiatis.*
Mus. n.o   mém. du mus. 1. p. 163. n.o 25.
Habite.... probablement les mers d'Amérique. Il rampe sur des
éponges sans les envelopper.

22. Alcyon ensifère. *Alcyonium ensiferum.*

*A. erectum, ramosum, punctato - porosum; ramis longis,*
*angustis, subcompressis, arcuatis, proliferis; osculis subse-*
*riatis.*
Mus. n.o   mém. du mus. 1. p. 163. n.o 26.
Habite les mers de la Nouvelle - Hollande ? Du voyage de
*Péron* et *le Sueur.*

23. Alcyon papilleux. *Alcyonium papillosum.*

*A. sessile, incrustans, varié lobatum, papillosum; superficie*
*incrustatâ; foraminibus aliis, superficialibus, aliis papillas*
*terminantibus : interstitiis tuberculato-spinosis, echinulatis.*
Mus. n.o   mém. du mus. 1. p. 164. n.o 27.
2. *var. papillis obsoletis; superficie magis scabrâ.*
*Spongia.* Ellis, corall. t. 16. *fig.* d; act. angl. vol. 55. t. 10.
*fig.* A.
*Spongia arens.* Soland. et Ell. p. 187.
*Spongia tomentosa.* Lin.
Habite l'Océan indien. *Péron* et *le Sueur.* La variété 2 se
trouve dans les mers d'Europe.

**24. Alcyon opuntioïde. *Alcyonium opuntioides.***

>*A.* substipitatum , ramosum , flabellàtum ; ramis compressis , inæqualiter dilatatis , obtusis, lobatis, coalescentibus ; osculis sparsis , septosis.
>
> An spongia palmata ? Soland. et Ell. t. 58. f. 6.
>
> Mus. n.o
>
> 2. var. elatior, stipitibus pluribus , congestis ramosis.
>
> Mon cabinet.    mém. du mus. p. 164. n.o 28.
>
> Habite les mers d'Europe. Cette espèce tient beaucoup de l'éponge ; mais elle est fort encroûtée , ferme , dure et cassante dans l'état sec , et ses fibres, extrêmement petites , sont empâtées , même les intérieures.

**25. Alcyon joncoïde. *Alcyonium junceum.***

> *A.* surculis ramosis , gracilibus, prælongis, tereti-compressis , obsoletè incrustatis ; osculis sparsis , septosis.
>
> Mus. n.o    mém. du mus. p. 165. n.o 29.
>
> Habite les mers de Madagascar , près de Foule-Pointe. *Poivre.*

**26. Alcyon feuilles de chêne. *Alcyonium quercinum.***

> *A.* stipitatum , carnosum, planulatum, frondosum ; explanationibus sinuato-lobatis , sublaciniatis ; osculis parvis , sparsis , superficialibus.
>
> Mus. n.o
>
> Mém. du mus. p. 165. n.o 30.
>
> Habite les mers Australes, *Péron* et *le Sueur.*

**27. Alcyon rosé. *Alcyonium asbestinum.***

> *A.* carnosum, rigidum , rubrum , digitato-ramosum ; ramis teretiusculis , erectis ; osculis creberrimis , sparsis.
>
> *Alc.* asbestinum. Pall. zooph. p. 344.
>
> Esper. suppl. 2. tab. 5.
>
> Mus. n.o    mém. du mus. p. 165. n.o 31.
>
> Habite les mers d'Amérique. Mon cabinet. Cette espèce, très-distincte , est ferme et roide dans l'état sec , et rougeâtre à l'intérieur comme en dehors. Ses rameaux sont quelquefois comprimés.

**28. Alcyon arbre.** *Alcyonium arboreum.*

*A. carnoso-suberosum ; stirpe arborescente , laxè ramosâ ; ramis nodosis , obtusis ; poris papularibus.*

*Alc.* arboreum. Lin. Pall. zooph. p. 347.

Esper. suppl. 2. tab. 1. A. et tab. 1. B.

Mus. n.o mém. du mus. p. 166. n.° 32.

Habite la mer de Norvège , la mer Blanche et celle de l'Inde. Il s'élève presqu'à la hauteur de l'homme.

****Oscules des cellules non apparens sur le polypier sec.**

**29. Alcyon compacte.** *Alcyonium compactum.*

*A. tuberiforme , globoso-pulvinatum ; superficie lœviusculâ.*

*An alc. bulbosum?* Esper. suppl. 2. t. 12.

2. *var. infernâ parte subacutâ.*

*Alc.* tuberosum. Esper. suppl. 2. t. 13. f. 1—2—3.

Mus. n.o mém. du mus. p. 166. n.° 33.

Habite l'Océan atlantique. Mon cabinet.

**30. Alcyon moëlle de mer.** *Alcyonium medullare.*

*A. incrustans , irregulare , polymorphum , album , subtilissimè reticulatum.*

*Spongia panicea.* Pall. zooph. p. 388.

Ellis corall. t. 16. *fig. d. D.* 1.]

2. *var. complanata.*

Habite l'Océan d'Europe , les côtes de la Manche. Mon cabinet. Il enveloppe les bases des plantes marines. *Mém. du mus.* n.o 34.

**31. Alcyon pain de mer.** *Alcyonium paniceum.*

*A. ellipticum, complanatum , album , subtilissimè scrobiculatum ; scrobiculis inæqualibus.*

Mus. n.° mém. du mus. n.°35.

Habite l'Océan d'Europe , les côtes de la Manche. Mon cabinet.

**32. Alcyon tortue.** *Alcyonium testudinarium.*

*A. ellipticum , planulato-convexum , strata obtegens , tenuissimè*

reticulatum ; carinis pluribus , dorsalibus , subinterruptis ;
cristatis.

Mus. n.º    mém. du mus. n.º 36.

An spongia cristata ? Soland. et Ell. p. 186. act. angl. vol. 55.
t. XI. fig. G.

Habite.... je crois , les mers d'Europe.

## 33. Alcyon orbiculé. *Alcyonium orbiculatum.*

A. compressum , orbiculatum , crassum ; superficie subasperâ ,
porosissimâ , poris inæqualibus.

Mus. n.o

Mém. du mus. p. 167. n.º 37.

Habite.... Cette espèce présente une masse assez épaisse , orbiculaire , comprimée , très-poreuse , tant à l'intérieur qu'à
l'extérieur , et d'une consistance ferme , même dure.

## 34. Alcyon rayonné. *Alcyonium radiatum.*

A. orbiculatum , suprà concavum , læve , plicis ad marginem
radiatum ; disco tuberculis , conoideis , subsenis , prominulo ;
infernâ superficie convexâ , ruderatâ , costis fibrosis , ra-
diatâ.

Alc. radiatum. Esper. suppl. 2. p. 39. tab. 10.

Mém. du mus. n.º 38.

Habite la Méditerranée.

## 35. Alcyon porte-pointes. *Alcyonium cuspidiferum.*

A. sessile , erectum , cavum , in plures lobos supernè fissum ;
lobis rectis , prælongis , cuspidiformibus ; superficie tenuissimè
porosâ.

Mus. n.º    mém. du mus. n.º 39.

Habite.... Cet alcyon ressemble à un faisceau de stalactites
renversé.

## 36. Alcyon granuleux. *Alcyonium granulosum.*

A. hemisphæricum , gelatinosum , semi-pellucidum , subtùs sul-
cato-lacunosum ; superficie lanuginosâ et granulosâ.

Mus. n.º    mém. du mus. n.º 40.

Habite l'Océan européen. Je doute de son genre.

## 37. Alcyon puant. *Alcyonium putridosum.*

*A. ventricoso - globosum , utrinque attenuatum, subpyriforme ; appendiculis raris , fibroso - reticulatis , tubulosis ad superficiem.*

Mus. n.º   mém. du mus. n.º 41.

Habite les mers de la Nouvelle - Hollande , au port du roi Georges. *Péron* et *le Sueur.*

## 38. Alcyon bourse. *Alcyonium bursa.*

*A. viride, subglobosum , cavum, supernè apertum , papillis creberrimis extùs obsessum ; aperturâ orbiculari.*

*Alcyonium bursa.* Lin. Pallas zooph. p. 352.

Marsill. hist. de la mer. tab. 13. n.º 69.

Esper. suppl. 2. t. 8.

Mus. n.º   mém. du mus. 1. p. 331. n.º 42.

Habite la Méditerranée, l'Océan d'Europe. On prétend que ce corps marin appartient au règne végétal.

## 39. Alcyon pourpre. *Alcyonium purpureum.*

*A. intensè purpureum , complanatum, carnoso-spongiosum ; superficie lœvi.*

Mus. n.º   mém. du mus. 1. p.332. n.º 44.

Habite les mers de la Nouvelle-Hollande. *Péron* et *le Sueur.* Il paraît propre à la teinture.

## 40. Alcyon morille. *Alcyonium boletus.*

*A. substipitatum , clavatum ; intus fibris, ramosis , dilatato-lamellosis, clathratis ; superficie incrustatâ , porosâ , tuberculis ruderatâ.*

Mus. n.º   mém. du mus. 1. p. 332. n.º 45.

Habite les mers de la Nouvelle - Hollande. *Péron* et *le Sueur.*

# ORDRE QUATRIÈME.

~~~~~

## POLYPES TUBIFÈRES. ( *Polypi tubiferi* ).

Polypes réunis sur un corps commun, charnu, vivant, soit simple, soit lobé ou ramifié, et conſtamment fixé par sa base. Point de polypier au dehors ; point d'axe solide à l'intérieur ; surface entièrement ou en partie chargée d'une multitude de petits cylindres tubiformes, rarement rétractiles en entier.

Bouche terminale ; 8 tentacules pectinés ; point d'anus ; un estomac ; 8 demi-cloisons longitudinales au-dessous de l'estomac ; 8 intestins de deux sortes ; 6 paquets de gemmes ressemblant à 6 ovaires.

### OBSERVATIONS.

Pendant l'impression de ce second volume, des observations nouvelles et très-intéressantes ayant été présentées à l'Institut par M. *Savigny*, concernant les polypes fixés et flottans qui ont huit tentacules pectinés, m'ont fait sentir la nécessité d'établir une nouvelle coupe de polypes, qui ne se trouve point indiquée dans la division que j'ai donnée des animaux de cette classe. Cette coupe me paraît devoir former un ordre particulier ; et comme cet ordre
~~~~~

doit être placé entre les polypes à polypier et les polypes flottans, il est nécessairement le quatrième de la classe.

Les polypes, dont il est ici question, n'ont point cette enveloppe inorganique à laquelle j'ai donné le nom de *polypier*; ils sont réunis et agglomérés sur un corps commun, charnu, organisé et vivant; enfin ils se montrent à sa surface, surtout la supérieure, sous la forme de petits tubes ou cylindres rarement rétractiles en entier, ce qui m'a engagé à leur donner le nom de *polypes tubifères*.

Je ne puis faire ici qu'une simple annonce des polypes de cet ordre, qu'exposer leurs principaux caractères, et qu'indiquer leur rang dans la classe; la publication du nouveau mémoire de M. *Savigny* devant suppléer, lorsqu'elle aura lieu, aux détails intéressans que je ne puis maintenant donner.

Les polypes des polypiers corticifères et des polypiers empâtés paraissent, comme je l'ai dit, avoir une organisation plus avancée et plus composée que celle des polypes des cinq premières sections. Cette organisation plus composée, non-seulement est constatée par les observations de M. *Savigny* dans les *polypes tubifères*, mais elle y offre un progrès réel, puisque ces polypes n'ont plus de polypier. C'est en effet dans la section des polypiers empâtés, que cette enveloppe inorganique des polypes s'est anéantie, comme je l'avais indiqué.

Ainsi, quoique les *polypes tubifères* aient l'aspect des *alcyons*, la masse charnue qui résulte de leur réunion n'offrant plus de fibres cornées, recouvertes par un encroûtement polypifère, ces polypes n'ont plus de polypier, et ne doivent plus être confondus parmi les alcyons. Il en est de même de ceux que l'on a reconnu appartenir à la division ou famille des *ascidiens*. L'ordre des polypes tubifères devra donc être placé après les polypes à polypier, et venir après les polypiers empâtés, avant les polypes flottans. Effectivement, ces polypes tubifères sont éminemment distingués des polypes flottans, par le défaut d'axe solide à l'intérieur de leur corps commun.

Les *polypes tubifères* se présentent sous l'aspect d'un corps charnu, subgélatineux, toujours fixé par sa base, plus ou moins convexe, simple, lobé ou un peu ramifié. La surface de ce corps, ou au moins celle de ses parties supérieures, est recouverte d'un nombre infini de petits cylindres tubiformes, mobiles, percés à leur sommet d'une bouche ronde, suboctogone, environnée de huit grands tentacules pectinés.

Considéré dans son organisation, chaque polype se compose de plusieurs viscères renfermés dans une espèce de tube ou de fourreau cylindrique, formé de deux tuniques entre lesquelles une substance celluleuse se trouve interposée. La tunique extérieure est mince, un peu coriace, colorée. Après avoir revêtu l'animal particulier, elle concourt avec celle des autres polypes de la même masse, à envelopper le corps commun sans y pénétrer. L'intérieure est charnue, un peu tendineuse, et paraît quelquefois munie de fibres longitudinales et annulaires.

Il n'y a point de polypier proprement dit; mais le corps commun et charnu qui semble le représenter, n'est lui-même que le résultat de tous les fourreaux particuliers des polypes, liés entr'eux par le tissu cellulaire, et que celui

des productions vasculaires et autres de la partie inférieure des polypes , le tout recouvert à l'extérieur par
les produits de la tunique externe de chaque polype.

La tunique intérieure de chaque animal fournit huit
grands plis longitudinaux et convergens , qui sont comme
autant de demi-cloisons dans la cavité du polype, et qui
la divisent en huit cavités longitudinales incomplètes , lesquelles correspondent aux huit canaux intérieurs des tentacules.

La bouche communique par un court et large œsophage avec l'estomac. Celui-ci , dont la forme est presque cylindrique , paraît comme suspendu entre les huit
cloisons et les domine : son fond paraît muni d'une ouverture. Il offre un anneau charnu , recouvert par une
membrane transparente qui semble le fermer , et pouvoir s'ouvrir pour laisser le passage libre dans l'abdo-
men. C'est au pourtour de l'anneau que s'insèrent les intestins qui sont au nombre de huit.

Après être un peu remonté sur l'estomac , chaque intestin s'attache longitudinalement à la cloison qui lui cor-
respond et qui fait à son égard l'office de mésentère. Il en
suit le bord libre et flottant , et pénètre avec lui dans le
corps commun.

Les huit intestins d'un polype semblent de deux sortes ;
car ils ne se ressemblent pas tous par la forme , ni vraisemblablement par les fonctions. Deux d'entr'eux des-
cendent distinctement jusqu'au fond du corps du polype ,
et n'arrivent à aucun ovaire. Les six autres, plus variés
dans leur forme , selon les genres , paraissent s'arrêter

à six grappes de gemmules oviformes qui imitent six ovaires.

Ces ovaires sont toujours placés au-dessous de la partie mobile du polype , et compris dans le corps commun , quoique rapprochés de sa surface. Ils n'ont ni enveloppe particulière , ni *oviductus*. Ils consistent en corpuscules sphériques, attachés par de petits pédicules au bas des six demi-cloisons qui portent les intestins de la deuxième sorte ; mais ils n'occupent jamais la portion la plus inférieure de ces six demi-cloisons. Les œufs ou corpuscules détachés , peuvent remonter , rentrer dans l'estomac par l'ouverture de l'anneau , et ensuite être évacués par la bouche.

Les deux intestins de la première sorte , pénètrent dans le corps commun sans se diviser et sans communiquer ni entr'eux ni avec d'autres. Ceux de la deuxième sorte , au contraire, paraissent produire les ramifications vasculaires que présente quelquefois la substance du corps commun.

M. *Savigny* pense que l'organisation intérieure des polypes des vérétilles , des pennatules , etc. , est analogue à celle des polypes dont il s'agit ici : voici les quatre genres qu'il a établis parmi ces polypes.

---

## ANTHÉLIE. (Anthelia).

Corps commun étendu en plaque mince, presqu'aplatie , sur les corps marins.

Les polypes non rétractiles, saillans, droits et serrés, occupant la surface du corps commun ; 8 tentacules pectinés.

*Corpus commune in massam tenuem subcomplanatam, corporibus marinis extensum.*

*Polypi non retractiles, prominuli, erecti, conferti, ad superficiem massæ communis. Tentacula octo pectinata.*

### OBSERVATIONS.

Les *anthélies* rampent et s'étendent en plaques minces et charnues, sur les parties planes des corps marins, comme sur la base des madrépores ; des gorgones, etc. A la surface de ces plaques s'élève une multitude de polypes droits dont une partie, tubiforme, reste immobile, l'extrémité seule qui soutient les tentacules pouvant se contracter. M. *Savigny* en connaît cinq espèces ; mais il ne mentionne que la suivante dans son mémoire.

### ESPÈCE.

1. Anthélie glauque. *Anthelia glauca.*

    *A. polypis viridulis, infernè subventricosis.*

    *Anthelia glauca.* Savigny. mss. et *fig.*

    Habite les côtes de la mer Rouge. La bouche de ces polypes, semblable à un point octogone, s'élève souvent en pyramide.

    *Nota.* Je présume que l'*alcyonium rubrum*, Mull. Zool. dan. 3. p. 2. tab. 82. f. 1—4, est une espèce de ce genre.

# XÉNIE. ( Xenia ).

Corps commun, produisant à la surface d'une base rampante, des tiges un peu courtes, épaisses, nues, divisées à leur sommet; à rameaux courts, polypifères à leur extrémité.

Polypes non rétractiles, cylindriques, fasciculés, presqu'en ombelle, et ramassés au sommet des rameaux, en têtes globuleuses, comme fleuries; ayant 8 grands tentacules profondément pectinés.

*Corpus commune, è basi repente, caules crassos breviusculos, nudos, apice divisos emittens; ramis brevibus, apice polypiferis.*

*Polypi non retractiles, cylindrici, fasciculati, sub-umbellati, ad apices ramorum in capitula globosa subflorida congesti : tentaculis octo magnis profundè pectinatis.*

### OBSERVATIONS.

La *xénie* est, parmi les polypes tubifères, l'un des genres les plus remarquables ; le corps commun de ces animaux composés ressemblant à un végétal à sommités fleuries, et les polypes de ce corps étant disposés aux extrémités des rameaux presque comme ceux de l'ombellulaire.

Les ombelles de la *xénie*, légèrement étagées, rapprochées en tête arrondie, colorée, animée et toujours en mouvement, produisent, dit M. *Savigny*, un très-bel effet.

Elles sont situées au sommet de quelques pédoncules gros et courts , qui ont eux-mêmes une tige commune. M. *Savigny* ne parle point de la base rampante et fixée, sur laquelle s'élèvent les tiges ; mais il la représente dans la figure qu'il donne de la seule espéce qu'il connaît. J'en indiquerai une seconde que je crois appartenir au même genre.

## ESPÈCES.

1. **Xénie bleue.** *Xenia umbellata.*

> *X. polypis cæruleis , umbellato-capitatis ; tentaculis longis , profundè pectinatis.*
>
> *Xenia umbellata.* Savigny mss. et *fig.*
>
> Habite la mer Rouge. Les ombelles sont d'un bleu foncé en dessus , glauques en dessous. Les pinnules des tentacules sont grêles , profondes , serrées et disposées sur deux rangs de chaque côté. Cette xénie est sujette à des tumeurs ou galles occasionnées par la présence d'un entomostracé.

2. **Xénie pourpre.** *Xenia purpurea.*

> *X. polypis purpureis , cymosis ; fasciculis polyporum globosis , numerosissimis ; ramis compressis , divaricatis.*
>
> *Alcyonium floridum.* Esper. suppl. 2. p. 49. tab. 16.
>
> Habite....

----

# AMMOTHÉE. ( Ammothea ).

Corps commun se divisant en plusieurs tiges courtes et rameuses ; à derniers rameaux ramassés, ovales-conoïdes, en forme de chatons, et partout couverts de polypes.

Polypes non rétractiles , à corps un peu court , et à 8 tentacules pectinés sur les côtés.

*Corpus commune , caulibus pluribus brevibus et ramosis divisum ; ramulis ultimis congestis , ovato-conoideis , amentiformibus , undìquè polypiferis.*

*Polypi non retractiles ; corpore breviusculo ; tentaculis octo ad latera pectinatis.*

### OBSERVATIONS.

Les *ammothées* viennent en tiges rameuses comme les xénies; mais elles s'en distinguent éminemment par la disposition de leurs polypes , qui ne sortent point par faisceaux ombelliformes ou capituliformes aux extrémités des rameaux. Leurs polypes, au contraire, sont épars et serrés autour des derniers rameaux , les couvrent partout , et leur donnent l'aspect de chatons fleuris. La partie saillante et non rétractile du corps de ces polypes est courte , et couronnée de huit tentacules assez grands , pectinés sur les côtés. Les pinnules , au nombre de huit ou neuf par rangée , sont tantôt sur un seul rang de chaque côté, et tantôt sur deux ou trois rangs.

M. *Savigny* n'a connu qu'une espèce de ce genre ; mais il est probable qu'on peut y en rapporter quelques autres , déjà observées et confondues parmi les alcyons.

## ESPÈCES.

1. Ammothée verdâtre. *Ammothea virescens.*

*A. caulibus albidis , exquisitè ramosis ; polypis fusco-virescentibus.*

*Ammothea virescens.* Savigny , mss. et *fig.*

Habite les côtes de la mer Rouge.

2. **Ammothée phalloïde.** *Ammothea phalloides.*

*A. substipitata, supernè divisa ; ramulis brevibus, conglomeratis, lobulatis ; lobulis subglobosis.*

*Alcyonium spongiosum.* Esper. suppl. 2. tab. 3.

Habite les mers orientales. Ce n'est que par conjecture que je rapporte ici le corps polypifère dont Esper nous a donné la figure, d'après le sec. Il nous paraît rendre le port d'une ammothée, dont les derniers rameaux polypifères et conglomérées, seraient fort courts, et altérés dans leur forme par l'état de dessiccation.

----

# LOBULAIRE. (Lobularia).

Corps commun, charnu, élevé sur sa base, rarement soutenu sur une tige courte, simple ou muni de lobes variés ; à surface garnie de polypes épars.

Polypes entièrement rétractiles, cylindriques, ayant 8 cannelures au dehors, et 8 tentacules pectinés.

*Corpus commune, carnosum, suprà basim elevatum, rarò caule brevi suffultum, simplex aut variè lobatum ; superficie polypis sparsis obsitá.*

*Polypi penitùs retractiles, cylindrici, extùs octostriati ; tentaculis octo pectinatis.*

### OBSERVATIONS.

Le genre des *lobulaires* ne paraît distingué des vrais alcyons que parce que les polypes de ce genre vivent sur un corps commun organisé, qui n'a point de polypier ; c'est-à-dire, qui n'offre point de fibres cornées, empâtées par un encroûtement inorganique qui contient les polypes dans son épaisseur. Cette distinction n'est pas toujours facile à saisir sur l'inspection des masses conservées dans les collections; mais peut-être que les vrais alcyons n'ont tous que cinq tentacules à leurs polypes ; ce caractère constaté établirait une démarcation suffisante pour n'en confondre aucun avec les petits ascidiens et avec les polypes tubifères. Je doute néanmoins du fondement de ce caractère.

Il est difficile d'obtenir du port des lobulaires une distinction de toutes leurs espèces, d'avec celles des trois genres précédens. Mais les polypes des lobulaires étant rétractiles en entier, distinguent éminemment leur genre.

## ESPÈCES.

1. Lobulaire digitée. *Lobularia digitata.*

> *L. sessilis, albido-ferruginea, gelatinoso-carnosa, lobata ; lobis crassis, obtusis.*

*Alcyonium digitatum.* Lin. Soland. et Ell. p. 175.

Ellis corall. t. 32. *fig. a* A. A. 2.

Savigny. mss. et *fig.*

Mus. n.º

Habite l'Océan européen. Ses lobes, au nombre de deux à cinq, sont épais, obtus et un peu digitiformes. L'*alcyonium pulmo*, Esper. suppl. 2. t. 9, semble être une variété de cette espèce, représentée d'après le Sec.

2. Lobulaire conoïde. *Lobularia conoidea.*

> *L. sessilis, indivisa, conoidea, extùs flava, intùs rubra pulposa ; polyporum tentaculis octo ciliato-pectinatis.*

*Alcyonium cydonium.* Mull. Zool. dan. 3. p. 1. tab. 81. f. 3—5.

Habite la mer du nord, fixée sur les rochers et les coquillages. Ses polypes sont cannelés en dehors avec des rides transverses , comme ceux de la précédente que M. *Savigny* nous a fait connaître avec beaucoup de détails.

## 3. Lobulaire main de ladre. *Lobularia palmata.*

*L. coriacea , stipitata , supernè ramoso-palmata ; ramulis sub-compressis ; cellulis prominulis papilliformibus.*

*Alcyonium palmatum.* Pallas zooph. p. 349.

*Alcyonium exos.* Gmel. n.º 2. Esper. suppl. 2. t. 2.

*Fungus,* etc. Barrel. ic. 1293. n.º 1 et 1294.

Mus. n.º

2. var. *caule elatiore ramoso.*

Marsill. hist. mar. tab. 15. f. 74.

Habite la Méditerranée. M. *Savigny* m'ayant assuré que ces polypes sont rétractiles en entier, je la rapporte ici d'après son sentiment.

# ORDRE CINQUIÈME.

## POLYPES FLOTTANS. ( *Polypi natantes.* )

Polypes réunis sur un corps commun , libre , allongé , charnu , vivant, enveloppant un axe inorganique, cartilagineux , presqu'osseux , quelquefois pierreux.

Des tentacules en rayons autour de la bouche de chaque polype. La plupart de ces corps communs flottent dans les eaux ; les autres restent au fond de l'eau , soit sur la vase , soit en partie enfoncés dans le sable.

### OBSERVATIONS.

Cet ordre termine la classe des polypes , et embrasse les plus composés et les plus singuliers de ces animaux.

Parmi les animaux composés, dont la classe des polypes nous offre tant d'exemples , les *polypes flottans* , ainsi que les polypes tubifères , nous présentent un corps commun , distinct de celui des individus, qui paraît jouir d'une vie particulière, et à laquelle néanmoins celle des individus participe nécessairement. Ce corps commun, bien différent de celui des autres polypes composés , n'est point enfermé dans un polypier ou dans les parties d'un polypier inorganique , quelle que soit sa forme, mais il présente une masse nue , constituée par une chair vivante de laquelle sortent quantité de polypes qui participent à la vie dont jouit cette masse. Au centre de la masse vivante dont il s'agit , se trouve un corps allongé , axiforme, qui n'est point organisé et n'a point été vivant. Ce corps a été produit à l'intérieur de la masse vivante , comme le polypier l'a été à l'extérieur des polypes qui en sont revêtus.

L'organisation des *polypes flottans* paraît très-voisine de celle des polypes tubifères ; et quoique probablement formée sur le même plan , nous la croyons encore plus avancée. Nous aurions réuni ces deux ordres en un seul, si le corps commun des *polypes flottans*, ne renfermait un axe singulier qu'on ne trouve nullement dans celui des polypes tubifères.

Ainsi , les *polypes flottans* , de même que les polypes tubifères , nous présentent chacun un corps commun vivant, qui subsiste et conserve la vie , quoique les polypes qui y adhèrent périssent ct se renouvellent successivement; comme le tronc et les branches d'un arbre nous offrent un corps commun vivant qui subsiste et conserve la vie, quoique les bourgeons qui s'y développent et donnent lieu aux individus annuels , passent et se renouvellent chaque année ( *Voyez* l'introduction, p. 69, etc. ).

Quant à l'axe inorganique que contient le corps commun des *polypes flottans* , il nous paraît résulter de dépôts internes de matière sécrétée , comme le polypier lui-même résulte de dépôts externes de matières excrétées ou transudées. Ces matières déposées se solidifient ensuite plus ou moins, selon leur nature , par le rapprochement de leurs particules. Quelquefois elles s'arrangent avec ordre en se concrétant ; souvent même elles se divisent par masses distinctes, et alors l'axe se trouve articulé, comme dans les *encrines*.

A la vérité, le corps commun des *polypes flottans*, considéré dans son desséchement, présente l'aspect d'un polypier ; mais il n'en a que l'apparence, et l'on peut s'assurer par l'examen que ce corps fut organisé et a réellement possédé la vie. Dans les polypes dont il est question, tout ce qui est extérieur est vivant, et ce n'est qu'en leur intérieur que l'on trouve un corps particulier que la vie n'anime point. C'est précisément le contraire de ce qui a lieu dans les polypes à polypier. Le corps cartilagineux que l'on trouve dans les vélelles, les porpites, etc., n'est pas sans analogie avec le corps axiforme des polypes flottans.

Selon les observations de *M. Cuvier*, faites sur une vérétille, le canal alimentaire de chacun des polypes de cette vérétille, est garni de plusieurs *cœcum* vasculiformes qui se répandent dans toute la masse charnue, et par lesquels les polypes communiquent entr'eux. Ces *cœcum* paraissent correspondre aux huit intestins des polypes tubifères que *M. Savigny* nous a fait connaître ; et nous pensons que les polypes flottans doivent avoir aussi six paquets de gemmes, ressemblant à six ovaires.

Comme les corps dont il s'agit se déplacent en flottant dans le sein des eaux, on a pensé que les polypes réunis dans chacun de ces corps flottans, agissaient ensemble pour effectuer une marche commune, et qu'en conséquence, il fallait qu'il n'y eût pour eux tous qu'une seule volonté. (*Cuv. anat. comp. vol.* 4. *p.* 147.)

Avant de tirer une pareille conséquence, à laquelle la nature de l'organisation de ces animaux ôte toute vraisemblance et même toute possibilité, il fallait constater le besoin, pour ces polypes, d'effectuer une marche commune ; il fallait montrer ensuite qu'il leur était nécessaire de se diriger de tel ou tel côté, qu'ils en avaient la faculté, et qu'ils se dirigeaient effectivement ainsi.

A cet égard, je pense que de pareils besoins, attribués à ces polypes, sont des suppositions sans nécessité et tout-à-fait sans fondement : en voici la raison.

Lorsqu'une *pennatule* flotte dans les eaux, les polypes qui la composent se trouvent sans contredit partout exposés à rencontrer, à saisir facilement, et à avaler les corpuscules qui peuvent la nourrir ; et jamais ils ne sont dans la nécessité de se diriger vers ces corpuscules pour les atteindre.

Les polypiers fixés n'ont pour leurs polypes, ni avantage ni désavantage à ce sujet sur ces corps flottans ; les uns et les autres trouvent toujours à leur portée, les particules qui peuvent les nourrir. Ils sont à cet égard dans le cas de l'huître qui, quoique fixée sur la roche, ne manque jamais de nourriture tant qu'elle peut recevoir l'eau de la mer.

Quant à ce qui concerne la prétendue marche commune de ces polypes, il est possible que les polypes flottans aient dans les eaux des mouvemens isochrones analogues à ceux que l'on observe dans les *radiaires mollasses*. Dès lors, ils auront paru se mouvoir pour exécuter un déplacement, ce qu'on a cru aussi à l'égard des méduses, et ce qui n'est cependant qu'une illusion, leur mouvement isochrone étant toujours le même, constant et dépendant comme je l'ai observé.

Si les *polypes flottans* avaient besoin de se diriger vers les objets qui peuvent les nourrir, il leur faudrait, soit l'organe de la vue, soit celui de l'odorat, pour apercevoir les corps dont il s'agit, afin de se diriger vers eux; et s'ils possédaient ces organes, les uns voudraient se diriger vers tel objet, tandis que d'autres voudraient s'avancer vers des objets différens. Mais rien de tout cela n'a lieu : Les polypes ne se nourrissent que de ce que l'eau leur apporte, et parmi eux, ceux qui saisissent une proie, un corpuscule quelconque, n'y réussissent que lorsqu'ils rencontrent ce corpuscule ou cette proie avec leurs tentacules. Peut-être même que leurs tentacules ne servent le plus souvent qu'à favoriser l'entrée des corpuscules que l'eau apporte jusqu'à la bouche de ces polypes.

Ce que l'on sait déjà sur l'organisation des *polypes flottans*, nous montre que ces animaux, munis d'un organe digestif moins simple que celui des autres polypes, se rapprochent plus que les autres des *radiaires* ; mais ce sont encore des polypes : tous ont des tentacules en rayons autour de la bouche ; tous forment des animaux composés ; et on ne leur connaît ni pores ni tubes particuliers aspirant l'eau.

Beaucoup d'entr'eux sont phosphorescens et lumineux dans l'eau comme les radiaires mollasses.

On ne connaît encore qu'un petit nombre de genres qui appartiennent à l'ordre des *polypes flottans* ; mais il est probable qu'il en existe beaucoup d'autres qui sont à découvrir, et que cet ordre n'est ni moins nombreux ni moins varié que les précédens. Les genres dont il s'agit sont les suivans :

Vérétille.
Funiculine.
Pennatule.
Rénille.
Virgulaire.
Encrine.
Ombellulaire.

---

# VÉRÉTILLE. (Veretillum ).

Corps libre, simple, cylindrique, charnu, polypifère dans sa partie supérieure, ayant sa base nue, plus ou moins coriace.

Polypes sessiles et épars autour du corps commun ; 8 tentacules ciliés à leur bouche.

*Corpus liberum, simplex, cylindricum, carnosum, supernè polypiferum ; basi nudâ, subcoriaceâ.*

*Polypi sessiles, circa corpus communem sparsi ; tentacula 8 ciliata ad orem.*

### OBSERVATIONS.

Les genres *vérétille* et *funiculine* doivent être distingués des vraies pennatules, en ce que les espèces qui s'y

rapportent ont une tige simple , sans ailerons ni crêtes polypifères , et que cette tige soutient des polypes sessiles,
épars , et qui en occupent toute la partie supérieure.

Les *vérétilles* sont plus courtes et plus épaisses, en général, que les funiculines ; et elles s'en distinguent principalement en ce que leurs polypes sont épars, et non par
rangées longitudinales.

Le corps intérieur et axiforme que l'on observe dans les
polypes flottans, se trouve dans le genre des *vérétilles* ;
ce corps est linéaire , solide, comme osseux ; mais dans la
vérétille cynomoire il est fort petit, et néanmoins il existe.
La chair qui recouvre ce corps ou qui compose la tige entière, est molle , caverneuse , comme fibreuse , et offre à sa
surface extérieure de petits tubercules ou grains épars ,
d'où sortent les polypes.

## ESPECES.

1. Vérétille phalloïde. *Veretillum phalloïdes.*

   *V. stirpe cylindricâ , subclavatâ , semi-nudâ , supernè polypos mi-
nutos exerens ; ossiculo subulato.*

   *Pennatula phalloides.* Pall. Elench. zooph. p. 373. et misc.
Zool. p. 179. t. 13. f. 5-9.

   Habite l'Océan indien , vers l'île d'Amboine. Elle est longue
de près de six pouces, cylindrique , nue et un peu amincie
dans sa partie inférieure, obtuse , ponctuée , et de tous
côtés polypifère dans sa moitié supérieure. Elle contient
un osselet linéaire-subulé et quadrangulaire.

2. Vérétille cynomoire. *Veretillum cynomorium.*

   *V. stirpe cylindricâ , crassâ , basi nudâ , subgranulosâ , supernè
polypos majusculos exerens.*

   *Pennatula cynomorium.* Pall. Elench. zooph. p. 373. et misc.
Zool. t. 13. f. 1—4. Shaw. miscellan. 5. t. 170.

   Ellis act. angl. vol. 53. p. 434. t. 21. f. 3—5.

Mus. n.°

Habite la Méditerranée. Elle est plus grosse et plus courte que
la précédente, et Pallas dit qu'elle ne contient point d'osselet
dans son intérieur. A cet égard, il s'est trompé , car cet
osselet s'y trouve , mais il est fort petit. Je l'ai observé
dans différens individus.

---

# FUNICULINE. ( Funiculina ).

Corps libre , filiforme , très-simple, très-long, charnu ,
garni de verrues ou papilles polypifères , disposées par
rangées longitudinales. Un axe grêle, corné ou subpierreux au centre.

Polypes solitaires sur chaque verrue.

*Corpus liberum , filiforme , simplicissimum , lon-
gissimum , verrucis aut papillis polypiferis per series
longitudinales instructum. Axis gracilis , corneus vel
sublapideus , centralis.*

*Polypi solitarii ad quemque papillam.*

### OBSERVATIONS.

Les *funiculines* sont des polypes flottans , très - voisins
des vérétilles, qui offrent , comme ces dernières , un corps
libre , très-simple , n'ayant ni crêtes , ni pinnules polypifères ; mais les *funiculines* ayant le corps filiforme , grêle
et fort long, et les verrues ou papilles qui portent leurs
polypes se trouvant par rangées longitudinales, ces carac-

tères paraissent suffisans pour autoriser leur distinction d'avec les vérétilles.

On avait confondu les espèces de ces deux genres parmi les pennatules ; et cependant leur défaut de pinnules latérales polypifères ne devait pas le permettre ; il a dû au moins porter à les en séparer , ce que nous avons fait.

## ESPECES.

**1. Funiculine cylindrique.** *Funiculina cylindrica.*

F. *teres, alba, molliuscula ; papillis bifariis , alternis , turbinatis , ascendentibus ; axe subcapillari.*

*Pennatula mirabilis.* Pall. zooph. p. 371.

Lin. mus. reg. t. 19. f. 4.

Mus. n.°

Habite.... l'Océan américain ? Cette espèce, que l'on a confondue par erreur avec la *pennatula mirabilis* , présente un corps commun très-simple , fort allongé, cylindrique, grêle, flexible , et ayant l'aspect d'une petite corde blanche. Ce corps est garni , dans presque toute sa longueur , de verrues ou papilles turbinées , courbées , ascendantes , alternes , et disposées sur deux rangées longitudinales. Chaque papille ne soutient qu'un polype ; elle a son sommet obtus , et l'on y voit de petites dents conniventes ou des plis en étoile.

**2. Funiculine tétragone.** *Funiculina tetragona.*

F. *stirpe lineari , tetragonâ , longissimâ , uno latere polypiferâ.*

*Pennatula antennina.* Soland. et Ell. p. 63.

*Pennatula.* Boadsch. mar. t. 9. f. 4.

*Pennatula quadrangularis.* Pall. zooph. p. 372.

Act. angl. vol. 53. t. 20. f. 8.

Habite la Méditerranée. Cette espèce n'est pas plus une pennatule que la précédente ; ni l'une ni l'autre ne sont garnies de pinnules ou de crêtes polypifères. Celle-ci a plus de deux

pieds de longueur. Quoique ses polypes ne viennent que
d'un seul côté de la tige, ils sont très-nombreux, très-
serrés, et disposés sur trois rangées longitudinales.

### 3. Funiculine stellifère. *Funiculina stellifera.*

*F. stirpe simplici, æquali; versùs apicem polypis solitariis.*
*Pennatula stellifera.* Mull. zool. dan. t. 36. f. 1–3.
Habite la mer de Norwège, et vit en partie enfoncée dans le
limon. C'est peut-être une vérétille, mais ses polypes n'ont
que six tentacules.

---

# PENNATULE. (Pennatula).

Corps libre, charnu, penniforme, ayant une tige
nue inférieurement, ailée dans sa partie supérieure, et
contenant un axe cartilagineux ou osseux.

Pinnules distiques, ouvertes, aplaties, plissées, dentées et polypifères en leur bord supérieur.

Polypes ayant des tentacules en rayons.

*Corpus liberum, carnosum, penniforme, infernè*
*nudum, supernè pinnatum, axe osseo suffultum.*

*Pinnæ distichæ, patentes, complanatæ, plicatæ,*
*margine superiori dentatæ, polypiferæ.*

*Polypi tentaculis radiatis.*

OBSERVATIONS.

Parmi les conformations singulières qu'offrent les diverses sortes de polypes composés connus, on peut citer
principalement celle des *pennatules*, comme étant une des

plus remarquables par sa singularité. Il semble, en effet, que la nature, en formant ce corps animal composé, ait voulu copier la forme extérieure d'une plume d'oiseau.

La tige des pennatules est allongée, cylindracée, charnue et irritable dans l'état vivant, coriace lorsqu'elle est desséchée; elle contient intérieurement un axe allongé, non articulé, d'une nature cartilagineuse ou presqu'osseuse. Cette tige est nue inférieurement, et dans sa partie supérieure elle est garnie de deux rangs opposés de pinnules ouvertes, aplaties, plissées, très - rapprochées, comme imbriquées, et, en général, dentées et polypifères en leur bord supérieur. Les dents, verrues ou papilles du bord des pinnules sont des espèces de calices d'où sortent les polypes.

La plupart des *pennatules* répandent la nuit dans la mer, une lumière phosphorique et blanche, qui leur donne beaucoup d'éclat.

D'après les observations d'Ellis, on sait que les *pennatules* produisent des vésicules dans lesquelles se trouvent des bourgeons oviformes qui s'en séparent et se développent en nouvelles pennatules. Ces vésicules disparaissent dès que les bourgeons qu'elles contenaient s'en sont détachés.

Les rapports des *pennatules* avec les alcyons sont moins grands que ne l'a pensé *Pallas*. Les alcyons, moins avancés en organisation que les *pennatules*, se forment encore, ainsi que les éponges, un véritable polypier qui les contient, et qui leur est conséquemment extérieur. Les *pennatules* ne sont nullement dans ce cas; elles ont un axe intérieur à leur corps commun, et la composition du canal alimentaire de chaque polype, approchant probablement de celle déjà reconnue des vérétilles, indique que ces polypes commencent à avoisiner les *radiaires* dans leurs rapports.

*Linné* et *Pallas* ont gâté et rendu vague le caractère des pennatules, en leur associant, dans le même genre, des polypes composés, qui, quoique de la même famille, doivent en être distingués comme formant autant de genres particuliers. J'ai commencé la réparation de ce tort, en circonscrivant le caractère des pennatules aux ailerons polypifères et plus ou moins composés de leur tige.

## ESPECES.

1. **Pennatule luisante.** *Pennatula phosphorea.*

**P.** *stirpe tereti, carnosâ, longiusculâ; rachi subtùs, papillis, scabrâ, sulco exaratâ; pinnarum margine, calyculis, dentato-setaceis, pectinato.*

*Pennatula phosphorea.* Lin. Esper. suppl. 2. t. 3.

*Pennatula britannica.* Soland. et Ell. p. 61.

Boadsch. t. 8. f. 5.

2. *var. albida.*

Mus. n.o

Habite les mers d'Europe. Ma collection. Cette espèce est commune, pourpre ou rougeâtre, blanchâtre dans une variété, de taille médiocre, et luit avec beaucoup d'éclat, la nuit, dans la mer. Son pédicule est assez grêle, non bulbeux. Le rachis entre les ailerons est scabre sur le dos, c'est-à-dire, hérissé de petites papilles éparses.

2. **Pennatule granuleuse.** *Pennatula granulosa.*

**P.** *stirpe carnosâ; rachi dorso dilatato, ad latera granulato; margine pinnarum, calyculis, dentato-setaceis, pectinato.*

*Pennatula rubra.* Lin. Esper. suppl. 2. t. 2.

*Pennatula italica.* Soland. et Ell. p. 61.

Boadsch. mar. t. 8. f. 1—3.

2. *var. albida.*

Mus. n.º

Habite la Méditerranée. Mon cabinet. Elle est moyenne entre la précédente et celle qui suit. Sa couleur est rouge, blanche dans une variété rapportée au Muséum par M. *Lalande.* Le rachis, entre les pinnules, est large sur le dos, lisse et en canal au milieu, très-granuleux de chaque côté. La couleur, dans ce genre, ne peut pas servir à la distinction des espèces.

### 3. Pennatule grise. *Pennatula grisea.*

*P. stirpe carnosâ, subbulbosâ ; rachi dorso lævi ; pinnis limbo tenuiori, subverrucoso ; nervis pinnarum , exsiccatione prominulis, spinæformibus.*

*Pennatula grisea.* Esper. suppl. 2. t. 1.

Mus. n.o

Habite la Méditerranée. *La Lande.* Cette pennatule a tant de rapport avec la suivante, que peut-être n'en est-elle qu'une variété. Cependant celle - ci a les pinnules moins serrées et plus minces en leur bord polypifère avec des verrues ou des glandes séparées. Le rachis sur le dos est lisse, large et lancéolé.

### 4. Pennatule épineuse. *Pennatula spinosa.*

*P. stirpe carnosâ , bulbosâ ; rachi dorso lævi ; pinnis margine incrassato , verrucoso, crispo ; nervis pinnarum , exsiccatione prominulis , spinæformibus.*

*Pennatula spinosa.* Soland. et Ell. p. 62.

*Pennatula grisea.* Lin. Boadsch. mar. t. 9. f. 1--3.

Esper. suppl. 2. t. 1. A. Séba. mus. 3. t. 16. f. 8. *a* , *b.*

Mus. n.º

Habite la Méditerranée. *La Lande.* Celle-ci n'est ni plus ni moins épineuse que la précédente ; et l'une et l'autre ne le sont que lorsque, retirées de l'eau, leurs pinnules en se séchant, subissent un retrait qui fait saillir les nervures cartilagineuses et sétacées des plis. Néanmoins celle dont il s'agit ici, a un aspect particulier ; ses pinnules sont nombreuses , serrées, plissées, imbriquées , à bord polypifère épais, charnu, crépu , verruqueux. Cette pennatule est très-brillante dans les eaux pendant la nuit.

### 5. Pennatule argentée. *Pennatula argentea.*

*P. angusto-lanceolata , prælonga ; stirpe lævi tereti ; pinnis creberrimis , imbricatis , dentatis.*

*Pennatula argentea.* Soland. et Ell. p. 66. t. 8. f. 1--3.

Esper. suppl. 2. t. 8. Shaw. miscellan. 4. t. 124.

Mus. n.o

Habite l'Océan des Grandes-Indes. Cette espèce est fort remarquable par sa forme allongée ; et par ses pinnules courtes,
très-nombreuses. Elle répand la nuit beaucoup de clarté
dans la mer.

### 6. Pennatule-Flèche. *Pennatula sagitta.*

*P. stirpe filiformi ; rachi brevi, distichè pennata ; pinnis filifor-
mibus ; apice nudo.*

*Pennatula sagitta.* Lin. Amæn. acad. 4. tab. 3. f. 13.

Soland. et Ell. p. 64. Ellis act. angl. 53. tab. 20. f. 16.

2. *eadem ? rachi longiore, apice dilatatâ, subemarginatâ.*

*Pennatula sagitta.* Esper. suppl. 2. tab. 5.

Habite.... On dit qu'on l'a trouvée ayant sa base enfoncée
dans la peau du *lophius histrio.* Pallas, doutant de son
genre, n'a point voulu mentionner cette espèce. Je ne la
cite que pour indiquer les figures publiées par *Esper.*

---

# RÉNILLE. ( Renilla ).

Corps libre, aplati, réniforme, pédiculé ; ayant une
de ses faces polypifère, et des stries rayonnantes sur
l'autre.

Polypes à 6 rayons.

*Corpus liberum, complanatum, reniforme, stipi-
tatum ; uno latere polypifero : altero radiatìm
striato.*

*Polypi tentaculis senis radiati.*

### OBSERVATIONS.

Si l'on allonge et soude ensemble toutes les pinnules
d'une pennatule, de manière que de leur réunion résulte

une plaque verticale, arrondie, réniforme, et soutenue sur un pédicule, on aura alors la forme très-particulière de notre *rénille*. Cette forme cependant s'éloigne beaucoup de celle des pennatules ; car, dans la rénille, l'on ne trouve plus de pinnules séparées, polypifères en leur bord supérieur ; mais une seule aile verticale, aplatie, réniforme, ayant une de ses faces couverte de polypes, tandis que l'autre n'offre que des stries fines, serrées et rayonnantes.

La nature n'a sûrement point passé à cette forme isolée pour une seule espèce, et probablement l'on en découvrira d'autres très-avoisinantes, qui confirmeront la convenance de l'établissement de ce genre.

Voici la seule espèce connue qui appartienne à ce genre.

## ESPÈCE.

1. **Rénille d'Amérique.** *Renilla Americana.*

*Pennatula reniformis.* Soland. et Ell. p. 65.
Pall. zooph. p. 374. Shaw. miscell. 4. t. 139.
Ellis act. angl. vol. 53. t. 19. f. 6—10.
Habite les mers d'Amérique. Couleur rouge.

------

## VIRGULAIRE. (Virgularia).

Corps libre, linéaire ou filiforme, très-long, entouré en partie de pinnules embrassantes et polypifères, et contenant un axe subpierreux.

Pinnules nombreuses, petites, distiques, transverses, arquées, embrassant ou entourant le rachis, à bord supérieur polypifère.

*Corpus liberum , lineare vel filiforme , longissi-*
*mum , pinnulis amplexantibus et polypiferis obvalla-*
*tum ; axe sublapideo.*

*Pinnæ numerosæ , parvæ , distichæ , transversæ ,*
*arcuatæ , rachidem amplexantes vel obvallantes ;*
*margine superiore polypifero.*

### OBSERVATIONS.

Quoique les *virgulaires* tiennent de très-près aux pennatules par leurs rapports , elles n'en ont ni la forme générale, ni l'aspect , ni les habitudes, ni le même mode d'existence.

On voit les pennatules flotter vaguement dans les eaux ;
tandis que les *virgulaires* se trouvent en partie enfoncées
dans le limon ou dans le sable, leur partie chargée de pinnules s'élevant dans l'eau pour faciliter la nourriture des polypes.

La pennatule, munie dans sa partie supérieure de pinnules étendues, ouvertes et qui s'écartent de la tige, ressemble à une plume à écrire ou à une flèche ; tandis que
la *virgulaire*, offrant un corps grêle , fort allongé, muni
de pinnules petites , nombreuses , transverses , embrassant
ou entourant la tige, ressemble plus à une verge ou à une
baguette qu'à une plume.

## ESPECES.

1. Virgulaire à ailes lâches. *Virgularia mirabilis.*
   *V. stirpe filiformi ; rachi distichè pennata ; pinnis transversis,*
   *arcuatis , laxis , margine polypiferis.*

*Pennatula mirabilis.* Mull. zool. dan. p. 11. tab. XI.

Habite la mer de la Norwège , dans les anses des côtes. Cette
espèce , observée sur le vivant par *Muller* , qui en a donné
la description et une belle figure , peut être considérée
comme très-connue. Or , elle n'a certainement rien de
commun avec la *pennatula mirabilis* de Pallas que nous
possédons au Muséum , et dont j'ai fait la première espèce
du genre funiculine.

Quoique voisine de la *pennatula juncea*, qui fut confondue
avec la *pennatula mirabilis* , cette virgulaire en paraît très-
différente , étant moins longue, à pinnules beaucoup plus
grandes , plus lâches, et moins nombreuses.

## 2. Virgulaire juncoïde. *Virgularia juncea.*

*V. stirpe filiformi , rectâ , longissimâ ; basi vermiformi , cras-
siore ; pinnis rugæformibus , obliquè transversis , minimis, creberrimis rachi adpressis.*

*An pennatula mirabilis ?* Lin. Soland. et Ell. p. 63.

Mus. ad. fr. t. 19. f. 4.

Ellis act. angl. 53. t. 20. f. 17.

*Pennatula juncea.* Esper. suppl. 2. t. 4. f. 1 , 2 , 4 , 5 , 6.

Mus. n.°

Habite l'Océan européen , etc. Rien n'est plus embrouillé et
plus difficile à éclaircir que la synonymie de cette espèce.
En ayant sous les yeux plusieurs exemplaires en bon état ,
je vois qu'elle est très-différente de la *pennatula mirabilis*
de Pallas , qu'elle diffère aussi de la *pennatula mirabilis* de
Muller , et qu'elle n'est réellement point la même que la
*pennatula juncea* de Pallas , qui est néanmoins celle qui
s'en rapproche le plus.

La *virgulaire* juncoïde a une tige grêle , filiforme , longue de trente à trente-deux centimètres, un peu contournée et épaissie inférieurement. Cette tige est garnie dans les
trois quarts de sa longueur, de rides transverses , très-
nombreuses , en demi-anneaux , serrées contre le rachis ,
et qui paraissent disposées sur deux rangées longitudinales.
Ces rides , noduleuses en leur bord , sont des pinnules polypifères , très-petites et embrassantes. Elles laissent à nu un

côté de la tige dans toute sa longueur. L'osselet pierreux de cette virgulaire est atténué aux deux bouts.

### 3. Virgulaire australe. *Virgularia australis.*

*V. osse lapideo, tereti - subulato : extremitate crassiore, truncatâ.*

*Sagitta marina alba.* Rumph. mus. p. 43. n.º 1. et amb. 6. p. 256.

Seba. mus. 3. t. 114. f. 2.

Mus. n.º

Habite l'Océan des grandes - Indes. Je ne connais de cette virgulaire que son axe pierreux, dont le Muséum possède beaucoup d'exemplaires. Cet axe offre une baguette cylindrique - subulée, fort longue, blanche, droite, cassante, tronquée à son extrémité la plus épaisse, et qui présente des stries rayonnantes à sa troncature.

Probablement la tige qui contenait cet axe, était garnie à l'extérieur de pinnules transverses, semi-annulaires, serrées contre le rachis, et analogues à celles de l'espèce ci-dessus : ce sont, en effet, les franges variées de rouge, de jaune et de blanc, dont parle Rumphius. Néanmoins l'axe de cette tige étant différent de celui de la virgulaire juncoïde, autorise à distinguer provisoirement celle-ci.

On trouve, dit-on, les baguettes de notre espèce en partie enfoncées dans le sable, dans une situation verticale, et ayant leur pointe en bas. Si cela est, *Seba* s'est trompé en les représentant fixées sur une pierre, la pointe en haut.

---

## ENCRINE. ( Encrinus ).

Corps libre, allongé, ayant une tige cylindrique ou polyèdre, ramifiée en ombelle à son sommet.

Axe intérieur articulé, osseux ou pierreux.

Rameaux de l'ombelle chargés de polypes disposés par rangées.

*Corpus liberum, elongatum ; caule tereti S. polye-dro, apice in umbellam ramoso.*

*Axis centralis, osseus vel lapideus, articulatus.*

*Rami umbellæ polypis seriatìm dispositis onusti.*

### OBSERVATIONS.

Les *encrines* sont éminemment distinguées des penna-tules et des autres genres de l'ordre des polypes flottans, par l'axe articulé de leur tige et de leurs rameaux; carac-tère qui leur est exclusivement propre.

On ne saurait maintenant douter que ce que l'on nomme, dans les collections, *encrinites* ou palmiers marins, ne soit les restes des animaux composés dont il s'agit, restes qu'on ne trouve communément que dans l'état fossile, dans les terrains d'ancienne formation, et dont on ne ren-contre presque toujours que des individus frustes ou incom-plets, ou que des parties séparées.

La tige des *encrines* offre un axe articulé, le plus sou-vent pierreux, et recouvert d'une chair qui paraît peu épaisse. Ce sont les articulations pierreuses de cet axe, que l'on trouve le plus souvent séparées les unes des autres, qui constituent les *pierres étoilées*, les *trochites* et les *en-troques* que l'on voit sous ces noms dans les cabinets d'his-toire naturelle, et dont il est fait mention d'une manière fort obscure dans différens ouvrages qui traitent des fos-siles.

Non seulement les *encrines* forment un genre particulier,

très-distinct des autres polypes flottans , par leur tige articulée , mais il paraît que ce genre est très-nombreux en espèces; car les colonnes que forment les *entroques* que l'on
voit dans les collections, sont très-diversifiées entr'elles.
Les unes, en effet, sont cylindriques, soit lisses , soit tuberculeuses ; les autres sont anguleuses , à quatre , ou cinq,
ou dix pans , et présentent en outre une multitude de particularités qui distinguent les espèces et montrent qu'elles
sont nombreuses.

De presque toutes ces espèces, on ne connaît que des
portions de la colonne pierreuse et articulée, qui constitue
leur axe; et toutes ces portions sont dans l'état fossile.
On fût resté dans l'incertitude sur l'origine des *pierres étoilées* , des *entroques*, etc. qui composent ces colonnes pierreuses , si l'on ne fût parvenu à retirer de la mer une *encrine* vivante et complète ; et quoique celle-ci, que l'on
conserve au Muséum , soit une espèce particulière , elle
nous a suffisamment éclairés sur la nature et le véritable
genre des autres.

On a lieu de penser que les *encrines* habitent principalement les grandes profondeurs des mers, et quoique ce
soient des corps libres, il paraît qu'elles flottent moins dans
le sein des eaux , ou du moins qu'elles se rapprochent moins
de la surface de la mer que les pennatules , puisque les
occasions de les saisir sont si rares.

Les encrines se rapprochent de l'ombellulaire par leur
ombelle terminale et polypifère ; mais leur tige et leurs rameaux articulés, enfin la disposition des polypes qui forment des rangées sur les rameaux de l'ombelle, les en distinguent fortement.

## ESPECES.

1. **Encrine tête de Méduse.** *Encrinus caput Medusæ.*

E. *stirpe pentagonâ, articulatâ, ramis simplicibus, verticil-*
*latâ ; umbellæ radiis, tripartito-dichotomis.*

*Isis asteria.* Lin.

Ellis encr. 1764. t. 13. f. 14. *Vorticella.* Esper, suppl.
tab. 3—6.

Guett. act. Paris. 1755. act. angl. 52. t. 14.

Habite l'Océan des Antilles. Cette belle encrine, qui fut
long-temps la seule connue qui ne soit pas fossile, a été
pêchée aux environs de la Martinique, et déposée dans le
cabinet de madame de Bois-Jourdain, d'où, après avoir
passé dans celui de M. de Joubert, enfin dans le mien, elle se
trouve maintenant dans la collection du Muséum.

M. Dufresne en a vu une autre à Londres qui, de même,
n'est pas fossile.

2. **Encrine lys de mer.** *Encrinus liliiformis.*

E. *stirpe tereti, lævigatâ, articulatâ ; umbella co-arctata ; ra-*
*diis bipartitis.*

*Lilium lapideum.* Ellis. corall. t. 37. *fig. K.*

Knorr. petrif. 1. t. XI. a.

Habite..... Se trouve fossile en Europe, dans les terrains d'ancienne formation.

---

# OMBELLULAIRE. ( Umbellularia ).

Corps libre, constitué par une tige simple, très-longue, polypifère au sommet, ayant un axe osseux, inarticulé, tétragone, enveloppé d'une membrane charnue.

Polypes très-grands, réunis en ombelle, ayant chacun huit tentacules ciliés.

*Corpus liberum , stirpe simplici , prælongo , apice polypifero sistens ; axe osseo , inarticulato , tetragono, membranáque carnosá vestito.*

*Polypi maximi terminales , umbellatìm congestì ; tentaculis octo ciliatis.*

### OBSERVATIONS.

L'*ombellulaire*, que je ne connais que par *Ellis*, appartient évidemment à un genre particulier de la division des polypes flottans , et que l'on doit distinguer des pennatules. Les polypes de cet animal-composé sont terminaux , et ne naissent point sur des crêtes latérales , comme ceux des pennatules. Il serait plus inconvenable encore d'associer l'*ombellulaire* avec les encrines, la disposition de ses polypes et son axe inarticulé offrant des différences trop considérables pour permettre une pareille association.

Quoiqu'on ait lieu de penser que l'ombellulaire habite les grandes profondeurs des mers comme les encrines , il paraît qu'elle flotte et s'élève davantage daus le sein des eaux ; la membrane charnue qui enveloppe l'axe de sa tige , ayant paru vésiculaire et susceptible de varier ses gonflemens, doit faciliter sa natation.

On ne connaît encore qu'une seule espèce de ce genre: c'est la suivante.

### ESPÈCE.

1. Ombellulaire du Groenland. *Umbellularia groenlandica.*

> *U. stirpe longissimâ , supernè attenuatâ ; polypis apice in umbellam congestis.*
>
> Ellis corall. t. 37. *fig. a , b , c.*
>
> *Pennatula encrinus.* Lin. Solaud. et Ell. p. 67.
>
> Habite l'Océan Boréal, la mer du Groenland. Sa tige a jusqu'à six pieds de longueur.

# CLASSE TROISIÈME.

## LES RADIAIRES.

Animaux nus, libres, la plupart vagabonds : à corps en général suborbiculaire, renversé, ayant une disposition rayonnante dans ses parties tant internes qu'externes, et dépourvu de tête, d'yeux, de pattes articulées.

Bouche inférieure, simple ou multiple : organe de la digestion le plus souvent composé.

*Respiration* : Des pores ou des tubes extérieurs aspirant l'eau.

*Génération* : Des amas de gemmes internes, ressemblant à des ovaires.

*Animalia nuda, libera, pleraque vagantia : corpore ut plurimùm suborbiculato, resupinato; intùs extùsque partibus radiátìm digestis; capite, oculis, membrisque articulatis nullis.*

*Os inferum, simplex aut multiplicatum. Organum digestionis sæpius compositum.*

Respiratio : *pori vel tubuli externi aquam spi-
rantes.*

Generatio : *Gemmarum internarum acervi ovaria simulantes.*

O B S E R V A T I O N S.

En sortant de la classe des polypes, on arrive, par
une espèce de transition des polypes flottans aux radiaires mollasses, à la 3.^e classe du règne animal, à celle
qui comprend les *radiaires.* Là, on trouve des animaux
très-distingués des polypes, par une forme générale qui
est propre à la plupart, et par une situation comme renversée de leur corps ; tous enfin offrent une organisation
intérieure plus composée. Ces animaux, qui appartiennent à une branche latérale de la série naturelle, sont
encore *apathiques,* quoique leur organisation soit plus
avancée et plus composée que celle des animaux des deux
classes précédentes.

Ici, l'on observe des formes tout-à-fait nouvelles, qui
se rapportent à un mode assez généralement le même :
or, ce mode est la *disposition rayonnante* des parties
tant intérieures qu'extérieures, dans un corps le plus souvent très-raccourci et orbiculaire.

Ici encore, au lieu d'un seul organe spécial intérieur
du 1.^er ordre, comme dans le plus grand nombre des
polypes, on en aperçoit partout au moins deux ; savoir :
un organe digestif, et un organe respiratoire.

*L'organe digestif,* le premier et le plus important de
tous les organes spéciaux intérieurs, s'est montré pour la

première fois dans les polypes et se trouve aussi dans toutes les radiaires ; mais dans la plupart de celles-ci, il est singulièrement composé. Il y est, en effet, constitué par un sac alimentaire fort court, mais augmenté sur les côtés par des appendices ou des *cæcum* souvent vasculiformes et très-ramifiés. Quoique variant dans sa forme, selon les organisations dont il fait partie, cet organe, une fois formé, ne manquera désormais dans aucun des animaux des classes qui suivent.

*L'organe respiratoire*, le plus important de tous les organes spéciaux intérieurs, après celui de la digestion, est effectivement le second organe du 1.ᵉʳ ordre que la nature a institué dans les animaux, et il paraît qu'elle n'a commencé à l'établir que dans les *radiaires*. Il s'y montre dans des pores ou des tubes extérieurs qui aspirent l'eau, et la transportent intérieurement par des canaux ou des espèces de trachées aquifères. L'organe alors en sépare l'air qui fournit son oxigène au fluide nourricier, et qui en outre y forme, dans plusieurs, des réservoirs particuliers pleins d'air, qui aident l'animal à se soutenir dans le sein ou à la surface des eaux. Or, l'organe respiratoire une fois établi, se retrouve aussi dans tous les animaux des classes suivantes ; mais la nature varie son mode, étant obligée de l'accommoder partout aux organisations dont il fait essentiellement partie.

On peut dire que les *radiaires*, en général, ne sont point, comme les polypes, des animaux à corps allongé, ayant une bouche supérieure et terminale ; le plus souvent fixés dans un polypier, et n'ayant qu'un seul organe spécial du 1.ᵉʳ ordre, celui de la digestion ; mais que ce sont des animaux libres, errans ou vagabonds, plus composés dans leur organisation que les polypes, ayant une conformation qui leur est, en général, particulière, et se tenant presque tous dans une position comme renversée, leur bouche alors étant toujours inférieure.

Il n'est personne qui, ayant vu des polypes, n'en distingue les *radiaires* au premier aspect ; et s'il est parmi elles des races qui, par leur forme et leur disposition habituelle, s'éloignent un peu des caractères que je viens d'assigner, ce n'est ici, comme ailleurs, qu'au commencement et à la fin de la classe qu'on peut les rencontrer.

Aussi, malgré les différences que je viens de citer entre les radiaires et les polypes, on doit remarquer que, depuis les infusoires jusqu'aux radiaires inclusivement, les animaux compris dans cette grande série sont tellement liés les uns aux autres par leurs rapports, que les divisions qu'il a fallu établir pour la partager, ne sont, en général, que des lignes de séparation artificielles. Après les radiaires, nous verrons que la même chose n'a point lieu, les vers étant en quelque sorte hors de rang.

Si la classe des polypes nous a paru mériter beaucoup d'intérêt, sous le rapport de l'étude de l'organisation, nous allons voir que celle des *radiaires* n'en mérite pas moins ; car elle nous présente, dans les animaux qu'elle embrasse, des faits d'organisation très-importans à considérer, et qui peuvent nous éclairer sur certains moyens employés par la nature, dont l'usage n'était pas même soupçonné.

Dans l'instant j'essaierai de mettre les preuves de ces

moyens en évidence ; mais auparavant suivons l'ordre des considérations qui les amènent.

Jusqu'à présent, les animaux que nous avons considérés, ne nous ont encore offert ni tête, ni organe de la vue solidement déterminé, ni pattes articulées , ni cette forme symétrique de parties paires, à laquelle la nature doit parvenir pour pouvoir produire les animaux les plus parfaits; et à l'intérieur, l'organisation ne nous a pas encore présenté, soit une moëlle longitudinale et un cerveau pour le *sentiment*, soit des artères, des veines et un cœur pour la *circulation* des fluides, soit enfin des organes distincts et de deux sortes pour une véritable fécondation sexuelle. L'organisation n'a pas encore pu atteindre à aucun de ces degrés de composition, à ces points d'animalisation.

Cependant nous avons déjà vu, dans les animaux des deux classes précédentes, l'organisation commencer à se composer d'une manière évidente, et l'animalisation faire des progrès assez remarquables.

Dans les *infusoires*, nous avons pu nous convaincre que l'organisation est réduite à sa plus grande simplicité, à la plus faible consistance de ses parties, et qu'elle n'offre aucun organe spécial intérieur. Aussi est-il facile de sentir que, dans ces animaux, les fluides subtils, excitateurs de la vie et des mouvemens du corps, n'ont d'autre voie pour leur invasion que les points extérieurs de ces petits corps animés. Ces fluides sont en outre assujettis dans leur action aux influences de l'irrégularité de forme, de la grande contractilité de ces frêles corps , et du défaut de consistance et de point d'appui; défaut qui fait varier les formes sans limites.

Mais dans les *polypes*, la forme générale des animaux étant parvenue à se régulariser, un organe digestif, quoiqu'incomplet, a pu se former, et a offert plus de facilité aux fluides excitateurs pour se précipiter par cette voie dans ces corps souples. Aussi ces fluides commencent-ils à y opérer, par leur expansion, une disposition rayonnante des parties, qui s'annonce, en effet, par la situation des tentacules autour de la bouche.

Dans les *radiaires*, qui viennent ensuite et dont nous allons nous occuper, cette influence des fluides excitateurs se fait bien plus sentir ; le volume fort accru de ces corps lui donne plus de moyens, et ses produits y sont aussi plus remarquables.

En effet, l'organe digestif des plus mollasses d'entr'eux est moins simple, plus composé même que dans les animaux les plus parfaits, au moins sous le rapport de ses divisions ; et l'on voit clairement que la nature s'en est servie pour y établir le centre du mouvement des fluides propres de l'animal, jusqu'à ce qu'elle ait pu parvenir à employer des moyens plus puissans pour leur accélération.

Voyons jusqu'à quel point ce que je viens d'exposer se trouve appuyé par l'observation et par les connaissances maintenant acquises.

Lorsque l'on connaît, comme à présent, l'expansibilité rayonnante du *calorique* et de l'*électricité* condensée, que l'on sait que tous les milieux qu'habitent les animaux sont remplis plus ou moins abondamment de ces fluides pénétrans et expansifs, peut-on méconnaître leur influence dans ceux des animaux dont les parties n'ayant encore qu'une faible consistance, sont conséquemment très-souples et se plient facilement à l'expansion rayonnante de ces fluides excitateurs et pénétrans !

Si, dans les *polypes*, ces mêmes fluides subtils n'ont opéré qu'un effet médiocre, qui ne sent que le très-petit volume du corps de chaque polype en a été la cause ! mais dans les *radiaires*, où le corps de chaque animal est bien plus ample et isolé, ces fluides excitateurs et expansifs se précipitant sans cesse dans l'organe digestif de ces animaux, l'ont évidemment modifié, ainsi que le corps lui-même.

Ainsi, sans craindre de rien accorder à l'imagination, puisque ce sont ici les faits qui nous guident, on peut dire que le centre du mouvement des fluides, dans les animaux imparfaits, tels que les *polypes* et les *radiaires*, n'existe que dans le canal alimentaire ; que c'est là qu'il a commencé à s'établir ; qu'enfin c'est par la voie de ce canal que les fluides subtils ambians pénètrent principalement pour exciter le mouvement dans les fluides essentiels de ces animaux.

Quant aux fluides propres des mêmes animaux, leurs mouvemens excités sont encore fort lents dans celles des *radiaires* qui ont le corps gélatineux [les Rad. mollasses]; aussi ces fluides propres ne s'y meuvent point encore dans des canaux particuliers. Ces animaux tiennent donc tout, soit leur activité vitale, soit leurs mouvemens particuliers, soit leur forme même, de la puissance des fluides excitateurs.

Qui ne sent, par exemple, que l'invasion des fluides excitateurs dans l'organe digestif des radiaires mollasses, en y établissant le centre du mouvement des fluides propres de l'animal, y a aussi exercé une grande influence sur la forme générale de son corps et sur la disposition de ses parties ! qui ne sent encore que, par une suite de la répulsion divergente de ces fluides excitateurs, l'organe digestif des *radiaires* dont il s'agit, a dû singulièrement se composer, et que la forme rayonnante des parties et du corps même a dû en être nécessairement le résultat !

Cette forme et cette disposition obtenues, se sont conservées dans un grand nombre de *radiaires* échinodermes ; mais elles se sont altérées graduellement, parce que la puissance des fluides excitateurs sur celles-ci, fut diminuée à raison de l'accroissement dans la consistance de leur corps et de leurs parties. Ces considérations sont confirmées par l'état de l'organisation des différentes races de ces échinodermes.

L'influence des fluides excitateurs qui se précipitent sans cesse dans les *radiaires* mollasses par la voie de leur organe digestif, ne s'est point bornée à y établir le centre du mouvement des fluides propres de l'animal, ni à opérer la forme de son corps et la disposition de ses parties ; elle y a en outre acquis le pouvoir de produire dans le corps souple de ces animaux, les *mouvemens isochrones* qu'on observe dans tant de *radiaires* mollasses, et surtout dans celles qui sont les plus régulières [ les médusaires ].

Dans l'exposition du 1.er ordre des *radiaires*, j'essaierai de montrer la source de ces singuliers mouvemens. Ici, ne voulant pas trop m'étendre, je vais passer à d'autres considérations.

Je me crois fondé à dire que c'est uniquement aux *ra-diaires* qu'on pouvait donner le nom d'*animaux rayon-nés*; ce que j'ai fait dans la dénomination classique que j'ai assignée à ces animaux. Mais ce nom ne convient point à tous les animaux *apathiques*; car dans les polypes il n'y a de rayonnant que les tentacules; et dans les infu-soires, ainsi que dans les vers, le corps ni les parties ne sont nullement rayonnés.

Ayant montré que, dans la grande généralité des *ra-diaires*, le corps est très-raccourci, suborbiculaire, rayonnant, et que l'organisation intérieure de ce corps est moins simple que celle des polypes, nous n'ajouterons encore quelques observations que pour donner de ces animaux l'idée qu'il paraît le plus convenable d'en avoir.

Par suite de la forme des *radiaires*, leur canal ali-mentaire est en général très-court; mais, outre qu'il est quelquefois divisé dans ses parties principales, puisqu'il s'en trouve qui ont plusieurs bouches et plusieurs esto-macs, ce canal est presque toujours augmenté latérale-ment par des appendices ou des espèces de *cœcum* dis-posés en rayons, et ces appendices, qui sont quelquefois très-déliés et vasculiformes, ajoutent aux moyens pour préparer les sucs nourriciers, et pour les mettre à portée de recevoir les influences de la respiration.

Dans presque toutes les *radiaires*, et principalement dans les échinodermes, on observe une multitude de tu-bes; tantôt rétractiles, mais que l'animal étend et fait saillir au dehors, et tantôt toujours saillans, soit sous la forme de filets, soit conformés comme des franges diver-siformes, ayant quantité de petites ouvertures. Ces tubes

aspirent l'eau, la conduisent dans. l'intérieur du corps,
comme les trachées des insectes conduisent l'air par tout
l'intérieur de l'animal, et dans la plupart cette eau paraît
revenir dans la bouche d'où elle est rejetée au dehors.
Ces tubes, surtout ceux des radiaires mollasses, sont
pour moi de véritables trachées aquifères qui constituent
l'organe respiratoire de ces animaux. Dans les radiaires
échinodermes, où les tubes en question sont rétractiles,
il n'y a qu'une partie d'entr'eux qui sert à la respiration ; les autres sont employés à d'autres usages.

Le mouvement des fluides propres de l'animal étant
encore très-peu accéléré dans les *radiaires mollasses*,
ces fluides ne sont pas contenus dans des canaux, et ne
se meuvent encore que dans le parenchyme gélatineux et
cellulaire de leur corps ; mais ce mouvement étant sans
doute plus énergique dans les *radiaires échinodermes*,
en qui le système musculaire est déjà ébauché, on leur a
effectivement observé des vaisseaux qui contiennent leurs
fluides propres. Il ne s'ensuit cependant pas que les fluides de ces animaux subissent une véritable circulation. La
plupart des végétaux ont aussi des canaux vasculiformes
qui contiennent leurs fluides propres, et néanmoins ces
fluides ne circulent pas.

Aucune *radiaire* ne possède un système nerveux capable de lui donner la faculté de *sentir* ; car aucune n'offre ni cerveau, ni moëlle longitudinale, ni sens quelconque, et aucune en effet n'a besoin de jouir d'une pareille faculté. Mais quoiqu'une grande partie des radiaires soit probablement tout-à-fait dépourvue de nerfs, ce
qu'on a lieu de croire à l'égard des *radiaires mollasses*,

on devait présumer en trouver dans les *radiaires échinodermes*, où l'organisation est plus avancée, et où de
véritables muscles ne sont plus hypothétiques.

On sait que M. *Spix*, médecin bavarois, a reconnu,
dans une *radiaire échinoderme*, des nerfs qui se rendent
à des nodules médullaires. Il a effectivement observé,
dans l'*astérie rouge*, des parties qui paraissent clairement appartenir à un système nerveux ébauché.

Cet habile observateur a vu, sous une membrane tendineuse que les tégumens recouvrent, un entrelacement
composé de nodules et de filets blanchâtres. Ces nodules
lui ont paru des *ganglions*, et il a regardé les filets blanchâtres qui en partent, comme de véritables *nerfs*.

On voit deux de ces nodules à l'entrée de chaque rayon,
et tous ces nodules communiquent entr'eux par un filet
qui part de l'un et va se fixer à l'autre. Enfin de chacun
d'eux partent quelques filets qui vont se rendre à des parties différentes.

Ces nerfs n'ont pas encore été reconnus par d'autres
observateurs qui ont depuis examiné des astéries. Néanmoins il est vraisemblable qu'ils existent déjà dans les radiaires échinodermes.

Sans doute, on s'expose à l'erreur, lorsqu'on attribue
à des parties que l'on ne connaît pas bien, des fonctions
dont on n'a point la preuve; j'en pourrais citer des exemples. Mais ici, plusieurs considérations solides concourent
à confirmer le jugement de M. *Spix*; parce que des
muscles reconnus dans les radiaires échinodermes exigent l'existence de nerfs propres à en exciter les mouvemens.

En effet, les radiaires échinodermes exécutent des mouvemens de parties qui ne peuvent être uniquement le résultat d'excitations de l'extérieur. Leurs épines mobiles, les parties dures de leur bouche, etc., sont dans ce cas nécessairement. Leurs mouvemens ne peuvent être dus qu'à l'action de muscles excités par une influence nerveuse, quoique probablement cette influence soit elle-même provoquée par des excitations du dehors.

Cependant M. *Spix* n'a pu réussir à découvrir des nodules et des filets nerveux dans l'*oursin*; ce que j'attribue à des dispositions particulières de ces parties dans les oursins, car je ne doute pas qu'elles n'y existent.

Quant aux *radiaires mollasses*, on ne leur connaît aucun mouvement qui ne puisse être le produit d'excitations de l'extérieur. Bien inférieures en animalisation aux radiaires échinodermes, elles n'ont point de tubes à faire rentrer, point d'épines à mouvoir, point de parties dures à la bouche pour écraser les alimens. Elles digèrent, par macération, ce qu'elles engloutissent dans leur estomac, et, comme les polypes, elles rejettent ce qu'elles n'ont pu digérer.

J'ai dit que l'imperfection du système nerveux de celles des *radiaires* qui ont des nerfs, ne paraît encore le rendre propre qu'à l'excitation du mouvement musculaire, et non à la production du sentiment. On a observé effectivement qu'elles ne paraissent nullement douées de sensibilité, et que l'on coupe un rayon à une stelléride, sans qu'elle en donne aucun signe notable.

Tous les animaux de cette classe sont libres, c'est-à-dire, non fixés, et vivent dans la mer. On n'en connaît aucun qui soit habitant de l'eau douce.

La classe des *Radiaires* étant fort nombreuse relativement aux diverses races qui s'y rapportent, je la divise primairement en deux ordres, de la manière suivante :

Ordre 1.er — Radiaires mollasses.
Ordre 2.e — Radiaires échinodermes.

Exposons successivement les caractères de ces deux ordres, ainsi que ceux des objets qu'ils embrassent.

# ORDRE PREMIER.

## RADIAIRES MOLLASSES.

*Le corps gélatineux ; la peau molle et transparente ;
point de tubes rétractiles sortant par des trous de la
peau ; point d'anus ; point de parties dures à la bouche ; point de cavité intérieure propre à contenir des
organes.*

Parmi les animaux de cette classe, tous ceux qui appartiennent à l'ordre des *radiaires mollasses* sont évidemment les plus rapprochés des *polypes* par leurs rapports ; car ce sont encore des animaux gélatineux, transparens et dont les parties n'ont que peu de consistance.
On ne leur connaît point de nerfs, point de vaisseaux
pour le mouvement des fluides propres. Tous sont encore dépourvus d'anus. Leur corps n'offre point de cavité
propre à contenir des organes : en sorte que leurs organes
spéciaux intérieurs sont encore immergés, pour ainsi
dire, dans la chair gélatineuse où ils se sont formés.
Leurs fluides propres ne se réparent que par l'absorption
qu'en fait sans cesse le tissu cellulaire autour de l'organe
digestif, de ses appendices et de ses canaux vasculiformes ; aussi, dans ce tissu qui en est imbibé, ces fluides

ne s'y meuvent qu'avec lenteur et sans vaisseaux particuliers. Enfin ici la bouche est toujours, comme dans les
polypes, dépourvue de parties dures. Cet ordre doit donc
être le premier de la classe, puisque les animaux qu'il
comprend doivent, selon l'ordre même de la nature, venir immédiatement après les polypes.

Ce que je viens de dire est tellement fondé, que le premier genre des radiaires mollasses [les *stéphanomies*]
offre des animaux composés et en quelque sorte ambi-
gus, entre les polypes et les radiaires.

Ces animaux gélatineux sont extrêmement nombreux
et diversifiés ; on en trouve dans toutes les mers, mais
plus abondamment dans celles des climats chauds. Quant
à celles de ces radiaires qui vivent dans les climats tempérés et même dans ceux qui sont froids, c'est au printemps et surtout dans l'été qu'elles paraissent et qu'il faut
les chercher.

Leur grande transparence les rend difficiles à apercevoir dans l'eau. Enfin leur substance est si frêle, que
lorsque ces animaux sont hors de l'eau, elle se résout
promptement en un fluide analogue à l'eau de mer, et
semble n'être que de l'eau coagulée.

Aucune *radiaire mollasse* ne possédant de système
nerveux, même en ébauche, aucune, en effet, ne présente de sens particulier ; elles n'en ont nullement besoin. Ainsi, non seulement elles ne jouissent point du
sentiment, mais en outre on est fondé à reconnaître
qu'aucun de leurs mouvemens ne peut provenir d'une action musculaire, et que les excitations qu'elles reçoivent
de l'extérieur, suffisent à l'exécution de leurs mouvemens

Cependant M. *Péron* dit avoir observé, dans certaines méduses, les apparences de fibres qu'il regarde comme musculaires. Mais, dans les corps organisés, partout où il y a des fibres, il n'y a pas nécessairement de muscles ; les végétaux en offrent la preuve ; et tant qu'on n'y trouvera pas en même temps des nerfs partant d'une masse médullaire principale ou de plusieurs de ces masses, je ne regarderai point ces fibres comme musculaires.

D'ailleurs, dans un corps entièrement gélatineux et presque sans consistance, des fibres musculaires manqueraient tellement de point d'appui, qu'il leur serait difficile, pour ne pas dire plus, d'exécuter leurs fonctions : cela me paraît incontestable. On peut ajouter qu'on ne connaît dans ces animaux aucun mouvement de parties qui soit indépendant de ceux de tout le corps, quoique la contractilité seule en puisse produire de cette sorte.

Si ces animaux digèrent rapidement de petits poissons et autres corps vivans dont ils se nourrissent, c'est sans doute en dissolvant promptement ces corps, à l'aide de fluides particuliers dont ils les empreignent ; aussi n'ont-ils point de parties dures à la bouche pour les broyer, et ils n'en peuvent avoir, manquant de muscles pour les mouvoir.

Dans presque toutes les *radiaires mollasses*, et surtout dans la nombreuse famille des méduses, on observe pendant la vie de ces animaux, un *mouvement isochrone* ou mesuré et constant, qui se fait sentir dans la masse principale de leur corps. On a pensé qu'il leur servait à se déplacer dans les eaux ; mais il est probable qu'il ne sert qu'à faciliter en eux l'exécution des mouvemens vitaux.

D'abord, on est autorisé à croire que ce mouvement régulier ne provient nullement d'une action musculaire ; car il faudrait que ces animaux eussent des muscles, et qu'ils eussent aussi un système nerveux assez puissant pour entretenir, pendant la durée de leur vie, sans interruption, et sans fatigue, ce même mouvement, comme le fait le système nerveux des animaux qui ont une circulation sans cesse entretenue par les mouvemens du cœur.

Ensuite, l'on doit reconnaître que ce mouvement isochrone des *radiaires mollasses* ne provient pas non plus des suites de la respiration de ces animaux; car, après les animaux vertébrés, la nature n'offre, dans aucun animal, ces mouvemens alternatifs et mesurés d'inspiration et d'expiration du fluide respiré. Ce n'est même que dans les mammifères et les oiseaux, que ces mêmes mouvemens ont une régularité distincte ; dans les reptiles et dans les poissons, ils perdent cette régularité et deviennent arbitraires ; enfin, dans les animaux sans vertèbres on ne les aperçoit plus. Quelle que soit la respiration des radiaires, elle est extrêmement lente et s'exécute sans mouvemens perceptibles.

Il est bien plus probable que les *mouvemens isochrones* des radiaires mollasses sont, comme je l'ai dit, le produit des excitations de l'extérieur, excitations continuellement et régulièrement renouvelées dans ces animaux ; et en effet je puis démontrer que ces mouvemens résultent des intermittences successives entre les masses de fluides subtils qui pénètrent dans l'intérieur de ces animaux, et celles des mêmes fluides qui s'en échappent après s'être répandues dans toutes leurs parties.

On pourrait regarder comme imaginaire de ma part la possibilité de ces alternatives d'immersion et d'émersion de fluides subtils , dans la masse d'un corps très-souple , à laquelle ils communiquent des mouvemens réglés , si le *thermoscope* imaginé par *Franklin* , n'offrait un exemple frappant de mouvemens semblables , produits par les alternatives de pénétration et de dissipation du calorique dans la liqueur de cet instrument.

Tous les ans , dans mes leçons sur les *radiaires mollasses* , j'en fais l'expérience sous les yeux de mes élèves. Ils sont témoins des alternatives réglées que le calorique , qui s'échappe de ma main , produit dans la liqueur du *thermoscope* , en s'y répandant et s'en exhalant alternativement ; de manière que la liqueur de l'instrument , par ses dilatations et ses condensations promptes, successives et régulières , offre des mouvemens tout-à-fait analogues à ceux des radiaires dont il s'agit.

Ce n'est donc pas une idée hasardée sans preuve de possibilité , et même sans l'indice d'une probabilité très-grande , que celle de considérer les *mouvemens isochrones* des grandes radiaires mollasses , comme les produits des alternatives de pénétration et de dissipation des fluides subtils environnans, fluides qui se répandent dans ces corps et s'en exhalent par des paroxismes réglés.

Les conditions nécessaires pour que le phénomène dont il s'agit puisse s'exécuter , sont au nombre de deux :

1.º Il faut que le corps animal soit entièrement gélatineux , afin que la grande souplesse de ses parties se prête aux effets des fluides subtils et expansifs qui viennent les traverser. Aussi, dans les *radiaires échinodermes*, n'observe-t-on plus de pareils mouvemens.

2.º Il faut que le volume du corps animal soit un peu grand, afin que les masses de fluides subtils puissent, dans leur invasion, y produire des effets sensibles. Aussi, dans les radiaires mollasses d'un petit volume, ces mouvemens isochrones ne s'aperçoivent presque point, tandis que dans les grandes, comme les méduses, ils sont extrêmement remarquables.

Toujours gélatineuses, très-molles et plus ou moins complettement transparentes, les *radiaires mollasses* sont toutes libres, comme errantes et vagantes dans les mers. En elles, l'organe de la digestion ou de la nutrition paraît extrêmement compliqué ou divisé; tantôt par des appendices latéraux, ramifiés et rayonnans, et tantôt par un estomac divisé, et par plusieurs bouches. Les appendices latéraux et rayonnans de leur organe digestif se terminent, vers la circonférence et près de la peau de l'animal, en un réseau vasculeux très-fin qui paraît s'anastomoser et se confondre avec les canaux aquifères qui servent à la respiration.

A l'aide de ces canaux ou trachées aquifères, beaucoup de radiaires mollasses se font des approvisionnemens d'air qu'elles séparent du fluide respiré, et qui leur servent à se soutenir dans les eaux ou à s'élever à leur surface.

Ceux qui observeront suffisamment les *médusaires*, se convaincront des rapports nombreux que ces animaux mollasses ont avec les *astéries* ( les étoiles de mer ), quoiqu'ils en soient très-distincts ; et ils sentiront la nécessité de ne les point confondre avec les polypes, mais de les comprendre dans la classe des *radiaires* où ils constituent un ordre particulier, bien prononcé.

J'insiste donc fortement contre l'opinion de quelques zoologistes modernes, pour ne point confondre parmi les polypes, les animaux qui composent cet ordre de radiaires ; parce qu'ils en sont fortement distingués, que leur organisation est moins simple, et que leur réunion avec les polypes, rendrait très-obscur et mal circonscrit le caractère classique de ces derniers.

Les *radiaires mollasses* brillent presque toutes pendant la nuit, et surtout dans certains temps, d'un éclat phosphorique très-lumineux. Les grandes espèces paraissent alors comme des flambeaux qui illuminent le sein des eaux.

Malgré leur grande transparence, beaucoup d'espèces sont ornées de couleurs vives, variées, éclatantes, et dont l'intensité s'accroît et diminue d'un instant à l'autre.

Ces animaux sont sans doute singulièrement diversifiés et nombreux dans les mers, et cependant nous n'en connaissons encore qu'un petit nombre de genres. Néanmoins l'on verra qu'avec le seul genre des *méduses* de Linné, MM. *Péron* et *le Sueur*, à qui l'on est redevable de tant d'observations importantes faites sur les animaux pendant leurs voyages, ont institué quantité de nouveaux genres, dont ils ont déjà publié les caractères.

Voici ma distribution des radiaires mollasses, et les divisions que j'établis parmi elles.

# DIVISION DES RADIAIRES MOLLASSES.

I.ere SECTION. — RADIAIRES ANOMALES.

Elles sont, soit irrégulières, soit extraordinaires dans leur forme, rarement discoïdes, et plusieurs offrent un corps cartilagineux intérieur, ou une vessie aérienne, ou une crête dorsale qui leur sert de voile.

[A] Bouches en nombre indéterminé.

Stéphanomie.

[B] Bouche unique et centrale.

*Corps sans vessie aérienne connue, et sans cartilage interne.*

Ceste.
Callianire.
Béroë.
Noctiluque.
Lucernaire.

**Corps offrant, soit une vessie aérienne, soit un cartilage interne.*

Physsophore.
Rhizophyse.
Physalie.
Velelle.
Porpyte.

II.e section. — Radiaires médusaires.

Elles sont toutes orbiculaires , régulières ou symétriques dans leur forme , sans crête , sans queue dorsale ,
sans vessie aérienne apparente , et ont un disque sans
corps cartilagineux intérieur.

* *Une seule bouche au disque inférieur de l'ombrelle.*

> Eudore.
> Phorcynie.
> Carybdée.
> Équorée.
> Callirhoë.
> Dianée.

** *Plusieurs bouches au disque inférieur de l'ombrelle.*

> Éphyre.
> Obélie.
> Cassiopée.
> Aurélie.
> Céphée.
> Cyanée.

# PREMIÈRE SECTION.

### RADIAIRES ANOMALES.

*Elles sont, soit irrégulières, soit extraordinaires dans leur forme, rarement discoïdes, et plusieurs offrent un corps cartilagineux intérieur, ou une vessie aérienne, ou une crête dorsale qui leur sert de voile.*

Ces radiaires sont si diversifiées qu'on ne saurait les signaler par un caractère simple qui les embrasse, et cependant aucune d'elles ne peut être convenablement associée aux médusaires. Sans changer mon ancienne disposition de leurs genres, je les divise de la manière suivante :

[ A ] *Bouches en nombre indéterminé.*

Sous cette coupe, à laquelle je ne rapporte qu'un genre, j'indique les radiaires les plus extraordinaires connues, en un mot, des radiaires constituant des animaux composés. Elles ne tiennent rien de la forme rayonnante des autres radiaires, et cependant elles ont déjà l'essentiel de l'organisation des radiaires mollasses. Ce ne sont plus des polypes, et l'on doit les placer en tête de la classe, comme avoisinant le plus, sous certains rapports, les polypes flottans.

Il est probable que cette première coupe embrasse un grand nombre d'animaux différens, qui ne sont pas connus, tant par défaut d'observations , que parce que leur grande transparence les rend très-difficiles à apercevoir. —

C'est à MM. *Péron* et *le Sueur* que nous devons le petit nombre de ceux de ces animaux que nous connaissons ; et dont nous n'avons encore qu'une légère idée. Je sais de M. *le Sueur*, que, parmi ceux qu'il a observés, il y en a de singulièrement allongés , et qui sont composés d'une multitude de parties qui se séparent lorsqu'on veut s'en saisir.

Je pense qu'attribuer à ces longs corps, des parties pour nager et faire avancer leur masse dans une direction quelconque, est une erreur , parce qu'il y a impossibilité physique à cet égard. Ces corps ne peuvent que flotter et mouvoir leurs parties ; mais ils ont la faculté de contracter des portions de leur longueur, pour entourer et saisir leur proie.

En attendant des observations ultérieures sur ces singuliers animaux, voici l'exposé du seul genre que nous rapportons à cette coupe.

---

# STÉPHANOMIE. (Stephanomia).

Animaux gélatineux, transparens , aggrégés , composés , adhérens à un tube commun , et formant par leur réunion une masse libre , très-longue, flottante , qui imite une guirlande feuillée , garnie de longs filets.

A chaque animalcule , des appendices divers , subforliiformes ; un suçoir tubuleux, rétractile ; un ou plusieurs filets simples , longs, tentaculiformes ; des corpuscules en grappes ressemblant à des ovaires.

*Animalia gelatinosa, hyalina, aggregata, composita, tubo communi adhærentia, massamque liberam, longissimam, natantem sistentia, eamque funem sertaceam, foliosam, filamentis longis instructam simulantem.*

*Singulo animalculo, appendices variæ, subfoliaceæ; haustellum tubulosum, retractile; filamentum, vel filamenta plura simplicia, prælonga, tentaculiformia; corpuscula racemosa ovaria simulantia.*

### OBSERVATIONS.

Sur la seule inspection de la figure que MM. *Péron* et *le Sueur* ont publiée de la *stéphanomie* dans le premier volume de leur voyage, j'avais déjà jugé que ce corps singulier et allongé, était constitué par des animaux composés, qu'il fallait rapporter à la classe des radiaires, parmi les mollasses. Ces animaux, effectivement, ne sont pas sans rapports avec les physalies, etc. ; mais comme ils paraissent véritablement composés et participant à une vie commune, j'ai cru devoir les placer à l'entrée de la classe, pour les faire venir à la suite des polypes flottans qui terminent la classe précédente.

Depuis, M. *le Sueur* ayant publié une seconde espèce, avec beaucoup de détails, je vois ma conjecture confirmée, et le genre *stephanomia* solidement établi.

D'après ce que nous en ont appris MM. *Péron* et *le Sueur*, le corps très-frêle des *stéphanomies* est extrêmement long, et l'on ne peut guère s'en procurer que des portions, telles que celles qu'ils ont représentées. Probablement on en découvrira encore d'autres espèces, et déjà M. *le Sueur* en annonce quelques autres.

## ESPÈCES.

**1. Stéphanomie hérissée.** *Stephanomia amphytridis.*

*St. echinata ; appendicibus foliaceis acutis; tentaculis raris, roseis.*

*Péron* et *le Sueur.* Voyage , vol. 1. p. 45. pl. 29. *fig.* 5.

Habite l'Océan atlantique , austral. Elle se montre sous la forme d'une belle guirlande, de cristal, couleur d'azur , se promenant à la surface des flots. Elle soulève successivement ses folioles diaphanes, qui ressemblent à des feuilles de lierre; ses beaux tentacules couleur de rose s'étendent au loin pour envelopper la proie , et alors des milliers de suçoirs , semblables à de longues sangsues, s'élancent du dessous des folioles qui les cachaient , pour la sucer. Voilà ce que nous apprend M. Péron.

**2. Stéphanomie grappe.** *Stephanomia uvaria.*

*St. mutica , subcyanea ; appendicibus foliaceis rotundatis ; tentaculis numerosis concoloribus.*

*Stephanomia uvaria.* Le Sueur, voyage, etc. pl. dernière.

Habite la Méditerranée. D'après les détails et la belle figure que M. *le Sueur* a publiés sur cette espèce, il n'y a pas de doute qu'elle ne constitue un animal véritablement composé d'une multitude d'individus qui communiquent entr'eux et participent à une vie commune, à l'aide du long tube auquel ils adhèrent. Ainsi, les caractères propres de ces individus , et la vie commune dont ils paraissent jouir, ne permettent pas d'associer les *stéphanomies* aux ascidiens.

### [ B ] *Bouche unique et centrale.*

Ici, sauf le premier genre qui offre un animal d'une conformation très-singulière , les radiaires mollasses anomales qu'embrasse cette coupe , commencent à présenter une forme plus rayonnante que celles de la coupe qui précède.

Le *ceste* même, premier de leurs genres, est un animal isolé qui tient à ceux qui viennent ensuite par ses rapports, et qui ne s'en distingue que par l'énorme étendue en largeur de son corps peu élevé.

Les longs filets fistuleux et tentaculiformes de plusieurs de ces radiaires ne sont point rétractiles, comme les tubes aspirans ou à ventouses des stellérides et des échinides; néanmoins ces radiaires raccourcissent souvent leurs filets tentaculiformes, et même quelques-unes les font presque disparaître, en les tortillant en spirale ou en tire-bourre. Ce fait observé s'applique aux filets tentaculiformes de toutes les radiaires mollasses. Jamais ces filets ne rentrent entièrement, laissant à nu les trous de la peau de l'animal, comme ceux des radiaires échinodermes.

----

** *Corps sans vessie aérienne connue, sans cartilage interne, et sans crête dorsale.*

## CESTE. (Cestum).

Corps libre, gélatineux, transparent, très-allongé, horizontal, aplati sur les côtés; ayant 4 côtes supérieures, serrées, transverses, ciliées dans toute leur longueur.

Bouche unique, située au bord supérieur, à égale distance des extrémités du corps.

*Corpus liberum, gelatinosum, hyalinum, longissimum, horisontale, ad latera complanatum; costis confertis, transversis, superioribus, secundùm totam longitudinem ciliatis.*

*Os unicum, in margine superiore apertum, ab utrâque extremitate corporis, æqualiter remotum.*

### OBSERVATIONS.

Le *ceste* , ou la ceinture de Vénus, est un genre d'animal très-singulier par l'applatissement de son corps , sa hauteur verticale petite , et son énorme étendue en largeur qui lui donne la forme d'un ruban très-long , situé horizontalement, ayant ses tranches verticales.

Cet animal est entièrement gélatineux , transparent d'un blanc laiteux , avec de légers reflets bleuâtres , et avec des cils irisés en ses deux bords supérieurs.

Son extrême longueur transversale doit le faire placer à la suite de la *stéphanomie*, mais dans une autre coupe. Il montre déjà de grands rapports avec les béroës, et les callianires.

Les cils qui garnissent ses deux bords supérieurs sont très-courts, et probablement vibratiles. On leur attribue la faculté de servir à la locomotion de l'animal , sans prendre garde , d'une part, que le volume et la forme du corps, ainsi que leur petitesse, leur en ôte la possibilité ; et, de l'autre part , qu'un déplacement sans moyens de direction , sans moyens de courir après une proie, de l'arrêter et de la saisir , ne peut être d'aucune utilité à l'animal. Le *ceste* se déplace dans les eaux comme une bûche flottante s'y déplacerait. Partout où il se trouve , il y obtient facilement ce qui peut le nourrir.

Le *ceste* n'a probablement à l'intérieur qu'un organe digestif, fort augmenté sur les côtés, comme dans les autres radiaires mollasses , et des vaisseaux aquifères pour la respiration. En effet , ayant des appendices latéraux pour la digestion , qui se montrent comme deux lanières contiguës à l'estomac, lesquelles se joignent à des filets vasculiformes, on eût pu voir les rapports de ces canaux avec ceux des

autres radiaires mollasses qui vont former un réseau vasculaire près de la peau, et même s'anastomoser avec les
trachées respiratoires.

Parmi les nombreuses découvertes d'animaux marins
dont on est redevable à MM. *Péron* et *le Sueur*, le ceste
est une des plus remarquables.

L'individu qui a servi à faire connaître ce genre, n'était
pas entier, et cependant sa longueur était d'un mètre et
demi, sa hauteur de huit centimètres, et son épaisseur
d'un centimètre seulement.

## ESPÈCE.

1. Ceste de Vénus. *Cestum Veneris.*
   Nouv. Bullet. des Sc. vol. 3. juin 1813. n.º 69. p. 281. pl. 5.
   Habite la méditerranée, aux environs de Nice.

---

# CALLIANIRE. (Callianira).

Animal libre, gélatineux, transparent ; à corps cylindracé, tubuleux, obtus à ses extrémités, augmenté sur
les côtés de 2 nageoires opposées, lamelleuses, ciliées
en leurs bords.

Bouche terminale, supérieure ? nue, subtransverse.

*Animal liberum, gelatinosum, hyalinum ; corpore
cylindraceo, tubuloso, utráque extremitate obtuso,
ad latera pinnis duabus lamellosis et margine ciliatis
aucto.*

*Os terminale, superum ? nudum, subtransversum.*
Tome II.                                    3o

### OBSERVATIONS.

La *callianire* , que M. *Péron*, de retour à Paris, a publiée comme appartenant à la classe des mollusques, quoique les notes qu'il prit sur l'animal vivant, qu'il appelait alors *sophia*, et qui me furent communiquées à son arrivée, n'autorisent nullement cette détermination; cette *callianire*, dis-je, est pour moi un animal tout-à-fait congénère du *beroe hexagonus* de Bruguière.

La simplicité de l'organisation intérieure de cet animal, d'après l'observation même de M. *Péron*, indique clairement qu'il appartient aux *radiaires mollasses*, et qu'il est voisin des héroës par ses rapports.

Voici la description originale que fit M. *Péron* de sa *Sophia diploptera* , en observant l'animal vivant ; description que j'ai extraite de ses manuscrits communiqués.

*Animal gelatinosum, hyalinum, molle, lœvissimum, folioso-membranulosum, pinniferum, elegans, proteiforme.*

*Corpus cylindrico-tubulosum, utráque extremitate obtusum, interioris organi cujuslibet apparens ullum. Apertura unica, anterior, transversa, bilabiata.*

*Latere ex uno quoque producuntur alæ duæ, membranuloso-gelatinosæ, in duo secedentes foliola amplissima, margine fimbriato-ciliata, etc.*

Cette description d'un animal gélatineux, qui n'offre, outre le digestif, aucun organe intérieur apparent, et qui a une bouche sans anus, n'indique nullement l'organisa-

tion d'un mollusque. Au contraire, l'animal, par ses rapports, annonce son voisinage des béroës, et montre qu'il
est congénère de l'espèce que Bruguière a nommée *B. hexagonus*, l'un et l'autre constituant nos *callianires*.

Les *callianires* sont des animaux libres, gélatineux,
mollasses, transparens dans toutes leurs parties. Leur corps
est vertical dans l'eau, presque cylindrique, comme tubuleux, obtus aux deux extrémités. Il est muni sur les côtés
de deux espèces de nageoires opposées, qui se divisent
chacune en deux ou trois feuillets membraneux, gélatineux, verticaux, et fort amples. Ces feuillets sont très-
contractiles, bordés de cils, et égalent presque, par leur
étendue verticale, la longueur du corps.

On peut dire que les deux nageoires lamellifères et ciliées des *callianires*, ne sont que les côtes ciliées et longitudinales des *béroës*, mais qui, dans les callianires,
sont très-aggrandies en volume et réduites en nombre, ou
rapprochées et réunies en deux corps opposés. Ces animaux
n'ont point de rapport, par l'organisation, avec les mollusques ptéropodes.

## ESPÈCES.

1. Callianire triploptère. *Callianira triploptera.*

    *C. pinnis utroque latere trilamellosis, ciliatis; cirrhis duo-
bus tripartitis.*

    *Beroe hexagonus.* Brug. dict. n.º 3. encyclop. pl. 90. *fig.*
5—6.

    Habite les mers de Madagascar.

2. Callianire diploptère. *Callianira diploptera.*

    *C. pinnis utroque latere bilamellosis, ciliatis ; cirrhis
nullis.*

    *Sophia diploptera* Péron mss.

*Callianira. Péron* et *le Sueur*, annales, vol. 15. p. 65. pl. 2. *fig.* 16.

Habite les mers Equatoriales, voisines de la Nouvelle-Hollande. On y en rencontre des troupes nombreuses.

———

# BÉROË. (Beroe).

Corps libre, gélatineux, transparent, ovale ou globuleux, garni extérieurement de côtes longitudinales ciliées.

Une ouverture à la base, imitant une bouche.

*Corpus liberum, gelatinosum, hyalinum, ovale vel globosum : extùs costis longitudinalibus ciliatis.*

*Apertura oriformis ad basim corporis.*

### OBSERVATIONS.

Les *béroës* semblent avoir des rapports avec les pyrosomes ; car, lorsque l'on considère le B. ovale, on croit voir un pyrosome redressé, et il en est de même du B. cylindrique. Mais les *béroës* sont des animaux simples, et il n'en est pas ainsi des pyrosomes. Ces animaux ont plus de rapports avec les médusaires, et cependant ils en sont trop distincts, par leur conformation générale, pour qu'il soit convenable de les y réunir comme Linné l'avait fait d'abord, et comme ensuite l'a fait Gmelin dans la dernière édition du *Systema naturæ*.

L'ouverture inférieure, quelquefois fort grande, des *béroës*, est regardée comme la bouche de l'animal. Je soupçonne néanmoins qu'elle n'est due qu'à l'extrême concavité du disque inférieur de ces corps, et que la véritable bouche se trouve dans le fond de cette concavité.

Outre les caractères de forme qui distinguent principalement les béroës, on prétend que ces radiaires ont un mouvement de rotation très-remarquable qu'elles impriment à leur corps à l'aide des cils ou cirrhes nombreux dont leurs côtes longitudinales sont garnies. Ce mouvement sert à exciter ceux de leur intérieur, et non à les faire nager pour courir après une proie, car leur forme n'y est nullement propre ; et partout où ils sont, l'eau leur apporte également les corpuscules dont ils se nourrissent. Toutes les autres radiaires mollasses sont dans le même cas. Ces animaux ont aussi un mouvement alternatif de dilatation et de contraction que **M. Bosc** a observé.

Les *béroës* sont très-phosphoriques : ils brillent pendant la nuit, comme autant de lumières suspendues dans les eaux ; et leur clarté est d'autant plus vive que leurs mouvemens sont plus rapides.

## ESPÈCES.

1. **Béroë cylindrique.** *Beroe cylindricus.*

   B. *oblongo-cylindraceus, verticalis, subocto-costatus ; ore amplo.*

   *Beroe macrostomus. Péron* et *le Sueur*, voyage, 1. pl. 31. *fig.* 1.

   Habite l'Océan atlantique, austral. *Péron* et *le Sueur.* Sa forme générale est la même que celle du pyrosome.

2. **Béroë ovale.** *Beroe ovatus.*

   B. *ovato-conoideus, subocto-costatus; ore maximo nudo.*
   *Medusa infundibulum.* Gmel. p. 3152.
   *Beroe.* Brown, jam. 384. t. 43. f. 2.
   Encycl. pl. 90. f. 1.
   2. *idem, novem-costatus.*

*Beroe.* Bast. op. subs. 3. p. 123. t. 14. *fig.* 5.

Encycl. pl. 90. f. 2.

Habite les mers d'Amérique, et sa variété, les mers d'Europe·

## 3. Béroë globuleux. *Beroe pileus.*

*B. globosus ; costis octo , cirrhisque duobus ciliatis , præ-
longis.*

*Medusa pileus.* Gmel. p. 3152.

*Beroe.* Bast. op. subs. 3. p. 126. t. 14. *fig.* 6—7.

Encycl. pl. 90. *fig.* 3—4.

Habite la Méditerranée, l'Océan atlantique. Il paraît se rapprocher des noctiluques par ses rapports.

———

# NOCTILUQUE. ( Noctiluca ).

Corps très-petit , gélatineux, transparent, subsphéri-
que, réniforme dans ses contractions , et paraissant enveloppé d'une membrane chargée de nervures très-fines.

Bouche inférieure , contractile , infundibuliforme ,
munie d'un tentacule filiforme.

*Corpus minimum , gelatinosum, hyalinum , sub-
sphæricum , in contractionibus reniforme , pelliculâ
venis tenuissimis nervosâ vestitum.*

*Os inferum , contractile , infundibuliforme , tenta-
culo filiformi instructum.*

### OBSERVATIONS.

M. *Suriray* , médecin, recherchant, dans le port du
Hâvre , la cause de la phosphorescence des eaux de la
mer en certaines circonstances , a observé le *noctiluque* ,

l'a décrit et figuré dans un mémoire dont il a fait part à la classe des sciences de l'Institut. Il le regarde comme étant la cause, au moins la principale, de la phosphorescence de la mer en certains temps.

Le *noctiluque* est quelquefois d'une abondance telle qu'il forme une croûte assez épaisse à la surface de l'eau. Sa forme est sphérique; mais dans ses contractions, il prend quelquefois celle d'un rein; il n'est pas plus gros que la tête d'une petite épingle, et sa diaphanéité égale celle du cristal.

Au milieu de sa partie inférieure, on observe une ouverture, de laquelle sort un tentacule filiforme qui paraît tubuleux, et à côté une espèce d'œsophage en entonnoir. Dans les contractions, le tentacule disparaît quelquefois.

Son intérieur offre souvent de petits corps ronds, groupés, que M. *Suriray* prend pour des œufs, et qui ne peuvent être que des gemmes réproducteurs. A l'extérieur, on aperçoit des vaisseaux très-fins, ramifiés presqu'en réseau.

On sait depuis long-temps que la phosphorescence des eaux de la mer est due à des animaux de diverses grandeurs, parmi lesquels il y en a de très-petits et même microscopiques. Ce sont ces derniers, et surtout les *noctiluques* qui, par leur nombre prodigieux, rendent, en certains temps, la mer singulièrement lumineuse.

On ne connaît encore qu'une seule espèce de noctiluque, si les *gleba* de Forskal n'en offrent pas quelques autres.

## ESPÈCE.

1. Noctiluque miliaire. *Noctiluca miliaris.*
    *Noctiluca.* Suriray, mém.

*An Gleba?* Encycl. pl. 89 *fig.* 2—3.
Habite l'Océan européen. Le *gleba* cité, paraît être une seconde espèce, dépourvue de tentacules.

---

# LUCERNAIRE. ( Lucernaria ).

Corps libre, gélatineux, subconique, ayant sa partie supérieure allongée et atténuée en queue dorsale, terminée par une ventouse : l'inférieure plus ample, plus large ; ayant son bord divisé en lobes ou rayons divergens et tentaculifères.

Bouche inférieure et centrale. Des tentacules courts, nombreux, globulifères, à l'extrémité de chaque rayon.

*Corpus liberum, gelatinosum, subconicum ; supernâ parte in caudam dorsalem elongato-attenuatâ, cotyloque terminatâ : infernâ ampliore, latiore, in lobos aut radios divaricatos et tentaculiferos ad marginem partitâ.*

*Os inferum et centrale. Tentacula brevia, numerosa, globulifera, ad apicem radiorum.*

### OBSERVATIONS.

Les *lucernaires* sont, en quelque sorte, des astéries gélatineuses, dont la partie dorsale est élevée, allongée et atténuée en queue verticale. L'extrémité supérieure de cette queue offre un oscule que l'on pourrait prendre pour un anus, mais qui paraît n'être qu'une ventouse, au moyen de laquelle l'animal se fixe et se suspend aux fucus ou autres corps marins.

Quant à l'extrémité inférieure du même animal, elle est conoïde, élargie orbiculairement, et son bord est divisé, soit en quatre rayons doubles, soit en huit rayons également espacés, selon les espèces ; quelquefois même on n'en voit que sept. Au sommet)de chaque rayon, l'on aperçoit des tentacules nombreux, globulifères, fort courts, mais que l'animal allonge ou replie comme à son gré, et qui paraissent disposés en faisceau. Le globule de chaque tentacule fait encore l'office de ventouse, et l'animal s'en sert pour saisir sa proie, en y fixant ce globule, et ensuite repliant ses rayons vers la bouche. Celle-ci occupe le centre du disque inférieur qui est un peu concave, et y forme une légère saillie à quatre dents.

Les *lucernaires* commencent à donner une idée des médusaires, et néanmoins elles semblent tenir aux physsophores par leur partie dorsale, prolongée verticalement, et par leur base élargie et lobée ou rayonnée. Leur queue dorsale ne paraît due qu'à un allongement vertical de leur estomac, auquel aboutissent des *cæcum* qui se prolongent presque jusqu'à l'extrémité des rayons. Des fibres musculaires, probablement animées par quelques fibrilles nerveuses, servent aux mouvemens des rayons, et des autres parties de l'animal.

*O. - F. Muller* nous a, le premier, fait connaître le genre des *lucernaires*, en publiant l'espèce qu'il nomma *L. quadricornis*. Depuis, une autre espèce fut découverte, ainsi que quelques-unes de ses variétés que l'on crut pouvoir distinguer. Or, cette deuxième espèce ayant été récemment observée par M. *Lamouroux*, ce zélé naturaliste nous a donné des détails fort intéressans sur l'organisation de ces animaux.

Les *lucernaires* se nourrissent d'hydres, de monocles, de cloportes marins, etc.; il paraît qu'elles répandent la nuit une lumière phosphorique comme les méduses.

## ESPÈCES.

1. **Lucernaire à 4 rayons.** *Lucernaria quadricornis.*

*L. corpore infernè dilatato , subcampanulato ; radiis quatuor bifidis , apice tentaculatis.*

*Lucernaria quadricornis.* Mull. zool. dan. 1. p. 51. t. 39. *fig.* 1—6.

Encycl. pl. 89. *fig.* 13 —16. Gmel. p. 3151. n.º 1.

*Lucernaria auricula.* O. fab. fn. Groenl. p. 341.

2. *eadem ? major , limbo subcampanulato.*

*Lucernaria fascicularis.* J. Fleming , act. soc. wern. 2. p. 248. t. 18. *fig.* 1—2.

Habite l'Océan boréal , la mer de Norvège , se fixant aux fucus , etc. Ses huit rayons , en partie réunis par paires , ne paraissent qu'au nombre de quatre qui sont fourchus au sommet. Ils n'ont effectivement à l'intérieur que quatre cœcum ( peut-être doubles ), au lieu de huit séparés , comme dans l'espèce suivante.

2. **Lucernaire à 8 rayons.** *Lucernaria octo-radiata.*

*L. corpore infernè campanulato ; radiis octo æqualiter distantibus.*

*Lucernaria auricula.* C. Mull. zool. dan. 4. p. 35. t. 152. *fig.* 1—3.

Lucernaire campanulée. *Lamouroux* , mém. mss.

*Lucernaria auricula.* Montagu , act. soc. Linn. IX. p. 113. t. 7. *fig.* 5.

Habite l'Océan boréal , la Manche. Cette espèce diffère éminemment de la précédente , en ce que son limbe offre huit rayons courts , simples et également espacés. Ils sont pareillement terminés par des tentacules nombreux , comme en faisceau , et globulifères. A l'intérieur , elle présente huit cœcum séparés au lieu de quatre. Quelquefois , par avortement , elle n'offre que sept rayons , comme on le voit dans la figure publiée par *M. Montagu.*

*Corps offrant , soit une vessie aérienne , soit un carti-*
*lage interne.*

Cette deuxième division des radiaires anomales-verti-
cales est remarquable par les particularités des animaux
qu'elle embrasse. En effet, les uns ont une vessie aérienne
qui leur sert à se soutenir dans le sein des eaux , et peut-
être qu'ils vident ou remplissent comme à leur gré ; et les
autres ont intérieurement un corps cartilagineux qui subsiste après leur destruction. Plusieurs de ces animaux ont
leur corps surmonté d'une crête dorsale qui semble leur
servir de voile. Voici les genres qui se rapportent à cette
division.

---

# PHYSSOPHORE. ( Physsophora ).

Corps libre, gélatineux , vertical , terminé supérieurement par une vessie aérienne. Lobes latéraux distiques,
subtrilobés , vésiculeux.

Base du corps tronquée , perforée , entourée d'appendices, soit corniformes, soit dilatés en lobes subdivi-
sés et foliiformes. Des filets tentaculaires plus ou moins
longs en dessous.

*Corpus liberum , gelatinosum , verticale , vesicâ*
*aeriferâ terminatum. Lobi laterales plures distichi ,*
*subtripartiti , vesiculosi.*

*Corporis pars infima truncata , forata , appendici-*
*bus corniformibus vel in folia subdivisa,dilatatis obval-*
*lata. Filamenta tentacularia subtùs , plus minusve*
*longa.*

## OBSERVATIONS.

C'est principalement par la forme et la composition de la base de ces corps que les *physsophores* diffèrent des rhizophyses. Ces animaux, conformés, en quelque sorte, comme des pèses-liqueurs, se soutiennent à la surface des eaux, à l'aide de la vessie aérienne qui termine supérieurement leur corps. On prétend qu'ils ont la faculté de chasser l'air de leur vessie terminale lorsqu'ils veulent s'enfoncer dans les eaux, et qu'ils peuvent la remplir d'air dès qu'ils veulent flotter à la surface. Leur bouche paraît être l'ouverture observée à la base tronquée de leur corps, ce qui n'indique nullement que les *physsophores* soient des animaux composés, comme le pense M. *le Sueur.*

Au reste, l'organisation des physsophores est encore peu connue, malgré ce que nous apprend Forskal de l'espèce qu'il a décrite et figurée.

## ESPÈCES.

1. Physsophore hydrostatique. *Physsophora hydrostatica.*

   *Ph. ovalis; vesiculis lateralibus trilobis : plurimis extrorsùm apertis ; intestino medio, et tentaculis quatuor majoribus rubris.* Forsk. *fig.* Ægypt. p. 119. et ic. tab. 33. *fig.* E. — e 1. e 2.

   Encycl. pl. 89. f. 7—9.

   Habite la Méditerranée.

2. Physsophore muzonème. *Physsophora muzonema.*

   *Ph. oblonga, lateribus distichè lobifera ; basi ampliore multifidâ, tentaculatâ.*

   *Physsophora muzonema. Péron* et *le Sueur*, voyage. pl. 29. f. 4.

   Habite l'Océan atlantique.

# RHIZOPHYSE. (Rhizophysa):

Corps libre, transparent, vertical, allongé ou raccourci, terminé supérieurement par une vessie aérienne. Plusieurs lobes latéraux, oblongs ou foliiformes, disposés soit en série, soit en rosette. Une ou plusieurs soies tentaculaires pendantes en dessous.

*Corpus liberum, hyalinum, verticale, elongatum vel abbreviatum, vesicá aeriferá supernè terminatum. Lobuli plures laterales, oblongi aut foliiformes, in seriem subsecundam aut in rosam dispositi. Seta tentacularis vel setæ plures subtùs pendulæ.*

### OBSERVATIONS.

Les singuliers animaux dont il s'agit ici, furent découverts par Forskal qui les rangea parmi ses physsophores. *Péron*, probablement les observa depuis, les sépara des physsophores et en constitua le genre *rhizophyse* dont il n'eut pas le temps de publier le caractère.

J'ai tâché d'y suppléer, sans connaître directement ces animaux. Je vois que les rhizophyses et les physsophores ont des caractères communs, savoir : une vessie aérienne qui les termine supérieurement, et des lobes latéraux que M. *le Sueur* regarde comme des organes natatoires. Mais au-dessous de ces lobes, la base des *rhizophyses* est très-simple ; tandis que celle des physsophores est élargie, lobée, divisée, très-composée. De là, M. *le Sueur* a pensé que chaque physsophore offrait des animaux réunis.

## ESPÈCES.

**1.** Rhizophyse filiforme. *Rhizophysa filiformis.*

*R. filiformis; lobis lateralibus, oblongis, pendulis, seriatis, subsecundis.*

*Physsophora filiformis.* Forsk. *fig.* Ægypt. p. 120. n.º 47. et ic. tab. 33. *fig.* F. encycl. pl. 89. f. 12.

*Rhizophysa. Péron* et *le Sueur*, voyage. pl. 29. f. 3.

Habite la Méditerranée. Cet animal peut se contracter et se raccourcir presqu'en une masse subglobuleuse.

**2.** Rhizophyse rosacée. *Rhizophysa rosacea.*

*R. orbicularis, depresso-conica; lobulis lateralibus, foliaceis, in rosam densam imbricatis.*

*Physsophora rosacea.* Forsk. f. Ægypt. p. 120. n.º 46. et ic. tab. 43. *fig.* B. b. Encycl. pl. 89. f. 10—11.

Habite la Méditerranée. Largeur, un pouce.

----

# PHYSALIE. ( Physalia ).

Corps libre, gélatineux, membraneux, irrégulier, ovale, un peu comprimé sur les côtés, vésiculeux intérieurement, ayant une crête sur le dos, et des tentacules divers sous le ventre.

Tentacules nombreux, inégaux, et de diverses sortes : les uns filiformes, quelquefois très-longs ; les autres plus courts et plus épais.

Bouche inférieure, subcentrale.

*Corpus liberum, gelatinosum, membranosum, irregulare, ovatum, ad latera subcompressum, intùs vesiculosum ; dorso subcristato ; ventre tentaculis variis instructo.*

*Tentaculi numerosi, varii, inæquales : alii filiformes interdùm longissimi ; alii breviores et crassiores. Os inferum, subcentrale.*

## OBSERVATIONS.

Je rapporte à ce genre l'*holothuria physalis* de Linné, dont Sloane a publié une assez mauvaise figure, et qui n'est ni une holothurie, ni une thalide, comme le pensait Bruguière ; mais qui est très-voisine des *vélelles* par ses rapports, ainsi que de la nombreuse famille des *médusaires*.

Cette radiaire mollasse, que les marins connaissent sous le nom de *galère* ou de *frégate*, fait partie d'un genre particulier dont on connaît déjà plusieurs espèces bien distinctes.

Sa forme irréguliere, sa crête dorsale, et les tentacules très-longs et pendans qu'elle a sous le ventre, la distinguent éminemment des vélelles. Par cette même crête, et par son intérieur vésiculeux, elle diffère de toutes les médusaires connues.

La bouche des *physalies* est inférieure, sans être tout-à-fait centrale. Les tentacules qui l'avoisinent ou l'environnent, et qui, conséquemment, sont situés et pendans sous le ventre de l'animal, sont nombreux, très-inégaux et de diverses sortes.

Les uns sont plus courts, plus épais, et paraissent terminés en suçoirs ; les autres sont fort longs, filiformes, comme ponctués par la diversité de leurs couleurs locales ; car ils sont vivement colorés de différentes manières, et il y en a de rouges, de violets, et d'un très-beau bleu.

Leur crête dorsale est aussi très-vivement et agréablement variée dans ses couleurs.

Les *physalies* ou galères animales flottent ordinairement sur la mer dans les temps calmes et beaux, et ne s'enfoncent dans les eaux que lorsque le temps devient mauvais. Elles s'attachent alors aux corps marins qu'elles rencontrent, par ceux de leurs tentacules qui sont terminés en suçoir ou en ventouse.

Si l'on marche dessus, lorsque cet animal est à terre, il se crève et rend un bruit semblable à celui d'une vessie de carpe que l'on écrase avec le pied.

Lorsqu'on touche ou que l'on prend un de ces animaux avec la main, il répand une humeur si subtile, si pénétrante, et en même temps si vénéneuse ou si caustique, qu'elle cause aussitôt une chaleur extraordinaire, une démangeaison et même une douleur cuisante, qui dure assez long-temps.

On assure que l'apparition des *physalies* vers les côtes, est le présage d'une tempête prochaine.

## ESPÈCES.

1. **Physalie rougeâtre.** *Physalis pelagica.*

   *Ph. ovata, subtrigona ; cristâ dorsali prominente subrubellâ, venosâ.*

   *Holothuria physalis.* Lin. amæn. acad. 4. p. 254. t. 3. f. 6.

   *Urtica marina....* Sloan. jam. hist. 1. t. 4. f. 5.

   *Arethusa....* Brown. jam. p. 386. *Medusa Caravella.* Gmel. p. 3156.

   *Physalis pelagica?* Obs. it. t. 12. f. 1.

   Habite l'Océan atlantique, les mers d'Amérique, le golfe du Mexique.

2. **Physalie tuberculeuse.** *Physalis tuberculosa.*

   *Ph. irregularis, ovata, obsoletè cristata ; extremitate anteriore tuberculis, cœruleis, seriatis, confertis.*

**Physalis**.......Bosc. Hist. des vers, 2. p.

Habite l'Océan atlantique, les mers d'Amérique. Elle a une
rangée de tubercules d'un beau bleu à son extrémité antérieure, et sur son dos une crête aigue, mais médiocre.

### 3. Physalie bleue. *Physalis megalista.*

Ph. ovata ; extremitate anteriore longiore rectá rostri-
formi ; cristá prominulá plicatá.

*Physalia megalista.* Péron et le Sueur, voyage 1. pl. 29. f. 1.

Habite l'Océan atlantique austral.

### 4. Physalie allongée. *Physalis elongata.*

Ph. oblonga, utrinque acuta, subhorisontalis.

*James Forbes*, Mém. orientaux, vol. 2. p. 200 (méduse), et
vol. 4. fig.

Habite.....les mers de la Guinée.

---

# VÉLELLE. (Velella).

Corps libre, gélatineux extérieurement, cartilagineux
à l'intérieur, elliptique, aplati en dessous, et ayant sur
le dos une crête élevée, insérée obliquement.

Bouche inférieure, centrale, un peu saillante.

*Corpus liberum, extrinsecùs gelatinosum, intùs
cartilagineum, ellipticum, subtùs planulatum ; cristá
dorsali prominente, obliquè insertá.*

*Os inferum, centrale, subprominulum.*

#### OBSERVATIONS.

Les *vélelles* ont été, comme les porpites, confondues
parmi les méduses par Linné ; mais elles en sont bien distinguées par leur intérieur qui est cartilagineux et composé de
deux plans inégaux, dont l'un s'insère verticalement sur l'autre.

En effet, l'un de ces deux plans est inférieur, horizontal,
elliptique ou suborbiculaire ; tandis que l'autre est su-

périeur, vertical et inséré obliquement sur le plan inférieur. Ce plan vertical qui, dans sa base, est de la longueur du corps de l'animal, soutient une membrane qui
s'élève sur le dos de ce corps, comme une crête, une espèce de voile, ou comme une vessie transparente et pleine
d'air.

Le corps des *vélelles* est aplati en dessous, et au centre
de cette face inférieure, on observe la bouche, qui tantôt est comme à nu, et tantôt offre de nombreux tentacules, selon les espèces.

Les *vélelles* sont phosphoriques, brillent la nuit dans les
eaux comme des lumières, et causent des démangeaisons
lorsqu'on les touche. Elles flottent et voguent à la surface des eaux, comme les porpites, les physalies, etc.
Les matelots les font frire et les mangent.

## ESPÈCES.

1. Vélelle mutique. *Velella mutica.*

   *V. oblongo-ovata, subnuda ; margine ciliato ; cristâ mem-
   branaceâ. .*

   *Medusa velella.* Gmel. p. 3155.

   *Phyllidoce....* Brown. jam. 387. t. 48. f. 1.

   Habite l'Océan atlantique.

2. Vélelle à limbe nu. *Velella limbosa.*

   *V. ovalis, obliquè cristata ; tabulâ inferiore limbo nudo
   obvallatâ ; disco margine tentaculis longis crinito.*

   *Holothuria spirans.* Forsk. ægypt. p. 104. n.° 15. et ic. tab. 26.
   *fig. K.* Encycl. pl. 90. f. 1—2.

   Habite la Méditerranée. Son disque inférieur est couvert de suçoirs blancs, et bordé de tentacules bleus, longs, filiformes.
   Au centre de ce disque, la bouche offre une saillie subtubu-
   leuse.

3. Vélelle scaphidiene. *Velella scaphidia.*

   *V. ovalis, obliquè cristatâ ; cristâ dorsali tenuissimâ, an-*

*gulatá; tabulá inferiore tentaculis cæruleis numerosissimis echinatá.*

*Velella scaphidia. Péron* et *le Sueur,* voyage 1. p. 44. pl. 3o. f. 6.

Habite l'Océan atlantique austral. Sa crête dorsale est blanchâtre, transparente, extrémement mince. Toute sa face inférieure est hérissée jusqu'en son bord, de tentacules d'un beau bleu. On la rencontre par milliers à la surface des eaux.

---

# PORPITE. (Porpita).

Corps libre, orbiculaire, déprimé, gélatineux à l'extérieur, cartilagineux intérieurement, soit nu, soit tentaculifère à la circonférence; à surface supérieure plane, subtuberculeuse, et ayant des stries en rayons à l'inférieure.

Bouche inférieure et centrale.

*Corpus liberum, orbiculare, depressum, extùs gelatinosum, internè cartilagineum, ad periphæriam vel nudum, vel tentaculatum; supernâ superficie planâ, subtuberculosâ; infernâ radiatìm striatâ.*

*Os inferum et centrale.*

### OBSERVATIONS.

Les *porpites* et les vélelles, étant cartilagineuses à l'intérieur, sont, par ce caractère, très-distinguées des méduses parmi lesquelles Linné les avait rangées.

Quant à leur forme, les *porpites* présentent un corps libre, orbiculaire, presque plane et subtuberculeux en dessus, un peu convexe en dessous, avec des stries rayonnantes, et souvent avec des papilles lacérées si ténues que cette surface en paraît couverte et comme chargée d'un duvet fin, très-mou.

En général, ces radiaires ont peu d'organes extérieurs ou n'en ont que de très-peu saillans, ce qui les fait ressembler à des pièces de monnaie; néanmoins certaines espèces offrent à leur circonférence, des tentacules nombreux et assez longs.

Leur bouche est au centre de leur face inférieure : elle s'ouvre et se ferme presque continuellement par des mouvemens alternatifs de dilatation et de contraction.

Outre les papilles nombreuses et piliformes de la surface inférieure des porpites, on prétend qu'il s'en trouve trois autour de la bouche qui sont plus grosses que les autres.

Les porpites voguent et flottent à la surface de la mer. M. *Bosc*, qui en a rencontré en mer, dit qu'elles ont l'apparence d'une pièce de vingt-quatre sous emportée par les eaux.

## ESPECES.

1. Porpite nue. *Porpita nuda.*

> *P. orbicularis, planulata, subnuda.*
> *Medusa porpita.* Lin. amæn. acad. 4. p. 255. t. 3. f. 7—9.
> Eucycl. pl. 90. f. 3—5.
> Habite l'Océan des Grandes-Indes. Cet animal ressemble à une pièce de monnaie, et pour la forme, au cyclolite numismal (*madrepora porpita*, Lin.); aussi Linné a pensé qu'il en pouvait être le type, et d'autres qu'il était celui de la numulite.

2. Porpite appendiculée. *Porpita appendiculata.*

> *P. orbicularis, margine appendicibus aucto.*
> Bosc. hist. des vers, vol. 2. p. 155. pl. 18. f. 5—6.
> Habite l'Océan atlantique, vers le quarantième degré de latitude

boréale. Elle est blanche, glabre, avec trois appendices bleus sur les bords. L'appendice antérieur est très-large ; les deux postérieurs sont plus étroits.

3. Porpite glandifère. *Porpita glandifera.*

    *P. cœrulea, radiata ; tentaculis disci nudis ; radiis trifa-*
      *riam glandiferis.*

    *Holothuria denudata.* Forsk. ægypt. p. 103. n.º 14. et ic. tab.
      26. *fig.* L. 1. Encycl. pl. 90. f. 6—7.

    *Holothuria nuda.* Gmel. p. 3143.

    Habite la Méditerranée.

4. Porpite chevelue. *Porpita gigantea.*

    *P. tentaculis ad periphæriam longis, tenuissimis et cœru-*
      *leis comosa; subtùs suctoriis numerosissimis.*

    *Porpita gigantea.* Péron et *le Sueur*, voyage 1. pl. 31. f. 6.

    Habite l'Océan atlantique.

---

# DEUXIEME·SECTION.

# RADIAIRES MÉDUSAIRES.

*Radiaires orbiculaires, gélatineuses, transparentes, lisses, plus ou moins convexes en dessus, aplaties ou concaves en dessous, avec ou sans appendice en saillie.*

*Bouche inférieure, soit simple, soit multiple.*

Les *radiaires* dont il s'agit ici, sont régulières ou symétriques dans leur forme, toutes verticales dans leur situation, et aucune ne contient de corps particulier subsistant après leur destruction.

C'est avec le genre *medusa* de Linné, partagé en différens genres particuliers, que cette section a été formée. Les diverses races qui appartiennent à ces genres sont toutes tellement liées entr'elles par leurs rapports, qu'on peut les considérer toutes ensemble comme constituant une grande famille qu'il a été nécessaire de diviser pour en faciliter l'étude, leur nombre étant très-considérable.

Il paraît, en effet, d'après les observations de MM. *Péron* et *le Sueur*, que celles des radiaires que l'on réunissait dans un seul genre sous le nom de *méduses*, sont extrêmement nombreuses dans les mers ; et qu'elles sont tellement diversifiées entr'elles, qu'il est réellement nécessaire d'en former plusieurs genres, afin de pouvoir les étudier et les reconnaître avec plus de facilité.

Ainsi, malgré les caractères qui les distinguent, comme ces radiaires tiennent les unes aux autres par les rapports les plus évidens, les *médusaires*, dorénavant, devront être considérées comme constituant une famille naturelle, dans laquelle on distingue plusieurs genres particuliers.

Elles offrent toutes un corps libre, gélatineux, transparent, orbiculaire, lisse, plus ou moins convexe en dessus, applati ou concave en dessous, avec ou sans appendices en saillie.

Leur bouche, soit simple, soit multiple, est toujours placée dans le disque inférieur ; et lorsqu'il y en a plusieurs, il paraît qu'il n'y en a ni moins de quatre, ni plus de dix. Le plus ordinairement, les médusaires à plusieurs bouches n'en offrent que quatre.

Réaumur donnait aux animaux dont il s'agit, le nom de *gelée de mer*, parce qu'en effet la consistance molle et gélatineuse de leur corps, ainsi que sa transparence, leur donne entièrement l'aspect d'une masse de gelée.

En général, la forme de leur corps présente un segment de sphère, dont la convexité est lisse et tournée en haut, et dont le disque inférieur est tantôt nu, et tantôt muni d'appendices souvent très-diversifiés. En sorte que les médusaires, tantôt ressemblent à une calotte ou à un disque, et tantôt présentent la forme d'un champignon muni inférieurement d'un pédicule, soit simple, soit divisé.

Le corps des médusaires se résout assez promptement en une eau analogue à celle de la mer, et par l'évaporation ou la cuisson il se réduit presqu'à rien.

On voit dans son intérieur quelques lignes colorées qui indiquent des organes quelconques, mais que la difficulté de bien distinguer, ne permet pas de reconnaître ou de déterminer d'une manière positive et sans arbitraire. Aussi l'organisation de ces corps prête-t-elle beaucoup de champ à l'imagination, qui y montre tout ce qu'on veut y trouver. Néanmoins, près de leurs bords, on aperçoit des vaisseaux plus multipliés, et M. *Cuvier* pense que ce sont des appendices de la cavité alimentaire.

Dans des animaux comme les *médusaires*, où la cavité alimentaire, soit simple, soit multiple, est extrêmement courte, elle est probablement augmentée par une multitude de *cœcum* vasculiformes, que l'observation a fait connaître dans d'autres radiaires. Néanmoins il est possible que l'on confonde avec ces appendices de la cavité alimentaire , les canaux qui appartiennent à l'organe respiratoire de ces animaux. Il paraît même qu'il y a une véritable connivence entre les uns et les autres.

Dans l'eau , les *médusaires* se meuvent et se déplacent avec assez de vitesse ; mais jetées sur la grève , elles y sont aussitôt sans mouvement. J'en ai beaucoup vu dans ce cas ; elles étaient si luisantes que leur éclat au soleil m'éblouissait. On sait qu'elles éprouvent des contractions et des expansions alternatives de leurs bords, qu'elles conservent constamment tant qu'elles sont vivantes et dans les eaux : or , ces mouvemens isochrones , qui se succèdent et se continuent sans fatigue pour l'animal , et qu'il ne maîtrise point , parce que leur cause est hors de lui , le font à la vérité se déplacer sans cesse dans les eaux , mais sans possibilité de direction , et ils ne lui sont réellement nécessaires , que parce qu'ils activent et facilitent ses mouvemens vitaux.

Quant à l'observation de M. *Péron* , qui nous apprend que chaque espèce a son habitation propre, dont elle ne dépasse pas les limites , il n'en résulte aucune autre conséquence , sinon que lorsqu'un individu, d'une espèce qui ne peut vivre que dans tel champ d'habitation, en est entraîné dehors, il périt bientôt ; et qu'ainsi l'espèce entière ne pouvant se conserver que dans les lieux favorables à son existence, continue de s'y multiplier.

L'observation citée n'autorise donc nullement à dire que les individus de cette espèce , par des actes de *volonté* , qui le sont de *jugement* , comme ceux-ci le sont de *pensées*, maîtrisent et dirigent leurs mouvemens, pour ne point quitter l'habitation qui leur convient. Les plantes elles-mêmes ont, pour la plupart de leurs espèces, des lieux propres d'habitation ; et cependant le transport de leurs graines par le vent, les oiseaux, etc., les met souvent dans le cas de vivre ailleurs ; mais elles y périssent, si l'art, par degrés et par ses moyens, ne parvient à les conserver, à les acclimater.

Les *médusaires* paraissent au printemps dans nos climats, et disparaissent dans l'automne : dans la Zone torride, on les trouve toujours ; leur multiplication est prodigieuse.

Il y en a de tellement grandes, qu'elles ont plus d'un pied de diamètre, et qu'elles pèsent jusqu'à soixante livres. *Voyez* les Annales du mus. vol. 14. p. 219.

Lorsque l'on prend les *médusaires*, et qu'on les manie pendant un peu de temps, elles excitent dans les mains des démangeaisons plus ou moins cuisantes. Ces démangeaisons, quelquefois assez piquantes, leur ont fait donner le nom d'*orties de mer vagabondes* par les anciens naturalistes.

Enfin, la plupart de ces radiaires sont phosphoriques et brillent pendant la nuit, comme autant de globes de feu suspendus dans les eaux.

Telles sont les principales particularités qu'on leur connaissait et qui les concernent en général. Mais il en est d'autres extrêmement remarquables qui appartiennent à leur forme, et dont la considération doit servir à distinguer leurs nombreuses races.

En effet, les unes n'ont en leur disque inférieur ni pédoncule, ni bras, ni tentacules; d'autres ont des tentacules, mais sans pédoncule et sans bras; d'autres encore, sans être pédonculées, ont des bras et des tentacules; enfin, d'autres sont pédonculées, c'est-à-dire, qu'elles ont en dessous une espèce de tige qui leur donne en quelque sorte la forme d'un champignon.

MM. *Péron* et *le Sueur*, à qui l'on doit ces observations, ont en outre remarqué que les unes n'ont qu'une seule bouche, tandis que les autres en ont plusieurs, depuis quatre jusqu'à dix.

En faisant usage de toutes les considérations que je viens de citer, ces naturalistes ont divisé les médusaires en vingt-neuf genres, dont ils ont publié les caractères dans les *Annales du Muséum*, vol. 14. p. 325.

Je ne sais si l'on sera un jour forcé d'employer ces nombreuses distinctions génériques; mais, pour le présent, une division plus simple me semble suffire, surtout les nombreuses médusaires observées par MM. *Péron* et *le Sueur* n'étant pas encore publiées.

En conséquence, je vais essayer de réduire, à plus de moitié, le nombre de ces coupes génériques, en n'employant, pour former les genres, que les caractères les plus faciles à saisir.

Je ne donne le nom de *tentacules* qu'aux filets, courts ou longs, qui bordent le pourtour de l'ombrelle. Quant au *pédoncule* et aux *bras*, ces parties, lorsqu'elles existent, se trouvent toujours sous le disque inférieur de l'ombrelle. Tantôt les bras ne sont que les premières divisions de l'extrémité du pédoncule; tantôt ils naissent autour de sa base ; enfin , tantôt on les trouve lorsque le pédoncule n'existe pas.

Ainsi , avec ces seuls moyens, et la considération du nombre des bouches , je partage la grande famille des *médusaires* , en treize genres , de la manière suivante :

## DIVISION DES MÉDUSAIRES.

* *Une seule bouche au disque inférieur de l'ombrelle.*

1. Ombrelle sans pédoncule , sans bras et sans tentacules.

[a] Point de lobes ou d'appendices au pourtour de l'ombrelle.

Eudore.

Phorcynie.

[b] Des lobes ou des appendices au pourtour de l'ombrelle.

Carybdée.

2. Ombrelle sans pédoncule et sans bras, mais garnie de tentacules.

Équorée.

3. Ombrelle sans pédoncule, mais ayant des bras en dessous. Le plus souvent des tentacules au pourtour.

Callirhoë.

4. Ombrelle ayant un pédoncule, avec ou sans bras. Point de tentacules au pourtour.

Orythie.

5. Ombrelle ayant un pédoncule, avec ou sans bras. Des tentacules au pourtour.

Dianée.

---

** *Plusieurs bouches au disque inférieur de l'ombrelle.*

1. Ombrelle sans pédoncule, sans bras, et sans tentacules.

Éphyre.

2. Ombrelle sans pédoncule, sans bras, mais tentaculée au pourtour.

Obélie.

3. Ombrelle sans pédoncule, mais garnie de bras en dessous. Point de tentacules au pourtour.

Cassiopée.

4. Ombrelle sans pédoncule, mais garnie de bras en dessous. Des tentacules au pourtour.

Aurélie.

5. Ombrelle ayant en dessous un pédoncule et des bras. Point de tentacules au pourtour.

Céphée.

6. Ombrelle ayant en dessous un pédoncule et des bras. Des tentacules à son pourtour.

Cyanée.

* *Une seule bouche au disque inférieur de l'om-*
*brelle.*

# EUDORE. ( Eudora.)

Corps libre , orbiculaire , discoïde , sans pédoncule,
sans bras et sans tentacules.

Bouche unique , inférieure et centrale.

*Corpus liberum, orbiculare , discoideum ; pedun-*
*culo , brachiis , tentaculisque nullis.*

*Os unicum , inferum , centrale.*

### OBSERVATIONS.

Les *eudores* se rapprochent en quelque sorte des porpites
par leur forme générale ; mais , outre qu'elles ne sont point
cartilagineuses intérieurement , leur organisation est différente. Elles sont principalement distinguées des éphyres ,
en ce qu'elles n'ont qu'une bouche. Ce sont des corps gélatineux , transparens , éminemment veineux ou vasculeux
et aplatis comme des pièces de monnaie. On n'en connaît
encore qu'une espèce.

## ESPÈCE.

1. Eudore onduleuse. *Eudora undulosa.*
   *Péron*, annales du mus. vol. 14. p. 326.
   *Le Sueur*, voyage , etc. pl. 1. f. 1—3.
   Habite près de la terre de Witt. Corps orbiculaire , aplati ;
   discoïde , nu , rayonné en dessus par des vaisseaux simples,
   onduleux , et offrant en dessous des vaisseaux polychotomes
   divergens.

# PHORCYNIE. ( *Phorcynia* ).

Corps transparent, orbiculaire, convexe, rétus et comme tronqué en dessus, concave en dessous ; à bord ou limbe large, obtus, nu et entier. Point de pédoncule, ni de bras, ni de tentacules.

*Corpus hyalinum, orbiculare, supernè convexum retusum aut truncatum, subtùs concavum ; margine vel limbo lato, obtuso, nudo, integro ; pedunculo, brachiis tentaculisque nullis.*

### OBSERVATIONS.

Les *phorcynies* sont principalement distinguées des eudores, par leur forme générale, étant convexes en dessus, concaves en dessous, et ayant l'estomac distinct, quelquefois en saillie. Elles ne sont point aussi veineuses que les eudores, et par leur bord nu, sans appendice quelconque, elles diffèrent éminemment des carybdées. J'y réunis les eulimènes de *Péron*.

## ESPECES.

1. **Phorcynie turban.** *Phorcynia cudonoidea.* -
   *Ph. crassa, supernè latior, retusa; limbo magno, rotundato; stomacho prominulo, inversè pyramidato.*
   *Phorcynia cudonoidea.* Péron, annales 14. p. 333.
   *Le Sueur,* voyage, etc. pl. 5. f. 5 et 6.
   Habite près la terre de Witt. Couleur bleuâtre.

2. **Phorcynie pétaselle.** *Phorcynia petasella.*
   *Ph. subconica, truncata, hyalina; margine integerrimo.*
   *Phorcynia petasella.* Péron, annales, p. 333.
   *Le Sueur,* voyage, pl. 6. f. 1—2—3.
   Habite près des îles Furneaux. Forme d'un chapeau rond.

**3. Phorcynie istiophore.** *Phorcynia istiophora.*

*Ph. supernè convexa ; limbo lato, pendulo ; margine integro subcriseo.*

*Phorcynia istiophora.* Péron. Ibid.

*Le Sueur*, voyage, pl. 6. f. 4.

Habite près des îles de Huunter.

**4. Phorcynie cyclophylle.** *Phorcynia cyclophylla.*

*Ph. supernè convexo-retusa ; margine integro ; limbo subtùs radiato.*

*Eulimena cyclophylla.* Péron., annales, p. 334.

*Le Sueur*, voyage, pl. 6. f. 6 et 7.

Habite l'Océan Atlantique austral.

**5. Phorcynie sphéroïdale.** *Phorcynia sphæroidalis.*

*Ph. sphæroidea, supernè infernèque depressiuscula ; costellis longitudinalibus, minimis ad periphæriam.*

*Eulimena sphæroidalis.* Péron. Ibid.

*Le Sueur*, voyage, pl. 6. f. 5.

Habite l'Océan Atlantique austral. Taille petite ; couleur hyaline avec quelques nuances de rouge et de bleu.

---

# CARYBDÉE. ( Carybdea ).

Corps orbiculaire, convexe ou conoïde en dessus, concave en dessous, sans pédoncule, ni bras, ni tentacules, mais ayant des lobes divers à son bord.

*Corpus hyalinum, orbiculare, supernè convexum aut conoideum, subtùs cavum ; margine lobis variis instructo ; pedunculo, brachiis tentaculisque nullis.*

### OBSERVATIONS.

On distingue facilemént les *carybdées* des phorcynies par les appendices ou les lobes particuliers et divers qui bordent

leur limbe. Et quoique les unes et les autres n'aient ni pédoncule, ni bras, ni tentacules, la forme générale des *ca-*
*rybdées* est déjà plus composée que celle des phorcynies,
et semble annoncer le voisinage des équorées. On n'en connaît encore que deux espèces.

## ESPECES.

1. Carybdée périphylle. *Carybdea periphylla.*
    *C. conica umbonata, subtùs cava; limbo lobis, foliiformibus*
    *aucto.*
    *Carybdea periphylla.* **Péron**, annales 14, p. 332.
    *Le Sueur*, voyage, etc. pl. 5. f. 1—2—3.
    Habite l'Océan Atlantique équatorial.

2. Carybdée marsupiale. *Carybdea marsupialis.*
    *C. conoidea crumeniformis; margine lobis, quatuor linearibus*
    *distantibus.*
    *Urtica.* .... Plancus. conch. tab. IV. f. 5.
    *Carybdea marsupialis.* **Péron**, annales, p. 333.
    *Le Sueur*, voyage, pl. 5. f. 4.
    Habite dans la Méditerranée.

---

## ÉQUORÉE. ( Æquorea ).

Corps libre, orbiculaire, transparent, sans pédoncule et sans bras, mais garni de tentacules.

Bouche unique, inférieure et centrale.

*Corpus liberum, orbiculare, hyalinum; pedunculo*
*brachiisque nullis; tentaculis ad periphœriam.*

*Os unicum, inferum, centrale.*

## OBSERVATIONS.

Les *équorées* dont il s'agit ici , sont nombreuses en espèces, et peuvent, sans doute, être divisées elles-mêmes
en plusieurs coupes particulières. Mais, comme elles n'ont ni
pédoncule ni bras, nous les trouvons en cela tellement remarquables, qu'il nous a paru suffire d'en former un seul
genre.

Ce sont des corps orbiculaires, les uns applatis, les autres
plus ou moins convexes en dessus, tentaculés dans leur pourtour , offrant, soit de petites lames saillantes , soit des espèces de petits suçoirs, soit diverses particularités propres
à caractériser les races , ou à former des sections parmi elles.
Ces corps n'ont qu'une seule bouche dans leur disque inférieur.

## ESPECES.

1. **Équorée rose.** *Æquorea rosea.*

*Æq. orbicularis , planiuscula , rosea; supernè vasculis , tri-
chotomis et polychotomis ; tentaculis capillaceis , longissimis
et numerosissimis.*

Cuvieria. *Péron et le Sueur,* voyage , ic. pl. 3o. f. 2.
*Cuvieria carisochroma. Le Sueur ,* voyage, pl. 2. f. 1.
Habite....

2. **Équorée euchrome.** *Æquorea euchroma.*

*Æq. subconvexa , vasculosa ; vasculis quatuor dorsi centro cru-
cem referentibus ; tentaculis capillaceis , longissimis.*

*Cuvieria euchroma. Le Sueur ,* voyage , pl. 2. f. 2.
*An Berenix euchroma ? Péron ,* annales 14, p. 327.
Habite l'Océan Atlantique équatorial ? Couleur verdâtre.

3. **Équorée thalassine.** *Æquorea thalassina.*

*Æq. convexiuscula , vasculosa ; vasculis sex majoribus in dorso
centroque depresso permiscis.*

*Tome II.* 32

*Berenix thalassina*. *Péron*, annales 14, p. 327.

Habite les côtes de la terre d'Arnheim. Ce n'est pas la même que l'équorée viridule, n.o 9.

## 4. Équorée mollicine. *Æquorea mollicina.*

*Æ. orbicularis, depressa; foveolis tentaculisque brevibus duo, decim ad periphæriam.*

*Medusa mollicina.* Forsk. Ægypt. p. 109. et ic. tab. 33. *fig. C.*

Encycl. pl. 95. f. 1—2.

*Foveolia mollicina.* *Péron*, annáles 14, p. 340.

Habite la Méditerranée.

## 5. Équorée bleuâtre. *Æquorea mesonema.*

*Æq. orbicularis, depressa; subtùs fasciâ annulari lamellosâ, circulo tentaculifero divisâ; tentaculis raris.*

*Medusa....* Forsk. Ægyp. ic. tab. 28. *fig. B. absque descr.*

Encycl. pl. 95. f. 4.

*Æquorea mesonema.* **Peron**, annales 14, p. 336.

*Le Sueur*, voyage, pl. 8. f. 1.

Habite la Méditerranée?

## 6. Équorée forskalienne. *Æquorea forskalina.*

*Æq. orbicularis, planiuscula, hyalina; margine tentaculis, numerosis, prælongis; subtus annulo lato lamelloso.*

*Medusa æquorea.* Forsk. p. 110. et ic. tab. 32.

Encycl. pl. 95. f. 3.

*Æquorea forskalina.* Péron, annales, p. 336.

*Le Sueur*, voyage, tab. 8. f. 2.

Habite la Méditerranée et l'Océan Atlantique.

## 7. Équorée eurodine. *Æquorea eurodina.*

*Æq. hemisphærica, rosea; limbo radiatim lineato; tentaculis numerosissimis; longissimisque ad periphæriam.*

*Æq. eurodina.* Peron, annales, p. 336. *Le Sueur*, voyage, tab. 9.

Habite au détroit de Bass.

## 8. Équorée Cyanée. *Æquorea cyanea.*

*Æq. hemisphærica, ad periphæriam subcoarctata, cærulea; fasciculis lamellarum subclavatis; tentaculis capillaceis.*

*Æquorea cyanea.* Péron , annales, p. 337.

*Le Sueur*, voyage , tab. 10. f. 1—2—3.

Habite les côtes de la terre d'Arnheim.

### 9. Équorée viridule. *Æquorea viridula.*

*Æq. depressa, centro gibba; limbo fasciculis lamellarum annu-
latim lineato; tentaculis capillaceis.*

*Æquorea thalassina.* Péron , annales, p. 337.

*Le Sueur*, voyage , tab. 10. f. 4—5—6.

Habite les côtes de la terre d'Arnheim.

### 10. Équorée stauroglyphe. *Æquorea stauroglypha.*

*Æq. subhemisphærica, centro depressa, crucigera; tentaculis pe-
riphæriæ brevissimis.*

*Æquorea stauroglypha.* Péron , annales , p. 337

*Le Sueur*, voyage , tab. 10. f. 7—8—9.

Habite les côtes de la Manche. Couleur rosée.

### 11. Équorée pourprée. *Æquorea purpurea.*

*Æq. plana, discoidea, purpurea; limbo subtùs radiatim
lamelloso : lamellis polyphyllis, fasciculatis; tentaculis brevibus.*

*Æquorea purpurea.* Péron , annales, p. 337.

*Le Sueur*, voyage , pl. XI. f. 1—2.

Habite près de la terre d'Endracht. Il y a vingt-quatre faisceaux de lames.

### 12. Équorée pleuronote. *Æquorea pleuronota.*

*Æq. discoidea; limbo dorsali, costellis , radiato ; lamellis
perpares fasciculatis; tentaculis denis, distantibus.*

*Æquorea pleuronota.* Péron , annales , p. 338.

*Le Sueur*, voyage , pl. XI. f. 3—6.

Habite près de la terre d'Arnheim. Hyaline bleuâtre.

### 13. Équorée allantophore. *Æquorea allantophora.*

*Æq. subsphærica, infernè truncata, hyalino-crystallina; subtùs
circulo, corporibus cylindraceis, numerosissimis, formato ;
tentaculis brevissimis.*

*Æquorea allantophora.* Péron , annales, p. 338.

*Le Sueur*, voyage, pl. 12. f. 5—9.

## 14. Équorée onduleuse. *Æquorea undulosa.*

*Æq. conoidea , lineis undulosis , supernè radiata , rosea ; tentaculis longissimis.*

*Æquorea undulosa.* Péron , annales , p. 338;
*Le Sueur ,* voyage, pl. 12. f. 1—4.
Habite près de la terre d'Arnheim.

## 15. Équorée risso. *Æquorea risso.*

*Æq. planulata , discoidea , hyalino-subrosea , subtùs radiata : limbo angusto nudo ; tentaculis capillaceis longissimis.*

*Æquorea risso.* Péron, annales , p. 338.
*Le Sueur ,* voyage , tab. 13. f. 1—2.
-Habite les côtes de Nice.

## 16. Équorée sphéroïdale. *Æquorea sphæroidalis.*

*Æq. sphæroidea , basi truncata ; umbrellæ margine , crenulato, tentaculifero : tentaculis 32 longiusculis.*

*Æquorea sphæroidalis.* Péron , annales, p. 335.
*Le Sueur ,* voyage , pl. 7. f. 1—2.
Habite près de la terre d'Endracht.

## 17. Équorée amphicurte. *Æquorea amphicurta.*

*Æq. hemisphærica , subtús eminentia centrali , lineis verrucisque annulatim cincta ; tentaculis brevibus.*

*Æquorea amphicurta.* Péron ; annales , p. 335.
*Le Sueur ,* voyage , pl. 7. f. 3—4.
*Æq. Bunogaster.* Péron , ibid.
*Le Sueur ,* voyage , pl. 7. f. 5.
Habite près de la terre d'Arnheim , et celle de Witt.

## 18. Équorée phospériphore. *Æquorea phosperiphora.*

*Æq. depressa , crassa , discoidea ; subtùs eminentiâ centrali gastricâ , annulo lamelloso cinctâ , circuloque tuberculorum , phosphoricorum ; tentaculis raris , brevibus.*

*Péron ,* annales , p. 336.
*Le Sueur ,* voyage , pl. 7. f. 6.
Habite près de la terre d'Arnheim.

# CALLIRHOË. ( Callirhoe ).

Corps orbiculaire , transparent , garni de bras en dessous , mais privé de pédoncule.

Le plus souvent des tentacules au pourtour. Bouche unique , inférieure et centrale.

*Corpus orbiculare , hyalinum , subtùs brachiatum ; pedunculo nullo.*

*Tentacula sœpius ad periphœriam. Os unicum , inferum , centrale.*

### OBSERVATIONS.

Ce genre est le même que celui qu'ont établi **MM.** *Péron* et *le Sueur,* sauf que j'y admets les espèces qui seraient sans tentacules , mais on n'en connaît encore aucune.

Les *Callirhoës* , comme tous les genres précédens, sont dépourvues de pédoncule ; mais elles ont des bras sous l'ombrelle ; ce qui les distingue éminemment.

### ESPECES.

1. Callirhoë micronème. *Callirhoe micronema.*
> *C. subsphærica ; brachiis quatuor longissimis , latissimis ; tentaculis brevissimis.*
> *Callirhoe micronema.* Péron , annales , p. 34i.
> Habite les côtes N.-O. de la Nouvelle-Hollande.

2. Callirhoë bastérienne. *Callirhoe basteriana.*
> *C. orbicularis , plana convexaque ;  ad marginem tentaculis , longis , inæqualibus; subtùs brachiis , quatuor acutis.*

*Callirhoe basteriana.* Péron, annales, p. 342.
*Medusa.* Bast. op. subs. 2. p. 55. tab. 5. f. 2—3.
Encycl. pl. 94. f. 4—5.
Habite les côtes de la Hollande.

# ORYTHIE. (Orythia).

Corps orbiculaire, transparent, ayant un pédoncule, avec ou sans bras sous l'ombrelle. Point de tentacules. Bouche unique, inférieure et centrale.

*Corpus orbiculare, hyalinum, sub umbrellâ pedunculatum, cum vel absque brachiis. Tentacula nulla. Os unicum, inferum, centrale.*

### OBSERVATIONS.

Sous le nom d'*orythie*, je réunis des médusaires moins simples dans leur forme générale que celles des genres précédens. Elles offrent toutes, sous leur ombrelle, un pédoncule avec ou sans bras. Le pourtour de leur ombrelle n'est point muni de tentacules; et c'est par ce caractère seul qu'elles diffèrent de nos dianées. Ces médusaires sont assez nombreuses en espèces, et se reconnaissent aisément par leur défaut de tentacules. Comme elles n'ont qu'une seule bouche, on ne les confondra point avec les céphées.

### ESPÈCES.

1. Orythie verte. *Orythia viridis.*

> O. *hemisphærica, ad peripheriam subangulata : margine octodentato; pedunculo nudo.*

*Orythia viridis. Péron*, annales, p. 3a7.
*Le Sueur*, voyage, pl. 3. f. 1.
Habite les côtes de la terre d'Endracht.

## 2. Orythie minime. *Orythia minima.*

*O. depressa, discoidea ; maculis octo petaliformibus emargina-
tis notata; pedunculo clavato, nudo.*
*Orythia minima. Péron*, annales, p. 3a8.
*Le Sueur*, voyage, pl. 3. f. a. *Medusa minima.* Bast. op.
sub. 2. p. 6a.
Habite les côtes de la Belgique.

## 3. Orythie octonème. *Orythia octonema.*

*O. hemisphærica, punctulata, crucigera ; brachiis octo bifidis
ciliatis, rubris ad basim pedunculi.*
*Favonia octonema. Péron*, annales, p. 3a8.
*Le Sueur*, voyage, pl. 3. f. 3.
Habite les côtes de la terre d'Arnheim.

## 4. Orythie hexanème. *Orythia hexanema.*

*O. subhemisphærica, glabra, dorso crucigera ; brachiis sex,
filiformibus, indivisis, ciliatis ad basim pedunculi.*
*Favonia hexanema. Péron*, annales, p. 3a8.
*Le Sueur*, voyage, pl. 3. f. 4.
Habite l'Océan Atlantique austral.

## 5. Orythie tétrachire. *Orythia tetrachira.*

*O. hemisphærica ; pedunculo crasso brevi, brachiis quatuor lan-
ceolatis terminato.*
*Medusa persea.* Forsk. Ægypt. p. 107. et ic. tab. 33. *fig. B. b.*
*Evagora tetrachira. Péron*, annales, p. 343.
Habite la Méditerranée.

## 6. Orythie pourpre. *Orythia purpurea.*

*O. hemisphærica ; brachiis octo pediculatis, ad pediculos coali-
tis, supernè cruciatim divaricatis.*
*Melitea purpurea. Péron*, annales, p. 343.
Habite les côtes de la terre de Witt.

7. Orythie chevelue. *Orythia capillata.*

> *O. subcampaniformis, intús cruce notata ; pedunculo brevi , bra-*
> *chiis capillaribus fasciculatim terminato.*

*Evagora capillata. Péron*, annales, p. 343.

Habite les côtes de la terre d'Endracht.

---

# DIANÉE. ( Dianæa ),

Corps orbiculaire, transparent, pédonculé sous l'ombrelle, avec ou sans bras. Des tentacules au pourtour de l'ombrelle.

Bouche unique, inférieure et centrale.

*Corpus orbiculare , hyalinum , subtùs pedunculatum, cum vel absque brachiis. Tentacula ad marginem umbrellæ.*

*Os unicum, inferum , centrale.*

### OBSERVATIONS.

Les *dianées* sont des médusaires encore plus compliquées dans leur forme générale que les orythies, puisqu'elles ont des tentacules au pourtour de leur ombrelle , tandis que les orythies en sont dépourvues.

Comme les *dianées* connues sont nombreuses en espèces, on peut, sans doute, les diviser en plusieurs tribus et par suite en plusieurs genres. Cependant, comme ces genres deviendront d'autant plus difficiles à reconnaître, que l'on sera descendu dans plus de détails pour les établir, je crois que la coupe que je présente ici peut suffire actuellement pour l'étude de ces médusaires.

N'ayant qu'une seule bouche, les *dianées* ne sont point dans le cas d'être confondues avec les cyanées.

## ESPECES.

**1. Dianée trièdre. *Diancæa triedra.***

> *D. subhemisphærica, punctato -verrucosa ; margine tentaculis, brevissimis et tenuissimis ; pedunculo longo trigono ad basim octo-brachiato.*

*Lymnorea triedra.* Péron, annales, p. 329.

*Le Sueur*, voyage, pl. 3. f. 5.

Habite le détroit de Bass. Couleur bleuâtre ; bras courts, bifides, ciliés, rouges.

**2. Dianée dinème. *Diancæa dinema.***

> *D. minima, subconica ; margine tuberculis, minimis ; tentaculis duobus oppositis ; pedunculo subclavato.*

*Geryonia dinema.* Péron, annales, p. 329.

*Le Sueur*, voyage, pl. 4. f. 1—2—3.

Habite les côtes de la Manche.

**3. Dianée proboscidale. *Diancæa proboscidalis.***

> *D. hemisphærica, ad periphæriam hexaphylla ; margine tentaculis sex longissimis ; pedunculo longo, proboscidiforme extremitate margine plicato.*

*Geryonia hexaphylla.* Péron, annales, p. 329.

*Le Sueur*, voyage, pl. 4. f. 4—5.

*Medusa proboscidalis.* Forsk. Ægypt. p. 108 et ic. tab. 36. f. 1.

Encycl. pl. 93. f. 1.

Habite la Méditerranée. Les tentacules sont plus courts dans celle de Forskal.

**4. Dianée phosphorique. *Diancæa phosphorica.***

> *D. subhemisphærica, pedunculata ; tentaculis 32 ad periphæriam.*

*Oceania phosphorica.* Péron, annales, p. 344.

Habite les côtes de la Manche.

**5. Dianée linéolée. *Dianœa lineolata.***

*D. hemisphæroidalis ; annulo lineolis composito versùs margi-*
*nem ; tentaculis 120 tenuissimis.*

*Oceania lineolata.* Péron, Annales, p. 344.

Habite la Méditerranée. Quatre échancrures peu profondes au
rebord.

**6. Dianée flavidule. *Dianœa flavidula.***

*D. subhemisphærica ; margine integerrimo ; tentaculis numerosis-*
*simis ; longissimis , tenuissimis.*

*Oceania flavidula.* Péron, p. 345.

Habite la Méditerranée. Les organes intérieurs jaunes.

**7. Dianée Le Sueur. *Dianœa Le Sueur.***

*D. conica , apice acuta ; brachiis quátuor brevissimis , coalitis ;*
*tentaculis numerosissimis , longissimis.*

*Oceania Le Sueur.* Péron , p. 345.

Habite la Méditerranée. Tentacules d'un jaune d'or.

**8. Dianée bonnet. *Dianœa pileata.***

*D. ovato-campanulata ? ,supernè globulo mobili hyalino ; bra-*
*chiis quatuor brevissimis ; marginis tentaculis numerosis , basi*
*fusco-flavis.*

*Oceania pileata.* Péron , p. 345.

*Medusa pileata.* Forsk. Ægyp. p. 110. et ic. t. 33. *fig. D.*

Encycl. pl. 92. f. 11.

Habite la Méditerranée.

**9. Dianée diadème. *Dianœa diadema.***

*D. subsphæroidalis , supernè tuberculo mobili acuto ; brachiis*
*quatuor brevissimis ; margine coarctato ; tentaculis duobus.*

*Oceania diadema.* Péron, p. 346.

Habite les côtes de la Manche.

**10. Dianée viridule. *Dianœa viridula.***

*D. subcampaniformis ; pedunculo proboscideo pyramidali re-*
*tractili , brachiis quatuor fimbriatis terminato ; tentaculis bre-*
*vissimis.*

*Oceania viridula.* Péron , p. 346.

Habite les côtes de la Manche.

## 11. Dianée bossue. *Dianæa gibbosa.*

*D. subhemisphærica ; tubéribus quatuor in dorso ; pedunculo proboscideo retractili , quadribrachiato ; tentaculis brevissimis.*

*Oceania gibbosa. Péron ,* p. 346.

Habite la Méditerranée , près de Nice.

## 12. Dianée panopyre. *Dianæa panopyra.*

*D. hemisphærica , centro dorsali depressa , verrucosa ; pedunculo quadrifido ; tentaculis 8 longissimis.*

*Medusa panopyra. Péron* et *le Sueur ,* voyage , ic. pl. 31. f. 2.

*Pelagia panopyra. Péron ,* annales , p. 349.

Habite l'Océan Atlantique équatorial. Couleur rose.

## 13. Dianée onguiculée. *Dianæa unguiculata.*

*D. orbicularis , suprà plana , sedecimradiatà ; margine crenato; brachiis quatuor brevibus latissimis.*

*Medusa unguiculata.* Swartz, n. act. Stock. 1788. 3. tab. 6. a-c.

*Pelagia unguiculata. Péron,* annales , p. 349.

Habite les côtes de la Jamaïque. Bleuâtre ; des taches brunes à la base du pédoncule.

## 14. Dianée cyanelle. *Dianæa cyanella.*

*D. subhemisphærica , depressa ; pedunculo brevissimo ; brachiis quatuor prælongis subalatis. ?*

*Pelagia cyanella. Péron ,* annales , p. 349.

*Medusa pelagica.* Swartz. n. act. Stock. 1788. t. 5.

Habite l'Océan Atlantique septentrional. Marge de l'ombrelle repliée en dedans , garnie de huit tentacules rouges.

## 15. Dianée denticulée. *Dianæa denticulata.*

*D. hemisphærica ; margine denticulato ; tentaculis octo brevibus ; brachiis fimbriatis , violaceo-punctulatis.*

*Medusa pelagica.* Bosc. vers. t. 2. p. 140. pl. 17. f. 5.

*Pelagia denticulata. Péron ,* annales, p. 350.

Habite l'Océan atlantique septentrional.

## 16. Dianée digitale. *Dianæa digitala.*

*D. conica ; pedunculo elongato , ad extremitatem brachiis filiformibus fasciculatis penicillato ; tentaculis introrsùm uncinatis.*

*Medusa digitala*. Mull. prod. zool. dan. p. 2824.
*Melicerta digitala*. *Péron*, annales, p. 352.
Habite les côtes du Groënland.

17. Dianée campanule. *Dianæa campanula*.

D. *orbiculato - conica ; limbo ampliato , tentaculifero ; infernâ
facie concavâ , cruce ciliata notata ; pedunculo subluteo.*
*Medusa campanula*. Fabr. Faun. Groënl. p. 366.
*Melicerta campanula*. *Péron*, annales, p. 352.
Habite les côtes du Groënland.

18. Dianée clochette. *Dianæa cymbalaroides*.

D. *convexo-conoidea ; brachiis quatuor subpedicellatis ; tentaculis
sedecim basi bulbosis.*
*Medusa cymbalaroides*. Slabb. nat. tab. 12. f. 1—3.
Encycl. pl. 93. f. 2—4.
*Medusa campanella*. Shaw. miscel. vol. 6. t. 196.
Habite l'Océan boréal.

***

*** Plusieurs bouches dans le disque inférieur de l'ombrelle.*

# ÉPHYRE. ( Ephyra ).

Corps orbiculaire , transparent ; sans pédoncule , sans
bras, sans tentacules.

4 bouches ou davantage au disque inférieur.

*Corpus orbiculare , hyalinum , pedunculo , brachiis
tentaculisque destitutum.*

*Ora quatuor vel plura in disco inferiori.*

### OBSERVATIONS.

Les *éphyres* ont quelqu'analogie , par leur forme, avec les
eudores , etc. etc., et sont pareillement dépourvues de pédoncule, de bras et de tentacules ; mais elles ont plusieurs

bouches et l'estomac plus composé. Les unes sont aplaties comme des pièces de monnaie, les autres sont plus ou moins convexes, à-peu-près comme les phorcynies.


## ESPECES.


1. Éphyre simple. *Ephyra simplex.*

>  E. *suborbicularis, discoidea, obsoletè convexa ; margine nudo.*
>  *Medusæ var.* Borlas, corn. p. 257. pl. 25. f. 13—14.
>  *Medusa simplex.* Pennant.
>  *Ephyra simplex. Péron*, annales, p. 354.
>  Habite les côtes de Cornouailles. Quatre bouches; couleur hyaline.


2. Éphyre tuberculée. *Ephyra tuberculata.*

>  E. *hemisphærica, purpurea ; margine membranula crenata aucto;*
>  *infernâ superficie tuberculatâ, cruce duplici notatâ.*
>  *Ephyra tuberculata. Péron*, annales, p. 354.
>  Habite les côtes de la terre de Witt.


3. Éphyre antarctique. *Ephyra antarctica.*

>  E. *plana, discoidea, rosea ; margine quindecim foliolis; infernâ*
>  *superficie tuberculatâ.*
>  *Euriale antarctica. Péron*, annales, p. 354.
>  Habite près des îles Furneaux.


---


## OBÉLIE. ( Obelia ).


Corps orbiculaire, transparent, sans pédoncule et sans bras. Des tentacules au pourtour de l'ombrelle. Un appendice conique à son sommet.

4 bouches.

*Corpus orbiculare, hyalinum, pedunculo brachiïs-
que destitutum. Tentacula ad periphœriam umbrellœ,
et appendix conica ad apicem.*

*Ora quatuor.*

### OBSERVATIONS.

*Péron* fut contraint de former une coupe particulière pour
l'*obélie*, que des tentacules au pourtour de l'ombrelle ne per-
mettaient pas d'associer aux éphyres. Quant à l'appendice
sus-ombrellaire, ce caractère peut n'appartenir qu'à l'espèce
déjà observée.

### ESPÈCE.

1. Obélie sphéruline. *Obelia sphœrulina.*
   *Slabber*, phys. Belust. p. 40, tab. 9. f. 5—8.
   *Péron*, annales, p. 355. Encycl. pl. 92. f. 12—15.
   Habite les côtes de la Hollande. Taille microscopique. Ap-
   pendice sus-ombrellaire terminé par un globule. Seize ten-
   tacules courts.

———

# CASSIOPÉE. (Cassiopea).

Corps orbiculaire, transparent, muni de bras en
dessous. Point de pédoncule; point de tentacules au
pourtour.

4 bouches ou davantage au disque inférieur.

*Corpus orbiculare, hyalinum, subtùs brachiatum;
pedunculo nullo; tentaculis ad periphœriam nullis.*

*Ora quatuor vel plura in disco inferiore.*

### OBSERVATIONS.

Les *cassiopées* dont il s'agit ici, sont celles de *Péron*, auxquelles je réunis son *ocyroë* qui n'a que quatre bras. Ce sont des médusaires à plusieurs bouches, qui ont sous l'ombrelle, quatre, huit ou dix bras et qui manquent de pédoncule et de tentacules : elles sont tantôt aplaties, tantôt plus ou moins convexes en dessus. Le nombre de leurs bouches paraît être en rapport avec celui de leurs bras.

Les espèces de ce genre sont assez nombreuses.

## ESPECES.

1. **Cassiopée linéolée. *Cassiopea lineolata.***

 *C. hemisphærica, lineolis 20 divaricatis intùs radiata ; margine subcrenato ; brachiis quatuor basi unitis.*

 *Ocyroë lineolata. Péron*, annales p. 355.

 Habite les côtes de la terre de Witt.

2. **Cassiopée théophile. *Cassiopea theophila.***

 *C. hemisphærica, ad periphæriam dentata, centro crucigera ; brachiis octo ramoso-polychotomis cotyliferis.*

 *Cassiopea dieuphila. Péron*, annales, p. 356.

 Habite près des îles de l'Institut, à la terre de Witt. Quatre bouches.

3. **Cassiopée forskal. *Cassiopea forskalea.***

 *C. orbicularis, depressa, pallidè maculosa, margine crenata ; brachiis octo corymbiferis albidis ; cotylis subfoliaceis.*

 *Cassiopea forskalea. Péron*, annales, p. 356.

 Habite la mer Rouge, les côtes de l'Ile de France. Huit bouches.

4. **Cassiopée borlas. *Cassiopea borlasea.***

 *C. orbicularis, planulata, margine dentata ; brachiis octo elongatis perfoliato-lamellosis ; oribus octonis semi-lunatis.*

*Cassiopea borlase.* Péron, annales, p. 357.

*Urtica marina octo - pedalis.* Borl. corn. p. 258. tab. 25.
f. 16—17.

Habite les côtes de Cornouailles.

## 5. Cassiopée frondescente. *Cassiopea frondosa.*

*C. orbicularis planulata , margine decem-lobata ; brachiis decem
ramoso-frondosis cotyliferis ; cotylis pedicellatis.*

*Medusa frondosa.* Pallas, spicil. zool. 10. p. 30. tab. 2.
f. 1—3.

Encycl. pl. 92. f. 1.

*Cassiopea Pallas. Péron ;* annales, p. 357.

Habite l'Océan des Antilles. Dix bouches.

*Nota.* Ici probablement , l'on devra rapporter le *medusa andromeda.* Forsk. p. 107. n.º 19 et ic. t. 31. Encycl. pl. 91 ,
comme étant une espèce de cassiopée. Voyez Shaw , miscel , vol. 8. tab. 259.

---

# AURÉLIE. (Aurelia).

Corps orbiculaire, transparent, muni de bras sous
l'ombrelle, et de tentacules à son bord. Point de pédoncule.

4 bouches au disque inférieur.

*Corpus orbiculare , hyalinum , sub umbrellá bra-
chiatum , ad periphœriam tentaculatum ; pedunculo
nullo.*

*Ora quatuor in disco inferiore.*

### OBSERVATIONS.

Les *aurélies* manquent de pédoncule sous leur ombrelle ,
ainsi que les cassiopées ; mais elles s'en distinguent par le
pourtour de leur ombrelle qui est constamment garni de

tentacules. Elles en diffèrent en outre, en ce qu'elles n'ont pas plus de quatre bras, ni plus de quatre bouches.

Comme leur genre est le même que celui de *Péron*, je ne cite point les particularités de détail qui les concernent, parce qu'on les trouvera dans son mémoire imprimé au quatorzième volume des annales du muséum. Leurs espèces sont nombreuses.

## ESPÈCES.

### 1. Aurélie suriray. *Aurelia surirea.*

*A. hemisphærica, cærulescens, margine denticulata; auriculis octo ad periphæriam, tentaculisque numerosissimis, brevissimis; brachiis quaternis.*

*Aurelia suriray. Péron,* annales, p. 357.

Habite les côtes du Hâvre. Quatre bouches.

### 2. Aurélie campanule. *Aurelia campanula.*

*A. cærulescens, campanulæ-formis apice depressa; margine ampliato, denticulato tentaculifero; tentaculis numerosissimis brevissimis; brachiis quaternis.*

*Aurelia campanula. Péron,* annales, p. 358.

Habite les côtes du Hâvre. Quatre bouches.

### 3. Aurélie rose. *Aurelia aurita.*

*A. hemisphærico-depressa, margine tentaculis numerosissimis brevissimisque ciliata; brachiis quatuor prælongis, membranis undato-crispis hinc alatis.*

*Medusa aurita.* Mull. zool. dan. tab. 76. f. 1—3 et tab. 77. f. 1—5.

Gmel. p. 3153. Encycl. pl. 94. f. 1—3.

*Aurelia rosea. Péron,* annales, p. 358.

Habite la mer Baltique. Quatre bouches.

### 4. Aurélie granuleuse. *Aurelia granulata.*

*A. orbicularis, granulosa, margine tentaculis numerosissimis brevissimisque ciliata; brachiis oribusque quaternis.*

*Medusa aurita.* Bast. opusc. subs. 3. p. 123. t. 14. f. 3—4.

*Aurelia melanospila. Péron*, annales, p. 358.
Habite la mer du nord. *Péron* la dit très-aplatie.

## 5. Aurélie phosphorique. *Aurelia phosphorea.*

*A. convexiuscula, lævis, ad periphæriam fimbriata; tentaculis octo.*
*Aurelia phosphorea. Péron*, annales, p. 358.
*Medusa phosphorea. Spallanzani*, voyage en Sicile, t. 4.
p. 192.
Habite le détroit de Messine.

## 6. Aurélie tyrrhénienne. *Aurelia tyrrhena.*

*A. orbicularis convexa, lævigata, rubro maculata; tentaculis*
*longissimis; brachiis oribusque quaternis.*
*Medusa tyrrhena.* Gmel, p. 3155.
*Medusa amaranthea.* Macri, del polm. mar. p. 19.
*Aurelia amaranthea. Péron*, annales, p. 359.
Habite la mer de Naples.

## 7. Aurélie crucigère. *Aurelia crucigera.*

*A. hemisphœrica, subcampanulata; centro cruce rufescente; ten-*
*taculis brevibus numerosissimis; brachiis 4 rufescentibus.*
*Medusa cruciata.* Forsk. Ægypt. p. 110. et ic. t. 33. *fig. A.*
Encycl. pl. 93. f. 5—7.
*Medusa crucigera.* Gmel. p. 3158.
*Aurelia rufescens. Péron*, annales, p. 359.
Habite la Méditerranée.

## 8. Aurélie radiolée. *Aurelia radiolata.*

*A. convexa, purpurascens, lineolis tenuissimis radiata; brachiis*
*quaternis.*
*Medusæ var.* Borl. corn. p. 257. tab. 25. f. 9—10.
*Aurelia lineolata. Péron*, annales, p. 359.
Habite les côtes de Cornouailles.

---

# CÉPHÉE. ( Cephea ).

Corps orbiculaire, transparent, ayant en dessous un
pédoncule et des bras. Point de tentacules au pourtour
de l'ombrelle.

4 bouches ou davantage au disque inférieur.

*Corpus orbiculare, hyalinum, subtùs pedunculatum et brachideum. Tentacula ad periphœriam umbrellœ nulla.*

*Ora quatuor vel plura in disco inferiore.*

### OBSERVATIONS.

Parmi les médusaires à plusieurs bouches, les *céphées* sont les premiers qui soient munis en dessous d'un pédoncule. Dans plusieurs, ce pédoncule est court et fort épais, et ce sont les divisions de son éxtrémité qui constituent les bras de ces radiaires. Ces bras sont au nombre de huit, tantôt très-composés, polychotomes et entremêlés de cirrhes, comme dans les céphées de *Péron*, et tantôt simplement bilobés, comme dans ses *rhizostomes* que nous réunissons à notre genre. D'ailleurs le nom de rhizostome ayant été formé sur une erreur, nous ne croyons pas devoir le conserver pour désigner un genre parmi les médusaires.

Les *céphées* sont distingués des orythies et des dianées, parce qu'ils ont plusieurs bouches ; ils n'en ont jamais moins de quatre, ni plus de huit. Enfin on les distingue des cyanées, parce qu'ils sont privés de tentacules au pourtour de leur ombrelle.

### ESPÈCES.

#### * *Céphées.* Péron.

1. **Céphée cyclophore.** *Cephea cyclophora.*
   *C. hemisphœrica, tuberculata, fusco-rufescens ; brachiis octo divisis, cotyliferis ; stylis inter brachia suboctonis, prœlongis, filiformibus.*

*Medusa cephea.* Forsk. Ægyp. p. 108. et. ic. tab. 29.
Encycl. pl. 92. f. 3. Gmel. p. 3158. Shaw. misc. 7. t. 224.
*Cephea cyclophora. Péron*, annales 14. p. 360.
Habite la mer Rouge.

## 2. Céphée polychrome. *Cephea polychroma.*

*C. orbicularis ; centro supernè prominulo ; margine octies
diviso ; brachiis octo ramosis ,villosulis cotyliferis.*
*Medusa tuberculata.* Macri del polm. mar. p. 20. Gmel.
p. 3155.
*Cephea polychroma. Péron*, annales, p. 361.
Habite les côtes de Naples. Quatre bouches rondes.

## 3. Céphée ocellé. *Cephea ocellata.*

*C. orbicularis , planulata , maculis ocellatis adspersa ;
margine ampliato pendulo ; brachiis octo villosis cotyli-
feris ; stylis octonis.*
*Medusa ocellata.* Modeer. act. nov. haf. n., 31.
*Cephea ocellata. Péron*, annales, p. 361.
Habite....

## 4. Céphée brunâtre. *Cephea fusca.*

*C. hemisphærica , tuberculata , fusco - nigricans , albo-
lineata ; margine dentato; brachiis octo arborescentibus,
cirrhis longis, filiformibus, intermixtis.*
*Cephea fusca. Péron*, annales, p. 361.
Habite les côtes de la terre de Witt.

## 5. Céphée rhizostomoïde. *Cephea rhizostomoidea.*

*C. hemisphærica, tuberculata, octoradiata ; margine pen-
dulo, octies diviso ; brachiis octo ramosis ; cirrhis lon-
gissimis.*
*Medusa octostyla.* Forsk. Ægypt. p. 106. et ic. t. 30.
Encycl. pl. 92. f. 4 Gmel. p. 3157.
*Cephea rhizostomoidea. Péron*, annales, p. 361.
Habite la mer Rouge.

## ** *Rhizostomes.* Péron.

6. Céphée Rhizostome. *Cephea rhizostoma.*

> C. *hemisphærica , margine purpurascente ; brachiis octo-bilobis, maximis denticuliferis : dentibus uniporis.*
>
> Gelée de mer. Réaumur, mém. de l'acad. 1710. p. 478. pl. XI. f. 27—28.
>
> *Rhizostoma.* Cuv. bullet. des sc. 2. p. 69.
>
> *Rhizostoma Cuvierii.* Péron, annales, p. 362.
>
> *Le Sueur,* voyage, pl. 14.
>
> Habite les côtes de la Manche. Quatre bouches dans le disque, autour du pédoncule.

7. Céphée d'Aldrovande. *Cephea Aldrovandi.*

> C. *hemisphærica, margine cœrulescente ; brachiis octo bilobis : lobis brachiorum acumine brevioribus.*
>
> *Potta marina.* Aldrov. zooph. lib. IV. p. 576.
>
> *Rhizostoma Aldrovandi.* Péron, annales, p. 362.
>
> Habite les côtes de Nice.

8. Céphée couronne. *Cephea corona.*

> C. *hemisphærica, cruce cœruleâ notata ; brachiis octo ramosis, apice bilobis, basi utrinque dentatis.*
>
> *Medusa corona.* Forsk. Ægypt. p. 107.
>
> *Rhizostoma Forskalii.* Péron, annales, p. 362.
>
> Habite la mer Rouge.

---

# CYANÉE. ( *Cyanea* ).

Corps orbiculaire, transparent, ayant en dessous un pédoncule et des bras. Des tentacules au pourtour de l'ombrelle.

4 bouches ou davantage au disque inférieur.

*Corpus orbiculare, hyalinum , subtùs peduncula-*

*tum et brachideum. Tentacula ad periphæriam um-*
*brellæ.*

*Ora quatuor vel plura in disco inferiore.*

### OBSERVATIONS.

Les *cyanées* dont il s'agit ici, sont celles de *Péron*, plus ses chrysaores que je n'en sépare pas ; supposant, d'après les divisions même de l'auteur, que ces médusaires ont réellement un pédoncule, des bras et des tentacules. Leur pédoncule est perforé à son centre. Leurs bras, peu distincts et comme chevelus dans ses cyanées, le sont davantage et ne sont nullement chevelus dans ses chrysaores. Dans les premières, on observe au centre de l'ombrelle un groupe de vésicules aëriennes ; et dans les seconds, c'est une grande cavité aërienne et centrale, qui remplace ce grouppe de vésicules. Les premieres n'ont que quatre bouches : les seconds en ont quelquefois davantage.

Voici les espèces assez nombreuses qui paraissent pouvoir se rapporter à nos *cyanées*.

### ESPECES.

### * *Cyanées*. Péron.

1. **Cyanée bleue.** *Cyanea Lamarck.*

   C. *planulata, sedecimfissa ; tentaculis fasciculatis cæruleis ; orbiculo interno cæruleo.*

   Ortie de mer. Dicquemare, journal de phys. 1784. déc. p. 451. pl. 1.

   *Cyanea Lamarck. Péron*, annales, p. 363.

   Habite les côtes du Hâvre. Un groupe de vésicules aérifères au centre.

### 2. Cyanée arctique. *Cyanea arctica.*

C. *convexiuscula , intùs purpurea crucigera; fissuris 32 marginalibus ; brachiis quatuor flabelliformibus.*

*Medusa capillata.* fab. fauna Groënland. n.° 358. p. 364.

*Cyanea arctica.* Péron , annales , p. 363.

Habite les mers du Groënland.

### 3. Cyanée baltique. *Cyanea baltica.*

C. *convexiuscula ; margine sedecies emarginato ; tentaculis fasciculatis capillaceis ; orbiculo interno sedecim radiato.*

*Medusa capillata.* Lin. Reize. West-gothl. p. 200. tab. 3. f. 3.

*Cyanea baltica.* Péron , annales, p. 363.

Habite la mer Baltique.

### 4. Cyanée boréale. *Cyanea borealis.*

C. *planulata , fuscescens; margine sedecies emarginato ; brachiis 4 capillaceis ; orbiculo interno lineolis notato.*

*Medusa capillata.* Bast. opusc. subs. 2. p. 60. tab. 5. f. 1.

*Cyanea borealis.* Péron , annales , p. 364.

Habite la mer du nord.

### 5. Cyanée britannique. *Cyanea britannica.*

C. *subhemisphærica , lineis per pares octo radiata ; fissuris sedecim marginalibus ; appendicibus capillaceo-crispis.*

*The capillated medusa.* Barbut, the gen. verm. p. 79. pl. 9. f. 3.

*Cyanea britannica.* Péron , annales, p. 364.

Habite les côtes du comté de Kent.

### 6. Cyanée lusitanique. *Cyanea lusitanica.*

C. *orbicularis , convexa , supernè vasculis reticulata ; fissuris duodecim marginalibus.*

*Cyanea lusitanica.* Péron , annales, p. 364.

*Medusa capillata.* Tilesius , jarb. naturg. p. 166—177.

Habite les côtes du Portugal.

## ** *Chrysaores.* Péron.

### 7. Cyanée le Sueur. *Cyanea le Sueur.*

C. *rufa ; annulo centrali albo; angulis sedecim albis annulum obvallantibus.*

*Chrysaora le Sueur.* Péron , annales, p. 365.
Habite les côtes du Hâvre.

## 8. Cyanée aspilonote. *Cyanea aspilonota.*

*C. alba , immaculata ; lineis 32 rufis , angulos sedecim ad peri-phæriam formantibus.*

*Chrysaora aspilonota.* Péron , annales, p. 365.
Habite les côtes du Hâvre.

## 9. Cyanée cyclonote. *Cyanea cyclonota.*

*C. orbicularis, alba ; annulo centrali fusco ; lineis 32 radianti-bus , angulos sedecim inversos figurantibus.*

*Chrysaora cyclonota.* Péron , annales , p. 365.

*Urtica marina.* Borlase hist. nat. of Cornw. p. 256. tab. 25. f. 7—8.

Habite dans la Manche. Quatre bras écartés. Les dents du bord sont-elles des tentacules ?

## 10. Cyanée pointillée. *Cyanea punctulata.*

*C. grisea , rufo-punctulata ; maculâ centrali fusco-rufescente ; angulis vel maculis triangularibus sedecim versùs periphæ-riam.*

*Chrysaora spilhelmingona.* Péron , annales , p. 365.
2. *Chrysaora spilogona.* Péron , annales ; p. 365.
Habite les côtes du Hâvre.

## 11. Cyanée pleurophore. *Cyanea pleurophora.*

*C. alba ; vasculis 32 internis , costas arcuatas periodicè simulan-tibus.*

*Chrysaora pleurophora.* Péron , annales , p. 365.
Habite les côtes du Hâvre.

## 12. Cyanée méditerranéenne. *Cyanea mediterranea.*

*C. hemisphærica , alba , glabra , striis fulvis radiata ; brachiis quatuor rubris cruciatim patentibus.*

*Pulmo marinus.* Belon , aquat. lib. 2. p. 438.
*Chrysaora mediterranea.* Péron , annales , p. 366.
Habite la Méditerranée.

## 13. Cyanée pentastome. *Cyanea pentastoma.*

*C. hemisphærica , rufa ; margine fissuris tentaculisque longissimis instructo ; brachiis oribusque quinis.*

*Chrysaora pentastoma. Péron*, annales, p. 366.
Habite les côtes de la terre Napoléon.

14. **Cyanée héxastome.** *Cyanea hexastoma.*

*C. rosea ; margine albo, dentato ; brachiis sex prælongis fim-briatis albidis.*

*Chrysaora hexastoma. Péron*, annales, p. 366.
Habite près de la terre de Diémen.

15. **Cyanée heptanème.** *Cyanea heptanema.*

*C. orbicularis, hyalino-albida ; centro circulifero, extùs lineis, fuscò-rufis radiato ; tentaculis septem tenuissimis.*

*Chrysaora heptanema. Péron*, annales, p. 366.‍
Habite les mers du nord.

16. **Cyanée rayonnée.** *Cyanea macrogona.*

*C. orbicularis, centro granulosa, maculis fuscis radiata ; brachiis 4 simplicissimis patentibus.*

*Chrysaora macrogona. Péron*, annales, p. 366.
*Medusæ var.* Borlase Cornw. p. 257. tab. 25. f. XI—XII.
Habite les côtes de Cornouailles.

# ORDRE SECOND.

~~~~

## RADIAIRES ÉCHINODERMES.

*Peau opaque, coriace ou crustacée, le plus souvent tuberculeuse, épineuse même, et en général percée de trous disposés par séries.*

*Des tubes rétractiles aspirant l'eau, et sortant par les trous dont la peau est percée.*

*Une bouche simple, presque toujours située inférieurement, et en général armée de parties dures à son orifice.*

*Des vaisseaux pour le transport des fluides propres ; une cavité simple ou divisée, particulière au corps dans la plupart.*

### OBSERVATIONS.

Ici, comme dans les radiaires mollasses, toutes les parties du corps de l'animal, tant intérieures qu'extérieures, ont en général une disposition rayonnante, et y montrent mieux encore le caractère particulier de l'organisation des *radiaires*, ainsi que la nécessité de les distinguer comme formant une classe d'animaux qu'on ne saurait confondre avec les polypes.
~~~~

Les *radiaires échinodermes* ont , par leur organisation et leur forme , les rapports les plus évidens avec les radiaires mollasses ; et néanmoins elles en sont très-distinguées par les caractères de leur ordre , et par des progrès remarquables dans le perfectionnement de leur organisation.

Dans les radiaires mollasses , les organes intérieurs , tels que le sac alimentaire , ses appendices, et le réseau vasculaire qui paraît en dépendre et communiquer avec les trachées aquifères , sont comme immergés ou enfoncés dans la chair gélatineuse de ces animaux ; et l'on n'aperçoit ni cavité particulière du corps, ni membrane quelconque.

Rien de semblable ne s'offre plus dans l'intérieur des *radiaires échinodermes*. On y distingue nettement différens organes particuliers qui ont des membranes propres, et qui flottent dans la cavité du corps. L'on voit même des fibres que l'on peut regarder comme musculaires , depuis que des nerfs , observés dans quelques-uns de ces animaux , autorisent à leur attribuer une pareille nature. Enfin , on leur a trouvé des vaisseaux particuliers pour le transport de leurs fluides propres , quoique l'on n'ait pu montrer que ces fluides jouissaient d'une véritable circulation.

Outre l'organe alimentaire, l'intérieur de ces animaux nous présente un organe respiratoire circonscrit , constitué par des vaisseaux aquifères qui s'abouchent avec les tubes absorbans supérieurs de la peau , et qui , peut-être , communiquent avec l'organe digestif ; des grappes de corps réproductifs et graniformes , imitant des ovaires ;

et dans ceux où le système nerveux a été observé , ce système est sans cerveau et sans masse médullaire allongée ,
ce qui indique qu'il n'est propre qu'à l'excitation musculaire. Tous ces organes ont une disposition rayonnante,
et sont séparés et bien distincts dans la cavité du corps.

A ces caractères qui distinguent éminemment les
*radiaires échinodermes* de celles du premier ordre , il
faut joindre ceux de leur peau qui est opaque , coriace
ou crustacée , souvent chargée de tubercules spinifères ,
et en général percée de trous pour le passage de tubes rétractiles qui absorbent l'eau que ces animaux respirent ,
ou qui servent de ventouses , lorsque l'animal a besoin de
se fixer.

Aucun animal de cet ordre n'est phosphorescent ou
lumineux dans l'obscurité comme le sont éminémment
ceux de l'ordre qui précède ; l'opacité de la peau ne le
permet pas.

Aucun de même n'offre , dans la masse de son corps ,
ces mouvemens *isochrones* ou mesurés, constans pendant
la vie, et qui sont si remarquables dans les radiaires de
la famille des méduses , parce que la consistance et l'état
des tégumens de ces animaux s'y opposent entièrement.

On peut remarquer que, des *radiaires mollasses* , et
surtout de celles qui composent la famille des méduses ,
la nature n'a eu qu'un pas à franchir pour parvenir à la production des *radiaires échinodermes*, et pour passer du
*medusa andromeda* et du *medusa frondosa* à la production des *ophiures* et ensuite à celle des *astéries* ou
étoiles de mer.

Ainsi , les races d'animaux qui appartiennent à cet

ordre, nous offrent encore presque toutes un corps court, orbiculaire, rayonnant par la disposition de ses parties, tant intérieures qu'extérieures. Mais ici, le corps de l'animal est couvert d'une peau opaque, ferme, coriace ou crustacée, percée de trous disposés par séries, et parsemée d'épines articulées; enfin, par les trous de la peau sortent des tubes absorbans et rétractiles, qui aspirent l'eau comme des suçoirs.

Que l'on joigne à ces considérations celle qui nous montre que ces animaux ont presque tous des parties dures à la bouche, qui pressent circulairement les corps alimentaires qu'il s'agit d'écraser, et l'on sera convaincu qu'à mesure que la nature diversifie les races d'animaux, elle complique et perfectionne peu-à-peu leur organisation.

Les *radiaires échinodermes* ont été confondues par Linné parmi les mollusques; on sait assez maintenant combien elles en diffèrent par leur organisation intérieure, qui est bien moins composée, moins avancée vers son perfectionnement.

*Bruguière* en a fait un ordre particulier qu'il a placé entre les mollusques nus et les mollusques testacés, laissant les radiaires mollasses parmi les mollusques nus ou sans coquille.

D'autres naturalistes, tels que *Klein*, *Muller*, etc., ont rangé certaines radiaires échinodermes, comme les échinides ou la famille des oursins, parmi les mollusques testacés, et ont suivi Linné, en laissant les astéries parmi les mollusques sans coquille. On sent assez maintenant combien est grande l'inconvenance de ces prétendus rapports, parce qu'ils ne sont nullement fondés sur les caractères de l'organisation.

A la vérité, la peau des *radiaires échinodermes* a une consistance plus ou moins ferme , coriace , crusta-cée , et même presque testacée, comme dans les échini-des ; mais c'est toujours une peau , ou l'une de ses par-ties , et certes, on ne peut comparer cette partie de la peau avec une coquille, celle-ci étant toujours distincte de la peau de l'animal.

D'après tant de motifs , et trouvant dans les distribu-tions reçues tant d'inconvenances et d'irrégularités , j'ai donc été autorisé à établir la classe intéressante et dis-tincte des *radiaires ,* à y comprendre les mollasses et les échinodermes , et à éloigner considérablement cette classe des mollusques , sans la confondre avec les polypes; ce que j'ai exécuté dans mes leçons publiques long-temps avant la publication de mon *système des Animaux sans vertèbres.*

Les *radiaires échinodermes* sont toutes marines , gemmipares internes , et ont la faculté de régénérer les parties de leur corps qui ont été rompues ou séparées. Ces parties séparées ont même , sous une condition, la faculté de continuer de vivre isolément , et de repousser tout ce qui leur manque pour former un corps semblable à celui dont elles proviennent. Un rayon d'astérie , emporté avec une partie de la bouche , remplit la condition , vit et re-forme une astérie complète.

Je partage les radiaires échinodermes en trois familles, savoir :

1.º Les stellérides ;

2.º Les échinides;

3.º Les fistulides.

# DIVISION DES RADIAIRES ÉCHINODERMES.

**I.ere SECTION. — LES STELLÉRIDES.**

Peau non irritable, mais mobile. Corps déprimé, à angles ou lobes rayonnans et mobiles. Point d'anus.

Comatule.
Euryale.
Ophiure.
Astérie.

**II.e SECTION. — LES ECHINIDES.**

Peau intérieure, immobile et solide. Corps non contractile, subglobuleux ou déprimé, sans lobes rayonnans. Un anus distinct de la bouche.

Scutelle.
Clypéastre.
Fibulaire.
Échinonée.
Galérite.
Ananchite.
Spatangue.
Cassidule.
Nucléolite.
Oursin.

III.ᵉ SECTION. — LES FISTULIDES.

Peau molle, mobile et irritable. Corps contractile, allongé, cylindracé. Le plus souvent un anus.

Actinie.

Holothurie.
Fistulaire.

Priapule.
Siponcle.

---

# PREMIÈRE SECTION.

### LES STELLÉRIDES.

*Peau coriacée, non irritable, mais mobile en divers points.*

*Le corps court, déprimé, plus large que long, à angles ou lobes marginaux, rayonnans, plus ou moins nombreux et mobiles.*

*Point d'anus.*

Les *stellérides* composent la première section ou famille des radiaires échinodermes ; et par leur forme, la mobilité des parties de leur peau, et leur défaut d'anus, elles forment une transition des radiaires mollasses aux échinides.

Elles n'ont pas la peau solide comme les radiaires échinides, mais simplement coriacée, plus épaisse et un peu crustacée en dessus, quelquefois écailleuse, et toujours mobile en différens points. Elles n'ont pas non plus d'épines articulées sur des tubercules solides et immobiles, comme les échinides ; mais parmi les stellérides, celles qui ont des épines les portent sur des mamelons mobiles.

*Linné* rapporta toutes les stellérides qu'il connut à un seul genre qu'il nomma *asterias;* l'étude de ces radiaires a montré depuis, qu'il était nécessaire de les distinguer en plusieurs genres particuliers, et qu'elles formaient une famille éminemment caractérisée parmi les échinodermes.

Le corps des stellérides étant déprimé, leur sac alimentaire est extrêmement court, et n'a qu'une issue qui est la bouche. Ce sac constitue un estomac court, qui est augmenté sur les côtés d'appendices rayonnans, mais seulement dans les astéries.

C'est sur la peau coriace, un peu crustacée ou écailleuse, des *stellérides*, que sont articulées, sur des tubercules mobiles, les épines, en général petites et molles, qu'on observe dans un grand nombre de ces radiaires.

Dans beaucoup de stellérides, et particulièrement dans les astéries, on trouve sur le dos, et presque à l'opposé de la bouche, un tubercule court ou un disque réticulé, labyrinthiforme, dont on ne connaît pas encore l'usage. Quelques personnes ont prétendu que c'était l'anus, quoique beaucoup d'autres stellérides n'offrent pas le moindre vestige de ce tubercule. D'autres personnes ont soupçonné que ce tubercule poreux fournissait des issues aux corpuscules des ovaires.

La bouche des *stellérides* est toujours au centre des rayons, dans la face inférieure du corps étoilé de l'animal. Elle offre quelquefois 5 osselets fourchus ; mais plus ordinairement elle n'est entourée que de colonnes de grains durs, en général au nombre de cinq.

Je divise les stellérides en quatre genres, qui me paraissent actuellement suffire pour l'étude et la connaissance de cette famille. Ces genres sont :

> Les comatules.
> Les euryales.
> Les ophiures.
> Les astéries.

---

## COMATULE. ( Comatula ).

Corps orbiculaire, déprimé, rayonné ; à rayons de deux sortes, dorsaux et marginaux, tous munis d'articulations calcaires.

Rayons dorsaux très-simples, filiformes, cirreux, petits, rangés en couronne sur le dos du disque.

Rayons marginaux toujours pinnés, beaucoup plus grands que les rayons simples : leurs pinnules inférieures allongées, abaissées en dessous, entourant le disque ventral.

Bouche inférieure, centrale, isolée, membraneuse, tubuleuse, saillante.

*Corpus orbiculare, depressum, radiatum ; radiis*

*ex duobus generibus, dorsalibus et marginalibus; articulis calcareis in omnibus.*

*Radii [dorsales simplicissimi, filiformes, cirrati, parvuli, ad disci dorsum in coronam ordinati.*

*Radii marginales pinnati, simplicibus multo majores, ad basim usque sæpiùs partiti : pinnulis inferioribus elongatis, subtùs inclinatis, discum ventralem obvallantibus.*

*Os inferum, centrale, membranaceum, tubulosum, subprominulum.*

### OBSERVATIONS.

Les *comatules* sont éminemment distinguées de toutes les autres stellérides, non seulement parce qu'elles ont deux sortes de rayons disposés comme sur deux rangs, mais en outre, parce que leur bouche est saillante, membraneuse, et offre un tube en forme de sac ou de bourse, au centre du disque inférieur. Ces stellérides ont d'ailleurs des habitudes qui leur sont particulières ; ce que nous a appris M. *Péron*, et ce que confirme l'ongle crochu et solide qui termine leurs rayons dorsaux. Elles doivent donc former un genre séparé des euryales et des ophiures, genre que j'énonçai dans mes leçons, sous la dénomination de *comatule*.

Effectivement, les *comatules* constituent, parmi les stellérides, un genre non seulement très-distinct, mais même singulier par ses caractères.

Le corps de ces radiaires est petit, orbiculaire, déprimé en dessus et en dessous, véritablement discoïde, miénemment rayonné, et en outre ayant des cirres ou des rayons simples, les uns sur le dos du disque, les autres abaissés sous le ventre, entourant la bouche et à quelque distance d'elle. Ces derniers ne sont que les pinnules inférieures des grands rayons, qui sont allongées et abaissées en dessous.

Les rayons latéraux, ou grands rayons, sont constamment pinnés, et ont des articulations calcaires, recouvertes, dans le vivant, par une peau mince, transparente, qui disparaît dans les individus desséchés. Chacune des articulations de ces rayons est épaisse d'un côté et mince de l'autre. Par la disposition de ces articulations entr'elles, les côtés épais alternent avec les côtés minces ; en sorte que les sutures des articulations sont obliques et en zig-zag.

Chaque articulation soutient une seule pinnule qui s'insère sur son côté épais, et il en résulte que les pinnules sont alternes. Ces pinnules sont linéaires-subulées, articulées comme les rayons, et moins calcaires.

On voit ici le contraire de ce qui a lieu dans les *ophiures* ; car le disque dorsal des comatules est beaucoup plus petit que le disque ventral. Il soutient une rangée de rayons simples, cirreux, terminés chacun par un ongle ou un ergot crochu.

Le disque inférieur ou ventral, offre un plateau orbiculaire, plus large que le dorsal, entouré de rayons simples, cirreux. Près de la circonférence de ce plateau, on aperçoit un sillon irrégulièrement circulaire, qui s'ouvre sur la base des rayons pinnés, et se propage le long de leur face inférieure, ainsi que de celle des pinnules. Ce sillon, néanmoins, ne s'approche point de la bouche et ne vient point s'y réunir, comme cela a lieu pour la gouttière des rayons dans les astéries.

Au centre du disque inférieur ou ventral des *comatules*, la bouche, membraneuse, tubuleuse ou en forme de sac, fait une saillie plus ou moins considérable suivant les espèces. Ce caractère singulier, qu'on ne rencontre jamais dans les euryales ni dans les ophiures, semble rapprocher les *comatules* de certaines médusaires.

Quant aux habitudes particulières des *comatules*, elles consistent en ce que ces stellérides se servent de leurs rayons simples, dorsaux, pour s'accrocher et se suspendre soit aux fucus, soit aux polypiers rameux; là, fixées, elles attendent leur proie, l'arrêtent avec leurs grands rayons pinnés, et l'amènent à la bouche avec leurs rayons simples inférieurs.

Les ophiures et les euryales, n'ayant point de rayons dorsaux, ne peuvent se suspendre comme les *comatules*, mais seulement se traîner sur le sable ou sur les rochers, ou s'accrocher aux plantes marines avec leurs rayons.

Le nombre naturel des grands rayons ou rayons pinnés des *comatules* est de cinq; mais, dans certaines espèces, ces rayons, divisés, presque jusqu'à leur base, en deux, trois, quatre, et quelquefois cinq branches, soutenues sur un pédicule très-court, paraissent bien plus nombreux. Néanmoins, les divisions de ces rayons ne forment point de dichotomie semblable à celle des euryales.

## ESPÈCES.

### 1. Comatule solaire. *Comatula solaris.*

*C. radiis decem latè pinnatis, dorso planulatis, subtùs sulcatis et carinis transversis bifariam crenatis.*

Mus. n.º

Habite..... les mers australes? Grande et très-belle espèce qui provient du voyage de MM. *Péron* et *le Sueur*, et qui a l'aspect d'un soleil à rayons larges et élégamment pinnés. Lorsque ses parties sont étendues, elle a au moins un pied de diamètre.

### 2. Comatule multirayonnée. *Comatula multiradiata.*

*C. radiis pinnatis basi dichotomo-palmatis, quinque ad decem-fidis, numerosissimis; pinnulis subappressis; cirrhis dorsalibus majusculis apice aduncis.*

*Asterias multiradiata ?* Lin.

Linck. St. tab. 22. f. 34.

Encycl. pl. 125. f. 3. Seba. mus. 3. t. 9. f. 3—4.

Mus. n.o

Habite les mers de l'Inde. Celle-ci est, de toutes les comatules connues, celle qui a le plus de rayons pinnés; et quoique dans leur principe, ces rayons ne soient qu'au nombre de 5, chacun d'eux est divisé presque jusqu'à sa base en 5 à 10, ou quelquefois 12 branches pinnées; en sorte qu'on en compte 50 à 60, ou même davantage.

### 3. Comatule rotalaire. *Comatula rotalaria.*

*C. radiis pinnatis basi 2—5 fidis, subvigesinis; pinnulis subtùs verticaliter inclinatis; cirrhis infimis numerosioribus.*

Mus. n.o

Habite.... les mers australes? *Péron et le Sueur.*

### 4. Comatule frangée. *Comatula fimbriata.*

*C. radiis pinnatis basi 2 ad 5-fidis, gracilibus; articulis margine subciliatis.*

Petiv. gaz. tab. 4. f. 6. *stella chinensis.*

Mus. n.o

Habite.... les mers australes? *Péron et le Sueur.* Ses rayons pinnés, à peine longs de 3 pouces, sont plus grêles que dans les précédentes, et au nombre de 12 à 30. Leurs articulations sont un peu ciliées en leur bord. Il semble que le *stella barbata* de Linckius (St. p. 55. tab. 37. n.° 64) ait des rapports avec cette comatule; mais ses grands rayons ne sont qu'au nombre de dix et paraissent plus gros. Ce serait plutôt son *caput medusæ cinereum* (Linck. St. p. 57. tab. 21, n.o 33), s'il ne lui attribuait jusqu'à 60 rayons.

### 5. Comatule carinée. *Comatula carinata.*

*C. radiis pinnatis basi bifidis, denis, dorso obsoletè carinatis; articulis imbricatis; cirrhis dorsalibus vigesinis.*

*An antedon gorgonia ?* Freminville, nouv. bullet. des sciences, n.° 49. p. 349.

Habite les mers de l'Ile-de-France. Cabinet de M. Dufresne,

de la bouche , leur servent à arrêter la proie , et peuvent même l'amener à la bouche par leur manière de se contracter tous ensemble. Cette faculté , qui leur serait commune avec les *comatules* , les distinguerait encore des *ophiures* , celles-ci ne faisant pas un pareil usage de leurs rayons.

Les rayons pris à leur naissance sont d'abord assez gros , mais ils s'atténuent graduellement ensuite , de manière qu'à leur extrémité leurs divisions sont très-menues. Ces rayons , cylindracés sur le dos , aplatis en dessous , ne sont jamais pinnés ou pectinés sur les côtés par des rangées régulières d'épines ou de papilles, comme dans les comatules et les ophiures.

En la face inférieure du disque des *euryales* , on voit dix ouvertures oblongues , deux entre chaque rayon , distantes entr'elles et de la bouche , et situées assez près du bord. Ces ouvertures servent à donner passage à des organes rétractiles, probablement tentaculaires.

## ESPÈCES.

1. **Euryale verruqueuse.** *Euryale verrucosum.*

> *E. disco lato, supernè costis verrucosis radiato ; radiis subtùs planulatis, bifariam papillosis : papillis minimis, hinc pectinatis, submarginalibus.*
>
> *Astrophyton scutatum.* Linck. St. p. 65. tab. 29.
>
> N.º 48. Knorr. delic. tab. G.
>
> Rumph. mus. t. 16.
>
> *Asterias euryale et asterias caput medusæ.* Gmel. p. 3167.
>
> Mus. n.º
>
> Habite la mer des Indes. Mon cabinet. Belle et grande espèce, celle des euryales connues qui a le disque le plus large, et à-la-fois l'une des plus remarquables par les verrues graniformes qui se trouvent sur les côtes dorsales de son disque et sur le dos de ses rayons. Ces côtes, au nombre de 10 , sont

disposées comme des rayons, du centre jusqu'au bord du disque.

## 2. Euryale à côtes lisses. *Euryale costosum.*

*E. dorso disci costis decem muticis, per pares digestis, apice truncatis ; radiis dichotomis, ramosissimis, transversim rugosis.*

*Astrophyton costosum.* Linck. St. p. 64. tab. 18 et 19. encycl. pl. 130. f. 1—2.

Seba mus. 3. t. 9. f. 1. Shaw. miscellan. 3. t. 103.

Mus. n.o

2. *var. disco minori.*

Mus. n.°

Habite les mers d'Amérique. Mon cabinet. Cette *euryale*, presqu'aussi grande que la précédente, en est extrêmement distincte, n'a jamais son disque aussi large, n'offre point sur ses côtes dorsales, ni sur le dos de ses rayons, de verrues graniformes, et n'a point le dessous de ses rayons garni de deux rangées longitudinales et marginales de papilles pectinées.

## 3. Euryale rude. *Euryale asperum.*

*E. disco mediocri supernè decem costato ; radiis tuberculis acutis inæqualibus et aculeiformibus asperatis.*

*Astrophyton.* Linck. St. p. 66. tab. 20. f. 32.

Seba mus. 3. t. 9. f. 2. encycl. pl. 127.

2. *varietas minor ; dorso disci concavo, obsoletè costato, submuricato.*

Mus. n.o

Habite la mer des Indes. La variété 2 vient du voyage de MM. *Péron* et *le Sueur.* Cette espèce est, comme les précédentes, à rayons dichotomes, très-ramifiés, cirreux; mais ces rayons sont moins finement divisés, et sont hérissés de dents et de tubercules aculéiformes.

## 4. Euryale muriquée. *Euryale muricatum.*

*E. dorso disci convexo, decem-costato : costis aculeatomuricatis ; radiis dichotomis cirratis dorso lævibus.*

Encycl. pl. 128 et 129.

Mus. n.°

Habite...... Celle-ci n'est ni moins distincte, ni moins remarquable que les précédentes. Ses rayons sont allongés, inégaux, dichotomes, très-divisés, cirreux, glabres sur le dos.

## 5. Euryale exigue. *Euryale exiguum.*

*E. perparvum ; dorso disci 5-sulcato ; radiis dichotomis, subtùs tuberculato - dentatis, supernè muticis, subtilissimè granulatis.*

Mus. n.°

Habite.... l'océan austral ? *Péron* et *le Sueur.* Espèce bien remarquable par sa petite taille, par le dos de son disque qui n'offre point de côtes rayonnantes, mais seulement cinq sillons divergens, enfin par les tubercules dentiformes de la face inférieure de ses rayons. Toutes ses parties étant étendues, son diamètre est à peine de 3 pouces (de 6 à 7 centimètres). Couleur blanchâtre.

## 6. Euryale palmifère. *Euryale palmiferum.*

*E. radiis infernè simplicibus, apice dichotomo-palmatis; dorso tuberculis biserialibus muricato.*

Encycl. pl. 126. f. 1—2.

Mus. n.°

Habite...... Celle-ci est la plus singulière et la plus remarquable des espèces de ce genre. D'un disque petit et orbiculaire, partent 5 rayons simples dans les trois quarts de leur longueur, et qui sont seulement dichotomes et comme palmés à leur sommet. Ces rayons, assez épais à leur base, vont en s'atténuant vers leur extrémité où ils sont menus et cirreux. Sur leur dos, on voit deux rangées longitudinales de tubercules dont les bases sillonnent transversalement les rayons; et sur le dos du disque, on aperçoit dix côtes rayonnantes, et des tubercules graniformes entre leurs extrémités.

# OPHIURE. (Ophiura.)

Corps orbiculaire, déprimé, à dos nu; ayant dans sa circonférence une rangée de rayons allongés, grêles, cirreux, simples, papilleux ou épineux sur les côtés, presque pinnés.

Face inférieure des rayons aplatie et sans gouttière ou canal.

Bouche inférieure et centrale. Des trous aux environs de la bouche.

*Corpus orbiculare, depressum, dorso nudum, ad periphœriam radiatum : radiis uniserialibus, simplicibus, elongatis, cirratis, subtùs planulatis, ad latera papillosis vel spinosis, subpinnatis.*

*Os inferum, centrale : foramina plura circà orem.*

### OBSERVATIONS.

On ne saurait disconvenir que les *ophiures* n'aient les plus grands rapports avec les *euryales*, surtout les espèces à rayons convexes sur le dos ; cependant, outre que toutes les *ophiures* sont principalement distinguées des euryales par leurs rayons très-simples, elles ne paraissent point avoir les mêmes habitudes, et on ne les a point vu contracter tous leurs rayons à-la-fois pour amener leur proie à la bouche.

Les *ophiures* ont en général le corps très-petit, et leurs rayons sont grêles, fort allongés, cirreux, écailleux, et articulés. Ces rayons sont garnis sur deux côtés opposés, soit de papilles courtes, soit d'épines plus ou moins ouvertes, disposées par rangées transverses. Les rayons qui ont des épines paraissent pectinés sur les côtés. Ces épines ne sont articulées que dans leur base, ce qui les distingue de celles des *comatules*.

La face inférieure des rayons n'est ici, comme dans les deux genres précédens, que simplement aplatie, et n'offre point une gouttière longitudinale comme dans les astéries; mais parmi les *ophiures* plusieurs espèces ont le dos des rayons convexe comme dans les euryales, tandis que beaucoup d'autres ont leurs rayons aplatis sur le dos comme dans les comatules.

Dans les espèces qui n'ont latéralement que des papilles, les rayons paraissent mutiques, et ressemblent à des queues de lézard ou de serpent.

Les *ophiures* se servent de leurs rayons comme d'espèces de jambes: elles en accrochent un ou deux à l'endroit vers lequel elles veulent se traîner, et s'avancent en les contractant par des mouvemens d'ondulation. Il ne paraît pas qu'elles s'en servent comme les euryales pour saisir leur proie et l'amener à la bouche.

Des trous pour le passage de tentacules ou de tubes rétractiles se trouvent aux environs de la bouche, un ou deux de chaque côté de la base des rayons. On croit qu'il n'y en a point le long des rayons, au moins dans les espèces mutiques ou à papilles. Enfin, l'estomac des ophiures, de même que celui des euryales et des comatules, n'est point environné de *cæcum*. Cuv. anatom. vol. 4. p. 144.

## ESPÈCES.

### * *Rayons arrondis ou convexes sur le dos.*

1. Ophiure nattée. *Ophiura texturata.*

> *Oph. radiis tereti-subulatis lævigatis inferná superficie squamis trifariis contextá ; papillis laterum minimis, appressis.*

> *Stella lacertosa.* Linck. Stell. p. 47. tab. 2. n.º 4.

> Encycl. pl. 123. f. 2—3.

> Mus. n.º

> 2. *eadem minor albida.*

> Habite les mers d'Europe, l'océan atlantique. Mon cabinet. Cette ophiure, plus petite que celle qui suit, et à rayons peu allongés, est toujours glabre ou mutique, et ses rayons vus en dessous présentent l'aspect de cinq petites tresses.

2. Ophiure lézardelle. *Ophiura lacertosa.*

> *Oph. radiis elongatis, tereti-subulatis subl ævigatis ; papillis laterum breviusculis, sœpius appressis, transversim seriatis.*

> *Stella longicauda.* Linck. St. p. 47. tab. XI. n.º 17. planc. conch. t. 4. f. 4.

> Mus. n.º

> 2. *eadem radiis fusco vel spadiceo maculatis.*

> Encycl. pl. 122. f. 4. et pl. 123. f. 1.

> Habite les mers d'Europe, etc. Mon cabinet. Cette espèce n'est point rare. Ses rayons ressemblent à des queues de lézard, un peu longues, cirréuses, mutiques, rarement échinulées par leurs papilles ouvertes. Dans la variété 2 ils sont panachés d'orangé ou de brun. Le *stella lateribus lunatis*, Linck. St. p. 48. t. 22. n.º 35, appartient evidemment à cette espèce.

3. Ophiure épaissie. *Ophiura incrassata.*

> *Oph. disco latiusculo ; radiis crassis, elongatis, tereti-subulatis, ad latera spinosis : spinis latitudine radii subæqualibus.*

> Mus. n.º

Habite..... du voyage de *Péron* et *le Sueur*. Belle et assez
grande espèce, à disque un peu large, subpentagone, ayant
cinq plaques presque romboïdales autour de la bouche. Ses
rayons, épais vers leur base, sont ensuite atténués, allongés,
cirreux, épineux sur les côtés, convexes sur le dos. Couleur jaunâtre.

Le *bellis scolopendrica*, Linck. St. p. 52. t. 40, n.° 71,
ressemble à cette ophiure par son aspect, mais en paraît
néanmoins très-distinct.

**4. Ophiure annuleuse. *Ophiura annulosa.***

*Oph. subfusca; radiis longis, tereti-subulatis, ad latera*
*spinosis; spinis annulosis, subappressis; dorso disci echi-*
*nulato.*

Mus. n.°

Habite.... du voyage de *Péron* et *le Sueur*. Espèce bien remarquable par ses épines qui semblent articulées, et par les
anneaux colorés et transverses dont elles sont bigarrées. Ces
mêmes épines sont un peu plus longues que la largeur du
rayon qui les porte. La plupart sont couchées sur leur rayon.

**5. Ophiure marbrée. *Ophiura marmorata.***

*Oph. albo fuscoque varia; radiis dorso convexis, ad la-*
*tera spinosis; spinis latitudine radii brevioribus; dorso*
*disci decem-lineato.*

Mus. n.°

Habite...... du voyage de *Péron* et *le Sueur*. Elle semble
voisine de l'*asterias aculeata* de Linné et de Muller; mais
elle en est très-distincte, surtout par le caractère de son
disque dorsal.

** *Rayons aplatis sur le dos, c'est-à-dire, en dessus*
*comme en dessous.*

**6. Ophiure hérissée. *Ophiura echinata.***

*Oph. nigricans; disco supernè granulato; radiis echinato-*
*spinosis; spinis crassis patentibus ad latera quadrifariis,*
*latitudine radii sublongioribus.*

*Stella granulata.* Linck. St. p. 5o. tab. 26. n.º 43.
Encycl. pl. 124. f. 2—3.
*Rosula scolopendroides.* Linck. St. p. 52. tab. 26. f. 41.
Encycl. pl. 123. f. 6—7.
*An asterias aculeata?* Lin. an Sloan. jam. t. 2. 244. f. 8—9.
2. *var. dorso lœvi; spinis tenuioribus.*
Mus. n.º
3. *var. radiis versùs extremitates magis attenuatis.*
*Asterias nigra.* Mull. zool.-dan. 3. p. 20. t. 93.
Habite l'océan des Antilles, l'atlantique, etc. Mon cabinet.
    MM. *Péron* et *le Sueur* en ont rapporté de leur voyage
plusieurs individus et quelques variétés.

7. Ophiure scolopendrine. *Ophiura scolopendrina.*
    *Oph. disco orbiculato; dorso punctis prominulis scabro;
    radiis longis echinato-spinosis; articulis spinisque ma-
    culato-variegatis.*
    Mus. n.º
    Habite l'océan austral, près de l'Ile-de-France. M. *Mathieu.*
    Belle et grande espèce, à rayons très-hérissés d'épines ou-
    vertes. Les articles des rayons et les épines sont tachetés et
    bigarrés. La longueur des rayons est de 12 à 15 centimètres.
    Couleur générale, cendrée, rembrunie ou roussâtre.

8. Ophiure longipède. *Ophiura longipeda.*
    *Oph. dorso disci orbiculati areis decem cuneiformibus
    sculpto; radiis longissimis echinato-spinosis; articulis
    perangustis.*
    Mus. n.º
    Habite l'océan austral, près de l'Ile-de-France. M. *Mathieu.*
    Celle-ci est la plus remarquable par l'extrême longueur de
    ses rayons. Son disque est petit, orbiculaire, marqué sur
    le dos par dix facettes cunéiformes, disposées en rosette. Les
    épines, blanches et ouvertes, ne sont pas plus longues que
    la largeur de leur rayon. Les rayons ont 25 à 3o centimètres
    de longueur, et sont très-cirreux.

9. Ophiure néréidine. *Ophiura nereidina.*
    *Oph. cœrulescens; disco minimo pentagono; radiis lon-*

*gissimis spinoso-ciliatis ; articulis angustissimis.*

Mus. n.o

Habite les mers australes. *Péron* et *le Sueur.* Cette espèce n'est pas moins remarquable que celle qui précède , surtout par la petitesse de son disque qui est pentagone et à cinq sillons sur le dos. Les rayons sont déprimés , ciliés par les épines, et ont au moins 15 centimètres de longueur. Toutes les parties de cet animal sont bleuâtres.

10. **Ophiure ciliaire.** *Ophiura ciliaris.*

*Oph. radiis subplumosis ; spinis ciliiformibus, patulis, latitudine radii longioribus.*

*Asterias ciliaris.* Lin. Mull. zool. dan. prod. 2841.

*Stella marina minor* , etc. Barrel. var. 131. t. 1295. f. 1.

Linck. Stell. tab. 34. f. 56.

*Pentaphyllum.* Linck. Stell. p. 52. t. 37. f. 65.

Encyclop. pl. 124. f. 4—5 ?

Mus. n.o

2. *eadem? disco latiori, dorso in rosulam insculpto.*

Mus. n.o

Habite les mers d'Europe et l'océan austral. *Péron* et *le Sueur.* Cette ophiure a ses épines menues comme des poils , assez longues, ouvertes , et qui font paraître les rayons éminemment ciliés ou frangés. Dans les petits individus , les rayons paraissent plumeux. En général , cette espèce est d'une taille médiocre et même petite.

11. **Ophiure écailleuse.** *Ophiura squamata.*

*Oph. disco orbiculato læviusculo; dorso radiorum squamis latis imbricato; spinis latitudine radii brevioribus, ad latera quadrifariis.*

*An asterias aculeata?* Lin. Mull. zool. dan. 3. p. 29. t. 99.

Mon cabinet.

Habite les mers d'Europe , l'océan atlantique. Elle est blanchâtre , glabre, et plus grande que l'espèce qui précède ; ses rayons surtout sont plus larges , bien écailleux , à écailles du dos entières et transverses. Les écailles du dessous des rayons sont petites et quadrangulaires.

*Nota.* Le *rosula scolopendroïdes* , Linck. stell. p 52. tab. 26.

*Tome II.* . 35

n.o 42. (encycl. pl. 123. f. 6—7.) paraît appartenir à une
espèce particulière, distincte de celle-ci.


12. Ophiure cassante. *Ophiura fragilis.*

>   *Oph. dorso disci spinis muricato ; radiis lineari-subulatis,
>   ad latera echinato-pectinatis ; spinis serrato-asperis.*

> *Asterias fragilis.* Mull. zool. dan. 3. p. 28. t. 98.

> Mon cabinet.

> Habite l'océan boréal, la mer de Norwège. Cette ophiure est
>   petite, grisâtre, à rayons linéaires-subulés, bien hérissés
>   d'épines sur les côtés, et à dos imbriqué d'écailles en demi-
>   losanges. Le disque est orbiculaire, à dos divisé par dix rayes
>   épineuses, dont cinq plus étroites. Les épines sont serrulées.
>   Les rayons ont cinq à sept centimètres de longueur.


ESPÈCES QUE JE N'AI POINT VUES.


* Ophiure rosulaire. *Ophiura rosularia.*

>   *Oph. disco supernè setoso et in rosulam partito ; radiis ad
>   latera echinatis.*

> *Rosula scolopendroides.* Linck. stell. p. 52. tab. 26. n.º 42.
>   Encycl. pl. 123. f. 6—7.


* Ophiure pentagone. *Ophiura pentagona.*

>   *Oph: disco regulari pentagono ; radiis ad latera hispidis :
>   spinis brevibus.*

> *Stella regularis.* Linck. stell. p. 51. t. 27. f. 46.
>   Encycl. pl. 123. f. 4—5.


* Ophiure filiforme. *Ophiura filiformis.*

>   *Oph. disco squamoso ; aculeis latitudine radii œqualibus.*

> *Asterias filiformis.* Mull. zool. dan. t. 59.
>   Encycl. pl. 122. f. 1—3.


* Ophiure tricolore. *Ophiura tricolor.*

>   *Oph. radiis quinque articulatis ad latera pectinatis, den-
>   tibus scabris ; disco hispido.*

> *Asterias tricolor.* Mull. zool. dan. 3. p. 28. t. 97.

* Ophiure lombricale. *Ophiura lombricalis.*
    Encycl. pl. 124. f. 1.
    Seba. mus. 3. tab. 9. f. 6?

* Ophiure porte-pointes. *Ophiura cuspidifera.*
    Encycl. pl. 122. f. 5—8.
    Elle paraît granifère, à cinq rayons subulés, droits, his-
        pides, tachetés ou panachés.

------

# ASTÉRIE. ( Asterias. )

Corps suborbiculaire, déprimé, divisé dans sa circonférence en angles, lobes ou rayons disposés en étoiles.

Face inférieure des lobes ou des rayons, munie d'une
gouttière longitudinale, bordée de chaque côté d'épines
mobiles, et de trous pour le passage de pieds tubuleux
et rétractiles.

Bouche inférieure et centrale, dans le point de réunion
des sillons inférieurs.

*Corpus suborbiculare, depressum, ad periphæriam
stellatìm angulatum, lobatum, vel radiis divisum.*

*Inferna superficies loborum vel radiorum sulco
longitudinali exarata ; marginibus spinis mobilibus et
serialibus instructis, foraminibusque numerosis seriatìm
pertusis.*

*Os inferum, centrale, in commissurá canalium
infimorum.*

## OBSERVATIONS.

On donne vulgairement le nom *d'étoiles de mer* aux animaux de ce genre, parce que leur circonférence offre des angles ou des lobes disposés en rayons divergens, de la même manière qu'on représente une étoile.

Leur corps est orbiculaire, déprimé, un peu convexe en dessus, aplati en dessous, et couvert d'une peau coriace, plus ou moins granuleuse ou tuberculeuse, mobile dans tous ses points. Leur face aplatie ou inférieure présente autant de gouttières longitudinales qu'il y a d'angles ou de rayons autour du corps de l'animal. Ces gouttières, régulièrement disposées en étoiles, partent de la bouche qui est placée au centre de leur réunion, et vont aboutir à l'extrémité des rayons, après les avoir traversés dans leur longueur.

Le long de chaque gouttière, on remarque sur les deux bords, plusieurs rangées d'épines courtes, grêles, mobiles, qui souvent sont si nombreuses, que *Réaumur* en a compté jusqu'à mille cinq cent vingt pour une même étoile.

Outre ces nombreuses épines, les *astéries* sont pourvues, le long et près des bords de chaque gouttière, d'une quantité infinie de petits trous pour le passage des tubes rétractiles que l'animal fait sortir lorsqu'il est dans l'eau, et qui, comme autant de petits pieds, lui servent à se fixer, ou à ses mouvemens de déplacement. Ils font l'office de suçoirs mobiles ou de ventouses, et l'animal les fixe au besoin sur les corps marins pour s'y attacher ou pour se mouvoir.

Outre ces pieds tubuleux et contractiles qui garnissent inférieurement les bords de la gouttière de chaque rayon, le dos des *astéries* est muni d'une multitude de tubes contractiles, plus petits encore que les pieds, tubes qui sortent, comme par faisceaux, entre les tubercules ou les grains dont la surface dorsale est hérissée. Ces petits tubes sont l'organe respiratoire de ces animaux; et, en effet, c'est par leur voie que l'eau est admise dans la cavité du corps, ou du moins dans un organe particulier et vésiculaire qui la reçoit, et c'est par la même voie qu'elle en sort lorsque l'animal contracte sa peau dorsale. Voyez *Réaumur*, mémoire de l'acad. des sc. année 1710. Ainsi les astéries inspirent l'eau en dilatant leur peau dorsale, et l'expirent en la contractant.

La bouche, située constamment au centre de la face inférieure de l'*astérie*, communique presqu'immédiatement avec l'estomac qui est pareillement au centre et fort court. Cette bouche est armée de cinq fourches osseuses, qui paraissent agir en se resserrant toutes ensemble sur le centre de l'ouverture.

Outre ses fonctions directes et essentielles, la bouche sert aussi d'anus, le canal intestinal n'étant qu'un cul-de-sac extrêmement court, qu'un estomac assez vaste, augmenté latéralement par cinq paires de *cœcum* allongés et pinnés, qui accroissent les moyens digestifs. Ainsi, il y a dix *cœcum* allongés et pinnés, deux dans chaque rayon, qui partent des côtés de l'estomac, et qui s'étendent dans les trois quarts de la longueur du rayon.

Pour donner plus de fermeté à chaque rayon et maintenir les organes intérieurs, la nature, par une sécrétion de matière pierreuse, a produit dans la longueur de chaque rayon, un assemblage longitudinal de petites pièces pierreuses jointes les unes aux autres, et qui forment par leur disposition, une colonne creusée d'un côté en coulisse. On a donné, par une fausse analogie, le nom de *colonne vertébrale* à cet assemblage d'osselets pierreux. Ce n'est cependant point un organe de mouvement, c'est-à-dire, destiné à fournir des points d'appui aux muscles. Il ne produit jamais de côtes ; et ne donne point de gaîne à une moëlle épinière. Ainsi cet enchaînement de pièces pierreuses , tout-à-fait analogue à celui de l'axe articulé et pierreux des *encrines* , n'a rien de comparable à la colonne vertébrale des animaux à vertèbres.

Le chyle ou le produit de la digestion , dans les astéries, paraît reçu dans des canaux vasculaires très-déliés, qui naissent des *cæcum* ou des petits mésentères qui accompagnent ces cæcum. Ces petits vaisseaux chyleux se réunissent ensuite pour former dix vaisseaux principaux qui régnent dans l'épaisseur et la longueur de chaque mésentère et vont aboutir à un vaisseau circulaire et commun qui entoure la bouche. Un autre vaisseau circulaire forme , avec le premier, autour de la bouche, un plexus. Il en naît quelques troncs particuliers que nous ne suivrons pas ici, et, en outre, d'autres vaisseaux qui portent le fluide nourricier dans la cavité du corps , et probablement dans le voisinage de l'organe respiratoire où ce fluide va recevoir l'influence de la respiration , pour être ensuite reporté vers les points du corps qu'il doit nourrir.

Quoiqu'il soit très-difficile , peut-être même impossible, de suivre la marche du fluide essentiel de l'astérie , depuis l'instant où il est formé par la digestion et absorbé par les plus petits vaisseaux , jusqu'à celui où il arrive aux parties qu'il nourrit , aucune observation n'a pu constater que ce fluide subisse une véritable circulation; que ses portions non employées revinssent au même point d'où elles sont parties. Ainsi, il ne faut pas confondre le transport d'un fluide dans des vaisseaux qui le conduisent en différens lieux , avec les mouvemens d'envoi et ceux de retour qui constituent la circulation.

Les *astéries* sont sujettes à perdre un ou plusieurs de leurs rayons par divers accidens auxquels elles sont exposées ; mais elles ont la faculté de les régénérer. Elles repoussent même avec tant de promptitude leurs parties perdues , que dans l'été deux ou trois jours suffisent pour reproduire les rayons qui leur manquent. Ce qui est bien plus remarquable , c'est que ceux des rayons qui ont été entièrement détachés par quelqu'accident , repoussent eux-mêmes à leur origine d'autres petits rayons , et deviennent une astérie complète , semblable à celle dont ils proviennent. Une simple portion de rayon détachée ne jouirait pas de cet avantage.

Ces *radiaires* jouissent d'une irritabilité exquise dans leurs parties molles intérieures , comme on le voit par la célérité avec laquelle elles retirent leurs pieds à l'approche d'un corps quelconque , et par la contraction de leur peau lorsqu'on les presse entre les doigts. On peut néanmoins leur couper un rayon, sans qu'elles offrent aucun signe qui montre qu'elles en soient affectées; ce qui prouve qu'elles ne sont qu'irritables , et non sensibles.

La peau supérieure ou du dos des *astéries* est , pour l'ordinaire , différemment colorée selon les espèces : elle est rouge dans quelques-unes , violette ou bleue dans quelques autres; et, dans d'autres , elle est orangée , jaunâtre , roussâtre , ou de couleur moyenne entre celles-ci. La surface inférieure des astéries varie moins pour la couleur ; elle est ordinairement d'un blanc jaunâtre.

Les *astéries* se nourrissent de vers marins , de petits crabes , et même de petits coquillages.

Le genre des *astéries* est nombreux en espèces , et très-difficile à diviser en sections. On ne peut faire usage pour cet objet de la considération du nombre des angles ou des rayons, sans s'exposer à rompre des rapports , et l'on sait, en outre que dans presque toutes les espèces, le nombre des angles ou des rayons varie dans différens individus , quoique dans des limites déterminables.

Pour faciliter l'étude des espèces, j'emploie une considération quelquefois un peu embarrassante ou équivoque, mais qui me paraît plus propre à la conservation des rapports, que celle que l'on trouve dans le nombre des rayons ; la voici :

1.° *Astéries scutellées* : corps à angles , lobes ou rayons courts , et dont la longueur n'excède point celle du diamètre du disque ;

2.° *Astéries rayonnées* : corps à rayons allongés, et dont la longueur excède éminemment celle du diamètre du disque.

## ESPECES.

### * Corps scutellé.

1. Astérie parquetée. *Asterias tessellata.*

*A. complanata, pentagona, utrinque tessellata : tessellis subgranulatis ; margine articulato.*

*An asterias granularis ?* Gmel. p. 3164.

(A) *Tessellis minutissimè granulosis.*

*Pentetagonaster regularis.* Linck. St. p. 20. t. 13 f. 22.

Encycl. pl. 96. Mull. zool. dan. t. 92.

Seba mus. 3. t. 6. f. 5—8. et t. 8. f. 4.

Mus. n.°

(B) *Tessellis lævibus , planulatis.*

Mus. n.°

(C) *Tessellis convexis subglobosis , graniformibus.*

Linck. St. t. 24. f. 39. encycl. pl. 97. f. 1—2.

(D) *Tessellis dorsi subpapillosis : papillis conico-cuspidatis.*

Linck. St. t. 23. f. 37. encycl. pl. 98. f. 1—2.

Seba mus. 3. t. 6. f. 9—10.

Habite les mers d'Europe, d'Amérique et des Grandes-Indes. Cette astérie est remarquable par sa forme simple, par ses angles courts, par le bourrelet articulé de ses bords, et par les nombreuses variétés qu'elle présente.

## 2. Astérie ponctuée. *Asterias punctata.*

*A. pentagona, inermis, utrinque tessellata ; tessellis dorsi sinuato-angulatis, punctatis ; margine articulato.*

Mus. n.o

Habite.... les mers australes? *Péron* et *le Sueur.* Cette espèce avoisine la précédente par ses rapports , et néanmoins en est très-distincte.

## 3. Astérie cuspidée. *Asterias cuspidata.*

*A. pentagona, inermis , utrinque tessellato-granulata; angulis porrectis, longis , angustis, cuspidiformibus ; margine articulato.*

Mus. n.°

Habite..... les mers australes ? *Péron* et *le Sueur.* Celle-ci approche aussi de l'astérie parquetée par ses rapports ; mais on l'en distingue au premier aspect par ses angles prolongés en longues pointes comme des cornes droites ou des rayons.

## 4. Astérie pléyadelle. *Asterias pleyadella.*

*A. inermis, pentagona , quinqueloba, utrinque tessellata : tessellis omnibus granulatis ; dorso ad interstitia tessellarum foraminulato.*

Mus. n.o

Habite.... les mers australes? *Péron* et *le Sueur.* Petite astérie très-distincte des autres espèces , et néanmoins rapprochée de l'astérie parquetée par ses rapports. Elle a à peine un pouce de diamètre , et offre cinq lobes coniques assez égaux. Ses bords se composent de deux rangs de pièces granuleuses comme celles de ses parquets, et son dos est piqueté.

## 5. Astérie ocellifère. *Asterias ocellifera.*

*A. inermis, pentagona; angulis porrectis , corniculatis ; dorso convexo, orbulis granulatis ocellato.*

Mus. n.°

Habite..... les mers australes ? *Péron* et *le Sueur.* Belle espèce bien distincte des précédentes et qui y tient cependant par ses rapports. Dans l'état sec , elle n'est plus que blanchâtre ; mais M. le Sueur assure qu'elle était d'un beau rouge dans l'état frais.

6. **Astérie vernicine.** *Asterias vernicina.*

*A. inermis, pentagona, subtessellata, vernicinâ splendore
undiquè indutâ; margine articulato mutico.*

Mus. n.º

Habite....... les mers australes? *Péron* et *le Sueur.* C'est
encore une espèce voisine de l'*astérie parquetée* par ses
rapports, et qu'il faut en distinguer.

7. **Astérie discoïde.** *Asterias discoidea.*

*A. inermis, crassissima, pentagona; angulis brevibus apice
bifidis; paginâ inferiore tessellato-granulatâ.*

Encycl. pl. 97. f. 3. pl. 98. f. 3. et pl. 99. f. 1.

Mus. n.º

Habite........ Espèce singulière, très-remarquable, et qui
tient à l'astérie parquetée par ses rapports. Elle est penta-
gône, presqu'orbiculaire, à angles fort courts, et devient
extrêmement épaisse et pesante. Ses angles sont bifides au
sommet, par le prolongement des gouttières inférieures jusque sur une partie du dos. Le dessous de cette astérie est
parqueté de pièces finement granuleuses, chargées d'autres
grains plus gros. Son dos est convexe, presque lisse, obscurément réticulé par des nervures, et muni de tubercules
coniques, petits, groupés par espaces et rares. Cette astérie a l'aspect d'un gâteau, d'un diamètre de quatorze à
dix-huit centimètres.

8. **Astérie exigue.** *Asterias exigua.*

*A. minima, pentagona, simplicissima; dorso convexo, mi-
nutissimè poroso; infernâ superficie concavâ, papillosâ.*

*Pentaceros plicatus et concavus.* Linck. St. 25. tab. 3. n.º 20.

Seba. mus. 3. tab. 5. f. 13—15.

Encycl. pl. 100. f. 1—3.

*An asterias minuta?* Gmel. p. 3164.

Habite les mers d'Amérique, etc. Mon cabinet. C'est la plus
petite des astéries connues; elle n'a guère qu'un à trois centimètres de largeur.

9. **Astérie pentagonule.** *Asterias pentagonula.*

*A. inermis, orbiculato-pentagona; angulis brevibus, re-*

*flexis , emarginatis : paginæ inferioris canaliculis latis ,
ad margines articulato-plicatis.*

Mus. n.°

Habite........ les mers australes? *Péron* et *le Sueur.* Cette
espèce singulière ne tient nullement à l'astérie parquetée
par ses rapports, et néanmoins elle est aussi simple, presque discoïde, et n'a que cinq angles courts, réfléchis en
dessus. Son dos est aplati, non parqueté, couvert de papilles courtes. Largeur, huit à dix centimètres.

10. **Astérie coussinet.** *Asterias pulvillus.*

*A. lubrica , margine integro mutilo.*

Mull. zool. dan. 1. p. 19. tab. 19.

Encycl. pl. 107. f. 1—3.

Habite les mers de la Norwège. Je n'ai point vu cette espèce ;
mais je dois la mentionner ici, parce que son existence n'est
point douteuse.

11. **Astérie pénicillaire.** *Asterias penicillaris.*

*A. inermis , subtomentosa, dorso convexa, quinque-loba;
paginâ inferiore penicillis confertis transversim seriatis
rugosâ.*

Linck. St. p. 31. tab. 34. n.° 57? *stella obtusangula.*

Mus. n.°

Habite...... Elle est du voyage de MM. *Péron* et *le Sueur,*
et probablement elle vit dans l'océan atlantique. Cette espèce est à peine scutellée ; elle a cinq lobes sublancéolés,
émoussés à leur sommet.

12. **Astérie équestre.** *Asterias equestris.*

*A. pentagona , angulis porrectis; margine articulato : arti-
culis digitato-papilliferis; dorso mutico, subverrucoso,
obsoletè reticulato.*

*Pentaceros planus.* Linck. St. p. 21. tab. 12. f. 21. et tab. 33.
f. 53.

Encycl. pl. 101 et 102.

Mus. n.°

Habite les mers d'Europe? elle est marginée, carinée et articulée
en son bord ; mais ses écailles marginales portent chacune

deux à quatre papilles en forme de digitations, et ses angles
sont un peu prolongés en cornes lancéolées.

13. Astérie carinifère. *Asterias carinifera.*

*A. pentagona, angulis porrectis; margine aculeato; dorso
carinis quinque aculeatis muricato.*

Mus. n.°

Habite....... Elle provient du voyage de *Péron* et *le Sueur.*
Cette astérie ressemble tellement à la précédente par son
aspect, qu'on pourrait présumer qu'elle n'en est qu'une variété. Cependant, an lieu de papilles digitiformes sur ses
scutelles marginales, elle offre une série de piquans simples,
et sur son dos on voit cinq côtes tranchantes et spinifères.

14. Astérie obtusangle. *Asterias obtusangula.*

*A. crassa, depressa, quinqueloba; margine tessellis gra-
nulosis articulato; dorso granis seriatis sublœvibus.*

Mus. n.9

Habite...... du voyage de MM. *Péron* et *le Sueur.* Par sa
forme générale, elle ressemble à l'astérie figurée dans l'en-
cyclopédie (pl. 103); mais ce n'est pas la même, d'après
les détails de la figure citée. Cette astérie est divisée en cinq
lobes épais et obtus; porte sur le dos quelques rangées de
grains sphériques, lisses, séparés les uns des autres; et offre
en ses bords des rangées de plaques granulifères, convexes,
presqu'en forme de fraises. Largeur, quinze ou seize centimètres.

15. Astérie réticulée. *Asterias reticulata.*

*A. quinqueloba, maxima, crassa; dorso reticulato, acu-
leis muricato, centro turgido.*

*Asterias reticulata.* Lin.

Linck. St. t. 23 et 24. n.° 36. t. 41 et 42. n.° 72.

Seba mus. 3. tab. 7 et 8. n.° 1.

Eucycl. pl. 100. f. 6, 7, 8.

2. *eadem quadrilobata.* Rumph. mus. t. 15. *fig.* D.

Linck. St. t. 31. f. 51.

Mus. n.°

Habite l'océan des Grandes-Indes. Mon cabinet. Cette espèce

n'est point rare, devient fort grande, épaisse, à dos réticulé, hérissé de pointes courtes, irrégulièrement renflé au
centre. Ses lobes, au nombre de cinq et rarement de quatre ou de six, sont coniques et épineux ou dentés sur les
bords. Sa face inférieure est finement granuleuse, avec des
paquets séparés de papilles très-courtes, inégales. Elle acquiert vingt-six à vingt-huit centimètres de largeur.

16. **Astérie couronnée.** *Asterias nodosa.*

> *A. radiis quinque carinatis, aculeato-muricatis ; margine
> mutico.*

*Asterias nodosa.* Lin.

Rumph. mus. tab. 15. *fig.* A.

Linck. tab. 2 et 3. n.º 3. tab. 26. f. 41.

Encycl. pl. 105.

2. *eadem ?* Linck. St. tab. 25. n.º 40.

3. *eadem ?* Linck. St. tab. 7. n.o 8.

Seba mus. 3. tab. 7. f. 3. encycl. pl. 106. f. 1.

Mus. n.o

Habite l'océan des Grandes-Indes. Cette belle astérie est fort remarquable par les épines fortes, cuspidiformes ou glandifor-
mes qui couronnent le dos de son disque, et qui règnent le
long de ses carênes dorsales. Tantôt ces épines sont toutes
très-droites ou verticales, et tantôt elles sont diversement
inclinées.

17. **Astérie éperon.** *Asterias calcar.*

> *A. orbiculato-angulata, supernè convexa, vermiculis bre-
> vibus texturata ; infernd superficie papillis cylindricis
> echinulatá.*

(a) *Ast. calcar quinque-angula.*

Mus. n.º

(b) *Ast. calcar hexagona.*

Mus. n.o

(c) *Ast. calcar octogona.*

Mus. n.º

Habite les mers de la Nouvelle-Hollande ; Port du roi Georges.
*Péron* et *le Sueur.* On est tenté, à l'aspect des variétés de
cette astérie, de les considérer comme appartenant à trois

espèces différentes. Elles offrent effectivement des différences assez remarquables dans leur forme générale; mais les caractères de leurs surfaces , en dessus et en dessous , sont à-peu-près les mêmes dans toutes ces variétés. Cette astérie est rouge, violette, brillante de couleurs , et ressemble à une fleur lorsqu'elle est vivante.

18. Astérie patte-d'oie. *Asterias membranacea.*

> *A. complanata, submembranacea , utrinque tuberculis sub-hispidis granulosa ; angulis quinque amplis acutis ; disco dorsali squamoso.*

*Asterias membranacea.* Retz. Gmel. p. 3164.

Linck. St. p. 29. tab. 1. n.º 2.

Mus. n.º

Habite la Méditerranée. Celle-ci et la suivante sont extraordinaires par leur grand aplatissement et leur peu d'épaisseur.

19. Astérie rosacée. *Asterias rosacea.*

> *A. complanata, submembranacea , utrinque tuberculis minimis et subhispidis granulosa ; lobis obtusis brevissimis; disco dorsali nudo.*

Encycl. pl. 99. f. 2—3.

2. var. *lobis senis.* Mus. n.º

3. var. *lobis quindenis.* Mus. n.º

Habite..... Quelque voisine que soit cette astérie de la précédente par ses rapports, elle me paraît s'en distinguer constamment par la forme de ses lobes, et par le défaut d'écailles au centre et sur les côtes de son disque dorsal. Effectivement, la surface supérieure ou dorsale de l'astérie rosacée n'offre partout que de petits tubercules, tous semblables , qui lui donnent l'aspect d'une peau de chagrin.

La variété 3 est fort grande et singulièrement remarquable, ayant quinze lobes courts, qui la font ressembler à une rose des vents.

20. Astérie hélianthe. *Asterias helianthus.*

> *A. orbicularis, multiradiata, subtùs concava , papilloso-echinata ; papillis seriatis : dorsalibus brevioribus.*

Encycl. pl. 108—109.

Mus. n.º

Habite....... C'est une des astéries les plus singulières et les
plus curieuses ; elle est orbiculaire , convexe en dessus, concave en dessous, et divisée dans sa circonférence en trente à
trente-six rayons étroits, rapprochés, arqués, quelquefois
un peu enroulés, et hérissés de petitespapilles disposées par
rangées longitudinales. Sa largeur est de 14 à 16 centimètres.

**1. Astérie échinite.** *Asterias echinites.*

*A. orbicularis , multiradiata , spinoso-echinata ; spinis basi
tomentosis , subarticulatis : dorsalibus validioribus, longioribus et acutioribus.*

Soland. et Ell. tab. 60 à 62.

Encycl. pl. 107. A. B. C.

Mus. n.°

Habite l'océan des Grandes-Indes. Cette astérie n'est ni moins
singulière, ni moins curieuse que la précédente, et c'est de
toutes les espèces connues celle qui est la plus épineuse. Elle
est orbiculaire , discoïde, légèrement convexe en dessus avec
le centre un peu enfoncé, et divisée dans sa circonférence en
seize à vingt rayons assez épais et très-épineux. Toute sa surface supérieure est muriquée comme le dos d'un hérisson. La
plupart des épines dorsales ont plus de deux centimètres de
longueur. La largeur de cette astérie est de 16 à 22 centimètres.

**2. Astérie à aigrettes.** *Asterias papposa.*

*A. dorso marginibusque penicillis papposis muricata ; ra-
diis subtridenis, lanceolatis.*

*Asterias papposa.* Lin.

Linck. St. tab. 17. f. 28. et tab. 32. f. 52.

Encycl. pl. 107. f. 4—5. Seba mus. 3. t. 8. f. 5.

*2. eadem minor, disco dorsi concavo.*

Linck. St. tab. 34. f. 54.

Encycl. pl. 107. f. 6—7.

Mus. n.°

Habite l'océan européen et asiatique. Mon cabinet. Cette espèce
est fort remarquable et n'est point rare ; elle est roussâtre ou
ferrugineuse, et a l'aspect d'un petit soleil, ayant douze à
quinze rayons lancéolés, moins longs que le diamètre du
disque.

23. Astérie dactyloïde. *Asterias endeca.*

*A. undiquè aculeis minimis , subpectinatis aspera ; radiis novem tortuosis.*

*Asterias endeca.* Lin.

Linck. Stell. tab. 15. f. 26. tab. 16. f. 26. et tab. 17. f. 27.
Encycl. pl. 114 et 115. Rumph. mus. t. 15. *fig.* F.

2. *eadem radiis octo.* Linck. St. t. 14. f. 25.

Encycl. pl. 113. f. 3.

Habite les mers du nord. Elle est comme irrégulière, à rayons tortueux dont le nombre varie de six à neuf.

## ** *Corps rayonné.*

24. Astérie granifère. *Asterias granifera.*

*A. radiis quinque subteretibus , reticulato-graniferis : granis majoribus piliformibus.*

Mus. n.º

2. *eadem minor , granis omnibus minimis.*

Mus. n.º

Habite...... les mers australes. *Péron* et *le Sueur.* Tout le dos et les côtés de cette astérie offrent une sorte de réseau à mailles arrondies , dont les bords soutiennent des papilles graniformes, subsphériques , lisses comme des perles , les unes fort petites , les autres plus grosses et qui ressemblent à de petits pois , ou à de petites perles , un peu pédiculées.

25. Astérie échinophore. *Asterias echinophora.*

*A. radiis quinque subteretibus , undiquè reticulato-aculea-tis; superficie poris sparsis pertusâ.*

*Pentadactylosaster spinosus.* Linck. St. p. 35. tab. 4. n.º 7.
Encycl. pl. 119. f. 2—3.

Seba mus. 3. tab. 7. f. 4.

Petiv. gaz t. 16. f. 6.

Mus. n.º

Habite les côtes de la Virginie. Espèce tranchée et très-distincte par ses caractères. Elle est petite , partout hérissée de piquans soutenus par des nervures en réseau.

**26. Astérie glaciale.** *Asterias glacialis.*

> *A. radiis quinis longis, tortuosis, costato-angulatis; costis*
> *verrucoso-aculeatis : dorsalibus subtribus.*

(A) *A. glacialis cancellata : radiis longissimis, dorso bi-*
*costatis; nervis transversis muticis.*

*Sol echinatus cancellatus.* Linck. St. p. 33. tab. 38. et 39.
Encycl. pl. 117 et 118.

Mon cabinet.

(B) *A. glacialis angulosa : radiis crassis, angulatis, dorso*
*tricostatis; nervis transversis obsoletis.*

*Asterias angulosa.* Mull. zool. dan. 2. p. 1. tab. 41. encycl.
pl. 119. f. 1.

Mus. n.o

Habite la Méditerranée et l'océan boréal. Comme on l'a fait,
je rapporte à cette espèce, deux astéries qui présentent entr'elles d'assez grandes différences, et qui probablement ne
sont que variétés l'une de l'autre. Ce qu'elles ont de commun ensemble, c'est d'avoir cinq rayons anguleux, des
épines portées chacune sur une verrue ou un gros renflement,
et un petit nombre de côtes dorsales, c'est-à-dire, deux ou
trois seulement, sans compter les marginales.

La variété (*A*) est la plus grande des astéries qui me soit connue. Son diamètre, de l'extrémité d'un rayon à celle d'un
autre opposé, est d'un demi-mètre (plus d'un pied et demi). Ses rayons sont linéaires - lancéolés, treillissés sur le
dos, par le croisement des deux côtes épineuses avec les nervures mutiques transverses. Elle vit dans la Méditerranée.

La variété (*B*) est bien moins grande; à rayons épais, plus
anguleux; à épines portées sur de grosses verrues. Elle n'est
point ou presque point treillissée sur le dos de ses rayons.
Elle vit dans l'océan.

**27. Astérie fine-épine.** *Asterias tenuispina.*

> *A. radiis subseptenis, angustis, costato-spinosis; costis*
> *dorsalibus quinatis; spinis tenuibus, simplicibus, longias-*
> *culis.*

Mus. n.º

Habite l'océan européen. Mon cabinet. Peut-être a-t-on con-

fondu cette espèce avec l'astérie glaciale, dont elle se rapproche effectivement par ses rapports. Malgré cela, elle en
est très-distincte ; car, outre qu'elle a sept à neuf rayons
étroits, munis de cinq côtes dorsales bien épineuses (les marginales non comprises) ; ses épines menues et un peu longues,
ne sont pas soutenues par des verrues aussi renflées ou aussi
remarquables que celles de l'astérie glaciale. Sous les rayons,
les gouttières sont assez larges.

## 28. Astérie commune. *Asterias rubens.*

*A. radiis subquinis, lanceolatis, papilloso-echinatis ; pa-
pillis dorsi sparsis et subseriatis.*

Linck. St. tab. 3o. n.º 5o. tab. 36, n.º 6r. tab. 9 et 10, n.º 19.
tab. 14, n.º 23. tab. 35, etc.

Séba mus. 3. tab. 5. f. 3.

Encycl. pl. 113. f. 1—2. et pl. 112. f. 3—4.

Mus n.º

Habite les mers d'Europe. Espèce très-commune et si abondante sur nos côtes, qu'on la répand sur les terres en guise
d'engrais.

## 29. Astérie clavigère. *Asterias clavigera.*

*A. radiis quinis longis semiteretibus undiquè papilliferis ;
papillis aliis minimis creberrimis lævibus ; aliis magnis
rariusculis, clavatis, granuliferis.*

Mus. n.º

Habite...... Belle et grande espèce très-distincte, dont je ne
connais point l'habitation, et qui me paraît inédite. Elle
ressemble par son port au *pentadactylosaster reticulatus*,
etc. Linck. St. p. 34. tab. 9 et 10, n.o 16 ( encycl. pl. 112,
f. 1—2 ) ; mais elle n'est pas sensiblement réticulée, et,
outre les petites papilles très-nombreuses dont elle est chargée en dessus, elle en porte de grandes, figurées en massue
finement granuleuse.

## 3o. Astérie réseau-rude. *Asterias seposita.*

*A. radiis quinis, angusto-lanceolatis, subteretibus ; dorso
reticulato, aculeis perparvis aspero.*

*Asterias seposita.* Retzii. Gmel. p. 3162.

*Pentadactylosaster reticulatus*, etc. Linck. St. p. 35. tab. 4.
n.º 5.

Seba mus. 3. tab. 7. f. 5.

Mus. n.º

Habite la Méditerranée, l'océan européen et boréal. Mon cabinet. Espèce commune, de taille médiocre, à rayons étroits,
presque cylindracés, et réticulés sur le dos, avec de petites
papilles sur les réticulations, qui les font paraître pectinées.
C'est avec l'*asterias rubens* que cette espèce a le plus de rapports ; mais ses rayons étroits à dos bien réticulé , l'en distinguent facilement. On en observe quelques variétés , les unes à
rayons courts, les autres à rayons fort allongés et très-aigus.

## 31. Astérie frangée. *Asterias aranciaca.*

*A. disco lato ; radiis quinis depressis lanceolatis ; dorso
paxillis truncatis et echinulatis tecto ; margine articulato , aculeisque ciliato.*

*Asterias aranciaca.* Lin. Mull. zool. dan. 3. p. 3. tab. 83.

Linck. St. tab. 5 et 6. f. 6 et 13. tab. 8. f. 11—12. tab. 4.
f. 14. tab. 27. f. 44.

Seba mus. 3. tab. 7. f. 2. et tab. 8. f. 6—8.

Encycl. pl. 110. f. 1—5, et pl. 111. f. 1—6.

Mus. n.º

2. *var. aculeis marginalibus minimis.*

3. *var. disco perparvo.*

Habite les mers d'Europe, etc. Belle espèce, fort remarquable par ses caractères, assez commune dans les collections, et qui devient très-grande. Son disque est assez large ,
un peu moins déprimé en dessous qu'en dessus , et sa circonférence se divise en cinq rayons lancéolés, marginés et
frangés. Les bords partout semblent articulés par le produit
des sillons transverses qui les divisent; et la frange qui les
borde résulte des épines sériales dont ils sont garnis.

## 32. Astérie chaussetrape. *Asterias calcitrapa.*

*A. disco parvo ; radiis quinis lineari-subulatis ; dorso
paxillis truncatis obtecto ; margine articulato, inermi.*

Mus. n.º

2. *var. radiis perangustis.*

Mus. n.°

Habite... les mers australes.? du voyage de MM. *Péron* et *le Sueur.* Cette astérie tient sans doute beaucoup de là précédente par ses rapports ; mais ses rayons allongés, linéaires-subulés et son disque petit, doivent la faire distinguer comme espèce.

33. Astérie acuminée. *Asterias acuminata.*

*A. dorso convexo inermi ; radiis quinis, conicis, acuminatis, longitudinaliter striatis ; disco inferiori concavo.*

Mus. n.°

Habite.... Celle-ci est toute particulière dans la forme et la disposition de ses parties. Elle est de la taille de l'astérie commune (*A. rubens*), mais elle en est très-différente. Ses rayons sont coniques-pointus, finement papilleux sur le dos avec des stries longitudinales percées de trous. En dessous, elle a cinq gouttières profondes, et un disque très-concave.

*Obs.* Cette espèce est peut-être la même que l'*asterias violacea* de Muller ( zool. dan. 2. t. 46. et encycl. pl. 116. f. 4. et 5.), mais que l'exemplaire desséché du Muséum ne représente plus.

34. Astérie striée. *Asterias striata.*

*A. radiis quinis, dorso longitudinaliter striatis, convexis; striis spinoso-asperis ; paginâ inferiore papillis creberrimis echinulatâ.*

Mus. n.°

Habite les côtes de l'Ile-de-France. M. *Mathieu.* Cette espèce, bien distincte, est de la taille de l'astérie commune ; elle présente cinq rayons lancéolés, éminemment hérissés de papilles en dessous ; mais son dos convexe ressemble à une étrille, et offre des stries longitudinales chargées de petites épines. Couleur rousse.

35. Astérie milléporelle. *Asterias milleporella.*

*A. radiis quinis, conico-lanceolatis, dorso convexis, undiquè tessellatis : tessellis planulatis, granulatis, ad interstitia perforatis.*

Mus. n.o

Habite..... les mers d'Europe? Ma collection. Elle a de grands
rapports avec l'astérie variolée; cependant elle est toujours
beaucoup plus petite, à rayons plus lancéolés, à pièces de
ses parquets plus aplaties, et dont tous les interstices sont
percés de trous solitaires. Largeur des plus grandes, six à huit
centimètres.

## 36. Astérie variolée. *Asterias variolata.*

*A. radiis quinis vel senis elongatis, subteretibus, dorso
tessellatis : tessellis inœqualibus, convexis, tenuissimè
granulatis.*

Linck. St. tab. 1. f. 1. tab. 8. f. 10. et tab. 14. f. 24.

Encycl. pl. 119. f. 4—5.

2. *var. major, tessellis globulosis, graniformibus.*

Mus. n.º

Habite..... les mers d'Europe? Cette espèce n'est point rare
dans les collections. Elle offre cinq (rarement quatre ou six)
rayons allongés, presque cylindriques et atténués en pointe à
leur sommet. Son dos est parqueté de pièces suborbiculaires,
convexes, inégales, et qui ressemblent à des grains ou boutons de petite vérole. Ces pièces sont quelquefois presque
lisses, plus souvent finement granuleuses, et leurs interstices, enfoncés, sont quelquefois perforés, et souvent ne le
sont pas.

## 37. Astérie multifore. *Asterias multifora.*

*A. tessellato-granulata, et ad interstitia varia areïs mul-
tiforis subfenestrata; radiis quinis, cylindraceo-conicis.*

*An pentadactylosaster oculatus ?* Linck. St. p. 35. n.º 7.
tab. 36. n.º 62.

Mus. n.º

Habite...... les mers d'Europe? Espèce de petite taille, qui
paraît voisine par ses rapports de l'astérie variolée et de l'astérie milléporelle; mais qu'on ne peut confondre avec elles. Elle
a cinq et rarement six rayons cylindracés, atténués vers leur
sommet, et parquetés partout de petites pièces suborbiculaires,
convexes, finement granuleuses. Outre ces pièces variolaires,
on voit dans différens de leurs interstices, de petits espaces
arrondis, percés chacun de cinq à huit trous, et qui res-

semblent à de petites fenêtres. Les gouttières inférieures sont étroites, bordées de papilles extrêmement petites et obtuses. Largeur, six à neuf centimètres.

## 38. Astérie bicolore. *Asterias bicolor.*

*A. radiis quinis cylindraceis, rubentibus; papillis albis; parvis, truncatis, undiquè sparsis.*

Mus. n.º

Habite...... Petite espèce, n'offrant rien de bien remarquable, et cependant distincte de toutes celles que je connais.

## 39. Astérie miliaire. *Asterias lævigata.*

*A. radiis elongatis, semicylindricis, crassis, undiquè verrucosis; verrucis miliaribus, granuliferis: dorsalibus subsparsis; ad paginam inferiorem quincuncialibus.*

Rumph. mus. tab. 15. *fig.* E.

Grew. mus. t. 8. f. 1—2.

Linck. stel. tab. 28. f. 47.

Encycl. pl. 120. Seba. mus. 3. tab. 6. f. 13—14.

2. *Eadem radiis gracilioribus, inæqualibus; paginá inferiore angustiore.* vulg. la comète.

Mus. n.º

Habite l'océan indien: la variété 2 se trouve dans la Méditerranée. Cette astérie est commune dans les collections, et remarquable en ce que d'un disque fort petit, partent cinq rayons allongés, semi-cylindriques, épais, converts de petites verrues graniformes et granulifères.

## 40. Astérie sableuse. *Asterias arenata.*

*A. minima; radiis octonis, bifariis, cylindraceo-conicis; papillis exiguis, capituliferis, undiquè asperatis.*

Mus. n.º

Habite...... Petite astérie, singulière par la disposition de ses rayons, et qui est distincte, par ses papilles, de toutes celles déjà déterminées. Elle a huit rayons, quatre d'un côté et autant de l'autre, comme sur deux rangs. Les gouttières inférieures sont un peu grandes, profondes. Largeur, cinq à sept centimètres.

41. **Astérie cylindrique.** *Asterias cylindrica.*

*A. radiis quinis cylindricis, longitudinaliter costatis; costis verrucosis; papillis externis canalium conicis, longiusculis.*

Mus. n.º

Habite.... les mers australes? du voyage de MM. *Péron* et *le Sueur.* Cette espèce ne paraît pas devenir aussi grande que l'astérie miliaire, s'en approche par ses rapports, mais en est bien distincte. Elle est presque luisante, d'un orangé roux ou jaunâtre, à cinq rayons cylindracés, munis de huit côtes longitudinales verruqueuses. La gouttière du dessous de chaque rayon est garnie de chaque côté de deux rangées de papilles dont les extérieures sont plus grandes et coniques. Largeur, dix à douze centimètres.

42. **Astérie du Sénégal.** *Asterias Senegalensis.*

*A. novem-radiata, dorso mutica, striis decussatis subgranulata : radiis linearibus, supernè canaliculatis.*

Encycl. pl. 121.

Mus. n.º

Habite l'océan d'Afrique, les côtes du Sénégal. *Adanson.* Belle espèce, très-distincte de toutes celles qui ont été jusqu'à présent observées. Elle a neuf rayons linéaires, atténués en pointe mousse, légèrement excavés en canal sur le dos, où ils sont comme granuleux par des fissures croisées qui entaillent leur superficie. Cette astérie, brune ou bleuâtre sur le dos, est blanchâtre en sa face intérieure, avec neuf gouttières profondes, bordées de spinules aplaties. Les deux côtés du dessous de chaque rayon, sont comme articulés par des coupures transverses et fréquentes. Diamètre, deux décimètres ou plus.

43. **Astérie ophidienne.** *Asterias ophidiana.*

*A. radiis quinis longis, dorso cylindricis, transversè rugosis, subdecussatis ; canaliculis baseos latiusculis.*

Mus. n.º

Habite....... Grande et singulière espèce, à disque petit, et dont les rayons fort allongés ressemblent à des serpens réunis en étoile. Ces rayons, presque lisses sur le dos, avec des rides transverses et onduleuses, ont chacun en dessous une gouttière large, bordée de papilles très-petites. Largeur, plus d'un pied.

### 44. Astérie subulée. *Asterias subulata.*

*A. radiis quinis perangustis, tereti-subulatis ; dorso paxillis truncatis obtecto ; canaliculis basis strictissimis.*

Mus. n.º

Habite...... C'est avec l'astérie miliaire ( *A. lœvigata*) que cette espèce paraît avoir des rapports ; mais elle en est très-distincte. Ses rayons sont grêles, cylindriques-subulés, tout couverts de papilles tronquées, subquinconciales. De semblables papilles, mais échinulées, s'observent en dessous et sont aussi régulièrement disposées. Largeur, deux décimètres. Couleur brune en dessus, blanchâtre en dessous.

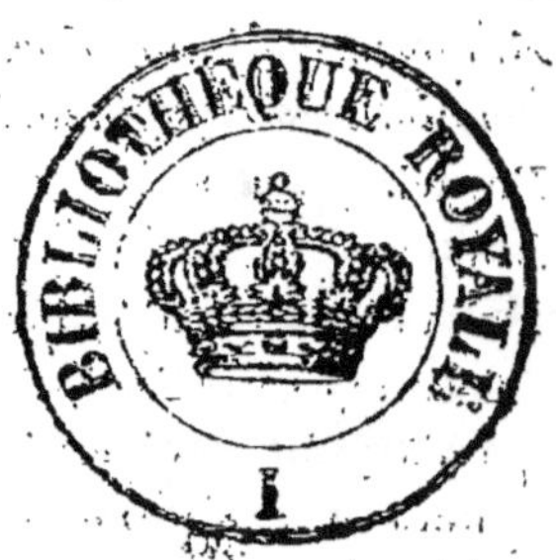

**FIN DU TOME SECOND.**

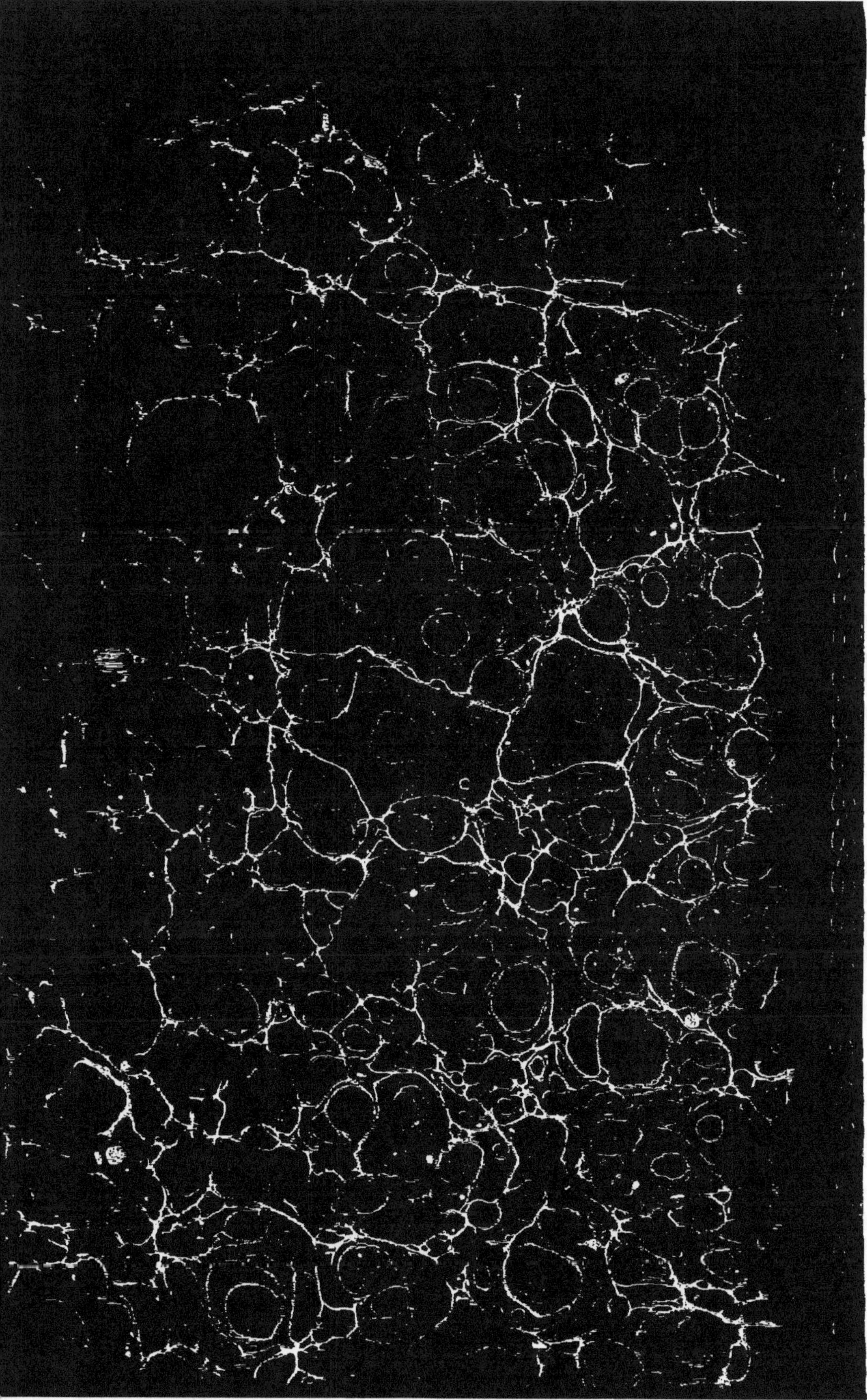

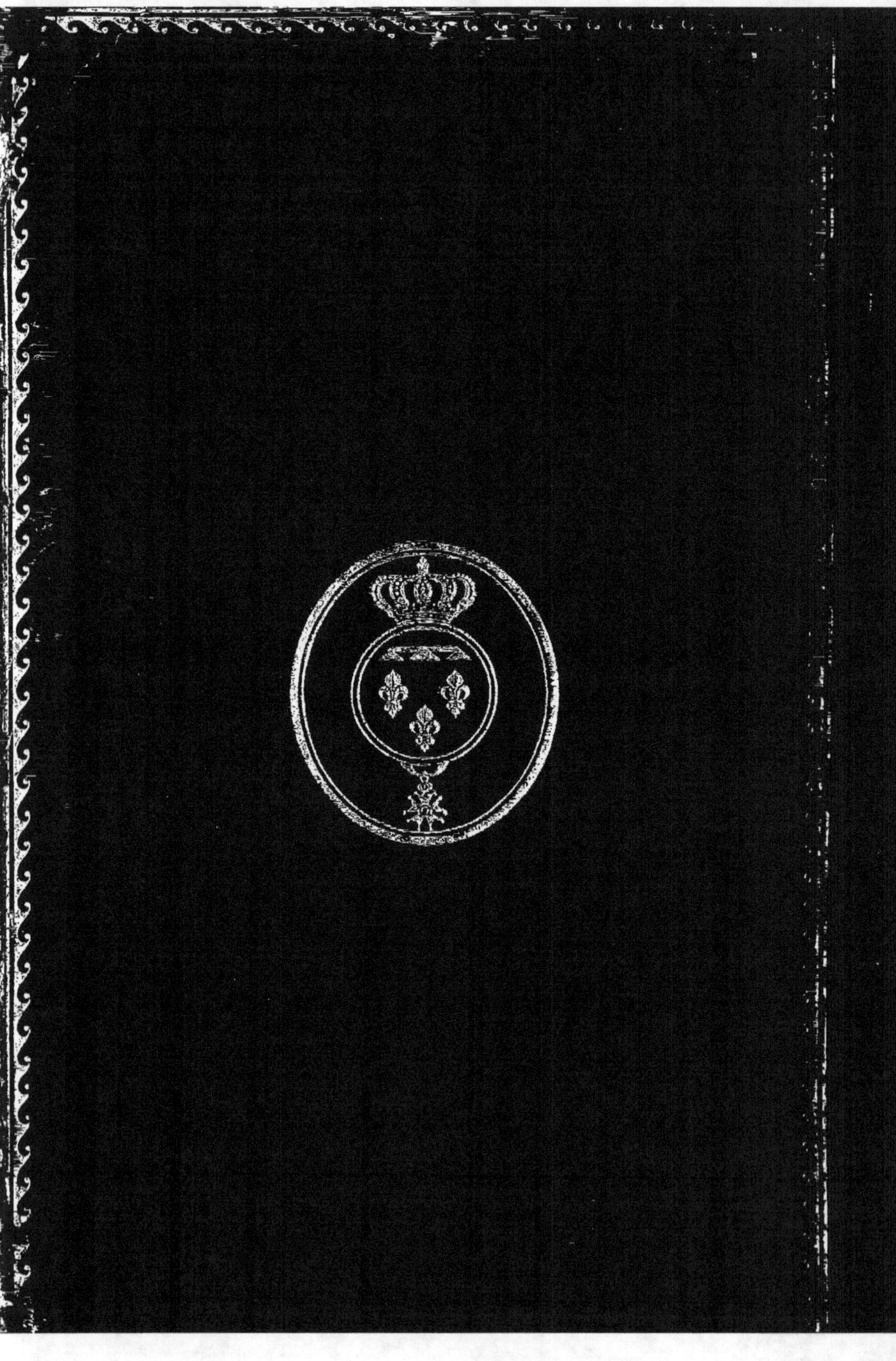